Barbara Gründler

Von seelischer Selbstvergiftung und Hasskonserven

Der im Titel verwendete Begriff „seelische Selbstvergiftung" stammt von Max Scheler und der Begriff „Hasskonserven" geht auf Peter Sloterdijk zurück.

Barbara Gründler

Von seelischer Selbstvergiftung und Hasskonserven

Das Ressentiment im Sprachspiel der Psychiatrie

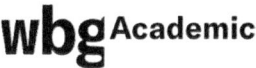

5.1.1 Herr R. 67

5.1.2 Herr E. 76

5.2 Die Umkehrung der Zeit im „Es war" – die Posttraumatische Belastungsstörung 84

5.2.1 Frau S. 88

5.3 Die Müdigkeit und die Reaktivität – das Erschöpfungssyndrom 96

5.3.1 Frau A. 97

5.4 Die Furcht – die Soziale Phobie 102

5.4.1 Frau T. 105

5.5 Der schuldige Täter – die Dissoziale Persönlichkeitsstörung 114

5.5.1 Herr B. 119

5.6 Die Wendung nach innen und der Wille zum Nichts – die Depression 131

5.6.1 Frau U. 136

6. Das Ressentiment der Therapeuten als asketische Priester 149

6.1 Nietzsches Figur des asketischen Priesters 149

6.1.1 Der asketische Priester am Beispiel des Klerikers 152

6.2 Das asketische Ideal als Machtmittel des asketischen Priesters 154

6.2.1 Das asketische Ideal am Beispiel des Christentums 154

6.2.2 Der Wille zur Wahrheit und seine historische Entwicklung vom Christentum bis zum Zeitalter der Wissenschaften 164

6.2.3 Die Gesundheit als Göttin des asketischen Ideals der Wissenschaft 173

6.3 Ressentiment und Wille zur Macht des asketischen Priesters im Gesundheitswesen 175

6.3.1 Die Persönlichkeit des asketischen Priesters: Stärke und Schwäche 175

6.3.2 Der Hass auf die Schwachen: das „Ressentiment der Mächtigen"...178

6.3.3 Die Rache des Priesters: diagnostische Macht und Expertentum 185

6.3.4 Der Hass auf die Gesunden: therapeutische Versorgung als Machtausübung 190

6.3.5 Ohnmacht und Allmacht: der asketische Priester als fleischgewordener Wunsch nach dem „Anders-sein" 194

6.3.6 Der asketische Priester als „animal laborans" und Opfer seiner eigenen Lehre...197

6.4 Die Richtungs-Umkehrung des Ressentiments in den modernen Gesundheitswissenschaften 199

6.4.1 Die Interpretation des Leidens als Krankheit.......................200

6.4.2 Der Schuldaspekt in den Krankheitskonzepten der asketischen Priester 204

6.5 Die Medikation des Priesters 212

6.5.1 Die unschuldigen Mittel 212

6.5.1.1 Die hypnotistische Gesamtdämpfung der Sensibilität und Schmerzfähigkeit 212

6.5.1.2 Die Verordnung von Arbeit 215

6.5.1.3 Die Verordnung von Nächstenliebe und die Herdenbildung..218

6.5.2 Die schuldigen Mittel 223

6.5.2.1 Die Gefühlsausschweifung 223

7. Ansätze zu einer Überwindung des Ressentiments..................230

7.1 Die Philosophie als Antidot gegen das Gift des Ressentiments.........230

7.2 Der Abschied von Gesten der Erhöhung und Erniedrigung: der Mensch als „unbegreifbares Unwesen" zwischen dem Unendlichen und dem Nichts – Blaise Pascal..................231

7.2.1 Die Haltung der „wissenden Unwissenheit", die von sich weiß 238

7.2.2 Die Vermutung, auch der andere könnte recht haben – Hans-Georg Gadamer.. 245

7.2.3 Nicht abraten – Walter Benjamin.................................... 249

7.3 Nietzsches Kunst der Transfiguration und der Perspektivismus 251

7.3.1 Der Therapeut der „docta ignorantia" als Armenarzt des Geistes 251

7.3.2 Nietzsches Kunst der Transfiguration 252

7.3.2.1 Der Perspektivismus.. 254

7.3.2.2 Das Erkennen der eigenen Perspektiven..................... 255

7.3.2.3 Die Bejahung des Schmerzes................................. 258

7.3.2.4 Perspektiven der Lebensbejahung und des Ressentiments – Wirklichkeit und Wünschbarkeit 262

7.3.2.5 Das multiperspektivische Sehen: Jedes Ding ins beste Licht 264

7.3.2.6 Der „amor fati" und die ewige Wiederkunft............... 267

7.3.2.7 Nur der Täter lernt: Zarathustras Lehre des Schaffens.. 274

7.4 Der Verzicht auf mimetisches Begehren und Rache – René Girard... 280

7.5 Die Wendung zu einer Ethik der Großzügigkeit – Peter Sloterdijk 287

7.6 Der Therapeut als „philosophischer Toxikologe" und lachender Verschwender – Nietzsches *Zarathustra* und Georges Bataille 298

7.7 Ein Plädoyer für die *Negativität* als Aspekt der Lebensbejahung – Byung-Chul Han 314

8. Zusammenfassung und Schlussfolgerungen................................ 323

9. Literaturverzeichnis... 362

10. Endnoten 384

Vorwort

Dem vorliegenden Buch liegt meine Dissertation an der Staatlichen Hochschule für Gestaltung Karlsruhe mit dem ursprünglichen Titel „Das Ressentiment im Sprachspiel der Psychiatrie" zugrunde, die Ergebnis eines großen Abenteuers und Selbstexperiments mit eigenen Ressentiments ist. Nietzsche hat mich gelehrt, wie erstrebenswert es ist, das Leben umfassend zu bejahen und *der Erde treu zu sein* – und so waren meine Recherchen, mein Denken und Schreiben in den letzten Jahren nicht nur Exerzitien der *Welt- und Lebenszugewandtheit* und Versuche des „Nicht-mehr Bescheid-Wissens", sondern auch *Freudebringer* und tiefe existentielle Bereicherungen.

Bedanken möchte ich mich bei all den lebenden und bereits verstorbenen Menschen, die mich bei diesem Projekt unterstützt und begleitet haben, und die zu meiner geistigen und menschlichen Heimat gehören – diejenigen unter ihnen, die an dieser Stelle aufgrund des begrenzten Platzes leider nicht namentlich erwähnt werden können, mögen es mir verzeihen. Im Geiste Roland Barthes, der sich mit Nachdruck gegen „Bestenlisten" ausgesprochen hat, soll die folgende Aufzählung derer, denen ich besonders danken möchte, nach einem Zufallsprinzip erfolgen. Genannt seien vor allem:

Friedrich Nietzsche, der beeindruckende Denker und Philosoph des Ressentiments, der das theoretische Fundament für meine Recherchen gelegt hat.

Peter Sloterdijk, mein Doktorvater und ein wahrer Souverän des Geistes, der die HfG Karlsruhe in seinen Zeiten als Rektor durch seine geistige und menschliche Großzügigkeit zu einem Ort für *freie Geister* gemacht hat, in dessen Klima ein Projekt, wie das vorliegende Buch, erst gedeihen konnte.

Monika Theilmann, die mir mit ihrer Freundlichkeit, Menschlichkeit, Zuverlässigkeit und Hilfsbereitschaft während meines Studiums immer zur Seite gestanden hat.

Rainer Maria Rilke, dessen Gedichte mich seit vielen Jahrzehnten durch das Leben tragen.

Rüdiger Schmidt-Grépály, mein Zweitgutachter und Gründer des Kollegs Friedrich Nietzsche in Weimar, der mich mit seinem freien Geist, seiner Originalität und Herzlichkeit auch in schwierigen Phasen immer unterstützt hat.

Michael Kletta, der mit seiner Spontanität, Hilfsbereitschaft und Freundlichkeit zur Poesie der Komposition beigetragen hat.

Georges Bataille, dessen Denken der Verausgabung mich immer daran erinnert, in einer Welt der Fülle leben zu dürfen.

Die Diskriminierten, Erniedrigten, *Verstimmten* und Verstörten, die durch die Art, wie sie das ihnen *Zu-Fallende* zu bewältigen versuchen, oft die eigentlichen Helden des Lebens in einer reichen, widerständigen und ungeheuren Welt sind.

Blaise Pascal, der mich gelehrt hat, als *unbegreifbares Unwesen* des Abgrunds eingedenk zu leben.

Sofia Sydow, die mir alle Freiheiten zu meinem Projekt gegeben hat, und die mich mit ihrem originellen Geist, ihrer Anerkennung und Freundschaft immer unterstützt hat.

Ludwig Wittgenstein, ohne dessen Sprachphilosophie mein Bild der Welt ein anderes wäre, und durch den ich gelernt habe, wie sehr der *Verstand durch die Sprache verhext* werden kann.

Meine geliebten Eltern, die mich mit ihrer Liebe und Fürsorge immer unterstützt haben, und die mir sehr fehlen.

Gisela Wilden, die mit großer Begeisterung, Wohlwollen, Klugheit und Interesse das langsame Entstehen der Dissertation mitverfolgt hat, und Opa Bär, der mit seinem lieben Wesen, seinem umwerfenden Lächeln und seinem Charme das Projekt als Sonnenschein begleitet hat.

Rommi, der mich mit seinem scharfen Geist, seiner Liebenswürdigkeit und Unbestechlichkeit immer wieder neu entwaffnet, von dem ich viel über das Leben gelernt habe, der mein Leben reich macht und den ich liebe.

Und vor allem mein geliebter Teddy und Lebensmensch, der mich immer ermutigt hat, zu denken und zu wagen, der mich auf meinem Weg begleitet und der als wahrer (Anti-) Philosoph des Herzens mein philosophisches Alter Ego ist.

Düsseldorf, im Dezember 2018   *Barbara Gründler*

1. Einleitung

Nichts fehlt den modernen Wissenschaften vom Menschen so sehr, wie das von Friedrich Nietzsche in der Vorrede zu seinem Werk *Die Fröhliche Wissenschaft* dankbar beschworene

> „Frohlocken der wiederkehrenden Kraft, des neu erwachten Glaubens an ein Morgen und Uebermorgen, des plötzlichen Gefühls und Vorgefühls von Zukunft, von nahen Abenteuern, von wieder offenen Meeren, von wieder erlaubten, wieder geglaubten Zielen."[1]

Diese Einsicht betrifft vor allem den Bereich der Psychiatrie, der sich traditionell mit den Fragen des Menschseins beschäftigt. Die Auslegung des Menschen im letzten Abschnitt der Epoche der Neuzeit ist nach Heidegger Zeichen des „europäischen Nihilismus"[2] und Folge einer Entwicklung, die mit Descartes begann. Der cartesianische Ansatz begründete eine naturwissenschaftlich orientierte Medizin und Psychiatrie, in der der Mensch auf eine seelenlose Körpermaschine reduziert wurde. Da die Eigenschaften des Lebendigen nicht ohne Verlust in messbare chemo-physikalische Daten uminterpretiert werden können, führte der Reduktionismus zu einer deutlichen Einbuße an Einsichten in das Wesen des Menschen. Von nun an erwarteten viele Ratsuchende von den Professionellen „eine bloße Restitution oder Reparatur",[3] eine Hoffnung, die weit von dem ursprünglichen Verständnis von Medizin und Therapie als „Heilkunst"[4] entfernt lag, das der Philosoph Hans-Georg Gadamer in seinem Aufsatz *Hermeneutik und Psychiatrie* ausführlich beschrieben hat.

Von der Erstarrung vieler Psychiater, Psychologen und Therapeuten in reduktionistisch geprägten Vorstellungen vom Menschen konnte ich mich während meiner fast zwanzigjährigen Tätigkeit als Fachberaterin für Psychotraumatologie und Ergotherapeutin im beruflichen Alltag überzeugen. Die wissenschaftliche Rückführung psychischer Krankheiten auf Genetik und eine „gestörte[ ] Hirnchemie"[5] führte zu dem auch in der Bevölkerung weit- verbreiteten Glauben, dass

Psychosen und Depressionen schnell mit den richtigen Medikamenten aus der Welt zu schaffen seien.

Auch wenn die Entdeckung der Psychopharmaka zu einer „Humanisierung der Psychiatrie"[6] geführt hat und das Leid vieler Betroffener verringern konnte, stellt sich dennoch die Frage, ob ihre Verordnung tatsächlich zu einem Rückgang der Erkrankungen führt. Nicht nur die überfüllten Wartezimmer der Psychiater, sondern auch Schätzungen der Weltgesundheitsorganisation WHO, nach denen Depressionen in Europa schon heute als häufigste psychiatrische Diagnose gelten und „im Jahre 2020 weltweit die häufigste Krankheit nach der koronaren Herzkrankheit"[7] sein werden, scheinen den uneingeschränkten Glauben an die Chemie *ad absurdum* zu führen.

Überzeugender als die gängigen naturwissenschaftlichen Modelle vermögen Friedrich Nietzsches und Peter Sloterdijks philosophische Zeitdiagnosen die Ausbreitung der depressiven Weltmüdigkeit zu erklären, die ihren Ausgang in Europa nahm und sich epidemisch über den gesamten Erdball auszubreiten begann. Als Zeichen einer „unaufhaltsamen nihilistischen Lebenshemmung"[8] stellt die Depression nach Sloterdijk die „Bejahbarkeit des Lebens im ganzen in Frage"[9] und kann als Zeugnis einer „Machtergreifung des Ressentiments"[10] betrachtet werden.

Durch die Lektüre von Peter Sloterdijks Buch *Zorn und Zeit* auf Nietzsches ingeniöse Entdeckung des *Ressentiments* aufmerksam gemacht, begann ich, meine Mitmenschen und mich selbst aus einem neuen Blickwinkel zu betrachten. Überall dort, wo Unzufriedenheit, Herabsetzungsbedürfnisse, Missgunst, Groll, Schuldzuschreibungen, Rachewünsche und Verbitterung über nie verwundene Kränkungen sklerotisch zutage traten, und den freien Lebensvollzug behinderten, schien Nietzsches Ressentimenttheorie sowohl eine Erklärungsgrundlage, als auch einen Ausweg zu bieten. Mit dem Denken Nietzsches und Sloterdijks gerieten Horizont und „offnes Meer"[11] erneut in den Blick, und so entstand der Wunsch, mich „mit listigen Segeln auf furchtbare Meere"[12] einzuschiffen, um im Selbstversuch eigene Ressentiments zu überwinden und auch den psychiatrischen Fachbereich im Sinne dieses Geistes zu beleben und zu bereichern.

Als Teil dieses Vorhabens kann die vorliegende Untersuchung betrachtet werden, die im Geist einer *Fröhlichen Wissenschaft* verfasst ist, und „nicht nur das Lachen und die fröhliche Weisheit, sondern auch das Tragische mit all seiner erhabenen Unvernunft"[13] beinhalten soll. Die Chance, Peter Sloterdijk für die Betreuung dieser Forschungsarbeit gewinnen zu können, ist ein besonderes Glück auf diesem Weg. Auch für die Möglichkeit, in meinem Beruf vielen Menschen begegnen zu dürfen, die mich an ihrem Leben teilhaben lassen, und mir Einblick in ihr Ressentiment und dessen Überwindung gewähren, bin ich dankbar.

Um meine Forschungsergebnisse verständlich darlegen zu können, soll zunächst eine kurze Beschreibung von Genese und Phänomenologie des Ressentiments erfolgen. Dazu werden im zweiten Kapitel die Thesen Nietzsches, Schelers und Sloterdijks entfaltet, die das Ressentimentphänomen unter den maßgeblichen psychologischen, gesellschaftlichen und sozio-politischen Gesichtspunkten beschrieben haben. Von den neueren Studien zum Ressentiment, die im Verlauf der Untersuchung Erwähnung finden sollen, hat mich besonders die Arbeit Eike Brocks unter dem Titel *Nietzsche und der Nihilismus* inspiriert.

Im dritten Kapitel soll daraufhin eine Darstellung des psychiatrischen Sprachspiels erfolgen, das im Mittelpunkt der vorliegenden Untersuchung stehen wird. Um die große Gruppe der Ratsuchenden zu charakterisieren, die sich aufgrund ihrer sogenannten „psychischen Krankheit" an die Anbieter professioneller Hilfe wenden, stellt sich zunächst die Frage nach einer Bestimmung des meist vorbehaltlos benutzten Krankheitsbegriffs in der Psychiatrie. Nach dessen Referenten soll vor dem Hintergrund der wittgensteinschen Sprachspieltheorie gesucht werden, die Sloterdijk als „die bis dahin ernsteste Neuaufnahme des Nietzscheschen Programms der *Fröhlichen Wissenschaft*"[14] betrachtet. Aus der Vielfalt der mit dem Begriff der „psychischen Krankheit" verwobenen Sprachspiele sollen einige besonders prägnante Beispiele herausgegriffen und illustriert werden. Dazu gehören nicht nur religiöse, normative, moralische, medizinische und mediale Sprachspiele, sondern auch die philosophischen Sprachspiele Peter Sloterdijks und Dietmar Kampers zum Begriff der Sucht. Aufgrund der mit psychiatrischen Diagnosen häufig verbundenen Stigmatisierung und der besonders eindrücklich von Michel Foucault beschriebenen gesellschaftlichen Ausgrenzung der Betroffenen soll nach einem neuen und nicht-pathologisierenden Terminus gesucht werden, der die Missstimmung vieler Ratsuchender zum Ausdruck bringt.

Mit dem in der Tradition Heideggers stehenden Begriff der *Verstimmung* wird im vierten Kapitel eine neue Sichtweise auf die sogenannten „psychisch Kranken" inauguriert. Die Verstimmung soll im Rahmen Peter Sloterdijks sphärologischen Denkens als Weise des In-Beziehung-zu-anderen-Stehens beschrieben werden. Hinter der Einschränkung der seelischen Resonanzfähigkeit verbirgt sich häufig eine ressentimentgeprägte Haltung der Selbst-, Welt- und Lebensverneinung.

sollen im Rahmen der Analyse mögliche Erklärungen gefunden werden. Schon im Vorfeld der Untersuchung können sie jedoch als Hinweis auf die fehlende Heilkraft der priesterlichen Remeduren gewertet werden, die nur auf Tröstung und Schmerzlinderung angelegt sind.

Da die Medikation der Priester bewusst und unbewusst nicht auf eine Überwindung des Ressentiments angelegt ist, sondern diese um jeden Preis vermeiden will, liegt die Vermutung nahe, dass eine mögliche Genesung der *Verstimmten* auf eben diesem Weg erfolgen müsste. Als letzte Hauptthese des Forschungsprojekts führt diese Schlussfolgerung im siebten Kapitel zur Suche nach Denkansätzen zur Überwindung des Ressentiments.

Wollen die *Verstimmten* ihr Ressentiment als eine der möglichen Ursachen ihres Leidens überwinden, so benötigen sie die Unterstützung von „kühnen Suchern, Versuchern"[25] und philosophischen „Räthselrather[n]"[26] mit oder ohne akademische Weihen, die in Fragen des Ressentiments versiert und im Selbstversuch erfahren sein müssen.

Da der Kampf gegen das Ressentiment immer nur von jedem Einzelnen geführt werden kann, sind auch für die *fröhlichen Wissenschaftler* „Selbst-Befragung, Selbst-Versuchung"[27] und Selbst-Reflexion erforderlich, um stets aufs Neue die eigenen Vorurteile, Besserwissereien, Anmaßungen und Schuldzuschreibungen in den Blick zu bekommen. Das Eingeständnis, am gleichen Übel zu leiden, wie die *Verstimmten*, kann Machtdiskurse beenden und stattdessen eine Haltung der Solidarität und des Mitgefühls begründen.

Die langsame Genesung vom Ressentiment kann als lebenslange Aufgabe betrachtet werden, und ist eine „Kunst für Künstler, nur für Künstler!"[28] Für unbeteiligte „Objektivir- und Registrir-Apparate mit kalt gestellten Eingeweiden"[29] unzugänglich, muss diese Kunst ein Gegengift gegen den Nihilismus entwickeln, das den Missmut, die Unzufriedenheit sowie die Selbst- und Weltverneinung einzudämmen und den Willen zu stärken vermag. Mögliche Ingredienzien dieses Antidots sind im Denken einiger Philosophen zu finden, die im letzten Teil des Buches zu Wort kommen sollen.

So hat Blaise Pascal in seinen *Pensées* ein meiner Einschätzung nach nicht vom Ressentiment geprägtes Menschenbild entworfen, das sich zur Einübung in die Kunst „gut *nicht – zu – wissen*"[30] anbietet. Nach der Darstellung von Pascals Auslegung des Menschen soll anhand der hermeneutischen Herangehensweise Hans-Georg Gadamers gezeigt werden, wie durch die *Kunst des Fragens* feststehende

Meinungen gelockert werden können, um die Sache selbst in die Schwebe und ins Offene zu bringen. Durch ein Infragestellen der Meinungen und Überzeugungen können sich auch die mit ihnen verbundenen Emotionen verwandeln und ihre oft beengenden Klammern um den Fühlenden lockern oder lösen. Die Idee der Befreiung liegt auch Walter Benjamins These von dem Verzicht auf Belehrung und Rat zugrunde. Ähnlich wie Gadamer geht es ihm darum, die hierarchischen Verhältnisse zwischen Gesprächspartnern zu nivellieren, um die „Überwindung der Herabsetzungs-Bedürfnisse",[31] die als untrügliche Zeichen für das Vorhandensein von Ressentiment gelten, einüben zu können.

Um negativen Selbst- und Welturteilen den Boden zu entziehen, entwickelt Nietzsche im Rahmen seiner Lebensbejahungsphilosophie die *Kunst der Transfiguration*. Diese auf den Perspektivismus gründende „Kunst sich vom Ressentiment schadlos zu halten"[32] lehrt die Einübung in wohlwollende Sichtweisen und gilt als Hinweis darauf, dass unsere beste Kraft im Wollen liegt. Gerade das Wollen-Lernen soll als „einer der Kernpunkte von Nietzsches Philosophie"[33] in Kapitel 7.3.2.7 dargelegt werden.

Das Transfigurieren ermöglicht nicht nur die Abkehr von nihilistischen Betrachtungsweisen, sondern auch eine Überwindung der qualvollen Fixierung auf die Vergangenheit, die besonders für den therapeutischen Kontext von großem Interesse sein dürfte. Als „offensive[s] Exerzitium"[34] könnte die antinihilistische *Kunst der Transfiguration* die Zufriedenheit des Einzelnen steigern und dazu beitragen, die bisher „mächtigste und schädlichste"[35] Weise der Welterzeugung zu modifizieren, die das Ressentiment gemäß Peter Sloterdijk generiert hat.

Möglichkeiten zu einer Überwindung des Geistes der Rache erkennt der französische Literaturwissenschaftler René Girard vor allem im Freiwerden vom Begehren, das seiner Einschätzung nach die Entstehung von Neid und Eifersucht begünstigt. Seine Gedanken zum Verzicht auf Vergeltung und jedwede Designierung von Schuldigen sollen als Beitrag zur Suche nach Strategien zur Überwindung des Ressentiments in die folgende Untersuchung einfließen.

Auch die von Peter Sloterdijk entworfene Ethik der Großzügigkeit, bei der „Gesten des Raumgebens und Raumnehmens"[36] im Vordergrund stehen, kann als sprudelnde Inspirationsquelle für alle diejenigen, die dem Ressentimentdenken die Stirn bieten wollen, betrachtet werden. Sloterdijks Beschreibung des Menschen als Wesen der Fülle stellt einen lebensbejahenden Gegenentwurf zu den Anthropologien des Mangels dar, auf die sich die ressentimentgeprägten und erotisierten Konsumgesellschaften gründen. Allein Großzügigkeitsgeschehen vermögen seiner Meinung nach „das Ressentiment als erste Geschichtsmacht abzulösen",[37] und so ist eine Stärkung der großmütigen und generösen Komponenten der menschlichen Natur Teil seiner philosophischen Umstimmungsarbeit, die auch für angehende „Philosophen der Zukunft"[38] maßgeblich ist.

Von Zarathustras Ausführungen über die „schenkende Tugend"[39] ausgehend, soll im vorletzten Kapitel eine mögliche Form der Gabe entworfen werden, in der das Gegengift gegen die Vergiftungserscheinungen des Ressentiments gereicht werden könnte. Nicht nur die Philosophie Nietzsches, sondern auch die Theorie der Verausgabung des französischen Philosophen Georges Bataille soll im Rahmen der Untersuchung herangezogen werden, um die notwendigen Kenntnisse eines *philosophischen Toxikologen* zu illustrieren. Kann dieser darüber hinaus zu einem lachenden Verschwender werden, so stellt er die Leichtigkeit unter Beweis, die einem *Philosophen der Zukunft* zu wünschen wäre.

Möglichkeiten der Genesung vom Ressentiment bietet auch das Denken Byung-Chul Hans. Die Ausklammerung des *Anderen* und *Fremden* als Zeichen des Ressentiments betrachtend, plädiert er für eine bewusste Hinwendung zu allen Phänomenen der *Negativität*, die dem Leben seine Lebendigkeit verleihen.

Über das Sprachspiel der Psychiatrie hinaus ist das vorliegende Buch eine Einladung an alle Leser zum Selbstexperiment. Ohne Absolutheitsansprüche zu erheben, soll die Ressentimentheorie jedoch lediglich als neue Sichtweise und Angebot an alle diejenigen verstanden werden, die nach neuen Denkmöglichkeiten jenseits des Ressentiments suchen.

Als „Versuch über die Bejahung"[40] soll sie im Sinne Sloterdijks umstimmen und zur Einstimmung ins Dasein und zum Gutheißen der eigenen Existenz einladen.

Die bewusste Entscheidung, viele Originalzitate insbesondere von Nietzsche und Sloterdijk in den Text einfließen zu lassen, soll als Reminiszenz an die Sprachgewalt ihrer Verfasser verstanden werden, die durch keine Paraphrasierung ersetzt werden kann.

2. Genese und Phänomenologie des Ressentiments

2.1 Französische Wortgeschichte

Da es unmöglich ist, den aus dem Französischen stammenden Begriff *Ressentiment* ins Deutsche zu übersetzen, wird er in seiner Ursprungsform verwendet. Er leitet sich von dem Verb *ressentir* ab und trägt die Bedeutung eines „nachhaltigen und so auch nachwirkenden Empfindens".[1]

Dem Substantiv *Ressentiment*, das seit dem 16. Jahrhundert in der französischen Literatur nachgewiesen werden kann, kam längere Zeit eine inhaltlich neutrale Bedeutung zu. Molière verwendete den Begriff später sowohl mit der positiven Konnotation einer „dankbaren Zuneigung",[2] als auch mit der negativen Bedeutung einer „Empfindung des Beleidigten, der auf Rache sinnt".[3] Bei Michel de Montaigne überwog dann der eindeutige Negativakzent des Wortes, bei dem sich das nachhaltige und schmerzhafte Kränkungserleben mit einem Rachegedanken verbindet, der aufgrund von „Feigheit"[4] nicht ausgeführt wird, und sich durch den Aufschub bis hin zur „Tötungsabsicht"[5] steigern kann.

In der französischen Wortbedeutung erkennt der Philosoph Max Scheler ein „Immer-wieder-Durch- und -Nachleben der Emotion, (…) ein Nachfühlen, ein Wiederfühlen",[6] das in der wörtlichen Übersetzung des Verbes *re-sentir* deutlich wird. Da der Gekränkte sein Rachevorhaben nicht umzusetzen vermag, senkt sich das Wiedererleben des Schmerzes langsam in sein Inneres ein und führt nach Scheler zu einem dunkel durch die Seele wandelnden „‚Grollen' (…) und (…) Zürnen".[7] Auf die mit den feindseligen Gefühlen einhergehende Unfähigkeit zu reagieren, hat auch der französische Philosoph Gilles Deleuze hingewiesen, der feststellt: „Im Wort ‚Ressentiment' steckt ein überdeutlicher Hinweis: *die Reaktion hört auf, ausagiert zu werden und wird statt dessen gefühlt* (senti)."[8]

2.2 Das Ressentiment nach Friedrich Nietzsche

Als Bewunderer Montaignes hat Nietzsche den Begriff des *Ressentiments* in seinem Werk *Zur Genealogie der Moral* aufgegriffen und durch seine Ausführungen in einen „Terminus technicus"[1] verwandelt. Seitdem geht der „philosophische[ ] und allgemeine[ ] Wortgebrauch"[2] im Deutschen auf Nietzsche zurück.

In Anlehnung an die französische Wortbedeutung nimmt nach Nietzsches Auslegung die Genese des Ressentiments ihren Ausgang in einem Kränkungserlebnis. Sie betrifft vor allem den schwachen, furchtsamen und passiven Durchschnittsmenschen, der ahnt, bei einer Gegenreaktion zu unterliegen. Da ihm aus diesem Grund der Mut zur unmittelbaren Tat und zur Ausführung seines Rachebedürfnisses fehlt, zieht er sich ohnmächtig, empört und indigniert zurück. Unfähig zur Reaktion, bleibt ihm nur das Re-sentiment als Nach- und Wiederfühlen der Kränkung. Das ständige Kreisen um die Beleidigung in der Vergangenheit und das ungestillte Rachebedürfnis verwandeln sein Herz in eine Mördergrube und führen zu einem chronischen Leiden „an giftigen und feindseligen Gefühlen",[3] das durch unweigerlich hinzukommende weitere Kränkungserlebnisse noch verstärkt wird.

Den Prototypen des Ressentimentmenschen bezeichnet Nietzsche nicht nur als „Schwachen", sondern auch als „Schlechtweggekommenen"[4] oder „Sklaven",[5] ein Begriff, der als Metapher und nicht primär vor einem historischen oder soziologischen Hintergrund zu verstehen ist, auch wenn der geschichtliche Bezug sicherlich bei der Begriffsfindung Pate gestanden hat.

Sein Gegenspieler ist der „volle, mit Kraft überladene, folglich *nothwendig* aktive"[6] Mensch, den Nietzsche auch als „Vornehmen"[7], „Wohlgeborenen"[8], „Glücklichen"[9] oder „Starken"[10] bezeichnet. Auch dieser ist vor Kränkungen nicht gefeit und den notwendig Schmerz und Leid mit sich bringenden Wechselfällen des Lebens schutzlos ausgesetzt. Statt sich ohnmächtig und handlungsunfähig zurückzuziehen, versucht der Vornehme jedoch, zu kämpfen und sein Rachebedürfnis durch eine Tat abzureagieren. Dadurch erschöpft sich sein Ressentiment in einer sofortigen Entladung und löst sich auf, „es *vergiftet* darum nicht".[11] Unterliegt er in einer Auseinandersetzung mit der Welt, so akzeptiert er seine Niederlage, ohne dem Leben zu grollen.

Im Gegensatz zu dem das Leben und dessen Bedingungen bejahenden Starken, fühlt sich der Schwache unfähig, Schmerz und Leid zu ertragen. Den Herausforderungen des Lebens ausweichend, sagt er „Nein zu einem ‚Ausserhalb'"[12] und wünscht sich nichts sehnlicher als „Narcose, Betäubung, Ruhe, Frieden, ‚Sabbat', Gemüths-Ausspannung und Gliederstrecken".[13] Sein Erholungsbedürfnis bleibt jedoch aufgrund der zermürbenden Rachegedanken und den, sich im schmerzlichen Wunsch, „irgend Jemand Anderes"[14] zu sein, äußernden Unzufriedenheit mit sich selbst, ungestillt.

Einen Ausweg aus dem Dilemma, der eine Linderung des unerträglichen seelischen Schmerzes verspricht, stellt die Ausbildung der „Sklaven-Moral"[15] dar, ein Vorgang, bei dem „das *Ressentiment* selbst schöpferisch wird und Werthe gebiert".[16] Die dabei erforderliche „Umkehrung des werthesetzenden Blicks"[17] erfolgt in Form einer „Täuschung und Selbsttäuschung",[18] die in folgenden Schritten verläuft:

Der *Schlechtweggekommene* sucht die Ursache des unerträglichen Schmerzes nicht in seiner eigenen Verfasstheit, sondern bei einem „*schuldigen* Thäter"[19] in der Außenwelt. Dabei ist „der Mensch des Ressentiment weder aufrichtig, noch naiv, noch mit sich selber ehrlich und geradezu".[20] Mit Vorliebe beschuldigt er den Starken, den er tief in seinem Herzen beneidet.

Ähnlich wie in Äsops Fabel vom *Fuchs und den Trauben,* erfolgt daraufhin die rächerische Herabsetzung des vermeintlich Schuldigen durch eine auf einer Täuschung und Selbsttäuschung beruhenden Umkehrung der Werte. Da die Trauben für den Fuchs zu hoch hängen, urteilt der durch diesen Sachverhalt Beleidigte nämlich, dass die Früchte unreif und sauer seien, und dass es weise sei, sie zu verschmähen. Durch diese Wertung werden die schmackhaften Trauben und diejenigen, die in ihren Genuss kommen, schlecht gemacht. Ohnmacht, Passivität und Handlungsunfähigkeit hingegen werden fälschlicherweise als willentliche Entscheidungen und Tugenden dargestellt. Dabei wird die „Schwäche (...) zum *Verdienste* umgelogen (...), die Ohnmacht, die nicht vergilt, zur ‚Güte'; die ängstliche Niedrigkeit zur ‚Demuth'; die Unterwerfung, vor Denen, die man hasst, zum ‚Gehorsam'".[21] Die Selbsttäuschung ist nach Ludwig Klages, ähnlich wie der Gebrauch von Betäubungsmitteln, dem „Narkosetrieb"[22] eng verwandt, der auf „Veränderung der *Gegenstände* des Bewußtseins abziele und, alles in allem genommen, die Flucht aus der Wirklichkeit der Dinge in die Wirklichkeit der Träume anstrebe".[23]

Durch die Jahrhunderte währende Herrschaft des Christentums konsolidiert, hat die Sklavenmoral nach Nietzsche im Abendland ihren Siegeszug angetreten und zur Rechtfertigung der Existenzweise des *„letzten Menschen"*[53] beigetragen, der die Passivität, Bequemlichkeit und das Vergnügen zu den höchsten Werten erhebt. In diesem Menschentypus, dessen „Anblick (…) müde"[54] macht, erkennt Nietzsche das „Verhängniss Europa's".[55]

Das Vorliegen von Ressentiment ist am Grad der Unzufriedenheit eines Menschen zu erkennen. Es wird in dem Maße deutlich, wie der Mensch „von der Welt, wie sie ist, urtheilt, sie sollte *nicht* sein und von der Welt, wie sie sein sollte, urtheilt, sie existirt nicht".[56] Nicht nur das nihilistische *Nein* zur Welt, sondern auch ein negatives Selbsturteil kann als Ressentimentindikator betrachtet werden, und liegt bei einem Menschen vor, der „über sich selbst, wie er ist, urtheilt, er sollte *nicht* sein, und über sich, wie er sein sollte, urtheilt, er existiert nicht".[57] Auch die Suche nach Schuldigen und das Bedürfnis, über andere schlecht zu reden, können als untrügliche Zeichen für eine ressentimentinduzierte Vergiftung betrachtet werden. Neben den immer wieder erkennbaren Herabsetzungsbedürfnissen sind auch Bitterkeit, Klagen, Jammern und Missgunst Hinweise auf das Vorliegen von Ressentiment. Auch übellaunige Unmutverbreiter, die „als leibhafte Vorwürfe"[58] unter uns wandeln und immer bereit sind, „Alles anzuspeien, was nicht unzufrieden blickt und guten Muths seine Strasse zieht",[59] gehören eindeutig zu den Menschen des Ressentiments.

2.3 Das Ressentiment nach Max Scheler

In Anlehnung an Nietzsche hat sich auch Max Scheler mit dem Phänomen des Ressentiments auseinandergesetzt, das er in seinem Buch *Das Ressentiment im Aufbau der Moralen* als *„seelische Selbstvergiftung"*[1] definiert. Als „dauernde psychische Einstellung"[2] entsteht diese „durch systematisch geübte Zurückdrängung von Entladungen gewisser Gemütsbewegungen und Affekte",[3] wie zum Beispiel Rache, Haß oder Neid. Insbesondere die „Furcht und Angst vor jenen, auf welche die Affekte bezogen sind",[4] hat Scheler als Ausgangspunkt der Ressentimentgenese hervorgehoben, und so wird die Rache immer wieder verzagt auf einen späteren Zeitpunkt verlegt, ohne je ausgeführt zu werden.

Während sich der einfache Racheimpuls noch auf ein bestimmtes Objekt bezieht, geht es bei der zur Einstellung gewordenen Rachsucht um ein triebartiges Aufsuchen von Vorfällen, die Anlass zur Empörung geben können, und ein darauffolgendes „Herabziehen und Vom-Sockel-Reißen"[5] ermöglichen. Da die gesamte Persönlichkeit des Schwachen vom Gift des Ressentiments durchflossen ist, sehnt dieser sich gemäß Scheler geradezu nach Anlässen zum Schimpfen, Schelten und Klagen und lehnt im Grunde seines Herzens „jede Abhilfe der als mißlich empfundenen Zustände"[6] ab. Um seine Verbissenheit und „Verbitterung"[7] stets aufs Neue zu rechtfertigen, verleumdet er Dasein und Welt durch eine dauernde „Fälschung des Weltbildes".[8] Beim Kontakt mit Ressentimenterfüllten warnt Scheler stets vor der Gefahr einer Übertragung und Ansteckung durch „das ungemein kontagiöse seelische Gift des Ressentiment".[9]

Im Gegensatz zu Nietzsches Hypothese, insbesondere die christliche Moral sei aus dem Ressentiment erwachsen, verortet Scheler den Geist der Rache vor allem im *„Kern der bürgerlichen Moral"*.[10] Auch wenn er die Scheinliebe vieler „Ressentimentchristen"[11] und das „Apostatenressentiment[ ]"[12] des sich an den inständig erhofften Qualen der Sünder im Höllenfeuer ergötzenden Tertullian einräumt, erscheint ihm „die Wurzel der christlichen Liebe von Ressentiment völlig *frei*".[13]

Die bürgerlichen Gesellschaften hingegen, in denen sich aufgrund einer politisch-verfassungsmäßigen Gleichberechtigung jeder mit jedem vergleichen kann, ohne jedoch die gleiche faktische Macht erlangen zu können, sind seiner Ansicht nach geeignete Strukturen für die Erzeugung großer Mengen seelischen Dynamits. Im Gegensatz zum indischen Kastensystem, das jedem seinen festen Platz in der Gesellschaft zuweist, führen die durch moderne Rechtsstellung beim Einzelnen geschürten hohen inneren „Ansprüche (…) bei nicht angemessener äußerer sozialer Stellung"[14] zwangsläufig zum Entstehen von Rachegefühlen. Da auch die bürgerlichen Gesellschaften der Gegenwart auf modernen Verfassungen mit vielfältigen Grundrechten aufbauen, sind Schelers Ressentimentanalysen für die vorliegende Untersuchung von Relevanz. Von dem „Sprengsatz",[15] der in der paradoxen Struktur moderner Ideologien begründet liegt, handelt auch Peter Sloterdijks letztes Buch *Die schrecklichen Kinder der Neuzeit*, das im Rahmen der Arbeit Erwähnung finden wird.

Besonders interessant für die folgende Untersuchung erscheint Schelers Beobachtung, dass die Werte der modernen bürgerlichen Moral tief im Ressentiment wurzeln. Im hohen Stellenwert der Arbeit in bürgerlichen Gesellschaften bekundet sich seiner Ansicht nach ein „spezifisch *moderner* Asketismus",[16] den er als Zeichen einer Umwertung der Werte im Rahmen der Sklavenmoral betrachtet. Während in der Antike und auch im Mittelalter das Nützliche in den Dienst des Angenehmen gestellt wurde, und die Arbeit lediglich der Steigerung des Genusses diente, erfolgte in der Moderne eine Werteverschiebung, bei der das Tätigsein zum Selbstzweck avancierte und dem Genießen übergeordnet wurde. Ursache dieser Umwertung war der Hass des genussunfähigen *Schlechtweggekommenen* auf die „höhere Genußfähigkeit"[17] des Lebensreichen, welche den ursprünglichen Vorzugswert darstellte.

Auch den Wert des „*Selbsterarbeiteten und -erworbenen*",[18] der das Denken und Handeln der Bürger moderner Gesellschaften leitet, führt Scheler auf den geheimen Rachedurst der Schwachen an dem „Träger der besseren Natur"[19] zurück. Die Genuss- und Konsumgüter, die von den Ressentimentmenschen durch unermüdliche Arbeit angehäuft werden, können sie letzten Endes jedoch nicht genießen, und so kommt es zum generalisierten Phänomen von „sehr traurigen Menschen"[20] in modernen Spaßgesellschaften.

Auch in der „*Erhebung des Nützlichkeitswertes über den Lebenswert überhaupt*"[21] erkennt Scheler die Wertungsweise der Sklavenmoral. Galt im Naturrecht der alten Moral allein das Dasein eines Menschen als Rechtfertigung seiner Existenz, so entstand in den bürgerlichen Gesellschaften die Vorstellung, jeder müsse sich sein Recht zum Dasein erst durch Arbeit verdienen. Ausschlaggebend war von nun an der Nutzen, den der Einzelne für die Gesellschaft darstellte. Diese die Vielgestaltigkeit des Lebens verleugnende Umwertung bildete eine der Grundlagen für das Entstehen der modernen Leistungsgesellschaften.

Die Idee der „*modernen allgemeinen Menschenliebe*",[22] deren Verbreitung in bürgerlichen Gesellschaften zum Ausbau von Einrichtungen der allgemeinen Wohlfahrt im großen Stil geführt hat, führt Scheler als weiteres Beispiel für im Ressentiment wurzelnde Wertschätzungen an. Im Gegensatz zu der, auf die Entfaltungsmöglichkeiten des anderen Menschen gerichteten, echten Liebe, orientiert sich die humanitaristische Schein- und Nächstenliebe seiner Ansicht nach am Niedrigen des Menschen, „was ‚verstanden' und ‚entschuldigt' werden muß".[23] In der verständnisvollen Feststellung, der andere sei „eben auch ein Mensch",[24] erkennt Scheler den „geheimen glimmenden *Haß* gegen die positiven höheren Werte",[25] welche nur von den wenigen „*Glücksfälle[n]*"[26] der Menschheit verkörpert werden. Zudem betrachtet er die allgemeine Menschenliebe als verdrängte Ablehnung Gottes und der von ihm geschaffenen Welt voll „Schmerz, (…) Übel und Leid".[27] Für eine Untersuchung des Sprachspiels der Psychiatrie, das einen Teilbereich des Gesundheitssystems konstituiert und sich in unterschiedlichen Einrichtungen der modernen Wohlfahrt entfaltet, erscheinen Schelers Ressentimentanalysen von eminenter Bedeutung.

2.4 Das Ressentiment nach Peter Sloterdijk

Peter Sloterdijk ist der zeitgenössische Philosoph, der das Ressentiment erneut in den Fokus des öffentlichen Interesses gestellt hat. Besonders die in seinem Buch *Zorn und Zeit* vorgelegte Gegenwartsanalyse unter Gesichtspunkten des Ressentiments ist für die vorliegende Untersuchung von Relevanz, da sie den von Nietzsche prognostizierten neuzeitlichen Siegeszug der Sklavenmoral durch eine Darstellung der psychopolitischen Entwicklungen in der jüngeren Menschheitsgeschichte illustriert.

In seinem „[p]olitisch-psychologische[n] Versuch"[1] *Zorn und Zeit* führt Sloterdijk den Begriff des *Thymos* als eine der beiden Grundkräfte der menschlichen Psyche ein. Den begehrenden Affekten des *Eros* entgegengesetzt, sammeln sich im Thymos-Pol die „kämpferisch-rächerischen Energien",[2] zu denen neben dem Stolz, Mut, Geltungsdrang und Zorn auch die dunklen Energien des Ressentiments gehören. Sloterdijk unterstreicht die „Notwendigkeit einer doppelten psychischen Bildung"[3] des Menschen und einer Ausbalancierung der erotischen und thymotischen Feldkräfte, die seiner Einschätzung nach seit der Antike von keiner der okzidentalen Gesellschaften mehr verwirklicht werden konnte. Durch ein Ungleichgewicht zwischen beiden Polen zugunsten des *Eros* konnte „die Rache zu einem epochalen Motiv"[4] aufsteigen und schließlich „die aktivsten Ressentimentbewegungen des 19. und 20. Jahrhunderts"[5] einleiten.

Bei seiner weltgeschichtlichen Betrachtung der letzten zweitausend Jahre unter dem Blickwinkel des Thymotischen legt Sloterdijk sein Augenmerk vor allem auf die Rolle des Zorns bei der Ressentimententstehung. Im Rahmen minutiöser historischer Analysen beschreibt er zudem die gezielte Nutzung und Vervielfachung der Ressentimentpotentiale aller „Erniedrigte[n] und Beleidigte[n]"[6] durch Religionen und politische Parteien. Mit seiner Untersuchung der Verwaltung und ökonomischen Bewirtschaftung des Ressentiments in der Moderne wiederholt er „die von Nietzsche in Angriff genommene Arbeit"[7] im Lichte einer tiefer ansetzenden politisch-psychologischen Reflexion.[A]

So stellt der Zorn den ersten Affekt dar, der in den Gekränkten und Beleidigten nach der erfolgten Verletzung aufsteigt. Wird diese „Primärenergie"[8] an ihrem Ausdruck gehindert, führt der Entladungsaufschub zur Entstehung von Rachegedanken. Als Ausgangspunkt der Ressentimententwicklung erkennt Sloterdijk in der Rache die „*Projektform des Zorns*".[9] Diese stellt einen höheren Organisationsgrad des Zornaffekts dar, der durch die Hemmung haltbar gemacht und konserviert wird. Das zu „Haßkonserven"[10] transformierte Zorngut nimmt gemäß Sloterdijks ökonomisch geprägter Terminologie die Form von Guthaben, Schätzen oder Vorräten an. Durch konsequente Entladungshemmung und „Haß-Kultur"[11] kann dieses gepflegt, vermehrt und sogar an nachfolgende Generationen vererbt werden.

Die Entdeckung, dass die Sammlung der „lokalen Wutvermögen und der zerstreuten Haßprojekte"[12] einzelner Besitzer in großen „Zornbanken"[13] die Erwirtschaftung machtpolitisch relevanter Gewinne ermöglicht, inspirierte asketische Priester unterschiedlicher Zeitalter zur Errichtung von Depots „für moralische Explosiva und rächerische Projekte".[14] Dabei mussten die Zornagenturen die zahlreichen rächerischen Einzelgeschichten „zu einer vereinten Geschichte"[15] zusammenfassen, die den Erniedrigten und Beleidigten eine bessere Welt und den rächerischen Ausgleich für erlittene Kränkungen versprach.

Sein Augenmerk auf die ökonomische Dynamik im Ressentimentgeschehen richtend, verweist Sloterdijk auf das, dem Konzept des Ressentiments zugrundeliegende Schema der Gleichwertigkeit von Schuld und Strafe. Dabei knüpft er an

---

[A] Koenraad Hemelsoets Einwand, Sloterdijk wiederhole Nietzsches Arbeit nicht, da er im Gegensatz zu diesem nicht das Ressentiment, sondern den Zorn zum Ausgangspunkt seiner Untersuchung mache, entschärft er selbst durch die Beobachtung, dass es oft „schwer zu bestimmen" (Jongen et al. 2009, S. 305) sei, „wie sich die thymotischen Affekte (…) in den verschiedenen analysierten Kontexten jeweils genau zueinander verhalten" (Ebd.). Da Sloterdijk sich mit den „höheren Organisationsgraden" (Sloterdijk 2006, S. 96) des Zorns beschäftigt, die durchweg durch Entladungshemmung und Affektaufschub entstehen, handelt es sich bei seiner gesamten Untersuchung um Prozesse, die mit der Ressentimentbildung in engem Zusammenhang stehen.

Nietzsches Herleitung des moralischen Hauptbegriffs „Schuld" aus dem „sehr materiellen Begriff ‚Schulden'"[16] an. An die Idee des Gleichheitszeichens gekoppelt, ist der Gedanke der Gerechtigkeit nach Sloterdijk stets vom Geist der Zurückzahlung, Abzahlung und Heimzahlung geprägt und geht auf das Prinzip der Tilgung monetärer Schulden zurück. Bei der Beschreibung der Ressentimentdynamik orientiert er sich daher vor allem an wirtschaftlichen Modellen.

Als mächtigste Zornsammelstellen der Menschheitsgeschichte betrachtet Sloterdijk die metaphysische Zornbank der christlichen Kirche und die politische Weltbank des Zorns, die durch den Kommunismus errichtet wurde. Beide gründeten sich auf Narrative von der „Weltgeschichte (…) als (…) Weltgericht",[17] das den finalen Leidensausgleich herstellen sollte.

Erstere berief sich auf die Erzählung vom Zorn Gottes, der am Tage des Jüngsten Gerichts für Gerechtigkeit sorgen und die Unrechtskonten der Welt ausgleichen würde. Die Bezeichnung *Gott* ist dabei gemäß Sloterdijk „immer nur als Ortsangabe für das Depot menschlicher Zornersparnisse und gefrorener Rachewünsche zu verstehen".[18] Da der Einzelne durch eine „Ethik des Racheaufschubs"[19] auf thymotische Impulse im Diesseits verzichten und stattdessen auf „verjenseitigte[ ] Rückzahlungsgeschäfte"[20] spekulieren sollte, stand er nicht selten „unter hohen Ressentimentspannungen".[21] Durch die Verdammnisangst, die jeden potentiellen Sünder quälte, gelang den Priestern eine engmaschige Kontrolle des Heeres der Gläubigen.

Auch wenn Sloterdijk in der Erfindung der Ablassbriefe zur Tilgung transzendenter Schulden mit irdischem Geld die Anfänge eines „neuartigen Kreditsystems"[22] und die Geburtsstunde der kapitalistischen Geldwirtschaft erkennt, kam die christliche Eschatologie seines Erachtens „über die Rolle einer Sparkasse nicht hinaus".[23] Erst der kommunistischen Zornbank sollte die Umwandlung der Zornguthaben in „verleihbare und investierbare Kapitale"[24] gelingen. Der Tod Gottes stellte die Zäsur dar, welche die „Übernahme der Rache durch irdische Zornagenturen"[25] ermöglichte.

Die kommunistische Weltsammelstelle des Zorns gründete ihre Versprechen auf das Narrativ des „hellsichtig geplanten weltgeschichtlichen Projekt[s] einer Revolution zugunsten der Erniedrigten und Beleidigten"[26] und ein damit verbundenes besseres Leben in einer neuartigen Weltordnung. War der Kleinanleger bereit, seine Ressentiment- und Zornkapitale zu investieren, so wurde ihm „eine thymotische Rendite in Form von erhöhter Selbstachtung und erweiterter Zukunftsmächtigkeit"[27] in Aussicht gestellt.

Die Planung der Revolution als weitere Steigerung des Organisationsgrads und „Bankform"[28] des Zorns übernahmen asketische Priester, die als „weitsichtige, hinreichend ruhige und diabolische"[29] Bankangestellte „nicht nur zur akuten Wut der Menschen (...), sondern auch zu ihren tieferen Verbitterungen, nicht zuletzt ihren Hoffnungen und ihrem Stolz"[30] sprachen. Ohne die „methodisch betriebene Zornförderung"[31] und Kapitalbildung durch frühzeitige Eruptionen zu gefährden, mussten sie den Hass und das Ressentiment ihrer Klientel bis zu dem Moment schüren, in dem der Schlag „gegen den Weltzustand im ganzen"[32] erfolgen konnte.

Die letztendliche „unverhohlene Selbstprivilegierung der Funktionäre"[33] in den kommunistischen Ländern des Ostblocks war jedoch ein Hinweis auf die Instrumentalisierung des zorn- und ressentimentbasierten Betriebskapitals der Bank für eigene Zwecke. Statt das Volk nach der Revolution in das versprochene Theater zu führen, „dessen Zuschauersaal nur aus ersten Reihen"[34] bestehen sollte, unterjochten sie es durch eine Praxis der „Tiefendespotie, (...) Zornenteignung, (...) Stolzbrechung und (...) Oppositionsvernichtung".[35] Die Tatsache, dass die Massen nach allen erfolgreichen Revolutionen von den besseren Plätzen ausgeschlossen blieben, führt Sloterdijk auf eine „strukturelle[ ] Knappheit von Vorzugsstellungen"[36] zurück. Bei keiner der historischen Umwälzungen sei es jemals „zu einer Umkehrung von oben und unten, geschweige denn einer materiellen Gleichheit"[37] gekommen.

Stattdessen identifizierten Lenin, Stalin und Mao, die nach Sloterdijk zu den größten politischen Zornbankiers des 19. und 20. Jahrhunderts gehörten, immer wieder leicht zu aktivierende Zornkapitale und beliebige neue „Ressentimentkollektiv[e][38], um diese unter dem Deckmantel der sozialen Gerechtigkeit auf ihre designierten Feinde zu hetzen. Die gezielte „Haßlenkung"[39] und Entladung des ressentimentalen Furors sind Beispiele für die „schuldigen Mittel" aus der Hausapotheke der asketischen Priester, von denen in Kapitel 6.5.2 noch ausführlich die Rede sein wird. Sie veranschaulichen Sloterdijks Beobachtung, dass die Gewalt im 20. Jahrhundert keineswegs „ausgebrochen"[40] sei, sondern „von ihren Agenten nach unternehmerischen Kriterien geplant und von ihren Managern mit weiträumiger Übersicht auf ihre Objekte gelenkt"[41] wurde.

Kennzeichen der post-kommunistischen Weltlage ist nach Sloterdijk das Fehlen umfassender politischer Zornsammelstellen zur narrativen Fortführung der „großen Rachehandlung namens Weltgeschichte".[42] Die in der Moderne entstandene

Figur des Verlierers, welche die „unverstandene Größe in den Machtspielen der Demokratien"[43] darstellt, breitete sich aus und formierte sich in riesigen Armeen von „Überflüssigen",[44] „Ausgeschlossenen, (...) Erfolglosen und Rachsüchtigen".[45] Gegen die hohe Arbeitslosigkeit und die zunehmende Absenkung der sozialstaatlichen Leistungen regt sich jedoch bis heute kaum Protest, da den potentiellen Zornträgern der Postmoderne die Orientierung fehlt. In der globalisierten Situation ist nach Sloterdijk „keine Politik des Leidensausgleichs im Großen mehr möglich, die auf dem Nachtragen von vergangenem Unrecht aufbaut, unter welchen welterlöserisch, sozialmessianisch oder demokratiemessianisch codierten Verbrämungen auch immer".[46] Ohne Visionen und Aufgaben jedoch zerstreuen sich die riesenhaften „Widerspruchspotentiale der Gegenwart"[47] trotz weltweiter digitaler Vernetzung immer mehr. Die zunehmende soziale Isolierung lässt den Sinn für gemeinsame Aktionen verkümmern und stärkt den „Geist der Desolidarisierung".[48]

Darüber hinaus führt eine starke Erotisierungstendenz in den neo-kapitalistischen Kernländern zu einer ständigen Aufreizung des Begehrens bei Vermögenden und Mittellosen. Im Inneren des europäischen Kristallpalastes „driften die Teilkulturen der Spaßpflege und der Depressionsbewirtschaftung"[49] stetig auseinander und die Frustration und Unzufriedenheit der „nicht mehr Gebrauchten, Ausgemusterten und Abgespeisten"[50] steigt zunehmend. Dies führt nach Sloterdijk zu einer „Epidemie der Negativität",[51] die mit politisch sammelbaren Zornquanten nicht mehr viel gemein hat. Sie wird gekennzeichnet durch einen Rückfall des Zorns auf die „diffus-universelle Unlust-Stufe"[52] und ein Absinken „auf eine subthymotische Ebene, von der aus es keinen Anlauf zur Geltendmachung eigenen Werts und eigener Ansprüche mehr gibt".[53] Am Nullpunkt der Zornartikulation verortet Sloterdijk einen „Extremismus der Müdigkeit",[54] deren Vertreter er als sich jeder Gestaltung und Kultivierung verweigernde „Extremisten des Überdrusses"[55] bezeichnet. Diese würden sich am liebsten totstellen und den Verdacht, „daß sie möglicherweise die stärkste der Parteien wären",[56] gar nicht erst aufkommen lassen. Stattdessen zerfällt die von ihnen gebildete „unmögliche[ ] Internationale"[57] der Überdrüssigen „Nacht für Nacht (...) in Millionen von isolierten Betäubungen, jeden Morgen streicht sie sich selbst mitsamt ihren Anliegen formlos von der Tagesordnung".[58] Ihre „bodenlose Unlust an Mitwelt und Gesellschaft, ja an der Welttatsache überhaupt",[59] bestimmt Sloterdijk durch Begriffe wie „Misokosmie oder Misontie (...): Feindseligkeit gegen Welt und Seiendes im ganzen. Sie bringt die Unlust an der Existenz- und Koexistenz-zumutung überhaupt zum Vorschein"[60] und ist Zeichen eines ausgeprägten Ressentiments. Die Weigerung zu jedweder Kooperation bei der möglichen Überwindung von Müdigkeit und Besiegtheit bezeichnet Sloterdijk als „ihre intimste Rache an den Verhältnissen".[61]

Wie Sloterdijk durch eine kontinuierliche Stärkung des Thymotischen, ein Denken der Großzügigkeit und eine Delegitimierung von Intelligenz und Ressentiment „zukunftsfähigen Paradigmen entgifteter Lebensweisheit"[62] Raum verschaffen will, soll eines der Themen dieses Buches sein. Dabei stellt sich die Frage, auf welche Weise die Internationale der Überflüssigen, aus der sich nicht wenige Psychiatriepatienten rekrutieren, ihr Ressentiment vermindern und sich in die von Antonio Negri als „*Multitude*"[63] bezeichnete Gruppe der „neuen Subjekte militanter Heiterkeit"[64] verwandeln könnte. Ob sich die Aussortierten als Lachende, Marginale und Lebenskünstler der Erde „endgültig aus allen Dienstbarkeiten an den bestehenden Verhältnissen"[65] emanzipieren können, wird zu zeigen sein.

3. Das Sprachspiel der Psychiatrie

Im Anschluss an die Beschreibung von Genese und Phänomenologie des Ressentiments soll im Folgenden das Sprachspiel der Psychiatrie dargestellt werden, das im Fokus der vorliegenden Untersuchung stehen wird.

Betrachtet man den medizinischen Fachbereich der Psychiatrie, so stellt man fest, dass sich dort zwei große Gruppen von Menschen begegnen: diejenigen, die als „psychisch krank" gelten und die vermeintlich „gesunden" Anbieter professioneller Hilfen. Die erste Gruppe besteht aus sogenannten Patienten bzw. Klienten, die zweite aus Psychiatern, Psychologen, Ergotherapeuten, Sozialarbeitern, Krankenpflegern und anderen Berufsgruppen des Gesundheitswesens.

Als offizielle Begegnungsstätten für beide am Sprachspiel der Psychiatrie beteiligten Gruppen fungieren zum Beispiel psychiatrische Kliniken, Reha-Kliniken, Krankenhäuser, psychotherapeutische oder ergotherapeutische Praxen, Beratungsstellen, psychosoziale Dienste und Einrichtungen des Ambulanten Betreuten Wohnens.

In psychiatrischen Institutionen vorstellig werden Menschen aufgrund von Befindlichkeiten, die als „Krankheiten" oder „Störungen" bezeichnet werden. Worin die „psychische Krankheit" besteht und welche Rolle das Ressentiment bei der Erkrankung spielen könnte, soll in den folgenden Kapiteln untersucht werden.

3.1 „Psychische Krankheit" – Versuch einer Begriffsklärung

Der Krankheitsbegriff in der Psychiatrie wird heute von den meisten Menschen zunächst ohne große Vorbehalte verwendet. Die im psychiatrischen Fachbereich übliche Terminologie war jedoch seit jeher einem ständigen Wandel unterworfen und Ausdruck des herrschenden Zeitgeistes. Während in früheren Zeitaltern die Begriffe „Geisteskrankheit", „Nervenleiden", „Irrsinn" oder „Wahnsinn" verwendet wurden, spricht man heute eher von „psychischer Störung", „psychischer Krankheit" oder „seelischer Krankheit".

Aktuell zu beobachten ist ein Vormarsch des Begriffs „psychische Störung". Alle Menschen, die heute im Rahmen des deutschen Gesundheitssystems eine Dienstleistung psychiatrischer Institutionen in Anspruch nehmen, tragen eine Diagnose aus der, von der Weltgesundheitsorganisation (WHO) herausgegebenen, *Internationalen Klassifikation psychischer Störungen* (ICD-10).[B] Um die in diesem Klassifikationsmanual beschriebene Gruppe von Menschen soll sich die folgende Untersuchung drehen.

In der Fach- und Umgangssprache, sowie in der Fachliteratur, werden die betroffenen Menschen allerdings nicht in Anlehnung an das Nomen als „psychisch Gestörte" oder als „psychisch gestört" bezeichnet, sondern gelten weiterhin als „psychisch Kranke" bzw. in der adjektivierten Form als „psychisch krank". Selbst im ICD-10 ist immer noch die Rede von „psychiatrischen Erkrankungen"[1] und „psychisch Kranke[n]".[2]

Über den Referenten der Begriffe „psychische Störung" oder „psychische Krankheit" gehen auch in Fachkreisen die Ansichten stark auseinander. Im Mittelpunkt der Diskussion steht häufig die Frage, ob diese Termini auf *nosologische Entitäten* verweisen, oder nicht. In verdinglichenden Begriffen, wie *eine Psychose* oder *eine Depression*, liegt nach Ansicht des Psychiaters und Philosophen Karl Jaspers ein „Rest jener alten Vorstellungen, nach denen die Krankheiten besondere Wesen waren, die von den Menschen Besitz ergriffen hatten".[3]

Zur Veranschaulichung unterschiedlicher Standpunkte sollen nur einige Beispiele aufgezählt werden: Während der Philosoph und Psychologe Michel Foucault als wichtigster Vertreter der Antipsychiatriebewegung keinen „festen und bestimmten Begriff des ‚Wahnsinns'"[4] voraussetzte, und keinen „un- oder übergeschichtlichen Inhalt"[5] dieses Terminus definierte, kritisiert der Psychiater Edward Shorter als Vertreter der biologischen Psychiatrie aufs Schärfste den Standpunkt, „daß

[B] Dabei handelt es sich um die deutsche Übersetzung des psychiatrischen Teils der *International Classification of Diseases* (ICD), die aktuell in der 10. Revision vorliegt (Vgl. Dilling et al. 2010, S. 6 f.). Die Bundesrepublik Deutschland hat sich als Mitglied der WHO auf das weltweit anerkannte ICD-System festgelegt, das die „internationale[ ] Verständigung" (Kisker et al. 1991, S. 36) auf der Grundlage einer einheitlichen psychiatrischen Nomenklatur ermöglicht.

Schizophrenie und Depression soziale Konstrukte ohne biologische Grundlage seien".[6] Eine Definition der Entität „Geisteskrankheit" ist er dem Leser in seinem Werk *Geschichte der Psychiatrie* jedoch leider schuldig geblieben.

Persönlichkeitsstörungen, die laut ICD-10 als „psychische Störung" gelten, definiert Shorter lediglich als „übersteigerten Ausdruck ganz gewöhnlicher Charaktermerkmale"[7] und spricht von der „Pathologisierung eines normalen Verhaltens".[8] Im Bereich der Neurosen gebe es, laut Shorter, vielleicht „viele verschiedene psychische Störungen, vielleicht nur einige wenige oder auch gar keine".[9]

Auch der Neurologe und Leiter der psychiatrischen Klinik der Berliner Charité Andreas Heinz hat sich in seinem unlängst erschienenen Buch *Der Begriff der psychischen Krankheit* mit diesem Thema auseinandergesetzt. Um die aktuell zu beobachtende, inflationäre Zunahme psychiatrischer Diagnosen einzudämmen, schlägt er Kriterien vor, nach denen nur „Psychosen sowie Suchterkrankungen als psychische Krankheiten im engeren Sinn"[10] gelten sollen. Auf diesem Weg versucht er, die vielfältigen Weisen des menschlichen „In-der-Welt-Seins"[11] zu schützen und zu bewahren.

Bei der Befragung von Patienten im Rahmen dieser Arbeit wurde deutlich, dass die Begriffe „psychische Krankheit" und „psychische Gesundheit" erst mit naiver Selbstverständlichkeit gebraucht wurden, bei genauerem Nachfragen und Bedenken jedoch die Unsicherheit über ihre Bedeutung stark anstieg.

So kam eine ältere Dame, die unter der Homosexualität ihres Sohnes sehr litt, und diesen als „psychisch krank" bezeichnete, durch die im Rahmen der Therapie vorgeschlagene, gemeinsame Lektüre eines kurzen Aufsatzes des Kommunikationswissenschaftlers und Psychoanalytikers Paul Watzlawick ins Nachdenken. In einer Textpassage wird beschrieben, dass in den USA die Homosexualität beim Übergang vom DSM-II[C] zum DSM-III nicht mehr als Störung klassifiziert wurde. Paul Watzlawick spricht davon, dass man so „mit einem Federstrich Millionen Menschen von ihrer ‚Krankheit' geheilt"[12] habe und lobt diesen „therapeutischen Erfolg"[13] als eine der größten Spontanheilungen der Menschheitsgeschichte.

[C] In den angelsächsischen Ländern konkurriert die Internationale Klassifikation psychischer Störungen (ICD) mit dem, von der American Psychiatric Association (APA) herausgegebenen, Diagnostic and Statistical Manual of Mental Disorders (DSM) (Vgl. Kisker et al. 1991, S. 37). Das alternative Diagnosemanual ist derzeit in der Revision der vierten Fassung gültig und trägt die Bezeichnung DSM-IV TR.

Unser Gespräch führte dazu, dass sich die Frau in der Folgezeit bemühte, die „Erkrankung" ihres Sohnes aus einem anderen Blickwinkel zu betrachten. Monate später berichtete sie, dass ihr die neue Sichtweise geholfen habe, mit der „scheinbaren Krankheit" ihres Sohnes, wie sie es nun selber nannte, Frieden zu schließen.

Auch die an unterschiedliche Patienten gerichtete Frage, ob ein erfolgreicher und an das Realitätsprinzip optimal angepasster Geschäftsmann, der sein Tagespensum nur durch die Einnahme von Medikamenten bewältigen könne, psychisch gesund sei, löste regelmäßig Zweifel aus. Einigkeit herrschte jedoch über die stigmatisierende Wirkung des Begriffes „psychisch krank".

Am Beispiel der Sprachspieltheorie des Philosophen Ludwig Wittgenstein soll im Folgenden gezeigt werden, wie sich die Sprachverwirrungen um den Begriff der „psychischen Krankheit" erklären und infolgedessen vermeiden lassen. Diese die Spätphilosophie Wittgensteins konstituierende Theorie hat Peter Sloterdijk als eines „der mächtigsten Argumente des modernen und nachmodernen Pluralismus"[14] und Wittgenstein selbst als „Sponsoren der künftigen Intelligenz"[15] bezeichnet.

3.2 Exkurs: Die Sprachspieltheorie Ludwig Wittgensteins

Zur bislang dargestellten definitorischen Problematik hätte Ludwig Wittgenstein vermutlich seine auf den ersten Blick enigmatische Formel: „Sage mir *wie* du suchst und ich werde Dir sagen *was* du suchst"[1] in die Diskussion eingebracht.

In der Spätphilosophie Wittgensteins ist es „ein Kategorienfehler, den Gegenstand, auf den ein Wort sich bezieht, als seine Bedeutung zu behandeln".[2] In § 383 der *Philosophischen Untersuchungen* schreibt er:

„Wir analysieren nicht ein Phänomen (z.B. das Denken), sondern einen Begriff (z.B. den des Denkens), und also die Anwendung eines Worts. So kann es scheinen, als wäre, was wir treiben, Nominalismus. Nominalisten machen den Fehler, daß sie alle Wörter als *Namen* deuten, also ihre Verwendung nicht wirklich beschreiben, sondern sozusagen nur eine papierene Anweisung auf so eine Beschreibung geben."[3]

Und in § 432 fügt er hinzu: „Jedes Zeichen scheint *allein* tot. *Was* gibt ihm Leben? – Im Gebrauch *lebt* es. Hat es da den lebenden Atem in sich? – Oder ist der *Gebrauch* sein Atem?"[4] In diesen Zitaten wird deutlich, dass nach Wittgenstein die Bedeutung eines Zeichens „nicht ein Bedeutungskörper, eine Entität"[5] ist, sondern dass ein Zeichen erst dadurch sinnvoll wird, „daß es einen regelgeleiteten Gebrauch hat".[6]

Diese Aussagen werden vor dem Hintergrund Ludwig Wittgensteins Sprachspieltheorie verständlich, mit der er am Ende der 30er-Jahre des letzten Jahrhunderts den *linguistic turn* der Philosophie einleitete. Mit dieser Theorie wandte er sich gegen die naive Selbstverständlichkeit, mit der wir die Sprache verwenden, ohne uns der „Verhexung unsres Verstandes"[7] durch sprachliche Bilder, die uns gefangen halten, bewusst zu werden.

Diese Bilder beziehen sich auf einen mutmaßlichen semantischen Wesensbegriff, den, wie oben beschrieben, Experten und Laien spontan mit einem Term, wie dem der „psychischen Krankheit", verbinden. Eine derartige Sprachauffassung, in der die Bedeutung eines Wortes sein „Gegenstand"[8] ist, hatte Wittgenstein selbst im Rahmen seiner Frühphilosophie in Form der *Abbildtheorie* vertreten und in seinem Werk *Tractatus logico-philosophicus* dargelegt. Da er als Grundschullehrer im täglichen Gespräch mit seinen Schülern jedoch die Erfahrung machte, dass seine frühe Sprachphilosophie wenig mit der tatsächlich gesprochenen Sprache gemein hatte, postulierte er im Rahmen seiner Spätphilosophie, dass die Bedeutung eines Wortes „sein Gebrauch in der Sprache"[9] sei. Diese Erkenntnis leitete er aus der Beobachtung ab, dass „das Sprechen der Sprache ein Teil ist einer Tätigkeit, oder einer Lebensform".[10] Die kleinen Verständigungssysteme, mit denen Kinder ihre Muttersprache erlernen, und die immer mit Tätigkeiten verwoben sind, bezeichnet Wittgenstein als *Sprachspiele*. Auf diese einfachen Sprachspiele, die *„in sich geschlossene Systeme der Verständigung"*[11] sind, bauen mit der Zeit komplexere Sprachspiele auf. Auch „das Ganze",[12] also die Sprache einer Kultur und Sprechergemeinschaft, nennt Wittgenstein *Sprachspiel*.

Durch die Spielanalogie hat Wittgenstein die Aufmerksamkeit auf verschiedene Ähnlichkeiten zwischen Sprache und Spiel gelenkt. So hängen beim Spiel und bei der Sprache verbale und nonverbale Tätigkeiten zusammen. Wittgensteins Vergleich der Sprache mit einem Schachspiel ist in diesem Zusammenhang sehr anschaulich, denn ebenso, wie der Spieler die Bewegungen von Schachfiguren *beim*

Spielen erlernt, lernen Kinder die Verwendung von Wörtern ihrer Muttersprache nicht über explizit gelernte Regeln, sondern in bestimmten Kontexten. Ein Satz ist dabei „ein Zug oder eine Bewegung im Spiel der Sprache; er wäre bedeutungslos ohne das System, von dem er ein Teil ist".[13] Die Tatsache, dass alle Sätze eines „sinnkonstituierenden Kontextes"[14] bedürfen, wird als *Kontextualismus* bezeichnet.

Neben der Praxisverwobenheit fällt die Regelhaftigkeit der Tätigkeiten als weiteres gemeinsames Kriterium von Sprache und Spiel auf. Wie ein Spiel nach bestimmten Spielregeln abläuft, gibt es auch bei der Sprache „konstitutive Regeln, nämlich die Regeln der *Grammatik*".[15] Diese Regeln bestimmen, „was richtig und sinnvoll ist, und definieren damit das Spiel/die Sprache".[16]

Die Bedeutung der Schachfigur ist somit nicht ihr Gegenstand, d.h., die hölzerne Spielfigur, sondern „die Summe der Regeln, die ihre möglichen ‚Züge' bestimmen".[17]

In Analogie dazu ist auch die Bedeutung eines Wortes nicht sein Gegenstand, sondern „durch die Regeln bestimmt, die seine Funktion bestimmen"[18]. Durch Wittgensteins Vorschlag, dass Bedeutung *Gebrauch* ist, verwirft er die Suche nach einem Gegenstand jenseits des Zeichens.

Der Gebrauch erfolgt, wie bereits erwähnt, in Übereinstimmung mit grammatischen Regeln. „Das *Wesen* ist in der Grammatik ausgesprochen."[19]

Aufgrund dieser Erkenntnisse vertritt Wittgenstein die Ansicht, dass „die scheinbare Struktur der Wirklichkeit nichts als ein ‚Schatten' der Grammatik"[20] sei. Da die Grammatik „bestimmt, was als Darstellung der Wirklichkeit zählt",[21] ist sie einer „außersprachlichen Wirklichkeit nicht verantwortlich".[22] Dadurch kann sie „in einem philosophisch relevanten Sinn weder richtig, noch falsch sein".[23]

Der unterschiedliche Umgang mit der Welt in verschiedenen Kulturen und Sprachen ist für Wittgenstein ein Beweis für die „*Willkürlichkeit der Grammatik*".[24] Somit entwickelte sich das „Abbildparadigma"[25] des *Tractatus* zu einem „*konstruktivistischen Paradigma*".[26]

In seinem Buch „Sprache und Lebensform" hat der Philosoph und Psychologe Hans Rudi Fischer auf die „Doppelnatur des Sprachspielbegriffs"[27] hingewiesen. Als Untersuchungsgegenstand kennzeichnet das Sprachspiel die in sich geschlossenen Verständigungseinheiten, mit denen Kinder die Sprache erlernen, während es als Untersuchungsmethode eine „Betrachtungsart"[28] darstellt.

Fischer vergleicht die methodologische Funktion des Sprachspiels mit einer Vivisektion, die unter einem Mikroskop stattfindet:[29] Ebenso, wie ein Forscher Aufbau und Funktion einer lebenden Froschzelle untersucht und analysiert, betrachtet Wittgenstein ein einzelnes Sprachspiel. Zelle und Sprachspiel können als geschlossene Funktionssysteme betrachtet werden, die beide allerdings nicht losgelöst vom Ganzen, dem Frosch bzw. dem Kontinuum „Sprache", existieren können.

Das Objektiv im Mikroskop des Forschers symbolisiert die Perspektive, aus der die Betrachtung stattfindet. Diese kann sich „verschieben und ist letztlich willkürlich, wie unser Sprachspiel".[30] Während z.B. für einen Biologen die Froschzellen die „einfachen Elemente" wären, und ein Muskel ein komplexes System, würde sich die Perspektive eines Genforschers deutlich verschieben, da für ihn die Gene „einfache Elemente" im hochkomplexen System einer Zelle darstellen würden. Die zu Beginn dieses Abschnitts zitierte Formel: „Sage mir *wie* du suchst und ich werde Dir sagen *was* du suchst", veranschaulicht somit die Funktion des Sprachspiels als „*Betrachtungsweise*".[31]

3.3 „Psychische Krankheit" vor dem Hintergrund der Sprachspieltheorie

Wenn wir die Ausgangsfrage nach dem Referenten des Ausdrucks „psychische Krankheit" vor dem Hintergrund der Sprachspieltheorie nun erneut stellen, so lautet die Antwort, dass die Bedeutung dieses Begriffs sein Gebrauch ist. Die Gesamtheit der Sprachspiele, die mit der Bezeichnung „psychisch krank" verwoben sind, und zwischen denen lediglich „Verwandtschaften"[1] bestehen, konstituiert ihre Bedeutung. Dabei spielen die Praxiszusammenhänge, mit denen der Term verwoben ist, eine besondere Rolle. Jedes der unterschiedlichen Sprachspiele stellt eine spezifische Betrachtungsweise dar.

Um einen Eindruck der „Mannigfaltigkeit der Sprachspiele"[2] zu vermitteln, die sich um diesen Ausdruck ranken, möchte ich nun einige besonders prägnante Beispiele herausgreifen. Bei einem Blick durch unterschiedliche Objektive des Sprachspielmikroskops soll die Diversität der Herangehensweisen beim Umgang mit „psychisch Kranken" illustriert werden.

3.3.1 Sprachspiele zum Begriff „psychische Krankheit"

Im Mittelalter galten einige der Menschen, die heute als „psychisch Kranke" bezeichnet werden, als vom Teufel besessen. Da die Besessenheit häufig als Strafe Gottes angesehen wurde, nahm das Objektiv des Sprachspielmikroskops eine *religiöse* Färbung an. Die Praxiszusammenhänge, mit denen dieses Sprachspiel verwoben war, gipfelten in Hexenverbrennungen, Exorzismen und Verfolgungen im Namen der Inquisition.

Andere als „wahnsinnig" Geltende wurden im Mittelalter aus ihren Städten vertrieben. In seinem ersten Kapitel des Buches *Wahnsinn und Gesellschaft* beschreibt Michel Foucault, wie Schiffern der Auftrag erteilt wurde, die verhaltensauffälligen und von der Norm abweichenden Menschen mitzunehmen, und in einer fremden Stadt wieder von Bord gehen zu lassen. Abbildungen sogenannter *Narrenschiffe* findet man in zeitgenössischen Gemälden und Holzschnitten. Dieses Sprachspiel zielte darauf ab, Menschen aus der Gesellschaft auszuschließen. Ein weiteres Sprachspiel des Ausschlusses war die Internierung der Irren in „Tollkoben",[1] „Narrentürmen",[2] Asylen oder Hospizen, in denen meist sehr schlechte hygienische Verhältnisse herrschten, und die Insassen angekettet waren. Bei ihrer Internierung wurden die „Irren" als homogene Kategorie mit „Libertins, Verschwendern, Müßiggängern, Epileptikern, Bettlern, Verbrechern, Armen und Geschlechtskranken"[3] betrachtet. Die Linse des Sprachspielmikroskops war eine *normative,* da sie auf die Aussonderung von Elementen, „die Chaos verursachten",[4] ausgerichtet war.

Gegen Ende des Mittelalters wurde der „Wahnsinn" nicht mehr als Strafe Gottes, sondern als charakterlicher Defekt des Betroffenen betrachtet. Den Narren und anderen verhaltensauffälligen Menschen, die nun eine *moralische* Beurteilung erfuhren, wurden Lasterhaftigkeit, Unvernunft und Unmoral zur Last gelegt. In den Internierungsanstalten wurden daher Sanktionen durchgeführt, „die darauf abzielten, Verhalten und Benehmen des Kranken zu korrigieren".[5]

Im Zuge der Aufklärung begann man, die sogenannten Wahnsinnigen als „psychisch Kranke" zu betrachten.[6] Die Perspektive, aus der man sich diesen Menschen näherte, war nun eine *medizinische.* Von diesem Zeitpunkt an verbesserten sich die Lebensumstände der Betroffenen deutlich. Heute gibt es in modernen deutschen Psychiatrien eine gute Grundversorgung und ein breit gefächertes Therapieangebot. Diverse pharmakologische und psychologische Therapierichtungen eröffnen in diesem medizinischen Rahmen eigene *therapeutische* Sprachspiele. Praxiszusammenhänge, die zum aktuellen Zeitpunkt mit dem Begriff „psychisch krank" verwoben sein können, bestehen in der Vergabe einer Diagnose aus dem ICD-10, der Verschreibung von Psychopharmaka und der Überweisung in ambulante therapeutische Praxen. Bei „chronisch psychisch Kranken" erfolgt häufig die Einrichtung einer gesetzlichen Betreuung, die Beantragung einer Maßnahme des Ambulanten Betreuten Wohnens oder die Aufnahme in eine Tagesstätte, in der tagesstrukturierende Angebote, wie Spiel-, Koch- oder Gesprächsgruppen stattfinden. Die meisten „chronisch psychisch Kranken" werden als erwerbsunfähig eingestuft. Durch die Bezeichnung „psychisch krank" finden die Patienten einen gesellschaftlich anerkannten Schonraum und übernehmen eine bestimmte soziale Rolle. Nur so kann gemäß Andreas Heinz der „Schutz des Krankenstatus"[7] gewährleistet werden.

Trotz einer deutlichen Verbesserung der Behandlungsbedingungen „psychisch kranker" Menschen gelten psychiatrische Einrichtungen immer noch traditionell als Institutionen des, wenn auch subtilen, Ausschlusses. Ein Psychiatrieaufenthalt bringt daher immer eine Stigmatisierung der Betroffenen mit sich.[D] Aus diesem Grund versuchen viele Psychiatriepatienten, ihren ehemaligen Klinikaufenthalt vor ihren Mitmenschen zu verbergen. Da Begriffe wie „Meisenburg", „Ballerburg", „Klapsmühle", „Psycho", „Alki" oder „Schizo" im Wortfeld der „psychischen Krankheit" kursieren, befürchten die Psychiatriepatienten leider zu Recht, gemieden zu werden. Müssen die Betroffenen einmal einen offiziellen Lebenslauf verfassen, so bemühen sie sich, die Zeiten des Klinikaufenthalts durch falsche Angaben zu dissimulieren.

[D] Im nordrhein-westfälischen Herten fanden im Jahre 1996 Bürgerproteste gegen den Bau einer Forensik für „psychisch kranke[ ] Straftäter" (Der Spiegel 29/1998, S. 45) statt. Unterstützt wurden die Bürger von dem damaligen sozialdemokratischen Stadtdirektor Klaus Bechtel, der befürchtete, „[a]ller Kack' werde auf dem 70.000-Einwohner-Ort im nördlichen Ruhrgebiet abgeladen" (Ebd.). Aufgrund der Proteste wurde das Projekt nicht realisiert.
Ein Insasse der forensischen Psychiatrie in Eickelborn charakterisierte die Stimmung in Deutschland mit folgenden Worten: „Viele wollen in ihrer Stadt offenbar lieber eine Sondermüllanlage als forensische Patienten" (Ebd.).

Einen Beitrag zur Stigmatisierung leisten auch *mediale* Sprachspiele. So werden in der sonntäglichen Krimiserie „Tatort" in unregelmäßigen Abständen „psychisch Kranke" als Täter entlarvt. Häufig sind diese Folgen besonders spannend, da die grausamen Morde schillernd inszeniert werden und die Denk- und Verhaltensmuster der Mörder stark von der Norm abweichen. Die Linse des Sprachspielmikroskops ist dabei eine *selektiv-reißerische*, da Randphänomene des Feldes „psychischer Krankheit" cinematographisch aufbereitet und inszeniert werden. Durch diese Form der Mediatisierung werden bereits bestehende Vorurteile der „normalen" Bevölkerung vermutlich verstärkt.

Genetisch-deterministische Sprachspiele, in denen behauptet wird, dass „psychische Krankheit" nicht heilbar sei, können in letzter Konsequenz zu Forderungen nach einer lebenslangen Sicherheitsverwahrung „psychisch kranker" Straftäter führen.[E]

Exemplarisch für ein nichtstigmatisierendes *philosophisches* Sprachspiel, das durch seine Luzidität und Praxisrelevanz besticht, steht der Ansatz Peter Sloterdijks. In seinem Aufsatz *Wozu Drogen? Zur Dialektik von Weltflucht und Weltsucht* schlägt er einen „religionsphilosophischen Begriff der Sucht"[8] vor, eine psychiatrische Diagnose, die bis Ende der sechziger Jahre in Deutschland noch nicht als „Krankheit"[9] galt.[F]

Sloterdijk beschreibt, wie in früheren Zeitaltern der ritualisierte Gebrauch sakraler Drogen Menschen das Gefühl gab, ein Klangkörper für göttliche Mächte zu sein. Gestärkt durch rituelle Halterungen konnten sie in rauschhaften Zuständen an der „Integrität der Welt"[10] teilhaben.

In der entgötterten Welt der Neuzeit entfielen die rituellen Strukturen, und einige Menschen traten durch den Gebrauch von Drogen in eine direkte Beziehung zu einer Substanz, die stärker war, als sie selbst. Da sie schnell ihren Willen an die

---

[E]   In einem Bericht der Zeitschrift *Der Spiegel* von 2001 wird auf die Forderung des damaligen Bundeskanzlers Gerhard Schröder verwiesen, man solle Täter, die sich an Kindern vergangen haben, „[w]egschließen – und zwar für immer!" (Der Spiegel 29/2001, S. 32). Mit seiner Äußerung bekräftigte er den „Eindruck der Öffentlichkeit, mit Kindesmördern und sexuellen Wiederholungstätern werde hier zu Lande allzu lax verfahren" (Ebd.).

[F]   Im ICD-10 werden die „Suchterkrankungen" als *Psychische und Verhaltensstörungen durch psychotrope Substanzen* (F10-F19) bezeichnet (Vgl. Dilling et al. 2010, S. 93).

berauschenden Agentien verloren, spricht Sloterdijk von einer „Sogumkehrung"[11]. In dem „Hunger nach Überwältigung"[12] sieht er ein Verlangen nach der Befreiung vom Existenzzwang, ein Nein zur Welt und den Wunsch nach Erlösung. Nach Sloterdijk fehlt den Süchtigen häufig ein Zugang zur Sphäre der Inexistentialität, in der es nicht um Weltflucht, sondern um „Negation von ichhaften Spannungen"[13] geht. Die buddhistische Lehre ist seines Erachtens eine Möglichkeit des Zugangs zum Nicht-Sein, und kann zur Regeneration der menschlichen Kräfte beitragen. Die Droge hingegen bietet nur ein vorübergehendes Gefühl der chemischen Weltlosigkeit.

Nach Sloterdijk ist ein Entzug möglich, wenn die Betroffenen die Seinsweise des Inexistentialismus kennenlernen, Ja zur Realität sagen, die Nachteile des Lebens auf sich nehmen und eine Weltfreundschaft entwickeln, die sich „am Faden der Sympathien vorantastet".[14] Als Philosophen und Therapeuten können sich diejenigen bewähren, die „aus der Tiefe des Mitwissens"[15] um das Dasein und sein Gegenteil Fäden der Sympathien zu knüpfen wissen.

Philosophische Therapeutik ist somit nach Sloterdijk eine „Schule des Seins-und-Nicht-Seins".[16] Dogmatische Existentialisten, die ihre Klienten emotionslos zurück an die Fronten des Realen schicken, können seines Erachtens therapeutisch nur scheitern.

Eine weitere überzeugende philosophische Herangehensweise an das Phänomen der „psychischen Krankheit" Sucht illustriert der Philosoph Dietmar Kamper in seinem Aufsatz *Rauschfähigkeit – Die Balance des Glücks.*

In diesem definiert er Nüchternheit als *„Form des ‚Nichtglücks', aber als solches Grundlage für Normalität, Kontinuität, Identität"*[17] und somit als wichtigen Bezugspunkt des Menschen. Ähnlich wie Sloterdijk charakterisiert er jedoch den Zustand der *permanenten* Nüchternheit als *„Gegenwart ohne Abwesenheit"*[18], der dem Menschen eine solche Anstrengung abverlangt, dass er sich „dauernd am Rande des Absturzes"[19] befindet. Kehrseite und Gegenpol der Nüchternheit stellen nach Kamper die Sucht und der Rausch als Formen des Glücks dar.[20] Während die Sucht jedoch zu einem „Greuel der Verwüstung"[21] und zur *„Abwesenheit ohne Gegenwart"*[22] führt, bedingt die Rauschfähigkeit als rhythmischer *„Wechsel von Dasein und Wegsein, von Gegenwart und Abwesenheit"*[23] das *„Glück der Sterblichkeit"*.[24]

Kamper postuliert, dass der Verlust von Rauschfähigkeit und die Verurteilung zu ständiger Nüchternheit Menschen süchtig mache. Am „Perfektionswahn[ ]",[25] den er sowohl in verordneter Nüchternheit als auch in Sucht und Suchttherapie verortet, übt er praktische Kritik, indem er die Rauschfähigkeit der dionysischen Imperfektion als Lebensmaxime und Therapieziel empfiehlt.

3.3.2 Der Abschied von Sprachspielen der „psychischen Krankheit"

Ein Blick auf die Sprachspiele früherer Epochen zeigt, dass die mit den Bezeichnungen „wahnsinnig" oder „psychisch krank" verwobenen Praxiszusammenhänge oft von existentieller Tragweite waren, und die Internierung, Vertreibung oder den Tod der Betroffenen mit sich zogen. Wie in dem vorangehenden Kapitel erläutert werden konnte, bringt der Gebrauch des Begriffs „psychisch krank" auch in der heutigen Zeit immer noch eine gesellschaftliche Ächtung mit sich. Da nach Wittgenstein „Worte (…) auch Taten"[1] sind, erscheint das Sprachspiel der „psychischen Krankheit" vor dem Hintergrund seiner Handlungsfolgen als nicht fortsetzungswürdig.

Peter Sloterdijk hat darauf verwiesen, dass man mit den gewöhnlichen Sprachspielen meist „das eigentlich nicht Übenswerte"[2] einübt, und plädiert für eine „Läuterung des Gebrauchs".[3] Vor dem Hintergrund der in der Tradition Nietzsches *Fröhlicher Wissenschaft* stehenden Sprachspieltheorie schlägt er vor, die „unbewußt oder halbbewußt befolgten"[4] Regeln der Sprechergemeinschaft in bewusste Übungen und Askesen der Sprechenden umzuwandeln. Eine fröhliche asketische Praxis könnte in dem Versuch bestehen, „dem Guten durch das Weglassen des nicht Verantwortbaren näherzukommen",[5] und „zum Schaden der Dummheit"[6] ihre Klärungen voranzutreiben, „ohne der Neigung zur fundamentalistischen Grämlichkeit zu erliegen, die sich üblicherweise mit reformistischem Polemismus verbindet".[7]

Wie also nun von psychiatrischen Patienten reden, ohne stigmatisierende Sprachtraditionen aufrecht zu erhalten? Diese Frage entwickelte sich in vielen intensiven Gesprächen mit unmittelbar und mittelbar Beteiligten, d.h. Patienten, Kollegen, Bekannten und Freunden, zu einem schier unlösbaren Problem. Nach langer Überlegung fiel die Entscheidung zugunsten eines Terminus, mit dem sowohl Nietzsche, als auch Heidegger und Sloterdijk die andauernde Missstimmung der meisten welt- und lebensverneinenden Menschen zum Ausdruck bringen: des

Begriffs der *Verstimmten*. Schließlich hatte gerade die Beobachtung der Unzufriedenheit und Missgestimmtheit vieler „psychisch Kranker", hinter der sich häufig ein „Nein" zur Welt verbirgt, den entscheidenden Anstoß zu dem vorliegenden Forschungsprojekt gegeben.

So bezeichnet Nietzsche in der *Genealogie der Moral* nicht nur die Klientel der „Irrenärzte"[8] als „Kranke, Verstimmte, Deprimirte",[9] sondern weitet den Zustand des Verstimmtseins auf die „*Mehrzahl* der Sterblichen"[10] aus. Zwischen Verstimmung und Ressentiment besteht in seinen Schriften ein enger Zusammenhang.

In der Philosophie Martin Heideggers nimmt die „Stimmung, das Gestimmtsein"[11] eine herausragende Rolle ein. In diesen erkennt Heidegger die „ursprüngliche Seinsart des Daseins",[12] die als „Weise des In-der-Welt-seins aus diesem selbst"[13] aufsteigt. So kann nur in der Befindlichkeit der Furcht das Furchtbare gesehen, nur im Modus der Freude Glück empfunden werden. In der „*Verstimmung* (...)* wird das Dasein ihm selbst gegenüber blind, die besorgte Umwelt verschleiert sich, die Umsicht des Besorgens wird mißgeleitet",[14] und das In-der-Welt-Sein wird durch eine Einschränkung der affektiven Schwingungsfähigkeit beeinträchtigt.

Auf Peter Sloterdijks Verwendung des Begriffs der „Verstimmung" soll im nächsten Kapitel ausführlicher eingegangen werden.

Der philosophisch fundierte, allgemein verständliche und nicht pathologisierende Begriff der *Verstimmung* könnte schon heute Einzug ins offizielle psychiatrische Sprachspiel halten. Er steht stellvertretend für einen anthropologischen Ansatz, der sich weigert, „das Feld der Grenzerfahrungen den Psychiatern, den Ethnologen und den Mystikern zu überlassen".[15] Als weitgehend wertneutraler und nichtstigmatisierender Terminus soll er einen Teilbereich der „Übersicht über das Feld des Menschlichen"[16] designieren, die Peter Sloterdijk in seinem Buch *Weltfremdheit* beschrieben hat. Zudem erscheint die neue Bezeichnung besonders geeignet, das Sprachspiel des Ressentiments als neue, im modernen psychiatrischen Diskurs bislang noch unberücksichtigte, Perspektive auf die Hilfesuchenden zu eröffnen. Ohne den Anspruch auf Allgemeingültigkeit zu erheben, soll das Sprachspiel des Ressentiments ein tieferes Verständnis psychischer Verstimmungen ermöglichen und den Betroffenen dadurch besser gerecht werden.

Auf die, zur Erkenntnis der Vielgestaltigkeit der Dinge notwendige, Betrachtung aus immer wechselnden Perspektiven hat Nietzsche im Rahmen seiner, als

Perspektivismus bezeichneten, Erkenntnistheorie hingewiesen. Diese soll im Kapitel 7.3.2.1 eine umfassende Darstellung erfahren. Methodologische Ähnlichkeiten zwischen den Wittgensteinschen Sprachspielen als unterschiedliche Linsen eines Mikroskops und Nietzsches „Aufgeschlossenheit im Finden und Verwenden von Perspektiven"[17] im Rahmen des Perspektivismus sind deutlich zu erkennen.

4. Die „Verstimmten" vor dem Hintergrund der Philosophie Peter Sloterdijks

Das Denken Peter Sloterdijks ist in besonderer Weise von einem Grundverständnis des menschlichen Daseins in Stimmungen, Resonanzen, Tönen und Schwingungen durchdrungen. Seine in der *Sphären*-Trilogie ausführlich dargelegte Erkenntnis, dass Subjektivität „nicht von fundamentaler, sondern von medialer Natur"[1] ist, steht in der Tradition Hegels und Heideggers, mit denen die große „Mediendämmerung"[2] in der Philosophie eingeleitet wurde.

Schon im Fruchtwasser schwebt der Fötus nach Sloterdijk in einer beseelten Sphäre und wird durch die mütterlichen Geräusche, die ihn als *„musique maternelle"*[3] durchdringen, zum medialen Klangkörper. Durch die fluidale Union mit der Mutter wird „eine einzige gemeinsame Subjektivität über zwei Partner resonierend verteilt"[4] und ein erster „zwei-einig gemeinsamer Erlebnis- und Erfahrungsraum"[5] gebildet, der das Grundverhältnis des Menschen als „Sein-in-Sphären"[6] begründet.

Die Zerstörung seiner ersten Lebenssphäre in ihrer „weltarmen Vollkommenheit"[7] und das Drama seines „frühen Abschieds vom Meer"[8] führt beim Neugeborenen zu einer „präobjektive[n] Verneinung"[9] und „Verstimmung".[10] Durch den Gebrauch einer medialen Terminologie bringt Sloterdijk zum Ausdruck, dass es sich bei diesem Nein zur Welt noch nicht um die Haltung eines gereiften Subjekts gegenüber einem Objekt handelt, sondern dass das Neugeborene als Vorsubjekt zu betrachten ist.[G]

[G]   Sloterdijks psychoanalysekritischer Standpunkt kommt in seiner Auseinandersetzung mit der tiefenpsychologischen Terminologie zum Ausdruck, die suggeriert, dass ein Neugeborenes Objektbeziehungen eingehen könnte. Auch die Vorstellung, eine Therapie müsse mit einer Reise in die Kindheit verbunden sein, hält er für „einen der schädlichsten Irrtümer der modernen psychologischen Ideologie" (Sloterdijk 1993, S. 286).

Nach seiner Geburt wird der ungewollt aus dem Paradies Vertriebene nach Sloterdijk immer wieder versuchen, sich mit anderen zusammenzutun, um, geprägt von der Erinnerung an das „Innengewesen-Sein",[11] beseelte Endosphären der Geborgenheit zu schaffen. Da Sloterdijk einen lebbaren Modus von Subjekthaftigkeit als „Teilhabe an sphärischen Resonanzen"[12] definiert, bedarf jeder Mensch der Öffnung auf einen oder mehrere andere hin. Nur in der sphärischen Gegenwart eines anderen in einem „für beide offenen seelischen Raum",[13] ist es dem medialen und durchlässigen Menschenwesen möglich, Selbstbewusstsein zu entwickeln. Gerade in Momenten der Inspiration, der Begeisterung oder der Hingabe wird der mediale Charakter des Menschen besonders deutlich erkennbar.

Das menschliche Vermögen, die Stimmung und den Klang des gemeinsam bewohnten Raumes als „Beziehungs- und Beseelungssphäre"[14] hervorzubringen, bezeichnet Sloterdijk als Fähigkeit zur lokalen „Weltschöpfung".[15]

Gleichzeitig kann der Mensch auch durch die Rückwirkung der Welträume „eingestimmt, umgestimmt und verstimmt"[16] werden. Gerade die furchteinflößende Erfahrung des „Ungeheuren",[17] in dem sich der Mensch nach seiner Geburt zurechtfinden muss, kann nachdrücklich zu Verstimmungen und einer allmählichen Konsolidierung der ursprünglichen präobjektiven Verneinung führen.

Die „Verneinung als Verstimmung"[18] behindert nach Sloterdijk das Zur-Welt-Kommen des Menschen, das nicht mit dem Durchtrennen der Nabelschnur abgeschlossen ist, sondern einer nachträglichen Einwilligung ins Dasein bedarf. Um sich „in die Welt wie in einen Strom voranschreitender Geburt"[19] einlassen zu können, ist eine stets neu zu vollziehende „Bejahung als Einstimmung"[20] erforderlich, bei der die vorgeburtliche „Ja-Stimmung (…) in erwachsene Gesten der Selbstwahl"[21] übergehen muss. Archaische Gelöstheit mit erwachsener Gelassenheit neu verknüpfend, kann den im Verlauf des Lebens und unzähligen Konflikten „gehärteten"[22] Subjekten eine reflektierte Selbstübernahme gelingen.

Exemplarisch für eine „spezifisch menschliche Verstimmung"[23] führt Sloterdijk die Grunderfahrung der Depression als „Negation der sphärischen Union"[24] an. Die „antisphärische Ringsum-Isolierung"[25] erwächst aus einer Verschließung in sich selbst, einer Weigerung der Seelenraumteilung und einer „Unmöglichkeit, ins Offene umzuziehen".[26] Durch „Erstarrung und Verneinung"[27] wird der Depressive undurchlässig für Schwingungen und Resonanzen und büßt seine Klangkörpereigenschaften ein. In diesem Zusammenhang verweist Sloterdijk im ersten

Buch der *Sphären*-Trilogie auf Thomas Macho, der alle sogenannten seelischen Störungen als Teilhabeverzerrungen und „Medienkrankheiten"[28] interpretiert.

Die Betrachtung der „psychisch kranken" Menschen als *Verstimmte* wirft einen erhellenden Blick auf die Schwierigkeiten der Betroffenen, interpersonale Resonanzräume und Sphären zu bilden. Nur allzu oft leiden die von Sloterdijk in Reminiszenz an Heidegger auch als „Sorgen-Kinder"[29] Bezeichneten an einer „Störung der sozialen Teilhabe",[30] Bindungsarmut und einer Existenz am Rande der Gesellschaft, die vor dem Hintergrund Sloterdijks Sphärentheorie auch auf eine Einschränkung ihrer medialen Klangeigenschaften zurückgeführt werden kann.

Ein Platz in der *Internationalen der Verlierer und Ausgeschlossen*, die bereits in Kapitel 2.4 beschrieben wurde, scheint den meisten Betroffenen somit gewiss.

In den nun folgenden Kapiteln soll das Ressentiment mit seinem Nein zu den harten Tatsachen der Wirklichkeit als mögliche Hauptursache der Klanghemmung im seelischen Resonanzfeld der *Verstimmten* untersucht werden.

5. Angewandte Philosophie: Die „Verstimmten" und das Ressentiment

Beim Blick auf die *Verstimmten* durch eine Ressentimentphänomene erfassende Linse des Sprachspielmikroskops, scheinen diese tatsächlich in besonderer Weise Merkmale der von Nietzsche beschriebenen „Schlechtweggekommenen" oder „Schwachen" zu tragen. Auf die gleichen Menschen blickend, wie die Benutzer traditioneller Linsen des psychiatrischen Sprachspiels, wählen die philosophischen *Versucher* jedoch eine andere Interpretation für die Befindlichkeit der „Angestrengten und um sich selbst Besorgten".[1] Statt pathologische „Entitäten" zu erkennen, entdecken sie hinter vielen Verhaltensweisen die facettenreichen Manifestationen des allgemeinmenschlichen Ressentiments.

Die Genese des Ressentiments, die in der Entwicklung der Sklavenmoral gipfelt, verläuft stets in mehreren Schritten. Der Philosoph Amandus Altmann hat versucht, „die deutlichsten Strukturmomente der Moral"[2] in der zeitlichen Reihenfolge ihres Erscheinens herauszuarbeiten, dabei aber auch darauf hingewiesen, dass „mehrere Momente gleichzeitig in Erscheinung treten"[3] können. In der *Schwäche* ihren Ausgang nehmend, folgen gemäß Altmann unter anderem die *Zeitumkehrung*, die *Müdigkeit*, die *Reaktivität* und schließlich die *Suche nach einem schuldigen Täter*.

Bei der Beschäftigung mit Altmanns Strukturmomenten wurde deutlich, dass zwischen den, die jeweiligen Phasen der Ressentimententwicklung bestimmenden, Merkmalen des Sklaven und der Kardinalsymptomatik der im herrschenden Diskurs verwendeten psychiatrischen Krankheitsbilder eindeutige Parallelen gezogen werden können. So wird beispielsweise das „ADHS-Syndrom" vor allem durch das Strukturmoment der *Schwäche*, die „Posttraumatische Belastungsstörung" durch Phänomene der *Zeitumkehrung* charakterisiert. Ergänzt man die Strukturmomente um zwei von Altmann unberücksichtigte Aspekte, nämlich das von Scheler hervorgehobene Phänomen der *Furchtsamkeit*, sowie den von Nietzsche und Sloterdijk beschriebenen *depressiven Affekt*, so scheint das Gesamtspektrum der im ICD-10 zusammengefassten „psychischen Störungen" abgedeckt zu sein.

Auf der Grundlage dieser Beobachtungen entstand die erste Hauptthese der vorliegenden Untersuchung, die einen Zusammenhang zwischen dem Ressentiment und den sogenannten „psychischen Krankheiten" annimmt. Sie besteht in einer *Betrachtung der klassischen psychiatrischen Krankheitsbilder als Ausprägungen und Zuspitzungen unterschiedlicher Phasen der Ressentimentwicklung.*

Wie im Folgenden anhand mehrerer Fallbeispiele aus meiner beruflichen Praxis gezeigt werden soll, lässt sich diese Hypothese nicht nur durch empirische Beobachtungen, sondern auch mit Hilfe aktueller psychiatrischer Fachliteratur, wie z.B. den Schriften Marsha Linehans, Manfred Spitzers, Stavros Mentzos oder Alain Ehrenbergs stützen. Die von Psychiatern und Psychologen verwendeten diagnostischen Begriffe werden im Rahmen der vorliegenden Studie vor dem Hintergrund der Wittgensteinschen Sprachspieltheorie jedoch nicht als Hinweis auf Wesenheiten, sondern lediglich als Arbeitshypothesen verwendet.

In jedem der folgenden Praxisbeispiele, in denen die Personen und ihre Lebensgeschichte aus Gründen der Schweigepflicht verfremdet und unkenntlich gemacht worden sind, soll der Schwerpunkt auf einem besonderen Strukturmoment liegen. Um die komplexe Lebenssituation der *Verstimmten* verständlich darstellen zu können, müssen jedoch mitunter auch andere Strukturmomente Erwähnung finden. So verweist auch Altmann darauf, dass jedes Strukturmoment Teil eines Gesamtzusammenhangs ist, und keine „allgemeinste, einfache Einheit, sondern bereits ein komplexes Gefüge"[4] darstellt.

Da mit dem Ressentiment Hass, Rachsucht und Giftigkeit ins Zentrum der Aufmerksamkeit rücken, lösen Untersuchungen dieser Art beim Leser *nolens volens* Widerwillen aus. Auch Nietzsches scharfzüngige Darstellung des Ressentimentmenschen kann wahrlich nicht als wohlwollende Charakterstudie bezeichnet werden. Aufgrund mancher schillernder Zitate mag der Eindruck entstehen, dass die dargestellten Sorgen-Kinder in schlechtem Licht dargestellt werden sollen. Dies ist, und darauf soll an dieser Stelle ausdrücklich hingewiesen werden, keineswegs der Fall. Schließlich bezieht sich Nietzsches Ressentimenttheorie auf die modernen Durchschnittsmenschen, die das „menschheitliche[ ] Hauptfeld[ ]"[5] konstituieren. Sie alle sind Menschen des Ressentiments, und so liegt es den mit der Lehre des Ressentiments vertrauten Beratern fern, sich über ihre Mitmenschen zu erheben.

Gerade die Solidarität mit anderen *Verstimmten* begründet den Unterschied zum herrschenden psychiatrischen Sprachspiel, in dem die Professionellen sich als „Gesunde" ausgeben und dadurch Hierarchien herstellen.

5.1 Die Schwäche des Bruchstück-Menschen – das ADHD, die Borderline-Persönlichkeitsstörung und die Paranoide Psychose

Bei der *Schwäche* des *Schlechtweggekommenen*, die als Ausgangspunkt und Grundlage für die Ressentimententwicklung betrachtet werden kann, handelt es sich nach Nietzsche um eine ungeheure, in einer ganzheitlichen Leibverfassung begründete, *„Erkrankung des Willens"*.[1] Um diese Willenserkrankung beschreiben zu können, sollen in einem ersten Schritt Nietzsches philosophische Überlegungen zum *Willen* in gebotener Kürze dargestellt werden.

Da alles Wollen gemäß Nietzsche „Etwas-Wollen"[2] bedeutet, und somit auf eine Machterweiterung gerichtet ist, verwirft er die Idee eines Willens „an sich" als „bloße Abstraktion".[3] Stattdessen verwendet er in allen Belangen des Wollens stets den dynamischen Begriff des „Willens zur Macht", den er zu einer Grundkategorie seiner Philosophie erhebt.

Der Wille zur Macht ist bei Nietzsche der „energetische[ ] Impuls allen Geschehens",[4] ohne den sich alles Seiende in Ruhe befinden würde. Als Grundprinzip jeglichen Lebens betrachtet er den Willen zur Macht als expansive Kraft und großen Beweger aller Lebensprozesse. So lässt er Zarathustra sagen: „Wo ich Lebendiges fand, da fand ich Willen zur Macht"[5] und „wo der Wille zur Macht fehlt, giebt es Niedergang".[6]

Der Wille zur Macht strebt nicht, wie man zunächst annehmen könnte, nach einer letztgültigen Verwirklichung und „Zielsetzung der Macht",[7] die der sich ständig im Fluss befindlichen Vielheit des Lebens ein Ende bereiten könnte. Jegliches Ziel menschlichen Handelns betrachtet Nietzsche nur als beschönigenden Vorwand, ein „Streichholz"[8] im Vergleich zur Ursache des Handelns, ein mit einer „Pulvertonne"[9] verglichenes „Quantum von aufgestauter Kraft, welches darauf wartet, irgend wie, irgend wozu verbraucht zu werden".[10] Die Entladung benötigt einen Impuls, um wirksam zu werden. *„Lust und Unlust"*[11] betrachtet Nietzsche als Hauptimpulse.

Das expansive und explosive Element im Willen zur Macht bewirkt fortwährende Prozesse von Kraftfeststellungen zwischen den Lebewesen, und führt nach Nietzsche zu der Annahme einer „agonalen, dynamischen Pluralität am Grunde des Seins".[12] In den ungeheuren und grausamen Machtkämpfen in der Natur erkennt er „Willens-Punktationen, die beständig ihre Macht mehren oder verlieren",[13] und die er mit einem „Meer in sich selber stürmender und fluthender Kräfte, (...) mit einer Ebbe und Fluth seiner Gestalten"[14] vergleicht. In den Auseinandersetzungen müssen die jeweils schwächeren Kontrahenten unterliegen. Ein „Mehr oder Weniger an Macht"[15] entscheidet darüber, ob die Antagonisten „dem Typus des aufsteigenden oder dem des niedergehenden Lebens zugeordnet"[16] werden. Die Typen werden dabei unter Berücksichtigung des Gesamtkontextes bestimmt und stellen nur relative Begriffe dar.

Da das Quantum an Gesamtkraft nach Nietzsche begrenzt ist, kann eine bestimmte Kraft „niemals unendlich wachsen"[17] und desorganisiert sich auf dem Höhepunkt ihrer Macht, so dass Nietzsche feststellt: „Alle grossen Dinge gehen durch sich selbst zu Grunde, durch einen Akt der Selbstaufhebung: so will es das Gesetz des Lebens."[18]

Bei einer Untersuchung der Willenserkrankungen soll vor allem ein Teilaspekt Nietzsches ontologischer Gesamtdeutung aller Lebensprozesse unter dem Gesichtspunkt des Willens zur Macht beleuchtet werden. Dabei handelt es sich um den Willen zur Macht als „psychologische Formel für die Selbstüberwindung und -steigerung".[19] Ausgelöst durch die Hauptimpulse Lust und Unlust, nimmt dieser in einem *Willensakt* Gestalt an:

„Bei *Lust und Unlust* wird zuerst die Thatsache abtelegraphirt an die nervösen Centren, dort der Werth der Thatsache (der Verletzung) bestimmt, (...) und sofern Gegenhandlungen dadurch veranlaßt werden",[20] ein Willensakt inauguriert. Die Einleitung des Willensaktes entsteht durch den inneren Kampf „einer Vielheit von Willens- oder Kraftquanten, die jeweils ihre Perspektive durchzusetzen suchen".[21] Gedanken, Werturteile und „eine Mehrheit von *Gefühlen*"[22] treten dabei in Wettstreit. Jede dieser Kräfte versucht, „sich selbst absolut zu setzen"[23] und Herr über alle anderen Kräfte zu werden. Bei einer Unlust hervorrufenden Kränkung zum Beispiel „drängt" der Angstaffekt meist zu Handlungsverzicht und Rückzug, der Affekt des Zorns hingegen auf eine Gegenreaktion, etc.

Im Aufeinanderstoßen der unterschiedlichen Kräfte wird eine Einigung notwendig, bei der verwandte Teilkräfte konspirieren, sich „zu einem Ganzen"[24] ordnen und „*zur Macht*"[25] streben. Indem „einzelne Kraftzentren unter Aufgabe ihres Absolutheitsanspruches in gegenseitiger Verschränkung ein komplexes Ganzes bilden",[26] wird der konkrete *Wille* sichtbar.

Der Wille ist als „Resultante"[27] zu beschreiben, die „nothwendig auf eine Menge theils widersprechender, theils zusammenstimmender Reize folgt",[28] und *in einer Handlung sichtbar wird.* Das „alte Wort ‚Wille'",[29] für welches „das Volk Ein Wort hat",[30] wird von Nietzsche somit für einen „complicirten"[31] und komplexen Vorgang verwendet.

Den Willen bezeichnet Nietzsche auch als „Affect des Commandos",[32] der in Hinsicht auf die Kräfte, die gehorchen müssen, ein „Überlegenheits-Gefühl"[33] zum Ausdruck bringt. Da der Wille sich selber befiehlt, bilden „Befehlen und Gehorchen"[34] eine innerpsychische Einheit. Unmittelbar nach dem Akt des Willens stellen sich Nietzsches Beobachtungen zufolge bei den gehorchenden Kräften „Gefühle des Zwingens, Drängens, Drückens, Widerstehens"[35] und „Bewegens"[36] ein.

Durch die Elemente *Befehl* und *Gehorsam* zeigt der Wille zur Macht die „Struktur eines Herrschaftsverhältnisses".[37] Das jeweils entstandene Herrschaftsgebilde stellt jedoch „keine starre, der Zeit enthobene Einheit dar",[38] da durch „Gunst und Ungunst der Umstände"[39] neue Machtverteilungen entstehen können.

In jedem Willensakt kommt zum Ausdruck, dass das Leben „[s]teigen (…) und steigend sich überwinden"[40] will. Schließlich besteht die Macht, nach der der Wille strebt, vor allem im „Herr-sein über sich"[41] bzw. in der „Selbstüberwindung".[42] Da der Wille nur „hinsichtlich seiner selbst"[43] und nicht „inbezug auf konkrete Inhaltlichkeit"[44] betrachtet wird, kann der Wille zur Macht zunächst einmal als „Wille zur Macht über sich selbst"[45] definiert werden. Je besser dieses Vermögen bei einem Menschen ausgeprägt ist, desto stärker wird seine Willenskraft.

Das *Schaffen* „des Einzelnen inbezug auf sich selber und auf andere"[46] ist der „reinste[ ] Ausdruck"[47] des Willens zur Macht. Als dionysisches Phänomen, das den Willen zum Leben zum Ausdruck bringt und in einer aktiven und schöpferischen Lebensgestaltung besteht, soll das Schaffen in Kapitel 7.3.2.7 näher erläutert werden. Es ist auf „Fortschreiten"[48] und „Steigerung seiner Macht"[49] ausgerichtet. Durch das Element der Bewegung im Schaffensprozess betont Nietzsche immer wieder den „Wirk- und Werdecharakter des Lebens".[50] Im Schaffen liegt für Nietzsche „des Lebens Leichtwerden"[51] und das „*einzige* Glück".[52]

Die dem Schaffen zugrunde liegende Überwindung des aktuell herrschenden Willens, der auf den „konkreten Bestand eines Geschaffenen"[53] gerichtet ist, erzeugt Schmerz. Somit ist der Prozess der Selbstüberwindung nicht ohne Kampf, Unlust und Leiden zu verwirklichen. Um dies zu verdeutlichen, lässt Nietzsche Zarathustra sagen:

„Und diess Geheimniss redete das Leben selber zu mir. ‚Siehe, sprach es, ich bin das, *was sich immer selber überwinden muss.* (…) Dass ich Kampf sein muss und Werden und Zweck und der Zwecke Widerspruch: ach, wer meinen Willen erräth, erräth wohl auch, auf welchen *krummen* Wegen er gehen muss! ‚Was ich auch schaffe und wie ich's auch liebe, – bald muss ich Gegner ihm sein und meiner Liebe: so will es mein Wille."[54]

Die Überwindung stellt immer eine Tätigkeit dar, die „*gegen* etwas gerichtet"[55] ist, und erzeugt primär Unlust. In jeder Aktion liegt nach Nietzsche notwendig „eine *Ingredienz von Unlust*".[56] Da nach der Überwindung des Widerstandes allerdings ein „Lustgefühl"[57] entsteht, wirkt die ursprüngliche Unlust „als Reiz des Lebens: und stärkt den *Willen zur Macht*".[58] Lust entsteht nach Nietzsche somit nicht durch „die Befriedigung des Willens",[59] sondern dadurch, „daß der Wille vorwärts will und immer wieder Herr über das wird, was ihm im Wege steht: das Lustgefühl liegt gerade in der Unbefriedigung des Willens, darin, daß er ohne die Grenzen und Widerstände noch nicht satt genug ist".[60]

Der Wille zur Macht „*strebt* also nach Widerständen, nach Unlust. Es giebt einen Willen zum Leiden im Grunde alles organischen Lebens (gegen ‚Glück' als ‚Ziel')".[61] Nietzsche schätzt die „*Macht* eines *Willens* darnach, wie viel von Widerstand, Schmerz, Tortur er aushält und sich zum Vortheil umzuwandeln weiß".[62] Aufgrund der Bedeutung des *Schmerzes* als „Moment des sich selbst überwindenden Lebens",[63] liegt es Nietzsche fern, „dem Dasein seinen bösen und schmerzhaften Charakter zum Vorwurf anzurechnen".[64]

Die auf eine Willenserkrankung zurückgehende Schwäche als Grundverfasstheit des Ressentimentmenschen soll nun im Spannungsfeld zwischen Stärke und Schwäche näher untersucht werden.

In der bisherigen Untersuchung wurde deutlich, dass den Begriffen *Stärke* und *Schwäche* in Nietzsches Philosophie eine herausragende Bedeutung zukommen. Entscheidend für die Zuordnung der Erscheinungen des Lebens zum aufsteigenden oder absteigenden Typus ist das „Quantum Kraft".[65]

Da Nietzsche das Leben als „unaufhörliches Aufeinanderwirken einer *Pluralität* von miteinander streitenden"[66] Willen zur Macht deutet, müssen in den Konfrontationen immer wieder Kräfte unterliegen. Bei einer Kräftefeststellung zwischen zwei starken Gegnern ist der Verlierer zwar der „Schwächere", muss dennoch aber nicht „schwach" sein. Daher unterstreicht Nietzsche in der *Fröhlichen Wissenschaft*,

„dass ‚stark' und ‚schwach' relative Begriffe sind"[67] und immer im jeweiligen Kontext betrachtet werden müssen. Beide sind notwendige Momente der „nie zur Ruhe"[68] kommenden Strebung des Willens zur Macht, „die aus einem Gegenwärtigen hinaus will".[69]

Nietzsche verwirft auch die Vorstellung „eines determiniert starken oder schwachen Menschen und einer dadurch bestimmten Empfindlichkeit fürs Ressentiment".[70] Für ihn sind Stärke und Schwäche „keinesfalls für immer gegebene Merkmale des Menschen (…) als eine Art charakteristisches Kennzeichen".[71] Als „willensphysiologische Angelegenheit",[72] die in einem „aktiven oder reaktiven Umgang mit Affekten"[73] sichtbar wird, müssen Stärke und Schwäche handelnd immer wieder neu unter Beweis gestellt werden. Nietzsche verweist allerdings darauf, dass unsere Handlungen im Laufe des Lebens Spuren hinterlassen:

> „Unsre Handlungen *formen uns um*: in jeder Handlung werden gewisse Kräfte geübt, andre *nicht* geübt, zeitweilig also vernachlässigt: ein Affekt bejaht sich immer auf Unkosten der anderen Affekte, denen er Kraft wegnimmt. Die Handlungen, die wir *am meisten thun*, sind schließlich wie ein *festes Gehäuse* um uns: sie nehmen ohne Weiteres die Kraft in Anspruch, es würde anderen Absichten *schwer* werden, sich durchzusetzen. – Eben so formt ein regelmäßiges Unterlassen den Menschen um: man wird es endlich Jedem ansehn, ob er sich *jedes* Tags ein paarmal *überwunden* hat oder immer hat gehn lassen. – Dies ist die **erste Folge jeder Handlung,** *sie baut an uns fort* – natürlich auch *leiblich*"[74]. [H]

Die *Stärke* als Merkmal des Vornehmen resultiert aus einer „innere[n] Kraft"[75] und äußert sich in einer „Meisterschaft und Feinheit im Kriegführen mit sich",[76] die Nietzsche als „starke[n] Wille[n]",[77] „Selbst-Beherrschung"[78] oder „Selbstüberwindung"

[H] Der Neurobiologe, Hirnforscher und Philosoph Manfred Spitzer verweist auf die „Fähigkeit des Nervensystems zur permanenten Anpassung seiner Verbindungen an ihren Gebrauch" (Spitzer 2008, S. 33), die auch als *„Neuroplastizität"* (Ebd.) bezeichnet wird. Jede Handlung hinterlässt „Spuren im Gehirn" (Ebd., S. 30), die bei häufiger Wiederholung zu einer „Verfestigung der einmal entstandenen Struktur" (Ebd. S. 39) und somit einer *„Strukturbildung"* (Ebd.) führt. Die Veränderung verfestigter Strukturen kann später nur „sehr langsam geschehen, und die grundlegende, einmal entstandene Struktur wird nie mehr ganz verschwinden" (Ebd.).

bezeichnet. Die „Macht über sich selbst"[79] führt dabei zu einer „Weite des Willens".[80]

Charakteristisch für die Stärke ist ein Herrschaftsgebilde, das eine „Ganzheit im Vielen"[81] darstellt. Eine Vielheit gegensätzlicher Kräfte und Antriebe wird durch den Willen als Resultante ins Gleichgewicht gebracht, gebändigt und zusammengespannt:

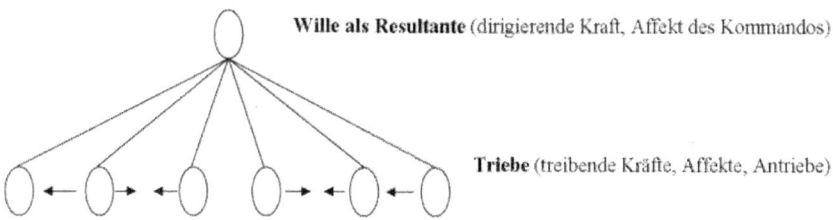

Abb. 1: Das Herrschaftsgebilde des starken Willens

Die „Coordination"[82] der unterschiedlichen Antriebe unter der Vorherrschaft eines einzelnen, des „Affekt[es] des Befehls",[83] verleiht dem Handeln einen „Schwerpunkt"[84] und eine klare präzise Ausrichtung.

Durch die Konzentration auf eine Richtung kann der Starke „viel und vielerlei (…) tragen und auf sich nehmen",[85] seine Verantwortlichkeit weit spannen und besitzt die „Härte und Fähigkeit zu langen Entschliessungen".[86] Als Mensch des „eignen unabhängigen langen Willens"[87] hat er „gerade die Kraft, das Thun auszuhängen, *nicht* zu reagiren",[88] um sich nicht von seinen Vorhaben abbringen zu lassen. Diese Fähigkeit bezeichnet der koreanische Philosoph Byung-Chul Han als *negative Potenz*, „die Potenz, nicht zu tun, (…) Nein zu sagen".[89] Die Stärke der Natur des Vornehmen zeigt sich sowohl „im Abwarten und Aufschieben der Reaktion",[90] als auch im „Gehorchen"[91] eigener Befehle. Seine Lust liegt in der „Selbstbezwingung".[92] Durch die Kraft seines Willens hat der Starke „sich selbst im Zaume"[93] und besitzt die Fähigkeit zur *„Impassibilität"*[94] und Selbstbeherrschung.

Das Vermögen, nicht unmittelbar reagieren zu müssen, Abstand zu wahren und jenen „mit der Suche nach Gleichgewicht und Mass zu verbinden",[95] bezeichnet Nietzsche als *„Pathos der Distanz"*.[96] In *Jenseits von Gut und Böse* schreibt er:

59

„[J]enes Verlangen nach immer neuer Distanz-Erweiterung innerhalb der Seele selbst, die Herausbildung immer höherer, seltnerer, fernerer, weitge-spannterer, umfänglicherer Zustände, kurz eben die Erhöhung des Typus ‚Mensch‘, die fortgesetzte ‚Selbst-Überwindung des Menschen‘“,[97]

führt den Starken zur Suche nach Widerständen. Er flieht weder „Mühsal, Härte, Entbehrung“,[98] noch das „Leiden“[99] und den Schmerz in der Auseinandersetzung mit anderen. Somit „bejaht“[100] der Starke die Wirklichkeit in ihrer Gesamtheit.

Hinsichtlich seiner Vergangenheit besitzt der „Überreiche des Willens“[101] die *„plastische Kraft* (…) aus sich heraus eigenartig zu wachsen, Vergangenes und Fremdes umzubilden und einzuverleiben, Wunden auszuheilen, Verlorenes zu er-setzen, zerbrochene Formen aus sich nachzuformen“[102] und was er nicht zu bezwin-gen vermag „zu vergessen“.[103] Das Vermögen, seine „Feinde, seine Unfälle, seine *Unthaten* selbst nicht lange ernst nehmen“[104] zu können, und auf diese Weise eine „Erlösung vom leidvoll Gewesenen“[105] zu bewirken, ist durch die Stärke bedingt.

Durch den „Triumph der Überlegenheit über Widerstände“,[106] seine „Spon-taneität“[107] und „Aktivität“,[108] weiß sich der Starke *in der Höhe*[109] und hat *„Ehr-furcht vor sich“.*[110] Sein „positives Selbstwertgefühl“[111] lässt ihn mit „einer ungeheuren und stolzen Gelassenheit“[112] leben und sein Glück darin suchen, „wo-rin Andre ihren Untergang finden würden: im Labyrinth, in der Härte gegen sich und Andre, im Versuch“.[113] Da der Starke in dem „Bewusstsein eines Reichthums, der schenken und abgeben möchte“,[114] lebt, bezeichnet Nietzsche ihn als „hei-terste“[115] und „liebenswürdigste“[116] Art Mensch.

Wenn Nietzsche harte Kritik an den *Schwachen* übt, dann meint er nicht die Menschen, die in einer Auseinandersetzung unterliegen. Auch diejenigen, die trotz eines geringen Kraftquantums Widerstände suchen und sich den Heraus-forderungen des Lebens stellen, schätzt Nietzsche, denn „gut“ ist für ihn alles, was „den Willen zur Macht (…) im Menschen erhöht“.[117]

„Schlecht“ ist für ihn hingegen, „was aus der Schwäche stammt“,[118] d.h. die Haltung schwacher, „ihrer selbst nicht mächtige[r] Charaktere“,[119] welche aufgrund einer „Unfähigkeit zum Widerstand“[120] die Auseinandersetzung mit der Welt meiden und dem „Prinzip der Selbstüberwindung des Lebens“[121] ein Ende bereiten wollen.

Diese *Schwäche*, die Nietzsche auch als Willenserkrankung definiert, kenn-zeichnet den Ressentiment-Menschen, dessen gründlichstes Verlangen danach geht, „dass der Krieg, der er *ist*, einmal ein Ende habe“.[122] Sie resultiert aus einer

„Disgregation der Antriebe", [123] die zu einem „Mangel[ ] an Selbst-Beherrschung" [124] und einem *schwachen* Willen" [125] führt.[I]

Die Schwäche wird in einem Herrschaftsgebilde von chaotischer Struktur verkörpert, dem ein „Zentrierungs- oder Einheitspunkt" [126] fehlt, um die miteinander kämpfenden gegensätzlichen Kräfte und Triebe zu bündeln und zu ordnen.

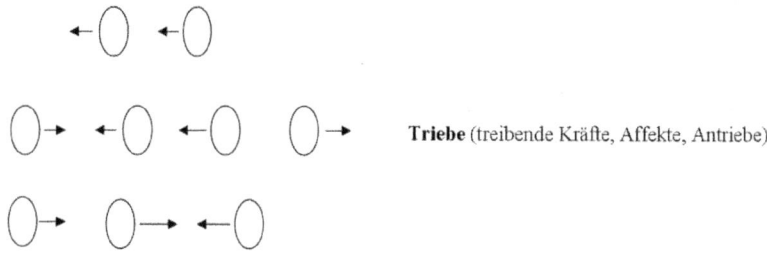

Abb. 2: Das Herrschaftsgebilde des schwachen Willens

In Ermangelung einer zentrierenden Instanz, die als Resultante und „Schwergewicht" [127] dem anarchischen „Mangel an System" [128] entgegenwirken könnte, wird der Schwache von „Einzeltrieben beherrscht", [129] und muss *dem jeweils stärksten*

[I] Amandus Altmann und Sybe Schaap verwenden wiederholt den Begriff „Willensschwäche" (Vgl. Altmann 1977, S. 28; Vgl. Schaap 2002, S. 211), um die Verfasstheit des Schwachen zu beschreiben. Auch wenn Nietzsche selbst vereinzelt auf diesen Terminus zurückgreift (Vgl. Nietzsche 1999, KSA 13, S. 23), bezeichnet er an anderer Stelle „die Schwäche des Willens" (Ebd., S. 394) als „Gleichniß, das irreführen" (Ebd.) könne. Aufgrund der widersprüchlichen Äußerungen Nietzsches stellt sich die Frage nach einer zutreffenden Terminologie.

Nach Joachim Ritter wurde das Wort „Willensschwäche" aus der Alltagssprache „in die philosophische Diskussion eingeführt" (Ritter et al. 1971-2007, Bd. 12, S. 800) und bezeichnet die „angebliche Schwäche eines psychischen Vermögens, von dem unklar ist, was für eine Art von Vermögen es ist und inwiefern es schwach genannt werden kann" (Ebd.). Da der Begriff „Willensschwäche" in der gängigen Sprachpraxis zudem oft als Vorwurf formuliert wird, soll im Rahmen dieser Arbeit auf ihn verzichtet werden. Um eine wertfreiere und offenere Terminologie zu gewährleisten, ist meine Wahl letztendlich auf die Begriffe „schwacher Wille" (Nietzsche 1999, KSA 13, S. 394), „Disgregation der Antriebe" (Ebd., KSA 13, S. 394) oder „ ‚Disgregation' des Wollens" (Altmann 1977, S. 29) gefallen.

Antrieb folgen. Im Gegensatz zum Starken, der Herr über seine Affekte ist, wird er von seinen Trieben beherrscht. Durch die geringe Ausprägung oder das Fehlen eines Affekts des Kommandos leidet der *Schlechtweggekommene* an einer „Disgregation"[130] des Wollens und ist empfänglich „für die verschiedensten Reize, die von innen oder von außen an ihn herankommen".[131] Seine „Aktion ist von Grund aus Reaktion"[132] und die „Zerstreuung in vielfache Richtung"[133] ermüdet ihn. Weil ihm Wollen „eine Mühsal"[134] ist, „erdrücken"[135] ihn schwere Aufgaben und Lasten, und aufgrund seiner Verfasstheit fehlt ihm der „lange Atem",[136] der für das Erreichen langfristiger Ziele notwendig ist.

Da sein Handeln einem „momentanen Impuls entspringt",[137] gelingt es dem Willenskranken nicht, „zu warten, Reaktionen aufzuschieben"[138] und „sich zu mässigen".[139] Er reagiert daher „nie schneller, nie blinder"[140] als dann, wenn er gar nicht reagieren sollte, und ist aufgrund der fehlenden inneren Ordnung unfähig zur Selbstbeherrschung. Durch die fehlende negative Potenz schadet „*der Schwache (...) sich selber*"[141] und schwächt seinen „Instinkt der Erhaltung".[142]

Da er sich durch dieses „Oscilliren"[143] nicht als „einheitliches Ganzes",[144] sondern als eine „Ansammlung von Teilen"[145] fühlt, bezeichnet Nietzsche ihn als „Bruchstück[ ]"[146] eines Menschen. So lässt er Zarathustra sagen: „Wahrlich, meine Freunde, ich wandle unter den Menschen wie unter den Bruchstücken und Gliedmaassen von Menschen!"[147] In „Zerfallenheit mit sich"[148] lebend und daher nicht „zur Identität mit sich selber"[149] findend, leidet der „Bruchstück-Mensch"[150] unter seinem gebrochenen Selbstverhältnis. Die Selbstentfremdung lässt ihn „sich selbst gegenüber eine verneinende Haltung"[151] einnehmen, und so wird er zu einem Nihilisten, der „über sich selbst, wie er ist, urteilt, er sollte *nicht* sein, und über sich, wie er sein sollte, urteilt, er existiert nicht".[152]

Nach Gilles Deleuze, der sich immer wieder auf die „Jahrhunderte übergreifende[ ] Einheit Nietzsche-Spinoza"[153] beruft, kommen Existenzweisen der Schwäche Enteignungen gleich, die auch die Verbindungen des Einzelnen zur Welt kappen und das *Hospital* zur Folge haben, „das Hospital schlechthin, d.h. den Ort, wo der Bruder den Bruder nicht kennt und wo sterbende Teile, Fragmente von verstümmelten Menschen völlig abgesondert und beziehungslos nebeneinander existieren".[154] Die daraus resultierende Weltfremdheit führt zu einer Verneinung des Lebens und macht den Schwachen zu einem Menschen, der auch „von der Welt, wie sie ist, urtheilt, sie sollte *nicht* sein und von der Welt, wie sie sein sollte, urtheilt, sie existirt nicht".[155]

Darüber hinaus bedingt die fehlende innere Ordnung eine „Unfähigkeit, Unglücksfälle und Verletzungen zu verarbeiten".[156] Wird ein Teil seines bruchstückhaften und „zerteilten Ich"[157] verletzt, so kann der Schwache keinen „Ausgleich durch das Ganze"[158] schaffen und läuft Gefahr, „an einem einzigen Erlebniss, an einem einzigen Schmerz, oft zumal an einem einzigen zarten Unrecht, wie an einem ganz kleinen blutigen Risse"[159] unheilbar zu verbluten. Da die Schädigung „das ganze Ich in Frage"[160] stellt, prägt sie sich ein und vergiftet. Aufgrund seiner Verfasstheit zieht sich der Schwache furchtsam vor der handelnden Auseinandersetzung mit der Welt zurück. Bei seinem Rückzug empfindet er „einen quälenden, heimlichen, unerträglich-werdenden Schmerz".[161] Sein mangelndes Selbstwertgefühl kommt in einem vorläufigen „Sich-verkleinern, Sich-demüthigen"[162] zum Ausdruck, bei dem alles Versteckte ihm „als *seine* Welt, *seine* Sicherheit, *sein* Labsal"[163] erscheint. Er sehnt sich nach einem „*passivisch[en]*"[164] Glück „des Ausruhens, der Ungestörtheit, der Sattheit, der endlichen Einheit, als ‚Sabbat der Sabbate'",[165] in dem das Lebensprinzip der Selbstüberwindung aufgehoben ist.

Auch wenn der Schwache des Willens zur Macht überdrüssig ist, kann er sich als Lebewesen nicht vom Grundprinzip des Seins befreien. Unfähig, Herr über sich selbst zu werden, versucht er daher entweder, als „Knecht[ ]"[166] den fehlenden Affekt des Kommandos in der Außenwelt zu finden, oder als „General"[167] Macht über seine nähere Umgebung zu erlangen. Dieses „Klammern an die Macht"[168] stellt „den niedrigsten Vermögensgrad"[169] des Willens zur Macht dar.

Zum Knecht wird er aus der Ahnung heraus, dass er durch eine „Trennung vom eigenen Vermögen",[170] der „*potentia*"[171] und Selbstüberwindung, äusserer Reize bedarf, „um überhaupt zu agiren".[172] Da er sich nicht „zu befehlen weiss, (…) begehrt er nach Einem, der befiehlt, streng befiehlt, nach einem Gott, (…) Arzt, Beichtvater",[173] und so wird er passiv, „fremdbestimmt und abhängig".[174] Um zu vermeiden, stets seinem stärksten Antrieb folgen zu müssen, unterdrückt er die Gesamtheit der eigenen Gefühle und unterwirft sich dem „Du sollst"[175] einer Autorität. Schließlich vermag er noch am besten „zu gehorchen, da er im Gehorchen nachgeben kann".[176] Nach Nietzsche wirken sowohl der „absolute Gehorsam"[177] als auch die „machinale Thätigkeit"[178] als *Erleichterungsmittel*,[179] die den Passiven des selbstverantwortlichen Handelns entheben, im Gegenzug jedoch zu einer „Depersonalisierung"[180] und Aufgabe der Individualität führen.

Durch die Unterwerfung erlangt auch der Dienende Macht über seinen Herrn, da dieser unter Umständen von den Diensten abhängig wird, und seine Autonomie verliert. So schreibt Nietzsche in *Also sprach Zarathustra*:

> „[N]och im Willen des Dienenden fand ich den Willen, Herr zu sein. (…) Und wo Opferung und Dienste und Liebesblicke sind: auch da ist Wille, Herr zu sein. Auf Schleichwegen schleicht sich da der Schwächere in die Burg und bis in's Herz dem Mächtigeren – und stiehlt da Macht."[181]

Auch der französische Philosoph Alexandre Kojève, der sich mit Hegels Dialektik von Herrn und Knecht auseinandergesetzt hat, verweist auf die heimliche Überlegenheit des Knechtes, der sich und die Welt durch Arbeit „verwandelt",[182] während der untätige Herr in der Lust „verdummt"[183] und in seiner existentiellen Sackgasse niemals durch das befriedigt wird, „was *ist* und was *er* ist".[184]

Ein weiterer Versuch des Sklaven, sich an die Macht zu klammern, besteht darin, in sich einen „General (…) aufkommen"[185] zu lassen. Sich anderen Menschen gegenüber zur „zentralen Befehlsinstanz"[186] aufzuschwingen, bedeutet nach Gilles Deleuze „Seelendiebstahl, es bedeutet, diese Seelen ins Leiden zu stoßen".[187] Da es beim Befehligen eines anderen nicht notwendig ist, die eigenen Triebe und Affekte unter ein Joch zu spannen, wird das eigene „[N]ichts-thun"[188] als Erleichterung empfunden.

„Kommando und Unterwerfung"[189] müssen somit als Fehlleitungen des Willens zur Macht und Verhaltensweisen der Schwachen betrachtet werden. Den hohen Preis, der dafür zu entrichten ist, beschreibt Nietzsche mit den folgenden Worten: „Und wie das Kleinere sich dem Grösseren hingiebt, dass es Lust und Macht am Kleinsten habe: also giebt sich auch das Grösste noch hin und setzt um der Macht willen – das Leben dran."[190] In Anlehnung an Nietzsche sieht auch Gilles Deleuze in der Mesalliance von Tyrann und Knecht „den Verrat am Universum und am Menschen, (…) um das Leben (…) auf kleiner oder großer Flamme langsam zu Tode zu martern".[191]

Neben der Union von General und Untertan ist auch der „Wille[ ] zur Moral"[192] und die damit einhergehende rächerische Umwertung der Werte Ausdruck eines fehlgeleiteten Willens zur Macht.

Durch die Wirklichkeit und das Leben gekränkt, sich jedoch seinem Rachebedürfnis ohnmächtig ausgeliefert und handlungsunfähig fühlend, herrscht im Leben des Schwachen

„ein Ressentiment sonder Gleichen, das eines ungesättigten Instinktes und Machtwillens, der Herr werden möchte, nicht über Etwas am Leben, sondern über das Leben selbst, über dessen tiefste, stärkste, unterste Bedingungen".[193]

Um Macht über das Leben zu erlangen und seine eigene Existenzweise der Schwäche und Passivität zu rechtfertigen, sucht der Sklave „unwillkürlich"[194] und „instinktiv"[195] nach einer neuen, ihm dienlichen, Interpretation der Wirklichkeit. Diese beruht auf einem „Nützlichkeits-Calcul"[196] und erfordert „berechnende Klugheit",[197] „List"[198] und „Verstellung".[199] Mit Hilfe dieser Deutung sollen das Leben und dessen Günstlinge, die Starken und Lebensgeliebten, diffamiert und die eigene moralische Überlegenheit vorgetäuscht werden. Auf diese Weise versucht der Schwache, den „Konflikt mit der Wirklichkeit"[200] zu bewältigen und die eigene Situation des *Schlechtweggekommenen* erträglicher zu machen.

Bei diesem „unterhalb"[201] des Bewusstseins ablaufenden und somit nicht dem Willen des Schwachen unterworfenen Vorgang, der noch ausführlich in Kapitel 5.5 analysiert werden soll, wird der unerträgliche Schmerz über die eigene Verfasstheit „durch eine heftigere Emotion irgend welcher Art"[202] anästhesiert und mit Hilfe einer „Affekt-Entladung"[203] aus dem Bewusstsein verbannt. Für diesen „Erleichterungs- nämlich *Betäubungs*-Versuch"[204] benötigt der Schwache „zu seinem Leid eine Ursache; genauer noch, einen Thäter, noch bestimmter, einen für Leid empfänglichen *schuldigen* Thäter",[205] sowie „den ersten besten Vorwand"[206] für die Artikulation seiner Anschuldigungen und Vorwürfe. Die Wahl des Schuldigen fällt dabei meist auf den Vornehmen.

Nietzsches Vermutung nach liegt in diesem Betäubungsversuch „die wirkliche physiologische Ursächlichkeit des Ressentiment, der Rache und ihrer Verwandten".[207]

Im Rahmen der neuen Sichtweise werden die vom Starken geschaffenen Werte *gut* und *schlecht* umgedeutet. Indem der Schwache den Vornehmen als „bösen Feind"[208] konzipiert und sich als „Gegenstück nun auch noch einen ‚Guten' ausdenkt – sich selbst",[209] wird die Macht des Starken als Zeichen moralischer Verwerflichkeit interpretiert. In diesem Licht erscheinen die aristokratischen Handlungen plötzlich „als ungerecht und zeugen von egoistischer Kurzsichtigkeit, sofern in ihnen die vornehmlich negativen Konsequenzen, die sie für andere haben, nicht gesehen bzw. billigend in Kauf genommen werden".[210] Die als Tugend und Ausdruck moralischer Güte gedeutete Passivität des Schwachen jedoch erfährt eine Aufwertung. Im gleichen Zuge wird auch der Hass des Ohnmächtigen dem Starken gegenüber nicht mehr als negatives und feindliches Gefühl, sondern als „positiv, als eine noble Regung, nämlich als Empören seines Gerechtigkeitsempfindens ausgelegt".[211]

Durch die Negation der Werte des Vornehmen wird auch das Prinzip der Selbstüberwindung als Merkmal des Lebens abgewertet. Die Umwertung ist Ausdruck der Empörung der „Unfreien, Ihrer-selbst-Ungewissen und Müden"[212] über die Gesamtheit des Wirklichen und „die ganze Lage des Menschen",[213] die so nicht sein „sollte".[214] Aus Protest werden meist „Zwei-Welten-Lehren"[215] entwickelt, um sich in Wunschvorstellungen vom Jenseits oder in ideale, für erduldende und passive Wesen geeignete „Hinterwelten"[216] flüchten zu können. Durch die Erhebung der neuen Interpretation zur allgemeinen Wahrheit gibt sich das Ressentiment als hinterlistiger Wille zur Macht zu erkennen. Dieser Vorgang kann als geistige „Notwehr"[217] des Schwachen zur „Wiederherstellung"[218] seines zerteilten Ichs betrachtet werden.

Nach Nietzsche können die *Ursachen der Schwäche* „physiologisch[ ]"[219] und „psychisch"[220] bedingt sein. Auch gesellschaftliche Konditionen, „die ihrerseits schon durch Generationen vermittelt als ‚natürlich' erscheinen können",[221] kommen als äthiologische Faktoren in Frage. Gerade die zweitausendjährige Zähmung des Menschen durch das Christentum ließ den Menschen gemäß Nietzsches Analyse zum bequemen Tier werden, das nichts mehr wagen wollte und „seine Werthungsweise durch Vererbung"[222] *züchtete und weiterpflanzte.*

Auch „*[u]nsre Meinung über uns*"[223] baut „an der Gesammtschätzung, die wir von uns haben, ob schwach, stark usw.":[224]

> „Vielleicht gewöhnt man sich, sich selber zu belügen: die *Folge* davon, die absichtlich fehlerhafte *Taxation* und die Verrenkung des Auges, das Falschsehen, muß sich natürlich zuletzt wieder in den Handlungen zeigen. (…) – alle die *Affekte der ohnmächtigen Naturen* verändern fortwährend auch den *Leib*."[225]

Die Schwäche als Grundverfasstheit des Bruchstück-Menschen soll in den folgenden Kapiteln anhand von zwei Fallbeispielen illustriert werden. Als empirische Studien werden diese durch kursiven Druck gekennzeichnet. In die Analyse fließen auch Hypothesen der aktuellen psychiatrischen Fachliteratur mit ein.

5.1.1 Herr R.

Herr R. ist ein 29-jähriger Mann, der nach offizieller Nomenklatur an einem Auf-merksamkeitsdefizit mit Hyperaktivitätsstörung[1] (ADHD)[J] (F 90.0) und einer Borderline-Persönlichkeitsstörung[2] (F 60.31) leidet. Nach eigenen Schilderungen war er schon als Kind wegen motorischer Unruhe und einer Beeinträchtigung der Aufmerksamkeit in ärztlicher Behandlung.

Das ADHD gehört zu den hyperkinetischen Störungen, die mit einem Mangel an Ausdauer und einer „Tendenz, von einer Tätigkeit zu einer anderen zu wechseln, ohne etwas zu Ende zu bringen",[3] verbunden ist. Hinzu kommt eine „desorganisierte, mangelhaft regulierte und überschießende Aktivität".[4] Die Kardinalsymptome sind eine Beeinträchtigung der Aufmerksamkeit und Überaktivität.

Die Borderline-Persönlichkeitsstörung gehört zu den „emotional insta-bil[en] Persönlichkeitsstörung[en]".[5] Impulsives Verhalten, Wutausbrü-che, schnell wechselnde Stimmungslagen und große Schwierigkeiten beim Vorausplanen von Handlungen sind Merkmale, die im ICD-10 beschrie-ben werden. Beim Borderline-Typ besteht oft ein „chronisches Gefühl innerer Leere".[6] Zudem sind „das eigene Selbstbild, Ziele und ‚innere Prä-ferenzen' (einschließlich der sexuellen) unklar und gestört".[7]

Der sprudelnde Redefluss des wortgewandten Herrn R. ist meist nur schwer einzu-dämmen. Er weicht schnell vom anfänglichen Gesprächsthema ab, springt von ei-nem Sujet zum nächsten, verstrickt sich in Details und verliert häufig den Faden. Seinen Therapeuten lässt er kaum zu Wort kommen, bittet jedoch manch-mal darum, ihn zu bremsen, wenn er zu sehr abschweift.

[J]   Im deutschen Sprachraum wird in Anlehnung an die amerikanische Bezeichnung ADHD (attention deficit hyperkinetic disorder) nach Döpfner „zunehmend der Begriff der Aufmerksamkeitsdefizit-/Hyperaktivitätsstörung (ADHS)" (Döpfner et al. 2002, S. XVII) verwendet. Diese im psychiatrischen Sprachspiel übliche deutsche Bezeich-nung soll im Folgenden alternativ verwendet werden.

Nicht nur die eigenen Gedankengänge bringen Herrn R. vom Thema ab, auch von Umweltreizen lässt er sich leicht ablenken. Ein am Fenster vorbeifliegender Vogel, Stimmen im Flur oder die Türklingel binden sogleich seine ganze Aufmerksamkeit. Er selbst bezeichnet die häufig bei sogenannten hyperkinetischen Störungen zu beobachtende Unfähigkeit, „Reize zu ignorieren",[8] und den Zwang, dem jeweils stärksten Reiz folgen zu müssen, als Konzentrationsschwäche und Reizüberflutung.

Das aus dem Lateinischen stammende Wort Konzentration wird definiert als „höchste Aufmerksamkeit"[9] und „gezielte Lenkung auf etw[as] hin".[10] Von diesem Begriff leitet sich das französische Verb concentrer mit seiner Bedeutung „in einem Punkt vereinigen"[11] ab. Die Definitionen lassen an die von Nietzsche beschriebene „dirigirende Kraft"[12] des starken Willens denken, welche die „Vielheit (...) der Antriebe"[13] unter der „Vorherrschaft eines einzelnen"[14] zu koordinieren weiß, und die „Präcision und Klarheit der Richtung"[15] vorgibt.

Herr R.'s Konzentrationsschwierigkeiten zeugen möglicherweise von einer Desorganisation und Dysregulation seiner Affekte, einem „Mangel an System"[16] und einer Unfähigkeit, Handlungsimpulse zu hemmen. Seine Reaktionen sind durch „Plötzlichkeit"[17] und „Unhemmbarkeit"[18] gekennzeichnet und lassen ein Fehlen der negativen Potenz, der „Potenz (...) des nicht-zu",[19] vermuten, durch das sein Handeln in „eine[ ] tödliche[ ] Hyperaktivität"[20] abzugleiten droht.

Durch das Gefühl, von Reizen überflutet zu werden, entsteht bei ihm ein tiefes Gefühl der Ohnmacht, das Selbstbeherrschung und Selbstüberwindung unmöglich zu machen scheint. Die Möglichkeitsbedingungen eines „positiven Eigenwollens"[21] scheinen somit bei ihm nicht gegeben zu sein.

Herr R.'s Bitte an den Therapeuten, ihn zu bremsen und zum Thema zurückzuführen, kann als Versuch einer externalen Zentrierung betrachtet werden, bei dem der Gesprächspartner als dirigierende Kraft und Hilfs-Ich fungieren soll. In dem Wunsch nach externaler Hilfe kommen Herr R.'s Reaktivität und sein Bedürfnis, im Sinne Deleuzes ein Knecht zu sein, zum Ausdruck. Da er sich selbst nicht zu befehlen weiß, sucht er nach einem General, dem er gehorchen und nachgeben kann. So lässt Nietzsche Zarathustra sagen: „Dem wird befohlen, der sich nicht selber gehorchen kann. So ist es des Lebendigen Art."[22] Die erhofften Anweisungen des Therapeuten ersetzen dabei die eigene aktive Selbstdisziplinierung, zu der Herr R. nicht in der Lage ist.

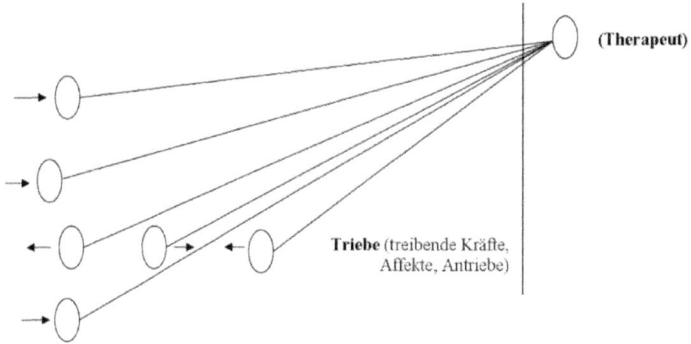

Abb. 3: Externale Zentrierung beim Herrschaftsgebilde des schwachen Willens durch den Therapeuten

Für den Neurobiologen, Hirnforscher und Philosophen Manfred Spitzer resultieren Konzentrations- und Aufmerksamkeitsstörungen aus einer mangelnden Hemmung störender Impulse im Frontalhirn.[23] Die Unfähigkeit zur Impulshemmung bezeichnet Spitzer auch als Mangel an „Selbstkontrolle",[24] Fehlen von „Selbstbeherrschung"[25] und „Willensstärke"[26] oder als Unzulänglichkeit der „exekutiven Funktion".[27]

Nach aktuellem Stand der psychiatrischen Forschung erscheinen Aufmerksamkeitsstörungen als „Folge biologischer Unregelmäßigkeiten in Kombination mit bestimmten dysfunktionalen Umgebungsbedingungen".[28] So zeigen sich bereits in den ersten Lebensjahren „individuelle Unterschiede in der Fähigkeit, die Aufmerksamkeit zu kontrollieren".[29] Die amerikanische Psychologin Marsha Linehan hat auf den Zusammenhang zwischen der Fähigkeit zur „Fokussierung und Lenkung"[30] der Aufmerksamkeit und der „Emotionsregulation"[31] hingewiesen. Durch die „Hinlenkung der Aufmerksamkeit auf einen positiven Reiz"[32] oder die „Abwendung der Aufmerksamkeit von einem negativen Reiz"[33] können positive Stimmungen verstärkt oder aufrechterhalten werden.

Die „Dysfunktion des emotionsregulierenden Systems"[34] als direkte Folge von Aufmerksamkeitsstörungen gilt als eines der Hauptmerkmale der Borderline-Persönlichkeitsstörung. Sie wird durch „ausgeprägte Stimmungsschwankungen"[35] und „intensive Emotionen"[36] charakterisiert. Da die Betroffenen eine „niedrige Schwelle für emotionale Reaktionen besitzen"[37] reagieren sie „sehr schnell"[38] und sind meist „emotional stark erregt".[39] Aufgrund der Intensität der Erregung wirkt diese häufig „selbstverstärkend"[40] und verlangsamt die Rückkehr zu einer ausgeglichenen „emotionalen Grundstimmung".[41] Aus diesem Grund befindet sich auch Herr R. meist in einem für viele Borderline-Patienten typischen „andauernden Krisenzustand".[42]

Seine Grundeinstellung der Welt und seinen Mitmenschen gegenüber ist von Empörung und Wut gekennzeichnet, und er steigert sich meist leiblich in seine Erregung hinein. Auch im motorischen Bereich muss er dabei dem stärksten Antrieb folgen und scheint „von seinen Muskeln kontrolliert"[43] zu werden, denn er springt während des Gesprächs immer wieder auf, um gestikulierend im Raum auf und ab zu gehen. Sein Ärger wird auch in Mimik und Gestik deutlich: so sind seine Augen oft weit aufgerissen, sein Blick hasserfüllt und seine Körperbewegungen ausladend und demonstrativ. „Schwierigkeiten im Umgang mit Wutgefühlen"[44] sind Teil der Definition der Borderline-Persönlichkeitsstörung. Aufgrund der unglaublichen Energie, über die Herr R. verfügt, stellt sich die Frage, ob er nicht in anderen gesellschaftlichen Verhältnissen zu den „zur Selbstgesetzgebung Berufenen"[45] hätte gehören können.

Herr R.'s Empörung betrifft den Verlauf seines gesamten Lebens. Eine nach den Ausführungen der Psychologin Christa Rhode-Dachser bei vielen Borderline-Patienten vermutete „gesteigerte Vulnerabilität"[46] wurde bei Herrn R. möglicherweise durch ein ungünstiges soziales und familiäres Umfeld verstärkt und führte zu gesellschaftlichem Scheitern und psychischer Verstimmung. Da seine Eltern sich scheiden ließen und seine Mutter mit der Erziehung überfordert war, verbrachte er seine Jugend in einer Pflegefamilie.

Nach seinem Hauptschulabschluss machte Herr R. keine Ausbildung, sondern verbrachte den Hauptteil seiner Freizeit vor dem Computer. Er trank viel Alkohol und rauchte Cannabis. Um seinen Drogenkonsum zu finanzieren, verrichtete er gelegentlich Hilfsarbeiten im Rahmen geringfügiger Beschäftigungsverhältnisse, eckte jedoch überall durch sein impulsives Verhalten und seine fehlende Selbstdisziplin an. Nach eigenen Aussagen kam er häufig zu spät und hatte viele Fehlzeiten.

Seinen Grundwehrdienst bei der Bundeswehr beschreibt Herr R. als die beste Zeit seines Lebens. Da aufgrund seiner inneren Disgregation Befehlen und Gehorchen keine intrapsychische Einheit zu bilden scheinen, kann auch hier vermutet werden, dass die durch die straffe militärische Hierarchie gewährleistete externale Zentrierung entlastend wirkte. Die von Nietzsche als Erleichterungsmittel empfohlenen Lebensweisen des absoluten Gehorsams und der machinalen Tätigkeit gelten als hervorstechende Kennzeichen des soldatischen Berufes. Die in allen Seinsweisen des Knechts geforderte Folgsamkeit ermöglicht dem Schwachen zwar, eigene „emotionale Reaktionen zu unterdrücken",[47] führt nach Linehan allerdings gleichzeitig zu Gefühlen der „Taubheit"[48] und „Leere".[49]

Das unkontrollierte Ausleben von Gefühlen oder ihre vollständige Unterdrückung sind die beiden Verhaltensweisen des Sklaven. Entweder dirigiert der jeweils

70

stärkste eigene Affekt oder aber eine außerhalb des Individuums stehende Instanz – niemals jedoch wirkt der eigene Wille als Resultante einer Vielheit von unterschiedlichen Kräften, die zu einer Einheit zusammengeschmolzen sind.

Nietzsche bezeichnet das Bedürfnis „nach irgend etwas Unbedingtem von Ja und Nein"[50] als Zeichen für die Schwäche des Willens, bei der „kein kategorischer Imperativ kommandirt".[51] Der Schwache ist seiner Ansicht nach „eine abhängige Art Mensch, das heißt eine solche, die sich nicht als Zweck ansetzen, noch überhaupt von sich aus Zwecke ansetzen kann, – die sich als Mittel verbrauchen lassen muß".[52] *Gern hätte Herr R. sich als Berufssoldat verpflichtet, sein Antrag wurde jedoch aufgrund seiner publik gewordenen Suchtproblematik abgelehnt.*

Seitdem nimmt er unterschiedliche Dienste des psychiatrischen Hilfesystems in Anspruch. Da er durch seine Schwierigkeiten, Bedürfnisse aufzuschieben, hoch verschuldet ist, hat er einen gesetzlichen Betreuer, der ihm sein Geld einteilt, seine Privatinsolvenz regelt und alle behördlichen Angelegenheiten erledigt. Einmal im Monat geht er zu seinem Psychiater und einmal wöchentlich zur Ergotherapie. Beim Leben in seiner kleinen Wohnung unterstützt ihn seine Pflegemutter, die für ihn wäscht und die Wohnung reinigt. Wenn er mit ihr telefoniert, lässt er meist im Sinne Deleuzes einen General *in sich aufkommen und gibt ihr im Kommandoton Anweisungen. Da Herr R. nach Einschätzung eines medizinischen Gutachters arbeitsunfähig ist, bezieht er seit etwa einem Jahr Leistungen der Grundsicherung.*

Die Verfasstheit des Bruchstück-Menschen, die eine Hemmung der jeweils stärksten Impulse und eine Steuerung der Gefühle stark erschwert, hat somit nicht nur unmittelbare, sondern auch langfristige Folgen.[K]

[K] Manfred Spitzer verweist auf einen Zusammenhang zwischen der kindlichen Fähigkeit zur Selbstkontrolle und dem späteren beruflichen und persönlichen Werdegang. Seine These untermauert er mit den Ergebnissen des „Marshmallow-Tests", einer in den 1960er-Jahren durchgeführten Längsschnittstudie, in der die Fähigkeit vierjähriger Kinder zur Selbstdisziplin untersucht wurde. Die Kinder wurden vor die Wahl gestellt, einen Marshmallow sofort zu essen, oder nach einer Wartezeit von 15-20 Minuten zwei Marshmallows zu erhalten. Die zur Selbstkontrolle fähigen Kinder waren in ihrem späteren Leben erfolgreicher und gesünder als die Gruppe, die keine Selbstdisziplin aufbringen konnte.
Die Fähigkeit zur Selbstkontrolle sollte Spitzers Ansicht nach daher von frühester Kindheit an trainiert und ausgebildet werden (Vgl. Spitzer 2011).

Da Herr R.'s Wille schwach ist und er nicht die Kraft besitzt, „das Thun auszu-hängen, nicht *zu reagiren",[53] hat bei ihm ein Prozess der „Selbstzerstörung"[54] be-gonnen, der seinen „Instinkt der Erhaltung"[55] kompromittiert.*

Nach Marsha Linehan führt die emotionale Fehlregulation der Borderline-Pati-enten zu einer „Instabilität des Selbstbildes"[56] und einem chronischen „Gefühl der Leere".[57] „Emotionale Beständigkeit und Vorhersehbarkeit"[58] sind ihrer Ansicht nach notwendige Grundvoraussetzungen für die „Entwicklung einer eigenen Iden-tität",[59] die durch „die Beobachtung des eigenen Verhaltens und der Reaktion an-derer auf dieses Verhalten"[60] entsteht.

Der lateinische Begriff Identität *wird als „die als ‚selbst' erlebte innere Einheit der Person"[61] definiert. Aufgrund seiner emotionalen Labilität lebt der Bruch-stück-Mensch jedoch „in Zerfallenheit mit sich"[62] und erlebt sein Ich nicht als „einheitliches Ganzes",[63] sondern als „eine Ansammlung von Teilen".[64] Die feh-lende „Identität mit sich selber"[65] führt zu einem „gebrochenen Selbstverhält-nis".[66] Da Herr R. sich in seinen Monologen, Emotionen und Affekten verliert, ist es schwierig, ihm im Gespräch im Sinne des Religionsphilosophen Martin Buber zu „begegnen".[L]*

Durch die fehlende innere Einheit scheinen seine medialen „Klangkörpereigen-schaften"[67] stark eingeschränkt zu sein – ein interpersonaler „Resonanzkreis"[68] im Sinne Sloterdijks kann im Gespräch mit ihm kaum entstehen. Aus diesem Grund hat er große Schwierigkeiten, Freunde zu finden, und berichtet häufig von Zerwürf-nissen, Missverständnissen und „zwischenmenschlichem Chaos".[69] Allein seinen Hund, der ihm aufs Wort folgt, bezeichnet Herr R. als treuen Freund. Betrachtet man die Beziehung der beiden unter der Dialektik von Herrn und Knecht, so wird deutlich, dass Herr R. auch in diesem Fall die Rolle des Generals *innehat.*

[L] Für Martin Buber wird der Mensch mit einem „Beziehungsstreben" (Buber 1983, S. 36) geboren. Dadurch entstehen „Grundworte" (Ebd., S. 9), welche die Beziehung des Men-schen zu seiner belebten und unbelebten Umwelt verdeutlichen. Das Grundwort „Ich-Du" (Ebd.), das der Beziehung zu einem anderen Menschen zugrunde liegt, „kann nur mit dem ganzen Wesen gesprochen werden. Die Einsammlung und Verschmelzung zum ganzen Wesen kann nie durch mich, kann nie ohne mich geschehen. Ich werde am Du; Ich werdend spreche ich Du. Alles wirkliche Leben ist Begegnung" (Ebd., S. 18).

Eine Folge seines „bruchstückhafte[n] Selbstgefühl[s]",[70] bei dem jeder Teil des Ichs „isoliert für sich"[71] besteht, ist Herr R.'s Unfähigkeit, im Fall einer Verletzung einen Ausgleich durch das Ganze zu schaffen. Ähnlich wie bei vielen anderen Borderline-Patienten wird „die eigene Identität immer wieder von dem jetzigen Moment und der aktuellen Interaktion bestimmt, und kann daher nie stabil sein, (...) das Teil wird zum Ganzen".[72] Aufgrund der daraus resultierenden „emotionalen Verletzbarkeit"[73] neigt auch Herr R. häufig dazu, „die Dinge zu dramatisieren".[74] Exemplarisch kann ein von ihm als kränkend und verletzend empfundener Konflikt mit seiner Nachbarin geschildert werden:

Diese habe nach Angaben von Herrn R. seit zwei Jahren den Hausflur nicht mehr geputzt, obwohl sie an der Reihe sei. Die Frau, die sich ebenfalls in psychiatrischer Behandlung befindet, behauptet hingegen, sie sei die Letzte bei der Reinigung des Korridors gewesen. Da Herr R. seitdem aus Protest über diese „Lüge" nicht mehr geputzt hat, und auf keinen Fall der Nachbarin „zu Willen sein" möchte, ist der Flur in einem katastrophalen Zustand. Seiner Pflegemutter, die sich bereits mehrmals angeboten hat, das Treppenhaus zu reinigen, untersagt Herr R. streng, sich in den Streit einzumischen. Da er die Kränkung nicht vergessen kann, wächst sein Ressentiment beständig an und äußert sich beim leisesten Gedanken an seine Kontrahentin in Hass- und Rachegefühlen.

Im Gegensatz zum Starken, der das Vermögen besitzt, seine Feinde und auch die eigenen Handlungen nicht lange ernst nehmen zu können, vermehrt sich beim Schwachen das Ressentiment, „je mehr das Rachegefühl auf dauernde, kontinuierlich als ,verletzend' empfundene und der Willensmacht des Verletzten entzogene Zustände übergeht".[75] Nach Max Scheler ist eine „besonders große ,Verletzlichkeit'(...) häufig auch bereits das Symptom eines rachsüchtigen Charakters".[76]

Durch Kränkungen sieht sich Herr R. stets als Person in Frage gestellt und lehnt infolgedessen die aktive Teilnahme am Leben ab. Er fühlt sich den vitalen Herausforderungen, die Auseinandersetzungen, Schmerz und Leid mit sich bringen, nicht gewachsen und zieht sich immer mehr zurück.

Das reaktive Ausweichen vor den Anforderungen der Welt wird bei Herrn R. auch durch den Gebrauch psychotroper Substanzen deutlich. Durch die Notwendigkeit, ständig auf innere und äußere Reize reagieren zu müssen, kann er schlecht zur Ruhe kommen und fühlt sich oft wie gerädert. Um sich zu entspannen, raucht er täglich Cannabis und bezeichnet diesen Wirkstoff als seine Medikation. Es empört *ihn, dass der Staat, der sich ohnehin durch unterlassene Hilfeleistung in seiner Kindheit an ihm versündigt habe, den Handel mit weichen Drogen nicht legalisiere. So werde ihm die einzige Substanz, die ihm helfen könne, offiziell versagt. Der Konsum von Drogen wurde bereits im Kapitel 3.3.1 im Rahmen der Philosophie Peter Sloterdijks als Wunsch nach Befreiung vom Existenzzwang und als Nein zur Welt interpretiert. Eine nachträgliche Einwilligung in den „Nachteil, geboren zu sein"[M] scheint bei Herrn R. nicht stattgefunden zu haben.*

Als pflanzliche oder chemische Substanz erfüllt die Droge das Bedürfnis des Sklaven nach „Narcose, Betäubung, Ruhe, Frieden, ‚Sabbat‘, Gemüths-Ausspannung und Gliederstrecken".[77] Im Rückzug liegt nach Nietzsche das „‚Glück‘(...) der Ohnmächtigen, Gedrückten, an giftigen und feindseligen Gefühlen Schwärenden",[78] das „passivisch auftritt".[79]

Der Rückzug führt jedoch nicht zur erhofften Zufriedenheit, sondern lässt eine innere Vergiftung entstehen. Diese resultiert aus der Unfähigkeit zu tätiger Selbstverwirklichung und einem daraus folgenden Mangel an Selbstbewusstsein. Herr R. ist sich darüber bewusst, dass er als Grundsicherungsempfänger am Rand der Gesellschaft lebt, keine Anerkennung erhält und aufgrund seiner sozialen Rolle bei Frauen, die ihn interessieren würden, wenig Chancen hat. Um den unerträglichen Schmerz über sein Leben aus dem Bewusstsein zu schaffen, sucht er gemäß dem Mechanismus des Ressentiments unbewusst nach Vorwänden zur „Betäubung von Schmerz durch Affekt".[80] Auf der Suche nach einem schuldigen Täter macht er seine Eltern und die Gesellschaft dafür verantwortlich, dass aus ihm „nichts geworden" sei. Er blickt mit dem „Giftauge des Ressentiment"[81] auf die Schuldigen und spuckt in seinen verbalen Attacken Gift und Galle. Der „zurückgetretene Hass, die Rache des Ohnmächtigen",[82] äußert sich in einem „Affekt der Verachtung, des Herabblickens, des Überlegen-Blickens".[83]

Durch Rationalisierungsversuche, die Nietzsche als „Klugheit"[84] bezeichnet, und zu den Selbsttäuschungsmanövern rechnen würde, bemüht sich Herr R., seine Lage zu rechtfertigen. Die Rationalisierung bezeichnet in der psychoanalytischen Theorie ein

---

[M] Im Zusammenhang mit der Verneinung des Lebens verweist Peter Sloterdijk auf das gleichnamige Werk von Emile Cioran mit dem Originaltitel *De l'inconvénient d'être né* (Sloterdijk 1993, S. 289).

„Vorgehen, durch welches das Subjekt versucht, einer Verhaltensweise, einer Handlung, einem Gedanken, einem Gefühl etc., deren wirkliche Motive nicht erkannt werden, eine logisch kohärente oder moralisch akzeptable Lösung zu geben".[85]

Um sich selbst „günstigere Bedingungen"[86] zu schaffen, ohne aber „das Eigeninteresse zum Vorschein kommen zu lassen",[87] wird „rationalisierend"[88] eine neue Interpretation der Wirklichkeit entworfen, und in Form einer allgemeinen Moral zur wahren und allein gültigen Perspektive erklärt.

Zur Legitimation seiner Schwäche beruft sich Herr R. auf seinen Status als „psychisch Kranker" und trägt seine Diagnosen Borderline-Persönlichkeitsstörung und ADHS wie eine Monstranz vor sich her. Schuld an der Erkrankung sind seiner Ansicht nach, wie bereits gezeigt, andere. Durch den Opferstatus, den er auf Grundlage seiner Wirklichkeitsdeutung beansprucht, nimmt sein Wille zur Macht über die Schuldigen und das Leben in seiner Gesamtheit Gestalt an.

Trotz hohen Leidensdrucks neigt er dazu, die Lösung seiner Probleme, wie viele andere Borderline-Patienten, „von der Umgebung (und häufig dem Therapeuten) zu fordern".[89] Der Versuch, andere zur Lösung der eigenen Probleme zu bewegen, wird in der Fachsprache als „aktive Passivität"[90] bezeichnet. Alle Überlegungen des Therapeuten, die auf ein Tätigwerden Herrn R.'s abzielen, lässt dieser geistesgegenwärtig und nie um eine Antwort verlegen, ins Leere laufen. In einem solchen „Schwund des Wollen-Könnens"[91] erkennt Nietzsche ein zentrales Merkmal des Nihilismus.

Nach Rhode-Dachser ermöglicht das „merkwürdige, schwer fassbare Schwimmen im Sinne eines fehlenden Fixierungspunktes der Gedanken und Gefühle"[92] vieler Borderline-Patienten den Aufbau eines „hochorganisierten Abwehrsystems".[93] Durch die fehlende Fähigkeit, Verbindungen zwischen Sachverhalten herzustellen, können widersprüchliche Versionen der Wirklichkeit koexistieren, und „Omnipotenzillusionen"[94] entstehen, in denen die Wirklichkeit „radikal verleugnet"[95] wird. Auch Herr R. setzt seiner realen Ohnmacht grenzenlose Omnipotenzphantasien entgegen. Häufig beginnt er seine Sätze mit den Worten: „Wenn ich Kanzler wäre, dann (...)". Eines seiner Luftschlösser gründet auf der Vorstellung, mit einem in Barcelona lebenden, wohlhabenden Onkel ein Hotel zu eröffnen. Dieser habe beste Beziehungen zur Immobilien- wie auch zur Finanzbranche, und wenn Herr R. nur wolle, sei er in Spanien ein gemachter Mann. Da er jedoch ein Ehrenmann sei, wolle er sich nicht ins gemachte Nest setzen, und seinen Erfolg selbst erarbeiten. Auch habe er momentan kein Geld für ein Flugticket.

Herr R.'s Machtphantasien kommen auch in seiner Vorliebe für das Rechthaben zum Ausdruck. Sein großes Allgemeinwissen verleitet ihn oft, zu dozieren und andere auch ungefragt zu belehren. In der Annahme, Sachverhalte besser zu kennen, als seine Gesprächspartner, lässt er gern einen General in sich aufkommen, schreckt vor keinem Thema zurück und behauptet im Brustton der Überzeugung manchmal Dinge, die allgemein anerkannten Einsichten widersprechen.

Herr R.'s starke Ressentimentgefühle, sein Nein zur Welt und die Fassungslosigkeit über sein daraus resultierendes nicht gelebtes Leben können als Zeichen seiner Verstimmung gewertet werden. In manchen Momenten wird ihm die Diskrepanz zwischen seinen Größenphantasien und seiner realen sozialen Bedeutungslosigkeit schmerzhaft bewusst. Dies treibt ihm die Tränen in die Augen, und er versucht meist schnell, zu einem anderen Thema überzuwechseln. Gemäß dem Mechanismus des Ressentiments scheinen Herrn R.'s Ablenkungsversuche von sich selbst dem Zweck zu dienen, den Schmerz über sein Leben nicht spüren zu müssen.

5.1.2 Herr E.

Eine weitere Hypothese zum Verständnis des Bruchstück-Menschen entstand bei meiner Arbeit mit Herrn E. Das Gefühl, permanent auf seine Umwelt reagieren zu müssen und die fehlende Fähigkeit zur inneren Zentrierung durch Selbstüberwindung, haben bei ihm zu einer leidvollen Fixierung auf einen bestimmten Umweltreiz geführt. Dieser Vorgang soll anhand seiner Beschwerden geschildert werden, die im ICD-10 als wahnhafte Störung[1] (F 22.0) oder paranoide Psychose[2] Bezeichnung finden. Im psychiatrischen Sprachspiel handelt es sich dabei um eine „Psychose aus dem schizophrenen Formenkreis".[3]

> Bei wahnhaften Störungen steht meist eine einzelne Wahnidee im Mittelpunkt des Erlebens. Häufig handelt es sich um „einen Verfolgungswahn, einen hypochondrischen Wahn, einen Größenwahn, einen Querulantenwahn, einen Eifersuchtswahn oder einen Wahn, dass der Körper der betreffenden Person deformiert sei".[4] Begleitende depressive Symptome sind keine Seltenheit. Ein Teil des klinischen Bildes kann von gelegentlichen

akustischen Halluzinationen bestimmt werden. Der Inhalt des Wahns kann häufig „mit der Lebenssituation des Betreffenden in Beziehung gesetzt werden".[5]

Herr E. ist ein 58-jähriger, schmächtiger Herr italienischer Abstammung, der viel Wert auf sein Äußeres legt. Als ehemaliger Kellner lebt er von seiner kleinen Frührente. Seine beiden erwachsenen Söhne leben in Italien, und seine deutsche Ex-Frau hat nach ihrer Scheidung vor zwanzig Jahren erneut geheiratet.

Aus einer Akademikerfamilie stammend, hat Herr E. aufgrund von Aufmerksamkeits- und Lernschwierigkeiten als einziges von vier Geschwistern nicht das Gymnasium in Florenz besuchen und studieren können. Mit Schrecken erinnert er sich an Situationen, in denen er unter der Aufsicht seines strengen Vaters die Hausaufgaben machen sollte, und vor lauter Angst die Fragen nicht verstand. Seine ältere Schwester stand manchmal im Korridor und versuchte vergeblich, dem verängstigten, hochsensiblen und empfindlichen kleinen Bruder mit Händen und Füßen die Antworten vorzusagen. Nach eigenen Schilderungen war Herr E. als Kind verunsichert, schüchtern, überangepasst und brav. Aus diesem Grund ist anzunehmen, dass er im Gegensatz zu Herrn R. eher zur Unterdrückung seiner Gefühle als zu impulsiven Gefühlsausbrüchen neigte.

Auch heute noch fühlt sich Herr E. zutiefst verunsichert. Ähnlich wie Herr R. kann er sich nur schlecht konzentrieren, verspürt eine innere Unruhe und verliert im Gespräch häufig den Faden. Obwohl er Gedichte mag, ist er nicht in der Lage zu lesen, da er ständig in Gedanken abschweift. Auch er kann als Prototyp des disgregierten Menschen betrachtet werden, der durch eigene Gedankengänge und Umweltreize vom Thema abgelenkt wird.

Ein akustischer Reiz seines Umfeldes hat für ihn jedoch eine besondere Bedeutung erlangt, da er sich von ihm beherrscht fühlt. Es handelt sich dabei um Klopfgeräusche aus der Wohnung seines alleinstehenden Nachbarn, der in dem hellhörigen Altbau eine Etage über Herrn E. wohnt. Das Klopfen bezieht er auf sich und erlebt es als Signal und Maßregelung. Obwohl Herr E. nach eigenen Angaben durch seine Wohnung schleicht, Schubladen und Türen lautlos schließt und sein Geschirr behutsam auf Korkuntersetzern abstellt, befürchtet er, zu laut zu sein, und empfindet die Klopfgeräusche als Rüge und Strafe. Da der scheinbar allwissende und allgegenwärtige Nachbar auf unerklärliche Weise immer in dem Zimmer klopft, in dem sich Herr E. gerade befindet, hat dieser die eigene Wohnung schon vergeblich nach Wanzen oder versteckten Videokameras abgesucht. Um dem Nachbarn im Hausflur nicht zu begegnen, stiehlt er sich durch das Treppenhaus. Es sei bereits vorgekommen, dass Herr E. hinter der Wohnungstür des Nachbarn dessen Stimme und den Ausruf „eine Frechheit, immer diese lauten Ausländer" vernommen habe.

Da die Signale des Nachbarn verstummen, wenn Herr E. Besuch hat, konnte er den quälenden Sachverhalt noch nicht vor Zeugen belegen. Von seinen Söhnen, die zweimal im Jahr zu Besuch kommen, werde er nicht ernst genommen, sondern enerviert belächelt. Einmal habe er seinen ganzen Mut zusammengenommen und den Nachbarn gefragt, ob er zu laut sei. Dieser habe nach Angaben von Herrn E. scheinheilig gelächelt und beteuert, dass er aus der Nachbarwohnung nie etwas höre und Herr E. sich keine Sorgen machen müsse. Nach Angaben von Herrn E. verhielte sich der Nachbar selbst meist rücksichtslos und rumore tagsüber und nachts geräuschvoll herum.

In seiner Wohnung fühlt sich Herr E. durch die gesamte Situation nicht heimisch und kann sich nicht auf häusliche Freizeitbeschäftigungen konzentrieren. Wenn er allein spazieren gehe, gelinge es ihm nicht, sich zu entspannen, da er immer an den Nachbarn denken müsse. Für Ausflüge in die Stadt habe er leider kein Geld, und würde sein Cousin ihn nicht manchmal zum Essen einladen, wäre seine Lage noch trostloser.

Da es keine Zeugen für die Klopfgeräusche gibt, kann nicht eindeutig geklärt werden, ob Herr E. tatsächlich von seinem Nachbarn drangsaliert wird, oder ob er lediglich nicht-intentionale Geräusche aus dem Obergeschoss auf sich bezieht bzw. unter sogenannten akustischen Halluzinationen leidet, soll in der vorliegenden philosophischen Arbeit jedoch kein Urteil über Wahrheit und Irrtum gefällt werden.

Auf die Tatsache, dass der Mensch „kein richtiges Prinzip der Wahrheit und mehrere vorzügliche des Irrtums hat",[6] und seine Einbildungskraft Nichtigkeiten „zu einem Gebirge"[7] aufblähen kann, hat schon Blaise Pascal hingewiesen. Durch Vorurteile, Äußerlichkeiten, Gewohnheiten, Leidenschaften, Zu- und Abneigung werde jeder Mensch täglich zum Opfer von Einbildung und Wahn, und so schreibt der französische Philosoph und Mathematiker: „Der Wahn ist der ihn beherrschende Teil des Menschen, Herr des Irrtums und des Falschen, und um so arglistiger ist er, weil er es nicht immer ist (…), da das Wahre und das Falsche gleiches Zeichen tragen."[8] Im Gegensatz zu den meisten Psychiatern, die den Wahn ausschließlich als Krankheitssymptom betrachten, erkennt Pascal diesem Phänomen somit universelle und für alle Menschen verbindliche Gültigkeit zu.

Die Tatsache, dass die Angst vor Nachbarn eine Konstante im Leben des schüchternen und zurückhaltenden Herrn E. darstellt, und schon zu mehreren Umzügen *geführt hat, kann allerdings als Hinweis darauf gewertet werden, dass der im Sinne Nietzsches unter einer Dezentrierung leidende Mann selbst Teil des Problems sein könnte. Die Idee eines Umzugs, die im Rahmen der Therapie bereits erörtert wurde, verwirft Herr E., da er befürchtet, erneut auf „verrückte" Nachbarn zu stoßen. Das Urteil seines Psychiaters über seine Beschwerden kommt in der o.g. Diagnose „Wahnvorstellungen" zum Ausdruck.*

Ohne die Wirklichkeitseinschätzung Herrn E.'s negieren und ausschließen zu wollen, könnte dessen Verfasstheit als Bruchstück-Mensch eine Möglichkeit der Annäherung an das als „Wahn" bezeichnete und bei ihm stark ausgeprägte Phänomen darstellen. Seine Art der Wahrnehmung wird dabei als knechtische Überlebensstrategie des Ressentiment-Menschen interpretiert.

Seine möglicherweise konstitutionell bedingte Schwäche, die schon in der Kindheit durch Ablenkbarkeit und Konzentrationsschwierigkeiten sichtbar wurde, traf auf ein wenig verständnisvolles familiäres Umfeld und ließ Herrn E., wie viele Verstimmte, zu einem „von Grund auf verunsichert[en]"[9] Menschen heranwachsen.

Der Schweizer Psychiater und Psychoanalytiker Luc Ciompi, der sich insbesondere mit der Entstehung der Schizophrenie beschäftigt hat, bringt in seinem zurzeit im psychiatrischen Sprachspiel sehr aktuellen Diathese-Stress-Modell *angelegte Eigenschaften und Stress miteinander in Verbindung. Die Wechselwirkung dieser Faktoren führe zu verletzlichen Persönlichkeiten, „welche dazu neigen, auf Belastungen überdurchschnittlich stark mit Spannung, Angst, Verwirrung, Denkstörungen, Derealisations- und Depersonalisationserlebnissen bis zu Wahn und Halluzinationen zu reagieren".[10] Der am Frankfurter Max-Planck-Institut tätige Psychologe Peter Uhlhaas vermutet, dass bei Patienten mit Schizophrenie „die Selbstorganisation des Gehirns deutlich beeinträchtigt",[11] die „neuronalen Netzwerke (...) weniger organisiert"[12] und die „funktionelle Architektur des Gehirns"[13] verändert seien. Sowohl Wortwahl als auch Beschreibung lassen an Nietzsches „Herrschafts-Gebilde"[14] vom Typus des niedergehenden Lebens denken.*

Wie schon im vorhergehenden Fallbeispiel vermutet wurde, können die dem Bruchstück-Menschen fehlenden „inneren Strukturen"[15] zu einem Gefühl der „Zerrissenheit",[16] „Spaltung"[17] und der „Unmöglichkeit, sich als einheitliche Person zu empfinden",[18] führen.

Das Wort Person *wird von dem lateinischen Verb* personare *abgeleitet, und bedeutet „mit Tönen füllen"[19] oder „widerhallen".[20] Aus dem sogenannten „Ich-Zerfall",[21] den auch der Psychologe Stavros Mentzos bei vielen Schizophrenen beobachtet, kann* möglicherweise ein Mangel an Resonanzfähigkeit resultieren und den Bruchstück-Menschen zu einem „dissonantisch verstörten"[22] Subjekt mit einem „chronische[n] Disharmonieerleben"[23] werden lassen. Dieser Zustand hindert ihn daran, Teil des „offenen Fließraums"[24] zu werden, von dem bei Peter Sloterdijk die Rede ist.

Das Fehlen eines „stabilen ‚Ich-Kerns'"[25] kann dazu führen, dass der Betroffene sich zunehmend „brüchig"[26] fühlt und den Anstrengungen, „sich zusammenzuhalten",[27] nicht mehr standhalten kann. Diese im psychiatrischen Sprachspiel als Dekompensation bezeichnete Verfasstheit hat Zarathustra im Blick, wenn er den Bruchstück-Menschen „zertrümmert (...) und zerstreut wie über ein Schlacht- und Schlächterfeld hin"[28] in Erscheinung treten lässt.

Der Wahn kann vor diesem Hintergrund als „Versuch, das Selbst zu retten",[29] betrachtet werden, da er eine „selbststabilisierende Funktion"[30] übernimmt. Obwohl Herr E. grundsätzlich nicht in der Lage ist, sich zu konzentrieren, gelingt es ihm überraschend leicht, seine Aufmerksamkeit auf die Klopfgeräusche zu fokussieren. Dieser Umstand lässt vermuten, dass die Konzentration auf den realen oder fiktiven Umweltreiz eine Lösungsstrategie darstellt und als Versuch einer externalen Zentrierung betrachtet werden kann.

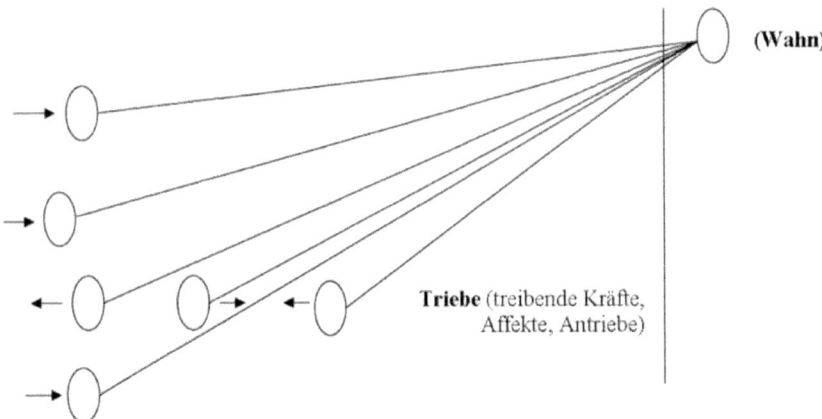

Abb. 4: Externale Zentrierung beim Herrschaftsgebilde des schwachen Willens
durch den Wahn

Da Herr E. das Gefühl hat, im Mittelpunkt des Interesses seines Nachbarn zu stehen, sieht er seine eigene Existenz bestätigt. Dadurch gelingt es ihm, die „Auslöschung, in der *die Identität verloren geht*",[31] *abzuwenden. Das Gefühl, die Zielperson einer Verfolgung zu sein, ermöglicht somit die „Absicherung ihrer eigenen Ich-Identität und die Sicherung ihrer Ich-Grenzen".*[32]

Zudem stellt der Wahn nach Stavros Mentzos eine Möglichkeit zur „Externalisierung"[33] *eines Konfliktes dar: So hat der Verfolgungswahn häufig „seine Wurzeln im Gefühl, den eigenen Ansprüchen und jenen der anderen nicht zu genügen".*[34] *Das Gefühl, etwas falsch zu machen, gründet in der Lebensgeschichte Herrn E.'s und wurde vermutlich früh internalisiert. Nicht nur das Unvermögen, den Ansprüchen seines Vaters gerecht zu werden, sondern auch die Ablehnung, mit der er in Deutschland als Ausländer häufig konfrontiert war, prägte sein negatives Selbstbild.*

Ohne das Vorliegen einer Willenserkrankung würde die durch die Ablehnung ausgelöste intrapsychische Dissonanz als Teil der „Vielheit"[35] *der Triebe vermutlich „zur Einheit zusammengeschmolzen".*[36] *Dieses Einschmelzen ist nach Einschätzung des Psychiaters und Philosophen Klaus Dörner notwendig, um „Spaltungen zu überbrücken, zu kitten, Fremdes auszuhalten und Konflikte zu lösen".*[37] *Auch für Nietzsche ist „alle Einheit (…) nur als* Organisation *und Zusammenspiel Einheit"*[38] *und stellt ein Herrschaftsgebilde dar, „das Eins bedeutet, aber nicht eins* ist".[39]

Da beim Menschen des schwachen Willens jedoch „atomistische[ ] Anarchie"[40] *herrscht, und er die Spannung der Triebe untereinander nur schwer ertragen kann, ist das „Maß der Spannung und der Belastung"*[41] *nur gering. Um das Selbst zu konsolidieren, werden bei extrem verletzlichen und wenig belastbaren Menschen daher vermutlich Anteile abgespalten, die „nicht als Identität wahrgenommen"*[42], *sondern als nicht zugehörig erlebt werden. Bei diesem Abwehrmechanismus gehorcht der Schizophrene nach Einschätzung des Psychiaters Asmus Finzen dem „Gesetz (…) des Alles oder Nichts",*[43] *welches an das von Nietzsche geschilderte Bedürfnis des Schwachen „nach irgend etwas Unbedingtem von Ja und Nein"*[44] *erinnert.*

Der abgespaltene Anteil, der Herrn E. unbarmherzig Verhaltensvorgaben zu erteilen scheint, illustriert möglicherweise ein „durch Willens-Erkrankung in's Unsinnige aufgethürmtes, bis zur Verzweiflung gehendes Verlangen nach einem ,du sollst'".[45] *Die mutmaßlichen Befehle des Nachbarn übernehmen die Funktion der „Regulierung und der Steuerung des Handelns"*[46] *und dienen der „Selbstkonsolidierung".*[47] *Dies ist nach Mentzos der Grund, „warum der Wahnkranke um seinen Wahninhalt, um seine paranoide Überzeugung regelrecht kämpft".*[48] *Auch Herr E.*

reagiert sehr ungehalten, wenn seine Söhne oder der Psychiater seine Wahrnehmung anzweifeln und verfällt in glühende Rechtfertigungsreden.

Den „Fanatismus",[49] der auch in „wahnhaften Überzeugungen"[50] zum Ausdruck kommt, bezeichnet Nietzsche als einzige Form der „„Willensstärke', zu der auch die Schwachen und Unsicheren gebracht werden"[51] könnten.

Nach Mentzos Hypothese kann der Wahn als „Modus der Abwehr"[52] betrachtet werden, der es ermöglicht, die „Zerspaltung zu überbrücken und einen Rest von Identität und Kontakt zur Umwelt aufrecht zu erhalten".[53]

Die Fremdbestimmung als „nothwendige Richtung nach Aussen statt zurück auf sich selber – gehört eben zum Ressentiment"[54] und kann als Zeichen für Herrn E.'s Reaktivität gewertet werden. Durch den Zwang, ständig reagieren zu müssen, kommt er nicht zur Ruhe und berichtet von einer tiefen Erschöpfung.

Aus Angst vor dem als übermächtig erlebten Nachbarn versucht er, sich unsichtbar zu machen und diesem auszuweichen. Wie Nietzsches Sklave, den alles Versteckte als „seine Welt, seine Sicherheit, sein Labsal"[55] anmutet, und der sich auf das „Warten, das vorläufige Sich-verkleinern, Sich-demüthigen"[56] versteht, lässt er sein Handeln von außen bestimmen und fühlt sich ohnmächtig. Die Bemerkung, er fühle sich als „Gefangener seiner selbst" illustriert sein Lebensgefühl in anschaulicher Weise. Durch dieses reduzierte Leben nimmt Herr E. sich selbst gegenüber eine verneinende Haltung ein.

Ebenso wie Nietzsches Sklaven geht ihm „das wirklichkeitsbezogene Handeln aus sich selbst fast ganz ab[ ]",[57] und er vermag „keine positiven Inhalte zu setzen".[58] Die Fixierung auf die Klopfgeräusche erlaubt es ihm, als Knecht zu gehorchen und enthebt ihn der Verpflichtung, Verantwortung für sein Leben und seine Freizeitgestaltung zu übernehmen.

Aufgrund seiner Hemmung, eine „die Außenwelt umgestaltende, wahrnehmbare Aktion"[59] zu wagen, erfolgten bislang keine Versuche, die Situation zu verändern. Sein „Aufsichbeharren"[60] ist „zum Prinzip des Misstons und zur Quelle der Verstimmung"[61] geworden, die bei der Begegnung mit Herrn E. spürbar wird: seine Fixierung auf den geschilderten Sachverhalt ruft bei seinen Mitmenschen oft eine leichte Gereiztheit hervor.

Als Mensch des Ressentiments ist Herrn E.'s ursprüngliche Leistung „die der Negation".[62] Um den Schmerz über seine Verfasstheit nicht spüren zu müssen, findet er in dem vermeintlich mächtigen Nachbarn einen Angriffspunkt für den Affekt der umwertenden Rache und erlebt diesen als schuldigen Täter. Als Antwort auf die

Frage nach den Beweggründen des Nachbarn für ein derartiges Verhalten äußerte Herr E., dass dieser vermutlich „psychisch krank" sei. Auf die negative Konnotation dieses Begriffes wurde im Kapitel 3.3.1 bereits hingewiesen. Mit der Detraktion des *Nachbarn vollbringt Herr E. in Anlehnung an Nietzsches Sklaven eine rein geistige Handlung. „Durch die Ablösung des Handelns von der Wirklichkeit wird die eigene, eingeschränkte Weise des Daseins gerechtfertigt, ihr rationalisierend scheinbare Wirklichkeit verliehen".[63]*

Die Ursache seiner Unzufriedenheit muss Herr E. somit nicht bei sich selbst suchen, sondern kann mit Hilfe seiner Interpretation „vorteilhaftere Daseinsbedingungen"[64] für sich schaffen.

Der Wahn als der ihn beherrschende Teil des Menschen kann als Überlebensstrategie für Menschen, die beherrscht werden wollen, betrachtet werden. Durch die externale Zentrierung wird eine „Grundabwehr des Ich-Zerfalls"[65] ermöglicht. Da im Fall von Herrn E. das „Problem (…) die ‚Lösung'"[66] zu sein scheint, hat der Verstimmte möglicherweise recht mit der Vermutung, dass ein Umzug wenig sinnvoll wäre. Die relative Stabilisierung des Selbst ist jedoch „bei weitem nicht optimal"[67] und wird „sehr teuer bezahlt",[68] da sie mit großem persönlichem Leid verbunden ist und eine reale Selbstübernahme verhindert.

Ein weiterer Hinweis auf die Hypothese, dass Herr E. seinen Nachbarn benötigt, um sein Unwohlsein zu rechtfertigen, liegt in seiner widersprüchlichen Einstellung zum Thema Ruhe, nach der er sich inständig sehnt, und die er gleichzeitig fürchtet. Sein Cousin plant, ein Eigenheim auf dem Land zu kaufen, in das auch Herr E. einziehen soll. Herr E. freut sich zwar über die Geste des Cousins, befürchtet aber, dass es dort zu ruhig sein könnte, da völlige Ruhe ihn immer sehr „kribbelig" und unruhig mache.

Bei der Betrachtung der „mannigfaltige[n] Unruhe der Menschen"[69] stellte schon Blaise Pascal fest, dass alles Unglück der Menschen ihrer Unfähigkeit, „in Ruhe allein in ihrem Zimmer bleiben zu können",[70] entspringe. Ohne Zerstreuung müsste der Mensch des Ressentiments jedoch seinen Schmerz und seine Unzufriedenheit spüren, und so wünscht er sich nichts inständiger als Ablenkung von sich selbst.[N]

[N]   Zum Begriff der *Zerstreuung*, die es dem Menschen ermöglicht, nicht über das „natürliche[ ] Unglück" (Pascal 1987, S. 77) seiner „schwachen, sterblichen und so elenden Seinslage" (Ebd.) nachdenken zu müssen, hat sich Blaise Pascal ausführlich im Fragment 139 seiner *Pensées* geäußert.

5.2 Die Umkehrung der Zeit im „Es war" – die Posttraumatische Belastungsstörung

Die Schwäche des Bruchstück-Menschen, die in einer ungenügenden Fähigkeit zur Hemmung der von innen und außen kommenden Impulse und einer ausgeprägten „Überempfindlichkeit"[1] begründet liegt, hat auch Auswirkungen auf sein *Gedächtnis*. Sie bewirkt, dass die Erfahrungen „zu tief greifen"[2] und das „Gedächtnis vergifte[n]"[3]. Aufgrund der toxischen Wirkung spricht Sybe Schaap in diesem Zusammenhang auch von einer „infektiöse[n] Überempfindlichkeit".[4]

Um diesen „Infektionsprozess" nachvollziehen zu können, sollen Nietzsches Vorstellungen von der Entstehung und Beschaffenheit des menschlichen Gedächtnisses in ihren Grundzügen kurz umrissen werden. So ist der Prozess des Lebens für ihn „nur dadurch möglich, daß viele Erfahrungen nicht immer wieder gemacht werden müssen, sondern in irgend einer Form einverleibt werden".[5] Bei der Einverleibung werden einzelne Erlebnisse in einem inneren Prozess „verarbeitet, zusammengeordnet"[6] und zu einem Grundschema zusammengeschmolzen. Im Gedächtnis entsteht dabei ein „Begriff, der allgemeinere Fall, in dem der spezielle liegt".[7O]

„So lange etwas noch als einzelnes factum zurückgerufen werden kann, ist es noch nicht eingeschmolzen: die jüngsten Erlebnisse schwimmen noch auf der Oberfläche".[8]

O   Diese Theorie gilt bis heute unangefochten. So betont der Hirnforscher Manfred Spitzer: „Was von den unzähligen einzelnen Erfahrungen (Musterverarbeitungsprozessen) bleibt, ist daher nicht deren Einzigartigkeit, sondern das, was sie mit anderen Erfahrungen gemeinsam haben, das, was hinter den einzelnen Erfahrungen an Gemeinsamkeit steckt" (Spitzer 2008, S. 31).

Erkennbar werden die eingeschmolzenen Grundschemata durch „Gefühle von Neigung, Abneigung"[9] und „Werthschätzungen",[10] die von „sogenannten Instinkte[n]"[11] geregelt werden.[P] Der Kern des Gedächtnisses liegt „unterhalb unseres Bewußtseins".[12] „Alles, was ins Bewußtsein tritt, ist das letzte Glied einer Kette, ein Abschluß."[13]

Ein „*ausgeglichenes Gedächtnis*"[14] stellt einen stabilen Erinnerungsrahmen dar, in dem die „Menge aller Erlebnisse"[15] in einem Verarbeitungsprozess geordnet, koordiniert und zusammengefügt wurde. Ähnlich wie bei der „*Begriffsbildung* aus vielen Einzelfällen"[16] erfolgt ein „Herausheben und immer neu Unterstreichen des Grundschemas und Weglassen der Neben-Züge".[17]

Das „Frühere, Regulierte und Ausgeglichene"[18] bildet „lebendig, sich ordnend, gegenseitig formend, ringend mit einander, vereinfachend, zusammendrängend und in viele Einheiten verwandelnd"[19] ein ausgewogenes Gleichgewicht und stellt die Erfahrungsgrundlage für alle neuen Impulse dar, die auf den Organismus einströmen. Dabei ist die Fähigkeit, zu selektieren und sich gegen „eine große Menge von Einwirkungen (...) zu erhalten und zu wehren wissen",[20] notwendig, um das bestehende Gleichgewicht nicht zu gefährden. Die „ausgewogene Dominanz des Älteren lässt dem Organismus Selbstbeherrschung zukommen: Auf diese Art und Weise wird das Neue ‚beherrscht' verarbeitet".[21]

Zu einem ausgeglichenen Gedächtnis gehört nach Nietzsche auch ein gewisses Maß an *Vergesslichkeit*. In der *Genealogie der Moral* definiert er die Vergesslichkeit als „Aufrechterhalterin der seelischen Ordnung"[22] und schreibt ihr ein „aktives, im strengsten Sinne positives Hemmungsvermögen"[23] zu.

Diesem Vermögen ist es zuzuschreiben, dass die „Einverleibung"[24] oder „Verdauung"[25] des Erlebten und Erfahrenen nicht „in's Bewusstsein tritt",[26] und viele Erinnerungen unbemerkt „eingeschmolzen"[27] werden können.

[P] Aus heutiger neurobiologischer Sicht wird Nietzsches Theorie bestätigt. So schreibt Spitzer, dass sich die menschlichen Erfahrungen „in einer zunehmend differenzierten Strukturierung des Gehirns" (Spitzer 2008, S. 31) auswirkten. Die dabei automatisch „emotional positiv oder negativ" (Ebd., S. 357) gefärbten Erlebnisse schlügen sich „in denjenigen Bereichen der Gehirnrinde nieder, die an den jeweiligen Erfahrungen aktiv beteiligt" (Ebd.) seien.

„Die Thüren und Fenster des Bewusstseins zeitweilig schliessen; von dem Lärm und Kampf, mit dem unsre Unterwelt von dienstbaren Organen für und gegen einander arbeitet, unbehelligt bleiben; ein wenig Stille, ein wenig tabula rasa des Bewusstseins, damit wieder Platz wird für Neues, vor Allem für die vornehmeren Funktionen (…) das ist der Nutzen der (…) aktiven Vergesslichkeit."[28]

Ohne Vergesslichkeit gibt es nach Nietzsche „kein Glück, keine Heiterkeit, keine Hoffnung, keinen Stolz"[29] und „keine *Gegenwart*".[30] Im zweiten Stück seiner *Unzeitgemäßen Betrachtungen* weist er darauf hin, dass es dem Menschen nur durch aktives Vergessen gelingen kann, „einen Horizont um sich zu ziehen",[31] um sich so „auf der Schwelle des Augenblicks, alle Vergangenheiten vergessend"[32] niederzulassen und Glück zu empfinden.

Vor dem Hintergrund der bisherigen Analyse kann festgestellt werden, dass *Ordnung, Struktur* und *Beherrschtheit* nicht nur Kennzeichen des starken Willens, sondern auch Merkmale des ausgeglichenen Gedächtnisses sind.

Das „*verstörte Gedächtnis*"[33] hingegen stellt keinen stabilen und ausgeglichenen Bezugsrahmen dar. Aufgrund der bereits beschriebenen Dünnhäutigkeit und Sensibilität fällt es dem Schwachen schwer, Eindrücke zu selektieren und abzuwehren. In *Ecce Homo* schreibt Nietzsche: „Man weiss von Nichts loszukommen, man weiss mit Nichts fertig zu werden, man weiss Nichts zurückzustossen, – Alles verletzt. Mensch und Ding kommen zudringlich nahe, die Erlebnisse treffen zu tief, die Erinnerung ist eine eiternde Wunde."[34]

Die mangelnde „Kraft, (…) Wunden auszuheilen",[35] resultiert aus der Unfähigkeit, „Vergangenes und Fremdes umzubilden und einzuverleiben".[36] Nach Nietzsche gibt es Menschen, die diese „*plastische Kraft*"[37] so wenig besitzen, „dass sie an einem einzigen Erlebniss, an einem einzigen Schmerz, oft zumal an einem einzigen zarten Unrecht, wie an einem ganz kleinen blutigen Risse unheilbar verbluten".[38] Da schmerzhafte Erlebnisse nicht „ausgewogen verarbeitet"[39] werden können, sondern eine chronische „Indigestion"[40] hervorrufen, bleiben sie als ein dem Organismus fremdes „Bruchstück"[41] und „Räthsel"[42] in der Erinnerung bestehen. Auf diese Weise verursachen sie „einen ‚Überreiz' im Gedächtnis und folglich ‚Unbehagen' im Bewusstsein".[43]

Der Überreiz im Gedächtnis führt zu einem „Wiederkäuen und immer wiederholten Wiederkäuen"[44] der nicht verarbeiteten Erinnerungen. Aus der mangelnden

„Kraft zu vergessen",[45] resultiert ein „passivisches Nicht-wieder-los-werden-können des einmal eingeritzten Eindrucks"[46] und ein Gekettetsein an die Vergangenheit, die Nietzsche auch als das „Es war"[47] bezeichnet. Da das Vergangene nicht vergessen werden kann, läuft es Gefahr, „zum Todtengräber des Gegenwärtigen"[48] zu werden. In den *Unzeitgemässen Betrachtungen* schreibt Nietzsche:

> „Denkt euch das äusserste Beispiel, einen Menschen, der die Kraft zu vergessen gar nicht besässe, der verurtheilt wäre, überall ein Werden zu sehen: ein Solcher glaubt nicht mehr an sein eigenes Sein, glaubt nicht mehr an sich, sieht alles in bewegte Punkte auseinander fliessen und verliert sich in diesem Strome des Werdens."[49]

Auch der Umgang mit neuen, von außen kommenden Impulsen wird durch die Überreizung und Vergiftung des Gedächtnisses beeinträchtigt. Da neue Erfahrungen nicht nach vorheriger Selektion in einen „stabilen Rahmen"[50] aufgenommen und integriert werden können, wird schnell und „impulsiv‘ auf diese Impulse reagiert".[51] Statt ein ausgeglichenes Gedächtnis besonnen „das Neue führen und bestimmen zu lassen, lässt man das Zufällige und Unbeständige ins Alte eingreifen".[52] Die fatale „Dominanz des Neuen"[53] unterwirft den Menschen dem Primat unwägbarer Impulse und führt zu einem rapiden „Verbrauch von Nervenkraft".[54] Der aus der Überreizung und der Unfähigkeit zu vergessen, resultierende „Ärger, die krankhafte Verletzlichkeit, die Ohnmacht zur Rache, die Lust, der Durst nach der Rache, das Giftmischen in jedem Sinne",[55] stellt „für Erschöpfte sicherlich die nachtheiligste Art zu reagieren"[56] dar, denn „das Ressentiment, aus der Schwäche geboren",[57] ist „Niemandem schädlicher als dem Schwachen selbst".[58]

Sybe Schaap hat darauf hingewiesen, dass für Nietzsche die Fähigkeit zu vergessen, keine „Sache der Willkür, der freien, subjektiven Entscheidungsmöglichkeit"[59] sei, sondern dass dabei von einer leiblichen und instinktiven Verankerung auszugehen sei.

Tatsächlich hängt die Mehrheit der psychisch *Verstimmten* „immerfort am Vergangenen":[60] Die Kette der Vergangenheit „läuft mit"[61] und beschwert den „Gang als eine unsichtbare und dunkle Bürde",[62] wird zur *Last*. Besonders deutlich wird der Mechanismus des verstörten Gedächtnisses und der damit zusammenhängenden Unfähigkeit zu vergessen jedoch bei den, im psychiatrischen

Sprachspiel als *Posttraumatische Belastungsstörungen (PTBS)* bezeichneten, Verstimmungen.

Um die Genese und Phänomenologie eines verstörten Gedächtnisses anschaulich schildern zu können, habe ich eine Patientin ausgewählt, die in ihrer Kindheit besonders schwer traumatisiert wurde. Die Schwere des Falles stellt eine besondere Herausforderung dar – das Beispiel ist aber bewusst gewählt, um die Theorien Nietzsches auch bei der Untersuchung extremer Lebensgeschichten auf den Prüfstand stellen zu können.

Bei meiner Analyse werde ich mich auch auf die Forschungsergebnisse Gottfried Fischers stützen, der bis 2009 Professor für Klinische Psychologie an der Universität Köln war, und als Begründer der Psychotraumatologie in Deutschland gilt.

5.2.1 Frau S.

Frau S. ist eine 42-jährige Frau, die durch eine kräftige Statur und ein betont selbstbewusstes Auftreten auffällt. Im Alter von sechs Jahren wurde sie ihren Erzählungen gemäß erstmals von ihrem Vater sexuell missbraucht und dabei gefilmt. Da sie von diesem Zeitpunkt an regelmäßig den Misshandlungen ihres Vaters ausgesetzt war, ging sie einige Jahre später freiwillig in ein Heim. Nach zwei missglückten Suizidversuchen begann sie als Jugendliche, ihre Dienste als Prostituierte anzubieten. Einmal missbrauchte sie einen kleinen Jungen, der auch im Heim lebte, um nach eigenen Angaben herauszufinden, was dabei den Reiz für den Täter ausmachen könnte. Frau S. machte als Erwachsene eine Ausbildung zur Schneiderin und arbeitete einige Jahre in diesem Beruf.

Wegen ihrer Alkoholabhängigkeit verlor sie jedoch ihre Stelle und ist seit vielen Jahren arbeitslos. Sie ist ledig, hat keine Kinder und ist im psychosozialen Hilfesystem eingebunden. In Folge der jahrelangen sexuellen Ausbeutung entwickelte Frau S. Symptome, die im ICD-10 als Posttraumatische Belastungsstörung[1] *(F 43.1) bezeichnet werden.*

Eine posttraumatische Belastungsstörung (PTBS) kann als „Reaktion auf ein belastendes Ereignis oder eine Situation außergewöhnlicher Bedrohung"[2] entstehen. Opfer oder Zeuge von Katastrophen, Kampfhandlungen, schweren Unfällen, Folterungen, Vergewaltigungen oder anderen Verbrechen zu werden, kann die Entstehung einer solchen Belastungsstörung nach sich ziehen. Die Vulnerabilität für die Entwicklung dieses Syndroms kann durch prämorbide „zwanghafte oder asthenische"[3] Persönlichkeitszüge erhöht werden.

Die sogenannte Symptomtriade, die sich aus *Intrusionen* (z.b. sich aufdrängende Erinnerungen in flashbacks oder Albträumen), *Vermeidung* (z.b. von Stichworten oder Situationen, die an die traumatische Situation erinnern könnten) und vegetativer *Übererregbarkeit* (z.b. Konzentrationsstörungen oder Reizbarkeit) zusammensetzt, stellt die Kernsymptomatik der Störung dar. „Angst und Depression"[4], „Suizidgedanken"[5] sowie „Drogeneinnahme oder übermäßiger Alkoholkonsum"[6] sind häufige Begleiterscheinungen einer PTBS. Der Verlauf der Erkrankung ist unterschiedlich, bei einigen Patienten „nimmt die Störung über viele Jahre einen chronischen Verlauf und geht dann in eine dauernde Persönlichkeitsänderung über".[7]

Da Frau S. schwerster und wiederholter Misshandlung ausgesetzt war, kann in ihrem Fall von einer Extremtraumatisierung gesprochen werden.[Q]

Zu dem Zeitpunkt, an dem Frau S. erstmalig zum Opfer einer Gewalttat wurde, war sie noch ein Kind. Aufgrund ihres Alters war sie kognitiv vermutlich noch nicht in der Lage, das Verhalten ihres Vaters begreifen und einordnen zu können. Die Tatsache, dass ein bislang als Vertrauensperson eingeschätzter Mensch sie auf diese Weise quälte, wird ihr noch in der Entwicklung befindliches kindliches Selbst- und Weltverständnis stark erschüttert haben.

Aufgrund der Ungeheuerlichkeit des Vorfalls „scheint die Integration der traumatischen Erfahrung in die vorhandenen Schemata des Selbst- und Weltverständnisses bzw. die funktionell-neuronalen Strukturen"[8] *misslungen zu sein.*

[Q] Aktuell bereitet eine Arbeitsgruppe der WHO eine diagnostische Kategorie für den ICD-10 zum „Persönlichkeitswandel nach katastrophischen Erfahrungen" (Fischer und Riedesser 2009, S. 52) vor. Parallel dazu haben Judith Herman und Bessel van der Kolk das *Komplexe psychotraumatische Belastungssyndrom (kPTBS)* entworfen und dafür sieben Kriterien bzw. Symptomgruppen vorgeschlagen (Vgl. Ebd.).

Ein erster Hinweis auf die Verstörung ihres Gedächtnisses geht aus Frau S.'s Beschreibung von Wahrnehmungsveränderungen in der traumatischen Situation hervor. So erinnert sie sich heute noch bruchstückhaft daran, starke Schmerzen und Todesangst empfunden und daraufhin ihr Bewusstsein zeitweilig „ausgeschaltet" zu haben. Die dadurch bedingten Gedächtnisausfälle werden in der Fachsprache als „Amnesien"[9] bezeichnet und gehören zu den psychischen „Selbstschutzmechanism[en]".[10] Weiter erinnert sich Frau S. an das Gefühl, Teile des bedrohlichen Geschehens als außenstehende Beobachterin erlebt zu haben. Dieses auch als „out-of-body-experience"[11] bezeichnete Phänomen, das ebenso wie die Amnesien zu den „peritraumatische[n] (...) Dissoziation[en]"[12] gezählt wird, entsteht als „Folge einer Überforderung des Bewusstseins bei der Verarbeitung traumatischer, überwältigender Erlebnissituationen".[13]

Auch wenn die dissoziativen Fähigkeiten eine Schutzfunktion übernehmen, so stellen sie nach aktuellem Stand der Traumaforschung „vermutlich ein besonderes Problem"[14] für die „Verwandlung von Erinnerungen an die traumatische Situation in schematisiertes Wissen"[15] dar. So schreiben Gottfried Fischer und Peter Riedesser:

> „Hier kann es leicht zur Bildung dissoziierter, fragmentierter Schemata kommen, die ein abgespaltenes Dasein im Gedächtnis führen und sich den Koordinationsregeln entziehen, die sonst den verfügbaren Wissensbestand der Persönlichkeit leiten."[16]

Fischer und Riedesser vergleichen die abgespaltenen Erinnerungen mit einem „nicht assimilierbare[n] innere[n] ‚Fremdkörper'"[17] bzw. „eingedrungene[n] Mikroorganismen",[18] mit denen der Betroffene weiterleben muss. In Nietzsches Metaphorik entsprechen die vom Bewusstsein abgespaltenen, dissoziierten Erinnerungen unverdaulichen Nahrungsanteilen, die dem Körper nicht einverleibt werden können:

> „Ein starker (...) Mensch verdaut seine Erlebnisse (Thaten, Unthaten eingerechnet) wie er seine Mahlzeiten verdaut, selbst wenn er harte Bissen zu verschlucken hat. Wird er mit einem Erlebnisse ‚nicht fertig', so ist diese Art Indigestion so gut physiologisch wie jene andere."[19]

Als „harte Bissen" liegen die Missbrauchserfahrungen wie unverdauliche Steine in Frau S.'s Magen und verhindern die Entstehung eines ausgeglichenen Gedächtnisses.

Die Unfähigkeit, die Bissen zu assimilieren, kann auch als unbewusste, aus der kindlichen Schwäche resultierende „Weigerung" gegen die Korrektur des bisherigen Selbst- und Weltbildes und als „Nein" zur erlebten Wirklichkeit interpretiert werden. Dadurch wird ein „Einigungsprozeß",[20] bei dem sich „die Teilkräfte zu einem Ganzen"[21] ordnen, dauerhaft verhindert. In Ermangelung der *plastischen Kraft, die notwendig ist, um „Vergangenes und Fremdes umzubilden und einzuverleiben",[22] kann kein stabiler Bezugsrahmen entstehen, in dem sich „eine Vielheit mit Einem Sinne"[23] zur Einheit ordnet.*

Da sich der Vater in der Folgezeit wiederholt an seiner Tochter verging, kann davon ausgegangen werden, dass er ihr Gedächtnis durch „Mnemotechnik"[24] dauerhaft verstörte: „Man brennt Etwas ein, damit es im Gedächtniss bleibt: nur was nicht aufhört, weh zu tun, *bleibt im Gedächtniss."[25]*

Nach Gottfried Fischer ist der Täter häufig selbst traumatisiert und übermittelt durch die Gewalttat „dem Opfer sein eigenes zerstörtes Welt- und Selbstverständnis",[26] seinen „unbewussten Konflikt (…), sein zerstörtes Wesen, seinen Hass und seine ruinierte Emotionalität".[27] In einer „extrem negativ emotionalen Gewaltsituation"[28] werden die Körpergrenzen des Opfers überschritten, um das eigene zerstörte Selbstbild zu introjizieren. Die Situation negativer Intimität kann „psychologisch zu einer intensiveren Bindung führen, als dem Opfer bewusst wird".[29] Indem auch Frau S. später einen kleinen Jungen missbrauchen sollte, wurde sie selber zur Täterin. Die Erinnerung daran erfüllt sie noch heute mit tiefen Scham- und Schuldgefühlen.

Die das Gedächtnis verstörenden psychischen Fremdkörper rufen allem Anschein nach einen andauernden „Überreiz"[30] hervor und erschweren sowohl die Verarbeitung neuer Erfahrungen als auch den Umgang mit der Vergangenheit. So leidet Frau S. seit ihrer Kindheit an Symptomen der Übererregbarkeit, die sie unbeherrscht und maßlos auf neue, von außen kommende Impulse regieren lassen. Bei den leisesten Geräuschen fährt sie zusammen und sitzt am liebsten mit dem Rücken zur Wand, um den Raum im Blick zu haben. Diese als „Schreckhaftigkeit" und „Hypervigilanz" bezeichneten Verhaltensweisen sind vermutlich auf eine Übererregung des vegetativen Nervensystems zurückzuführen und werden häufig von Schweißausbrüchen und erhöhtem Blutdruck begleitet. Ihre gereizte Grundstimmung bewirkt, dass sich Frau S. schnell provoziert fühlt, und zu plötzlichen aggressiven Durchbrüchen neigt. Die intensiven Hass- und Wutgefühle, die sie ständig begleiten, entladen sich schon bei für Außenstehende unbedeutenden Anlässen. Da Frau

S. im nationalsozialistischen Parteiprogramm ihre Weltanschauung vertreten sieht, ist sie seit einigen Jahren aktives Mitglied der NPD. Sie schätzt sowohl die straffe Organisation der Partei als auch die radikale gesellschaftliche und staatliche Ordnung, die im politischen Programm annonciert werden. Das durch den „Überreiz" verursachte Fehlen innerer Strukturen führt offensichtlich zu einem Wunsch nach klaren äußeren Strukturen.

Gegen ihre schon in jungen Jahren diagnostizierte Aufmerksamkeitsdefizit-Hyperaktivitätsstörung (ADHS) verschrieb ihr der Kinderarzt das Medikament „Ritalin", das sie sich heute von ihrem Psychiater verordnen lässt.

Eine weitere Folge der Überreizung ihres Gedächtnisses stellt die im Dienste der Rache stehende Unfähigkeit zu vergessen dar.

Die harten Bissen, die nach Gottfried Fischer als „[z]usammenhanglose Sinnesfragmente"[31] eine dekontextualisierte Existenz im Gedächtnis von traumatisierten Menschen führen, können unkontrolliert in ihr Bewusstsein treten und sie in Form von Intrusionen überfluten.[32] Als Intrusionen werden Erinnerungen an die traumatische Situation in Form von Albträumen, sich aufdrängenden Bildern und Nachhallerinnerungen bezeichnet. Frau S. leidet vor allem an Albträumen und einer besonderen Form von Nachhallerinnerungen, den „Flashbacks".[33] Hierbei handelt es sich um ein, durch Schlüsselreize oder Trigger hervorgerufenes Wiedererleben des traumatischen Ereignisses, das von dem Betroffenen nicht als Erinnerung erkannt wird. In bestimmten Situationen verfällt Frau S. einige Minuten lang in einen Dämmerzustand, in dem „Teile der traumatischen Erfahrung wachtraumartig wieder durchlebt"[34] werden. Da sie während der Überflutung nicht in der Lage ist, „zwischen Vergangenheit und Gegenwart, Erinnerung und aktueller Bedrohung"[35] zu unterscheiden, fühlt sie sich unweigerlich wieder in die Situation des Missbrauchs zurückversetzt und hat das Gefühl, ein sechsjähriges Kind zu sein. Fischer und Riedesser führen den Charakter des „Unveränderbaren"[36] der traumatischen Erinnerungsfragmente darauf zurück, dass „die Kategorisierung und Kontextualisierung der Sinneseindrücke",[37] und somit eine Einordnung und Strukturierung, misslungen ist.

Die durch Intrusionen ermöglichte Rückkehr in die Vergangenheit kann als eine der Stufen der Ressentimententwicklung gedeutet werden. Frau S., die im Verlauf ihrer Kindheit und Jugend sehr schlechte Erfahrungen machen musste und wenig gefördert wurde, führt heute ein wenig erfülltes Leben als Arbeitslose und Alkoholabhängige. Die andauernd empfundene Ohnmacht der Welt gegenüber lässt nun

„den mit ihr verknüpften Schmerz unerträglich werden".[38] Gemäß dem Mechanismus des Ressentiments versucht Frau S. unbewusst, den gegenwärtig erlebten Schmerz durch einen „Affekt der Rache"[39] zu betäuben. Durch die Rache soll die „erlittene Schädigung zum Ausgleich gebracht werden".[40] Dabei vollzieht sie eine „Zeitumkehrung",[41] bei der sie den Schmerz in die Vergangenheit verlegt, ihre Aufmerksamkeit auf die „gesetzte (...) Ursache"[42] des Schmerzes richtet und die Verantwortung dem „als schuldig"[43] gesetzten Täter, ihrem Vater, zuweist.

Die Zeitumkehrung, die durch die Intrusionen herbeigeführt wird, könnte auch als ohnmächtiger Versuch, die Zeit zurückzudrehen und den Lauf der Ereignisse zu verändern, betrachtet werden. In diesem Sinne sind die folgenden Worte Zarathustras zu deuten:

> „Nicht zurück kann der Wille wollen; dass er die Zeit nicht brechen kann und der Zeit Begierde, – das ist des Willens einsamste Trübsal. (…) Dass die Zeit nicht zurückläuft, das ist sein Ingrimm; ‚Das, was war' – so heisst der Stein, den er nicht wälzen kann. Und so wälzt er Steine aus Ingrimm und Unmuth und übt Rache an dem, was nicht gleich ihm Grimm und Unmuth fühlt. Also wurde der Wille, der Befreier, ein Wehethäter: und an Allem, was leiden kann, nimmt er Rache dafür, dass er nicht zurück kann. Diess, ja diess allein ist Rache selber: des Willens Widerwille gegen die Zeit und ihr ‚Es war'."[44]

Ein weiterer Versuch, durch Zeitumkehrung Einfluss auf die Vergangenheit zu nehmen, ist in dem unbewussten Wiederholungs- und Reinszenierungsbedürfnis traumatisierter Menschen erkennbar. Peter Sloterdijk spricht in diesem Zusammenhang vom „Rundkurs des Traumas"[45] und den dazugehörigen „Knotenbildungen, durch die sich das jeweils neue Jetzt zwanghaft und suchthaft in ältere Schmerzschleifen einfädelt".[46]

Auch Frau S. sucht immer wieder instinktiv nach Situationen, die an ihre traumatischen Erlebnisse erinnern. Wenn sie nachts durch ihre Albträume erwacht, verspürt sie das starke Bedürfnis, sich das Video anzusehen, das der Vater während einer Missbrauchssituation drehte. Danach muss sie sich häufig übergeben, laut Fischer ein Versuch, das „aufgezwungene bösartige Introjekt wieder aus[zu]stoßen".[47] Nicht nur ihre einstige Tätigkeit als Prostituierte, sondern auch der Missbrauch des kleinen Jungen kann vor dem Hintergrund des Wiederholungszwanges gedeutet werden. Durch einen als „Identifizierung mit dem Aggressor"[48] bezeichneten Abwehrmechanismus solidarisieren sich manche Opfer mit dem Täter, um ihr Gefühl des Ausgeliefertseins in der traumatischen Situation zu vermindern. So ist es möglich, dass in der späteren Reinszenierung die Seiten gewechselt und die ehemaligen Opfer zu Tätern werden. Dieser Interpretationsansatz schließt ein Rachebedürfnis nicht aus, bei dem der „Ingrimm und Unmuth" des Opfers zu dem Wunsch führt, „Rache an dem, was nicht gleich ihm Grimm und Unmuth fühlt", zu üben.

Nach aktuellen Erkenntnissen der Traumaforschung resultiert das Reinszenierungsbedürfnis aus dem Versuch, die traumatische Situation, in der Kampf und Flucht unmöglich waren, nachträglich zu einem guten Ende führen zu können. Das traumatische Erlebnis, das aufgrund der erfahrenen Ohnmacht als „unterbrochene Handlung"[49] erlebt wird, soll in der Wiederholung aktiv vollendet und zu einer guten Gestalt geschlossen werden.

Durch die Zeitumkehrung widersetzt sich Frau S. der Zeit, „flieht vor ihr zurück",[50] legt sie in ihren Intrusionen „subjektiv still"[51] und vergisst „die Gegenwart zugunsten eines Fixpunktes in der Vergangenheit".[52] Auf diese Weise wird sie „zum Todtengräber des Gegenwärtigen".[53] Durch ihre Rückwendung an den vergangenen Zeitpunkt der Misshandlung, „der als solcher, weil vergangen, nicht mehr zu verändern, rückgängig zu machen oder aufzuheben ist",[54] stößt sie immer wieder an den, von der Rache gesetzten Fixpunkt des „Es war". Die Vergangenheit wird zur Last. Weder durch Reinszenierungen noch durch Intrusionen wird sie das Geschehene ändern können. Daher heißt es in Nietzsches Also sprach Zarathustra:

„Es war': also heisst des Willens Zähneknirschen und einsamste Trübsal. Ohnmächtig gegen Das, was gethan ist – ist er allem Vergangenen ein böser Zuschauer."[55] Die abgespaltenen Erinnerungsfragmente, die nicht in die Lebensgeschichte integriert werden können, werden als „ein Bruchstück, ein Räthsel, ein grauser Zufall"[56] erlebt. Indem der Wille sich das Fremde „nicht aneignet, sondern als anderes von sich abweist",[57] ist er daran „unauflöslich gebunden".[58] Fischer bezeichnet die Intrusionen als „negative (…) Fixierung an die traumatische Situation",[59] die eine „Fixierung in der Opferrolle"[60] begünstigen. Durch die Zeitumkehrung begründet das „Es war" die „fortdauernde Rache, es stellt (…) die Rationalisierung für den Widerwillen gegen das Leid dar".[61]

Widerwille gegen das Leid wird auch in Verhaltensweisen sichtbar, die im Vokabular der Psychotraumatologie zur Kategorie der Vermeidung gehören. So vermeidet Frau S. Trigger, ist extrem misstrauisch und lebt sehr zurückgezogen. Das rechte

Maß an Abgrenzung von ihren Mitmenschen ist ihr schon immer schwergefallen, weil ihr fremde Emotionen stets „zudringlich nahe"[62] kommen und ihr die Erlebnisse der anderen unter die Haut gehen. Dadurch bestätigt sie Nietzsches Beobachtung, dass beim Bruchstück-Menschen die „Erlebnisse (...) zu tief"[63] treffen und verletzen. Auch ihr selbstbewusstes Auftreten, das schnell als Fassade erkennbar wird, kann als Schutz gegen neue Verletzungen gedeutet werden.

Da zudem auch ihr Vorname einen Schlüsselreiz darstellte, hat sie diesen amtlich ändern lassen. Ihre Ängste versucht sie, durch Alkohol zu betäuben. Wenn sie bei ihrem Psychiater ist, bittet sie darum, dass die Tür offen bleibt oder dass eine der Sprechstundenhilfen beim Gespräch anwesend ist.

Wenngleich ihre Vermeidungstaktiken Teil einer Lösungsstrategie sind, führen diese letztendlich in eine Sackgasse, da sie sehr unter ihrer sozialen Isolation leidet. So ist Frau S.'s Angst vor Menschen vermutlich auf eine „traumatische[ ] Übergeneralisierung"[64] zurückzuführen, in der sie die Beziehung zu ihrem Vater verallgemeinert. Ihr Gedächtnis stützt sich „zuviel und auch noch auf falsche Art und Weise"[65] auf bisherige Erfahrungen, da sie nun eine erwachsene, kräftige Frau ist, die sich gegen andere Menschen körperlich wehren könnte.

Frau S. ist der Prototyp eines Menschen, der die „Kraft zu vergessen"[66] nicht besitzt, und der „aus der glücklich-vergeßlichen Mitte an die abschüssigen Ränder versetzt"[67] wurde, „von denen es keine einfache Rückkehr zur Normalität mehr gibt".[68] Der Kampf gegen die „grosse und immer grössere Last des Vergangenen",[69] der Teil ihrer Verstörung ist, verdeutlicht den zum Ressentiment gehörigen Mechanismus der Zeitumkehrung in besonderer Weise. Im „Wieder-Erleben negativer Gefühle"[70] findet das Re-Sentiment buchstäblich seinen Ausdruck.

Für Nietzsche ist das „Ressentiment (...) das Verbotene an sich für den Kranken – sein Böses: leider auch sein natürlichster Hang".[71] Es ist „Niemandem schädlicher als dem Schwachen selbst",[72] da es „einen Grad von Schlaflosigkeit, von Wiederkäuen, von historischem Sinne"[73] gibt, „bei dem das Lebendige zu Schaden kommt, und zuletzt zu Grunde geht".[74]

Auch nach Ansicht von Peter Sloterdijk regt sich der „Furor des Ressentiments von dem Augenblick an (...), in dem der Gekränkte beschließt, sich in die Kränkung fallen zu lassen".[75] Die „aus der Schwäche geboren[en]"[76] Rach- und Nachgefühle des Ressentiments ziehen unvermeidbar eine weitere „Schwächung der Verdauungs-Kraft"[77] mit sich. Auf diese Schwächung soll im nächsten Kapitel näher eingegangen werden.

5.3 Die Müdigkeit und die Reaktivität – das Erschöpfungssyndrom

Als Folge der „übermäßigen Reizung"[1] des Bruchstück-Menschen durch äußere und innere Impulse, sowie nicht verarbeitete Erinnerungsbilder, entsteht eine tiefe *„Schwere und Müdigkeit"*.[2] Die „Fülle disparater Eindrücke"[3] erscheint ihm „größer als je: (…) das *tempo* dieser Einströmung ein *prestissimo*; die Eindrücke wischen sich aus; man wehrt sich instinktiv, etwas hereinzunehmen, *tief* zu nehmen, etwas zu ‚verdauen'".[4] Der Erschöpfte sehnt sich nach „Ruhe, Gliederausstrecken, Frieden, Stille"[5] und verlernt, „zu *agiren*".[6]

Aufgrund der Müdigkeit rufen alle Anforderungen, die von der Außenwelt an ihn herangetragen werden, bei dem Erschöpften *Unlust* hervor. Er weicht allem, „was Affekt macht, was ‚Blut' macht",[7] aus, denn seine Erschöpfung bewirkt „eine tiefe Verminderung und Herabstimmung des Willens zur Macht, eine meßbare Einbuße an Kraft".[8] Im Gegensatz zum Starken, der auf „Steigerung"[9] aus ist, geht es dem Schwachen lediglich um die „Erhaltung des Lebens".[10]

Unfähig, sein Leben aktiv zu gestalten, *„reagirt"*[11] der Schwache nur noch „auf Erregungen von außen her".[12] Sein schwacher, richtungsloser Wille „wird erst auf einen Anstoß hin tätig",[13] und das Wollen wird ihm zur Qual. Meist bewirkt die „machtlose ‚Müdigkeit'",[14] dass seine Reaktion „unbeherrscht und masslos"[15] wird. Die „physiologische Hemmung und Ermüdung"[16] führt nach Nietzsche jedoch unweigerlich zu einem Verdruss an sich selbst:

> „Möchte ich irgend Jemand Anderes sein! so seufzt dieser Blick: aber da ist keine Hoffnung. Ich bin, der ich bin: wie käme ich von mir selber los? Und doch – *habe ich mich satt*! (…) Auf solchem Boden der Selbstverachtung, einem eigentlichen Sumpfboden, wächst jedes Unkraut, jedes Giftgewächs, und alles so klein, so versteckt, so unehrlich, so süsslich. Hier wimmeln die Würmer der Rach- und Nachgefühle; (…) hier wird der Aspekt des Siegreichen *gehasst*."[17]

Der aus der Unzufriedenheit folgende „Überdruss am Leben"[18] findet seinen Niederschlag in der Ressentiment-Moral. Im Gegensatz zum Vornehmen, dessen

Moral „aus einem triumphirenden Ja-sagen zu sich selber herauswächst",[19] negiert die Sklaven-Moral die Wirklichkeit und sagt „von vornherein Nein zu einem
‚Ausserhalb‘, zu einem ‚Anders‘, zu einem ‚Nicht-selbst‘: und *dies* Nein ist ihre
schöpferische That".[20]

Aufgrund der Unfähigkeit, sein Leben handelnd zu gestalten, verneint der
Ressentiment-Mensch das Schaffen und alles, „was die *aufsteigende* Bewegung des
Lebens, die Wohlgerathenheit, (…) die Selbstbejahung"[21] ausmacht. Er wendet
sich gegen die Wirklichkeit, verlangt, dass „*Alles* anders"[22] sein sollte und erwartet, dass dem „menschlichen Wohlbefinden die Einrichtung der Welt"[23] entspre-
che. Dazu erfindet er „eine *andre* Welt (…), von wo aus jene *Lebens-Bejahung* als
das Böse"[24] erscheint. Die Eigenschaften, die die „*Realität ausmachen*, Wechsel,
Werden, Vielheit, Gegensatz, Widerspruch, Krieg"[25] werden negiert, da der Erschöpfte sich von ihnen überfordert fühlt. Die Forderung nach einer Welt der
Passivität, die den Wünschen des eigenen „Herzens genugthut",[26] bezeichnet
Nietzsche als „*anthropocentrische Idiosynkrasie*".[27]

Vorrangig wendet sich die Kritik des Ressentiment-Menschen gegen das *Leiden*, das ihm „*sinnlos[ ]*"[28] erscheint und gemäß seiner Wunschwirklichkeit nicht
existieren „*sollte*".[29] Da für Nietzsche das Leiden jedoch zum Leben gehört, und
dem Menschen notwendig begegnet, ist dieser Wunsch unerfüllbar und „verschlimmert (…) das Leiden nur noch".[30] Während eine „aktive Haltung dem Leiden Sinn vermittelt, verursacht eine reaktive Haltung Empörung"[31] und macht
das als sinnlos erlebte Leiden zur Last.

5.3.1 Frau A.

*Die 33-jährige Frau A. ist alleinerziehende Mutter einer siebenjährigen Tochter. Sie
hat große Schwierigkeiten, sich dieser gegenüber durchzusetzen. Vor einigen Monaten diagnostizierte der Kinderarzt aufgrund der Verhaltensauffälligkeiten des Kindes eine Aufmerksamkeitsdefizit-Hyperaktivitätsstörung (ADHS).*

*Frau A. war noch nie erwerbstätig und bezieht staatliche Leistungen. Ihre Eltern,
die nach Angaben von Frau A. als typische Vertreter der 68er-Generation zur damaligen Hippieszene gehörten, trennten sich, als Frau A. zwei Jahre alt war. Da die
Mutter mit der Erziehung ihrer Tochter überfordert war, blieb das Kind bei seinem
Vater. Da dieser das Beste für sie wollte, beschloss er, das Kind zum Schulbesuch im*

privaten englischen Internat Summerhill *anzumelden. Wie der erwerbslose Vater das Schulgeld bezahlen konnte, ist Frau A. bis heute unklar.*

Das Konzept dieser von Alexander S. Neill gegründeten Schule beruht auf einem „Prinzip der Selbstbestimmung",[1] bei der die Freiheit der Schüler im Vordergrund steht. Frau A. berichtete, dass kein Unterrichtszwang bestand und sie daher meistens die Schule schwänzte. Ihre daraus resultierenden großen Lese- und Schreibschwierigkeiten sowie ein fehlender Schulabschluss erschweren ihr bis heute die Teilnahme am gesellschaftlichen Leben. Die Erinnerung an das Internat, wo sie nach eigenen Angaben von stärkeren Kindern schikaniert wurde und schreckliche Erlebnisse hatte, erfüllt sie mit Rach- und Nachgefühlen. Sie vermeidet bewusst, über diese Zeit zu sprechen.

Seit mehreren Jahren hat sie einen Freund, von dem sie sich finanziell abhängig fühlt. Dieser lebt selber von Sozialleistungen, kann jedoch zeitweise durch Gelegenheitsarbeiten Geld verdienen und seine Freundin, die große Schwierigkeiten hat, mit ihrem Geld auszukommen, unterstützen. Frau A. berichtet, dass beide sich häufig heftig streiten.

Frau A. wurde von ihrem Psychiater mit der Diagnose Erschöpfungssyndrom[2] *(F 48.0) in unsere Praxis überwiesen.*

Bei einem Erschöpfungssyndrom äußern die Betroffenen gewöhnlich „[a]nhaltende und quälende Klagen entweder über gesteigerte Ermüdbarkeit nach geistiger Anstrengung oder über körperliche Schwäche und Erschöpfung nach geringsten Anstrengungen".[3] Neben der Verminderung von Energie treten häufig „Muskelschmerzen",[4] „Spannungskopfschmerzen",[5] „Reizbarkeit",[6] „Dyspepsie"[7] oder eine „Konzentrationsschwäche"[8] auf. Auch eine „Unfähigkeit zu entspannen"[9] wird oft beschrieben. In manchen Fällen steht eine „Hypersomnie"[10] im Vordergrund. Die vorliegenden „depressiven Symptome sind nicht anhaltend und schwer genug, um die Kriterien für eine der spezifischeren Störungen in dieser Klassifikation zu erfüllen".[11] Synonym wird der Begriff „Neurasthenie"[12] verwendet.

Frau A. leidet unter chronischer Müdigkeit und Erschöpfung. Kleine Verrichtungen im Haushalt strengen sie dermaßen an, dass sie sich danach einige Stunden hinlegen muss. Ohne die regelmäßige Anleitung und Unterstützung einer vom überörtlichen Sozialhilfeträger bezahlten Reinigungskraft wäre es nicht möglich, den

Haushalt in einem ordentlichen Zustand zu halten. Ihre unruhige Tochter, die viel Aufmerksamkeit fordert, setzt sie meist vor den Fernseher oder den Computer. Sie geht ungern mit ihr zum Spielplatz, da die Kleine durch ihr auffälliges Sozialverhalten schnell Streit mit anderen Kindern bekommt. Die Gespräche mit der Lehrerin, die aufgrund des schulischen Verhaltens des Kindes darauf bestanden hat, das Jugendamt einzuschalten, erschöpfen und empören Frau A., die ihre Tochter liebt, und deren Schwierigkeiten nicht wahrhaben will.

Da die Schnittstellen mit der Welt meist Kampf und Auseinandersetzung bedeuten, zieht sich Frau A. so weit wie möglich zurück. Ihre „Aktion ist von Grund auf Reaktion".[13]

Sie lebt isoliert und hat aufgrund ihrer fehlenden Kenntnis sozialer Umgangsformen keine Freunde. Ihre Interessen und Aktivitäten beschränken sich auf Fernsehen, Computerspielen und Einkaufen. Da ihre Tochter sie mit materiellen Wünschen bedrängt, und sie nicht die Kraft für Auseinandersetzungen hat, kauft sie ihr jeden Tag ein kleines Spielzeug. Wenn sie den Wünschen des Kindes nicht nachkommt, verhält dieses sich ihr gegenüber oft aggressiv und schlägt, kratzt und beißt sie. Bei seinen Impulsausbrüchen wirkt es nahezu ohne Selbstkontrolle.

Häusliche Aufgaben, die erledigt werden müssen, schiebt Frau A. lange vor sich her und klagt über Konzentrationsstörungen und fehlenden Antrieb. Aufgrund ihrer mangelnden schulischen Kenntnisse kann sie ihrer Tochter nicht bei den Hausaufgaben helfen. Sie fühlt sich überfordert, sehnt sich nach Ruhe und Frieden und liegt wegen ihrer Erschöpfung häufig im Bett. Aufgrund ihres gesteigerten Schlafbedürfnisses kann von einer Hypersomnie gesprochen werden.

Frau A. fühlt sich unfähig, zu leben und den Anforderungen, die im Alltag an sie herangetragen werden, zu genügen. Viele Jahre lang übernahm ihr Vater sowohl den Briefwechsel mit den Behörden als auch die Teilnahme an Elternabenden in Kindergarten und Schule. Heute übernimmt ein gesetzlicher Betreuer viele dieser Aufgaben. Das Lebensgefühl, das Frau A. im Rahmen der Therapie explizit und implizit zum Ausdruck bringt, spiegelt sich in ihren häufig formulierten Worten „Ich kann nicht" wider. Das Gefühl des Nicht-Könnens manifestiert sich auch auf leiblicher Ebene, da sie nicht nur über ihre Erschöpfung, sondern auch über chronische Kopf- und Rückenschmerzen, Verspannungen und andere körperliche Beschwerden klagt. Alle Vorschläge, die auf eine Veränderung ihrer Situation abzielen, wie die Teilnahme an einem Schreibkurs, lehnt Frau A. unter Hinweis auf ihre Krankheit ab.

In seinem Buch Das erschöpfte Selbst *beschreibt der französische Soziologe Alain Ehrenberg ausführlich Symptome der „Erschöpfung",[14] die zu einer „Handlungsstörung"[15] führen können.*[R] *Die Besonderheit dieser Störung liegt nach Ehrenberg „darin, dass sie die Unfähigkeit zu leben als solche zeigt",[16] die Betroffenen „in einem Zustand des ‚Nichts-ist-Möglich'"[17] verharren lässt und sich durch „Asthenie (Erschöpfung), Gehemmtheit oder (…) Apathie ausdrückt".[18]*

Byung-Chul Han bettet die „Schaffens-und Könnensmüdigkeit"[19] des erschöpften Individuums in einen gesamtgesellschaftlichen und historischen Zusammenhang ein. In seinem Buch Müdigkeitsgesellschaft *verweist er darauf, dass „Foucaults Disziplinargesellschaft",[20] die von Verboten und Gesetzen geregelt wurde und jedem Individuum klare Rollen und Verhaltenskodizees zuwies, im 21. Jahrhundert von der Leistungsgesellschaft abgelöst wurde. Diese unterwarf die neuen Leistungssubjekte durch ihre Forderung nach „Projekt, Initiative und Motivation"[21] dem „Kollektivplural der Affirmation* Yes, we can".[22] *Der Einzelne wurde auf diese Weise „zu persönlicher Initiative"[23] und „Verantwortlichkeit"[24] aufgefordert und „dazu verpflichtet, er selbst zu werden".[25]*

Die erschöpften Subjekte scheitern jedoch an der Herausforderung, Verantwortung für ihr Leben zu übernehmen und werden aus Mangel an Initiative zu „Versager[n]".[26]

Das Nicht-Können-Können Frau A.'s wurde vermutlich auch durch ihre mangelnde Sozialisation begründet. Weder von ihren Eltern noch von den Lehrern in Summerhill *lernte sie, vorgegebene Grenzen zu akzeptieren und sich Regeln zu beugen. Die Fähigkeit zur* Selbstdisziplin, *die auf diesem Wege erlernt werden muss, ist nach Nietzsche notwendig, um ein „souveraine[s] Individuum"[27] zu werden, das „Macht über sich"[28] und dadurch „das ausserordentliche Privilegium der* Verantwortlichkeit"[29] *erlangen kann.*

[R] Ehrenberg bezeichnet diese Form der Erschöpfung als *Depression.* und bricht dadurch bewusst mit der traditionellen Definition der Depression als „Resultat eines Konflikts, bei dem man schuldig ist" (Ehrenberg 2004, S. 149). Er postuliert, dass den Betroffenen ein „gut ausgebildetes Überich" (Ebd.) fehle und verweist auf die Abwesenheit von Schuldgefühlen (Vgl. Ebd., S. 150). Da diese Definition der Depression dem ICD-10 und auch Nietzsches Terminologie widerspricht, werde ich mich in diesem Zusammenhang jedoch auf die Bezeichnung „Handlungsstörung" beschränken. Neurasthenien verstecken sich Ehrenbergs Meinung nach häufig „hinter der Maske der Depression" (Ebd., S. 206).

*Die Selbstmächtigkeit ist ein Hinweis auf einen starken Willen und eine Voraus-
setzung für Handlungskompetenz. Um in der Zukunft liegende Ziele erreichen zu
können, benötigt der Mensch ein „Gedächtniss des Willens",[30] ein „Fort- und Fort-
wollen des ein Mal Gewollten",[31] das auch im Kampf gegen Widerstände die „lange
Kette des Willens"[32] nicht reißen lässt.*

*Frau A. jedoch hat nicht gelernt, „die Frustrationen, die das Geschick eines jeden
Lebens sind",[33] auszuhalten und verharrt „in einem Zustand der permanenten Ado-
leszenz".[34] Sie betont häufig, dass sie Druck nicht aushalten könne und Freiräume
brauche. „Störungen des Willens"[35] führen bei ihr zu „Vermeidungsverhalten",[36]
„mangelnde[r] Selbstbeherrschung"[37] sowie einer „Unfähigkeit zu warten und Be-
schränkungen zu akzeptieren".[38] So leidet sie nach eigenen Angaben unter Kauf-
sucht, da sie sich schlecht mäßigen kann, und ihr Geld sofort ausgeben muss. Da sie
als Bruchstück-Mensch der Herrschaft ihrer eigenen Affekte unterworfen ist, unterstützt sie der Betreuer in finanziellen Angelegenheiten. Durch die fehlende Schul-
bildung und ihre Handlungs- und Willensstörung ist an eine Erwerbstätigkeit nicht
zu denken.*

*Aufgrund ihrer mangelnden Sozialisation scheitert Frau A. auch an der Erzie-
hung ihrer Tochter. Sie will ihr keine Frustrationen zumuten und empfindet die von
Nietzsche als „Sittlichkeit der Sitte"[39] bezeichneten gesellschaftlichen Normen als
Zumutung. Die „sociale [ ] Zwangsjacke",[40] mit der Lehrer und Erzieher ihre Tochter mutmaßlich einengen wollen, weckt bei ihr Empörung.*

*Vor dem Hintergrund der bisherigen Analyse ist die Vermutung zulässig, dass
auch die Aufmerksamkeitsdefizit-Hyperaktivitätsstörung (ADHS) aus einer mangelnden Anleitung zur Selbstbeherrschung und einer daraus resultierenden Handlungsunfähigkeit erwachsen könnte. So berichtet Frau A. häufig davon, dass ihre
Tochter oft nicht zur Schule gehe, weil sie sich krank fühle, und „nicht könne". Sie
selbst könne der zunehmenden Schulverweigerung nichts entgegensetzen.*

*Werden keine gesellschaftlichen Hilfsmaßnahmen eingeleitet, so droht dem Kind
möglicherweise ein ähnliches Schicksal wie seiner Mutter. Han bezeichnet das Auf-
merksamkeitsdefizit-Hyperaktivitätssyndrom als einen der „Infarkte",[41] die „angesichts des Zuviel"[42] an gesellschaftlichen Anforderungen entstehen und „die
pathologische Landschaft des beginnenden 21. Jahrhunderts"[43] bestimmen.*

*Das von einem tiefen Gefühl der „Unzulänglichkeit und Minderwertigkeit"[44] be-
gleitete „Nicht-Mehr-Können-Können"[45] führt bei Frau A. zu einem „Verdruss an
sich selbst"[46] und einem Hadern mit den „Voraussetzungen des Lebens",[47] die nicht*

mit ihren Vorstellungen und Wünschen übereinstimmen. Ähnlich wie andere Erschöpfte hat sie das grundlegende „Gefühl, auf der Seite der Verlierer, der Enttäuschten zu stehen".[48] Dieses Gefühl kann vor dem Hintergrund ihrer Biographie gut nachvollzogen werden.

Aufgrund ihrer „Unfähigkeit zum Widerstand"[49] reagiert Frau A. auf alles Leiden mit „Unlust",[50] „hat es satt"[51] und findet, dass die Wirklichkeit anders sein „sollte".[52] In jeder Therapiestunde klagt sie über die Welt und ihre Befindlichkeit. Da sie meist als Inkarnation der Vorwürflichkeit auftritt, ruft ihr Auftreten bei vielen Menschen, denen sie begegnet, Aversionen hervor.

Ihrer Meinung nach sollte die Lehrerin mehr Verständnis mit ihrer Tochter haben und die finanzielle Unterstützung seitens des Staates erhöht werden. Die Menschen in der Bahn, die unfreundlich blicken oder schimpfen, wenn Frau A.'s Tochter ihnen gegenüber aggressiv wird, sollten kinderfreundlicher sein und berücksichtigen, dass die Kleine noch ein Kind sei. Über das Türenknallen im Haus sollte sich die Vermieterin weniger aufregen, und ihr Freund sollte arbeiten gehen, um seiner Rolle als Ernährer der Familie nachzukommen.

In ihren Klagen versucht Frau A., den Schmerz als „Irrthum"[53] zu beweisen, unter der naiven Vorstellung, dass daraufhin „der Schmerz schwinden müsse".[54] Das Wenden gegen das Leiden beinhaltet jedoch ein Wenden gegen das Leben. „In der wirklichen Welt, wo schlechterdings Alles verkettet und bedingt ist, heißt irgend Etwas verurtheilen und wegdenken, Alles wegdenken und verurtheilen".[55]

Da das Leiden nicht aufgehoben werden kann und sogar ein notwendiges Moment „des sich selbst überwindenden Lebens"[56] konstituiert, stellen Frau A.'s Wünsche „in der Praxis des Lebens (...) eine Unmöglichkeit"[57] dar. Das Gefühl der Sinnlosigkeit, das durch ihre reaktive Haltung entsteht, verschlimmert das Leiden und macht es „zur Last".[58]

5.4 Die Furcht – die Soziale Phobie

Der inneren „Schwere und Müdigkeit"[1] setzt der Bruchstück-Mensch eine „scharfe, reaktive Konzentration auf die Aussenwelt"[2] entgegen. Aufgrund seines schwachen Willens und dem damit verbundenen Gefühl der Ohnmacht drückt ihn „die Furcht vor der Aussenwelt, vor der anderen Person; es handelt sich an dieser Stelle sogar um das Unvermögen, das Aussenstehende *nicht* zu fürchten".[3]

Zum Thema „Furcht" sind in Nietzsches Werk unterschiedliche und widersprüchliche Äußerungen zu finden: So lässt er Zarathustra sagen:

> „*Furcht* nämlich – ist unsre Ausnahme. Muth aber und Abenteuer und Lust am Ungewissen, am Ungewagten, – *Muth* dünkt mich des Menschen ganze Vorgeschichte. Den wildesten muthigsten Thieren hat er alle ihre Tugenden abgeneidet und abgeraubt: so erst wurde er – zum Menschen."[4]

In den Werken *Morgenröthe, Jenseits von Gut und Böse, Menschliches, Allzumenschliches* oder der *Genealogie der Moral* hingegen beschreibt Nietzsche den Menschen aufgrund „seiner feinen und zerbrechlichen Natur"[5] als das „furchtsamste aller Geschöpfe".[6] „[M]anche hunderttausend Jahre lang"[7] sei der Mensch „ein im höchsten Grade der Furcht zugängliches Thier"[8] gewesen, das alles Plötzliche und Unerwartete „kampfbereit, vielleicht todesbereit"[9] sein ließ. Nachdem „später, in socialen Verhältnissen"[10] das „Gefüge der Gesellschaft im Ganzen festgestellt und gegen äussere Gefahren gesichert"[11] erschien, sei die alte Furcht „vor wildem Gethier"[12] der „Furcht vor dem Nächsten"[13] und vor dem „wilden grausamen Thiere",[14] das der Mensch „in sich selber birgt und fürchtet",[15] gewichen.

Die menschliche Furchtsamkeit bezeichnet Nietzsche auch als „Lehrmeisterin des Verstehens".[16] In „langen Jahrtausenden"[17] habe der Mensch in „allem Fremden und Belebten eine Gefahr"[18] gesehen: „er bildete sofort bei einem solchen Anblick den Ausdruck der Züge und der Haltung nach und machte seinen Schluss über die Art der bösen Absicht hinter diesen Zügen und dieser Haltung".[19] Die auf der Fähigkeit, „*sich rasch zu verstellen*",[20] beruhende „Nachbildung der Gefühle Anderer"[21] ermöglichte das schnelle Verständnis der Mitmenschen. „Aus Furcht"[22] wurde es oft für ratsam gehalten, fremde Werthschätzungen und Meinungen anzunehmen, und sich „so zu stellen",[23] als ob sie die eigenen wären. Nach einem Gewöhnungsprozess wurde diese Verstellung dann später häufig zur eigenen „Natur".[24] Nach Nietzsche sind „alle Arten des Verstehens und Sich-Verstellens unter den ängstlichen Völkern zu Hause"[25] und prägen „jene breiten Sklaven- und Hörigen-Bevölkerungen",[26] welche sich ihren Herren „durch Unterwürfigkeit und mimicry"[27] angepasst haben.

Bei der Entwicklung des Ressentiments schafft die „Furcht vor dem Nächsten (…) neue Perspektiven der moralischen Werthschätzung".[28]

„Alles was den Einzelnen über die Heerde hinaushebt und dem Nächsten Furcht macht, heisst von nun an *böse*; die billige, bescheidene, sich einordnende, gleichsetzende Gesinnung, das *Mittelmaass* der Begierden kommt zu moralischen Namen und Ehren."[29]

Um den „*Instinkt der Furcht*"[30] zu rechtfertigen, verklärt die Sklavenmoral durch ihren „lügenreichste[n] Artisten-Griff"[31] die „ängstliche Niedrigkeit"[32] der Herde als Haltung der „Demuth".[33] Derartige Rationalisierungsmaßnahmen bezeichnet Nietzsche als „Meisterstücke dieser Schwarzkünstler, welche Weiss, Milch und Unschuld aus jedem Schwarz herstellen".[34] Die gesellschaftlichen Folgen beschreibt Nietzsche mit den folgenden Worten:

„Endlich, unter sehr friedfertigen Zuständen, fehlt die Gelegenheit und Nöthigung immer mehr, sein Gefühl zur Strenge und Härte zu erziehn; (…) eine hohe und harte Vornehmheit und Selbst-Verantwortlichkeit beleidigt beinahe und erweckt Misstrauen, ‚das Lamm', noch mehr ‚das Schaf' gewinnt an Achtung."[35]

Die „Heerden-Moral",[36] die von Nietzsche auch als „Moral der Furchtsamkeit"[37] bezeichnet wird, gipfelt in „krankhafter Vermürbung und Verzärtlichung"[38] der Gesellschaft. Der „Imperativ der Heerden-Furchtsamkeit"[39] lautet: „wir wollen, dass es irgendwann einmal *Nichts mehr zu fürchten* giebt!"[40]

Da sich nach Nietzsche jedoch alles Lebendige in einem ständigen Prozess der „*Kraftfeststellungen*"[41] befindet, lässt er Zarathustra die „Tapferkeit"[42] und den „Kampfesmut"[43] derjenigen loben, die „eine über die Angst erhabene Größe erkennen"[44] lassen. „Drei Viertel alles Bösen, das in der Welt gethan wird",[45] geschieht Nietzsche gemäß „aus Furchtsamkeit"[46] und daher ist es

„durchaus nicht die Furcht vor dem Menschen, deren Verminderung man wünschen dürfte: denn diese Furcht zwingt die Starken dazu, stark, unter Umständen furchtbar zu sein, – sie hält den wohlgerathenen Typus Mensch *aufrecht*."[47]

Diesen Typus beschreibt Nietzsche als „etwas Vollkommenes, zu-Ende-Gerathenes, Glückliches, Mächtiges, Triumphirendes, an dem es noch Etwas zu fürchten giebt".[48]

5.4.1 Frau T.

Frau T. ist eine 47-jährige Frau von schlanker Statur und zurückhaltendem Auf-treten, die zwei abgeschlossene Ausbildungen zur Floristin und Krankenschwester absolviert hat. Da sie aufgrund von Ängsten in keinem der Berufe länger als einige Monate arbeiten konnte, wurde sie auf Grundlage eines medizinischen Gutachtens schließlich für erwerbsunfähig erklärt. Ledig und kinderlos lebt Frau T. sehr zurück-gezogen und hat keine sozialen Kontakte.

Die aus kleinbürgerlichen Verhältnissen stammende Frau ist an esoterischer Li-teratur interessiert und meditiert regelmäßig. Sie beschreibt sich als sensibel, zart besaitet und weich und erlebt Welt und Gesellschaft als roh, rücksichtslos und un-gerecht. Vor allem die aus finanziellen Interessen vorangetriebene Zerstörung der Natur geht ihr sehr nahe. In ihrer Jugend engagierte sie sich bei der Umweltorgani-sation Greenpeace, sieht heute aber keinen Sinn mehr darin, weil sie glaubt, auf diesem Wege ohnehin nichts bewirken zu können. Da ihr Hass vor allem den Machtstrukturen des Liberalismus und Kapitalismus gilt, lehnt sie die Gesellschaft zutiefst ab, und findet, dass „alles anders sein sollte".

Aufgrund ihrer Angst vor anderen Menschen wurde sie von ihrem Psychiater mit der Diagnose Soziale Phobie[1] (F40.1) *in unsere Praxis überwiesen.*

Soziale Phobien beginnen häufig „in der Jugend, zentrieren sich um die Furcht vor prüfender Betrachtung durch andere Menschen in verhältnis-mäßig kleinen Gruppen (nicht dagegen in Menschenmengen) und füh-ren schließlich dazu, dass soziale Situationen vermieden werden".[2] Sie können „klar abgegrenzt"[3] sein und sich auf Sprechen, Schreiben oder Essen in der Öffentlichkeit bzw. Urinieren auf öffentlichen Toiletten be-schränken. Möglich ist jedoch auch, dass die phobische Reaktion „in fast allen sozialen Situationen außerhalb des Familienkreises"[4] auftritt. „Direkter Augenkontakt"[5] wird häufig als sehr belastend empfunden. In der Regel sind soziale Phobien mit einem „niedrige[n] Selbstwert-gefühl und Furcht vor Kritik"[6] verbunden. Symptome dieser auch als „Anthropophobie"[7] bezeichneten psychischen Störung sind „Erröten, Händezittern, Übelkeit"[8] oder der „Drang zum Wasserlassen"[9] in sozialen

Situationen. Bei manchen Betroffenen kann „beträchtliches Vermeidungsverhalten schließlich zu vollständiger sozialer Isolierung führen".[10]

Auch wenn im ICD-10 und in vielen Werken der aktuellen psychiatrischen Fachliteratur nicht zwischen Angst *und* Furcht *unterschieden wird, soll in diesem Zusammenhang auf Sören Kierkegaards Unterscheidung der beiden Begriffe in seiner 1844 erschienenen Schrift* Der Begriff Angst *hingewiesen werden. Während sich die* Furcht *nach Kierkegaard „auf etwas Bestimmtes"[11] bezieht, ist die* Angst *von ihr „gänzlich verschieden"[12] und wird „fast niemals in der Psychologie behandelt".[13] Seiner Ansicht nach gebiert das „Nichts"[14] die Angst, die als „existenziale Grundbefindlichkeit"[15] des Menschen „die Wirklichkeit der Freiheit als Möglichkeit für die Möglichkeit ist".[16] Als „Schwindel der Freiheit"[17] richtet sich die Angst gemäß Kierkegaard stets sowohl auf den Abgrund der „unbestimmt-unendlichen Möglichkeiten"[18] des menschlichen Lebens als auch das Zukünftige, „das in bedrohlicher Unbestimmtheit bevorsteht".[19]*

Auch Martin Heidegger nimmt eine Abgrenzung der Angst *gegen das „verwandte Phänomen der* Furcht"[20] *vor. Die* Furcht *beschreibt er in seinem Werk* Sein und Zeit *als ein „Sichfürchten vor".[21] Als „Modus der Befindlichkeit"[22] und „Gestimmtsein"[23] erschließt die* Furcht *nach Heidegger das „innerweltliche Seiende in seiner Bedrohlichkeit".[24] Die* Angst *hingegen richtet sich nicht auf etwas Bestimmtes, sondern auf das „In-der-Welt-sein als solches".[25] Sie erschließt „die Nichtigkeit des Daseins im All des Seienden"[26] und die menschliche „Hineingehaltenheit in das Nichts".[27]*

Bei Nietzsche sind keine Hinweise auf die Unterscheidung von Angst *und* Furcht *zu finden. Allerdings kann festgestellt werden, dass er vornehmlich den Begriff „Furcht" verwendet.*

Legt man die Unterscheidung Kierkegaards und Heideggers zugrunde, so geht es bei allen im ICD-10 klassifizierten Angsterkrankungen und somit auch bei der Sozialen Phobie um Furcht. *Dieser Standpunkt wird auch von dem Biologen und Hirnforscher Gerhard Roth vertreten, der „alle pathologischen Ängste"[28] als „gerichtet, mitunter sogar als mehrfach gerichtet"[29] beurteilt. Die im Folgenden verwendete Terminologie wird sich daher an der Unterscheidung Kierkegaards und Heideggers ausrichten.*

Frau T. fürchtet sich davor, auf der Straße aggressiven Jugendlichen oder Erwachsenen zu begegnen und von ihnen angegriffen, verletzt oder umgebracht zu werden. Ihre Furcht *begründet sie mit zahlreichen Zeitungsberichten, in denen derartige Vorfälle beschrieben werden. Körperliche Gewalt ist ihr nach eigenen Angaben bislang noch nicht widerfahren.*

Aufgrund ihrer Befürchtungen geht sie ungern aus ihrer Wohnung und sieht sich häufig um, um gewaltbereit aussehenden Personen rechtzeitig aus dem Weg gehen zu können. Aus „Furcht vor dem Nächsten"[30] meidet sie öffentliche Verkehrsmittel zu Zeiten, an denen viele schulpflichtige Jugendliche in Bussen und Bahnen unterwegs sind. In der Therapie berichtet sie von dem Grundgefühl, jeder sehe ihr die Wehrlosigkeit und Schwäche an. Die innere Erregung, die sie beim Anblick mutmaßlich aggressionsbereiter Personen verspürt, versucht sie zu verbergen, indem sie den Blickkontakt vermeidet und eine starre Mimik aufsetzt. Dabei hofft sie inständig, dass ihr Zittern und Schwitzen als „peinliche Anzeichen"[31] von Furcht oder „persönlicher Schwäche"[32] unbemerkt bleiben.

Bei einer tätlichen Auseinandersetzung fürchtet Frau T., so wütend zu werden, dass sie ihren Angreifer unter Umständen verletzen könnte. Durch einen derartigen Kontrollverlust glaubt sie, unbeabsichtigt selbst zur Straftäterin werden zu können.

Das Vermeiden von Blickkontakt und das Aufsetzen einer starren Mimik in sozialen Situationen ist ein typisches Symptom der Anthropophobie. In der aktuellen Forschung wird davon ausgegangen, dass Menschen aufgrund evolutionärer Ursachen „eine angeborene Sensibilität gegenüber Gesichtern, Ärger, Kritik und sonstigen sozialen Abwertungen und Abweisungen entwickelt haben",[33] die im Falle der Sozialphobie „besonders ausgeprägt"[34] ist. Diese Vermutung bestätigt Nietzsches Hypothese über die der Furcht entspringenden Kunst, sich angesichts der „Züge und der Haltung"[35] anderer „rasch zu verstellen",[36] die bei Sozialphobikern häufig zum sogenannten „Maskieren des Ausdrucks"[37] führt. Dabei wird angestrebt, „keine Gefühlsregungen und vor allem keine Anzeichen von Schwäche, die ein anderer zu seinem Vorteil ausnützen könnte",[38] zu zeigen.

In diesem Zusammenhang ist Jean-Paul Sartres Blickanalyse von besonderer Relevanz. In seinem Werk Das Sein und das Nichts postuliert Sartre, dass ein „irreduzibles Faktum"[39] der menschlichen Existenz das „Vom-Anderen-gesehen-werden"[40] ist. Der Blick des Anderen lässt den Menschen zum Objekt werden und ihn schlagartig Bewusstsein seiner selbst erlangen: „angesehen werden heißt, sich als unbekanntes Objekt unerkennbarer Beurteilungen erfassen, insbesondere von Wert-Beurteilungen".[41]

„Unter dem Blick des Anderen"[42] fürchtet der Mensch „die unberechenbare Freiheit",[43] mit der der Andere über ihn urteilen wird, und erlebt sich „in Gefahr".[44] Zwar wünscht er, dass der Andere ihm „ein Sein zuteilen"[45] möge, dass er anerkennen kann, es besteht aber auch die Möglichkeit, negativ beurteilt zu werden und *eine Identität zu erwerben, die nicht selbst gewählt ist. Somit ist der Vom-Anderen-Gesehene nicht* „Herr der Situation".[46]

In der „Situation eines Erblickten"[47] *entdeckt Sartre* „Scham"[48] *und* „Stolz"[49] *als Existenzialien und* „konstituierende Momente ursprünglichen Miteinanderseins".[50] *Die Scham ist für ihn sowohl* „Scham über sich selbst"[51] *als auch die* „Anerkennung des Tatbestandes",[52] *jenes Objekt zu sein,* „das der Andere ansieht und aburteilt".[53]

Als Erblickte fürchtet Frau T., sich durch die Entdeckung ihrer Schwäche, Furchtsamkeit und Ohnmacht zu blamieren und der darauf folgenden Auseinandersetzung nicht gewachsen zu sein. Die „Erscheinung des Anderen"[54] *lässt in ihrer Situation somit* „eine Seite sichtbar werden",[55] *die sie* „nicht gewollt"[56] *hat und derer sie* „nicht Herr"[57] *ist. Das Gefühl,* „am Ende doch das zu sein",[58] *das sie für den Anderen ist, eine* Schwache, *erfüllt sie mit Scham. Als sich schämender Mensch vollzieht sie nach Peter Sloterdijk eine* „Urszene der Selbstverneinung".[59]

Die Furcht vor der „Erfahrung einer Peinlichkeit oder Blamage",[60] *die* „mit den Emotionen Scham, Verlegenheit oder auch Unsicherheit"[61] *verbunden ist, gilt als eines der Kardinalsymptome der Sozialen Phobie.*

Als weiteres Beispiel für die „Angst vor öffentlicher Erniedrigung"[62] *kann Frau T.'s Furcht vor der* „Kommunikation mit Autoritätspersonen"[63] *und Obrigkeiten betrachtet werden. Diese ist bei Menschen mit Sozialer Phobie häufig zu beobachten. Auf meine Bitte hin, ihren Psychiater beim nächsten Termin um eine Änderung des fehlerhaften Ausstellungsdatums der letzten Überweisung zu bitten, lehnte die sonst immer sehr freundliche und entgegenkommende Frau T. entrüstet ab. Sie befürchtete, dass der Arzt ihre Bitte ausschlagen könnte, und sie dadurch eine Blamage erleben würde. Bei einer Auseinandersetzung mit dem Arzt würde sie in jedem Fall unterliegen. Weiterhin befürchtete sie, der Arzt könnte ihr aus Ärger eine Fortsetzung der Therapie verweigern. Frau T.'s Scham bei einer derartigen Niederlage wäre nach Sartre das* „Geständnis",[64] *das zu sein,* „das der Andere erkennt",[65] *und zwar die Unterlegene im Machtgefälle zwischen Arzt und Patientin.*

Die Scham ist bei Menschen mit einer Sozialen Phobie inhärent mit dem Gefühl verbunden, „beschädigt, gestört, nicht heil"[66] *oder* „nicht normal"[67] *zu sein. Frau T.'s* „defizitäres Selbstkonzept"[68] *liegt in einem Gefühl innerer Ohnmacht begründet und verweist auf ihre Verfasstheit als Bruchstück-Mensch.*

Wie viele Menschen mit „Angststörungen",[69] *hält sie sich* „für besonders verletzlich".[70] *Da sie ihren Schilderungen gemäß schon als Kind schüchterner und empfindsamer war, als ihre Geschwister, geht sie davon aus, dass es sich bei ihrer*

Sensibilität um eine konstitutionelle Komponente handelt. Manchmal vergleicht sie sich mit spirituellen Lehrern, die aufgrund ihrer Empfindsamkeit der Rohheit der Welt nicht gewachsen waren und sich in die Einsamkeit zurückzogen. Neben biologischen Faktoren vermutet sie, dass der lieblose und abweisende Erziehungsstil ihrer Eltern zur Entwicklung eines negativen Selbstbildes beigetragen habe. Während ihr Vater ihre Furchtsamkeit regelmäßig kritisierte, ermunterte ihre Mutter die Geschwister manchmal dazu, sie auszulachen. Mit ihren Vermutungen bestätigt Frau T. die in der aktuellen psychiatrischen Fachliteratur formulierte Hypothese, dass bei der Sozialen Phobie von einem „multifaktoriellen Entstehungsmodell"[71] ausgegangen werden müsse. Neben „genetischen Faktoren"[72] werden dabei „temperamentsbezogene Aspekte",[73] die „Eltern-Kind-Beziehung"[74] und auch die „Lerngeschichte" des Betroffenen in Zusammenhang gebracht.

Vor dem Hintergrund ihrer kindlichen Lernerfahrungen fürchtete Frau T. auch als junge Frau den Blick und die Meinung der anderen, welche potentiell „Ablehnung",[75] „Abwertung"[76] und „Zurückweisung"[77] bedeuteten. Voll Schmerz berichtete sie von der Bemerkung ihrer Grundschullehrerin, sie habe keine gute Auffassungsgabe. Seit diesem Zeitpunkt fürchtet er sich davor, „dumm"[78] und „inkompetent"[79] zu wirken, ein Gefühl, unter dem viele Anthropophobiker leiden.

Regelmäßig holen Frau T. schmerzhafte Erinnerungsbruchstücke von demütigenden sozialen Situationen ein und lassen sie oft nächtelang wach liegen. Gemäß den Worten Frau T.'s gleicht ihr Kopf in diesen schlaflosen Nächten einem Kriegsschauplatz, auf dem vergangene Niederlagen wiederholt und reinszeniert werden. Sie versteht nicht, warum die Welt einen friedfertigen Menschen wie sie nicht in Ruhe lassen kann. Die Tatsache, dass Menschen mit einer Sozialen Phobie ihre Aufmerksamkeit „vornehmlich und selektiv auf negative Aspekte"[80] und „sozial bedrohliche Reize"[81] richten, kann nach Heidegger als Hinweis auf ihre „Gestimmtheit" verstanden werden. Demnach sehen furchtsame Menschen „das Furchtbare, weil sie in der Befindlichkeit der Furcht"[82] sind.

Die Furcht als „Modus der Befindlichkeit"[83] lässt Anthropophobiker bedrohliche Stimuli „auch bevorzugt im Gedächtnis abspeichern".[84] Das daraus resultierende „verstörte Gedächtnis"[85] trägt zur Konsolidierung ihres „negativen Selbstbildes"[86] und „geringen Selbstwertgefühls"[87] bei.

Als Teil des Selbstkonzepts spielt auch die Fähigkeit zur Selbstkontrolle eine große Rolle.

Aufgrund der inneren Disgregation, die den Bruchstück-Menschen kennzeichnet, fällt es Frau T. schwer, „sich zu mässigen"[88] und ihre Affekte „am Zügel"[89] zu führen.

Die geringe Fähigkeit zur „Willenskontrolle",[90] die die Psychologin Gerda Lazarus-Mainka vielen Soziophobikern attestiert, kann als Zeichen eines „schwachen Willen[s]"[91] betrachtet werden. Als von Einzeltrieben Beherrschte muss Frau T. unweigerlich dem jeweils stärksten Antrieb folgen. Wie bei anderen Menschen mit Sozialer Phobie, ist es meist der Furchtaffekt, der sich aufgrund seiner Intensität ungehemmt gegen die anderen Affekte durchzusetzen vermag.

Bei Frau T. führt die Gestimmtheit der Furcht zu einem ausgeprägten „Katastrophendenken".[92] Das Gefühl, von Passanten bedroht zu werden, kann als „irrationale"[93] und „verzerrte"[94] Bewertung der realen Situation betrachtet werden.

Auch Frau T.'s Befürchtung, ihre Gegner bei einer Auseinandersetzung durch unkontrollierbare körperliche Reaktionen zu verletzen, kann auf „systematische Verzerrungen"[95] der Selbstwahrnehmung zurückgehen. In jedem Fall weist ihre Unsicherheit auf mögliche Schwierigkeiten bei der Hemmung von Wutaffekten hin. Die Furcht des Menschen vor dem „wilden grausamen Thiere",[96] das er „in sich selber birgt und fürchtet",[97] beschreibt Zarathustra in seiner Rede Von der Wissenschaft. Über das „innere Vieh"[98] endlich „Herr geworden zu sein",[99] macht gemäß Nietzsche den „Stolz jener menschlicheren Zeitalter"[100] aus und hat in Form einer „höhere[n] Cultur"[101] zur Vergöttlichung und „Vergeistigung (...) der Grausamkeit"[102] geführt. Der starke, die Kontrolle der Affekte ermöglichende Wille kann somit als zivilisatorische Leistung betrachtet werden.

Die der Furcht entspringende „scharfe reaktive Konzentration auf die Aussenwelt"[103] führt bei Frau T. zu einer tiefen Trägheit und Müdigkeit. Sie fühlt sich schwach, ängstlich und zerrissen und möchte nicht mehr kämpfen, sondern „einfach nur ihre Ruhe haben". Aufgrund der für Anthropophobiker typischen „Vermeidung sozialer Situationen"[104] hat sie sich fast vollständig „ins Unauffällige, Unsichtbare"[105] zurückgezogen und leidet unter den Folgeproblemen „Einsamkeit, Isolation und Partnerlosigkeit".[106] Da in diesem ängstlichen Rückzug ein Nein zur Welt deutlich wird, kann die Furcht zu den „aversiven Emotionen"[107] gezählt werden.

Die meisten Angststörungen treten nach Lazarus-Mainka „nicht isoliert"[108] auf, sondern unterliegen einer sogenannten „Komorbidität".[109] Auch bei Frau T. sind Verhaltensweisen zu beobachten, die im ICD-10 als „Zwangshandlungen"[110] bezeichnet werden und „zur Gruppe der Angststörungen"[111] gehören. Vor Verlassen des Hauses muss sie kontrollieren, ob die elektrischen Geräte ausgeschaltet und die Wasserhähne zugedreht sind. Da sie ihrer eigenen Wahrnehmung misstraut, muss sie dabei wiederholt ihre Hand unter die Wasserhähne halten. Um zu prüfen, ob die Wohnungstür abgeschlossen ist, kehrt sie oft mehrmals zurück und dreht den Schlüssel immer wieder im Schloss. Auch vor dem Zubettgehen muss sie einige der Kontrollgänge wiederholt durchführen. Die Zwangshandlungen sollen „eine möglicherweise gefährliche Situation",[112] wie einen Brand, Wasserschaden oder Einbruch verhindern. Auch wenn die Kontrollrituale tatsächlich zu einer leichten „Reduktion"[113] der Furcht führen, erlebt Frau T. sie als „lästig",[114] „sinnlos",[115] „zeitraubend"[116] und „unvernünftig".[117]

Nach Ansicht des Psychiaters Gerhard Nissen wird das Zwangssyndrom „von der Furcht, Entscheidungen treffen zu müssen",[118] beherrscht. Die Furcht werde „durch Stereotypien neutralisiert, in Rituale eingebunden oder in kleine Angstpakete verpackt und verschnürt (…), die ständig kontrolliert werden müssen".[119] Tatsächlich ist Frau T. ein Mensch, der nur ungern Entscheidungen trifft, nichts falsch machen möchte und sich lieber aus allem heraushält.

Frau T.'s Furcht vor Entscheidungen könnte in Anlehnung an Kierkegaard auf die Angst als „Wirklichkeit der Freiheit"[120] zurückgehen. Bei der Gestaltung seines Lebens kann der Mensch zwar positive Wendungen herbeiführen, aufgrund von Fehlentscheidungen jedoch auch scheitern. Diese „dialektischen Bestimmungen in der Angst"[121] sind somit von „psychologischer Zweideutigkeit"[122] und werden von Kierkegaard durch die Definition der Angst als „sympathetische Antipathie"[123] bzw. als „antipathetische Sympathie"[124] verdeutlicht. So berichtet Frau T. von der Sorge, trotz intensiver Bemühungen um Selbsterfahrung in Therapie und Meditation, nicht „die zu werden, die sie ist", und dadurch ihre Lebensbestimmung zu verfehlen.[S] Die Angst, Fehler zu machen,

---

[S]   Der Philosoph Pindar formulierte in seiner zweiten pythischen Ode den berühmten Satz „Werde, wer du bist" (Pindar 1967, S. 125), der „wie die Summe seines ganzen Erziehertums" (Jaeger 1973, S. 285) wirkt. Durch seinen Vorbildgedanken versucht Pindar, den Menschen „ihr eignes erhöhtes Wesensbild" (Ebd.) zu zeigen, hinter dem sie „nicht zurückbleiben" (Ebd.) sollten. Der Ausspruch fand später auch durch Nietzsches Schrift *Ecce Homo. Wie man wird, was man ist* (Nietzsche 1999, KSA 6, S. 255 ff.) Verbreitung. In Pindars und Nietzsches Tradition stehend, plädiert auch Peter Sloterdijk in seinem Buch *Du mußt dein Leben ändern* für die „Selbsterzeugung des Menschen" (Sloterdijk 2009, S. 14) durch seine „Formung im übenden Leben" (Ebd.). Ziel der „Allgemeinen Disziplinik" (Ebd., S. 248) ist es, sich höher zu entwickeln und sich dadurch „selbst überlegen" (Ebd., S. 260) zu sein. Erfolgt eine Höherentwicklung des Menschen, so hebt eine für ihn gültige „Vertikalspannung" (Ebd., S. 47) sein „Leben aus den Angeln" (Ebd.).

*kann als Hinweis auf einen ausgeprägten Anspruch auf Perfektion und „Idealität"[125]
betrachtet werden, die der „inneren Überzeugung der eigenen grundlegenden ‚Defekt-
haftigkeit', Inkompetenz und Defizienz"[126] entgegenwirken soll.*

*Ein weiteres Motiv für die Zwangshandlungen und Kontrollrituale könnte der
Wunsch nach Sicherheit in einer unsicheren Welt darstellen. Da der Schwache ein pas-
siver Mensch ist, der „in einer Welt des unausgesetzten Wandels notwendig zu deren
Spielball"[127] wird, versucht er, durch Kontrolle „Herr über das Werden zu werden".[128]
Auch in diesem Verhalten wird der Wille zur Macht des Schwachen erkennbar, der im
Sinne Deleuzes einen General in sich aufkommen lässt. Da es jedoch unmöglich ist, Heraklits im Fluss befindliche Welt in sichere Bahnen zu lenken, um ein angstfreies Leben
fernab von den Wechselfällen des Schicksals zu führen, erweisen sich alle Kontrollrituale
letzten Endes als ungenügend und nur von temporärer Wirksamkeit.*

*Die „Kombination von ‚Müdigkeit' und Furcht"[129] lässt beim Schwachen schließ-
lich „den reaktiven Affekt des Hasses erwachen".[130] In seinem Werk* Morgenröthe
*schreibt Nietzsche: „Manche hassen erst, wenn sie sich schwach und müde fühlen:
sonst sind sie billig und übersehend."[131]*

*Seine Hassgefühle richtet der Schwache sowohl gegen sich selbst als auch gegen
die Welt.*

*Aus dem Gefühl der Unfähigkeit, soziale Konflikte zu ihren Gunsten zu entschei-
den, resultiert bei Frau T. ein ausgeprägter „Selbst-Vorwurf".[132] Der „Verdruß"[133]
über sich selber wird durch die Furcht, Bequemlichkeit und Unentschlossenheit genährt, die Frau T. angesichts der „zahllosen Konfrontationen der vielen Willen zur
Macht"[134] immer wieder zum Rückzug bewegen. Um sich zu rechtfertigen, versucht
Frau T. ihre Schwäche im Sinne der Sklavenmoral „in den Prunk der entsagenden
stillen abwartenden Tugend"[135] zu kleiden. So vergleicht sie ihre Sensibilität mit der
Gemütsverfassung berühmter spiritueller Lehrer und bezeichnet die Vermeidung
sozialer Konflikte als „Friedfertigkeit".*

*Ihre „Erbitterung"[136] setzt sich „sehr schnell um in Empörung gegen den Feind
und den Wunsch, ihn etwas Verächtlichen zu beschuldigen".[137] Den Mechanismus
des Ressentiments beschreibt Nietzsche in der* Fröhlichen Wissenschaft *folgendermaßen: „Wer mit sich unzufrieden ist, ist fortwährend bereit, sich dafür zu rächen:
wir Anderen werden seine Opfer sein".[138]*

*Angesichts der eigenen Ohnmacht richtet sich Frau T.'s Empörung vor allem ge-
gen mächtige Menschen, die ihre Titel, ihr Geld und ihren sozialen Rang für ihren
persönlichen Vorteil ausnutzen. Klimawandel, Artensterben und Erderwärmung*

sieht sie als Konsequenzen eines unmoralischen, egoistischen und rücksichtslosen Profitstrebens, über das sie sich in fast jeder Therapiestunde echauffiert.

Auch in alltäglichen Formen des sozialen Miteinanders ärgert Frau T. das Gebaren der Menschen, in denen der Wille zur Macht „besonders stark vertreten zu sein scheint".[139] Während ihrer Ausbildung zur Krankenschwester behandelte die damalige Stationsärztin, die ihrer Einschätzung nach „mit einem goldenen Löffel im Mund geboren" wurde, sie geringschätzig und herablassend. Dieses Verhalten verletzte Frau T. sehr und ließ ihre Empörung über die soziale Ungerechtigkeit in liberalistischen Gesellschaftssystemen noch ansteigen. Kinder privilegierter Gesellschaftsschichten seien gegenüber denen, die aus bescheideneren Verhältnissen stammten, durch bessere Ausbildungs- und Aufstiegschancen im Vorteil. Auf diesem Wege erworbene Titel, die „den Einzelnen über die Heerde"[140] hinausheben, und zu demütigendem Verhalten Schwächeren gegenüber verleiten, rufen bei Frau T. Ablehnung hervor. Nach Nietzsche erzeugt gerade die

„Ohnmacht gegen Menschen, nicht die Ohnmacht gegen die Natur (…) die desperateste Verbitterung gegen das Dasein. Die Moral hat die Gewalthaber, die Gewaltthätigen, die ‚Herren' überhaupt als die Feinde behandelt, gegen welche der gemeine M[ann] geschützt, d.h. zunächst ermuthigt, gestärkt werden muß."[141]

Auch wenn Frau T.'s Kritik nachvollziehbar erscheint, führt ihre Empörung nicht zu Gegenhandlungen. Weder der Eintritt in eine Umweltorganisiation noch die Vorstellung, sich gegen überhebliche Äußerungen zukünftig zur Wehr zu setzen, stellen Verhaltensmöglichkeiten für sie dar. Auch ihre Bemühungen, über den Dingen zu stehen, scheitern, da ihr die Erinnerung an demütigende Situationen wie ein Sporn im Fleische sitzt und ihr den Schlaf raubt.

In Ermangelung an „Kraft und Muth"[142] erschöpft sich Frau T.'s Empörung in Klagen, „Rachegedanken"[143] und moralisierenden Aussagen wie „das geht doch nicht", „das dürfen die nicht" oder „so kann man sich doch nicht benehmen". Ebenso wie sich Nietzsche gemäß alle „unheilbaren Selbstverächter"[144] in „Idealisten-Mäntel"[145] hüllen, entwirft auch Frau T. in ihren Träumen eine ideale Welt, in der Ruhe und Frieden herrschen.

Aufgrund der Unfähigkeit, ihrem „Verlangen nach Vergeltung"[146] eigene Taten folgen zu lassen, wünscht sie sich eine übergeordnete strafende Instanz, die die Rache der Schwachen ausführen könnte. „Irgendjemand" müsste ihres Erachtens von staatlicher Seite eingreifen, und die Mächtigen entmachten. Schließlich liegt nach Nietzsche der „Sinn der Strafe"[147] darin, „in der gesellschaftlichen Ordnung Jemanden niedriger zu setzen".[148] Vor diesem Hintergrund ist jenes „Hassen und Verachten"[149] der „Selbstverächter",[150] das den Wunsch nach Strafe evoziert, ebenfalls als „Machtwille"[151] zu betrachten. Der ersehnte rächende General, den zu verkörpern, sie selbst nicht in der Lage ist, sollte der Welt als verlängerter Arm Frau T.'s deren Willen und Vorstellungen aufzwingen.

Die strafende Instanz könnte schließlich der „ewigen Herausforderung"[152] der „vielen Willen zur Macht"[153] ein Ende bereiten, so dass die Schwachen endlich „Nichts mehr zu fürchten"[154] hätten.

Aus dem ungestillten „Verlangen nach Vergeltung"[155] entstehen bei Frau T. „ein chronisches Leiden"[156] und „eine Vergiftung an Leib und Seele",[157] die sie die Demütigungen nicht vergessen lassen. Ihre „Verstimmung"[158] macht das „Dasein gegenüber den eigentlichen Möglichkeiten seiner Existenz blind"[159] und „verriegelt den Zugang zu Anderen".[160]

5.5 Der schuldige Täter – die Dissoziale Persönlichkeitsstörung

Die Kombination von Schwäche, Müdigkeit, Lustlosigkeit und Furcht führt zum Leiden des Schwachen an der „Verarmung"[1] seines Lebens. Gegen den „quälenden, heimlichen, unerträglich-werdenden Schmerz"[2] über seine „Lebensausgeschlossenheit"[3] sucht er ein „Narcoticum".[4] In diesem meist „unbewußt"[5] ablaufenden „Betäubungs-Versuch"[6] erkennt Nietzsche die Ursache des Ressentiments. Um den Schmerz für den Augenblick „aus dem Bewusstsein"[7] zu schaffen, benötigt der Schwache

> „einen Affekt, einen möglichst wilden Affekt und, zu dessen Erregung, den ersten besten Vorwand. ‚Irgend Jemand muss schuld daran sein, dass ich mich schlecht befinde' – diese Art zu schliessen ist allen Krankhaften eigen, und zwar je mehr ihnen die wahre Ursache ihres Sich-Schlecht-Befindens, die physiologische, verborgen bleibt".[8]

Bei der Suche nach einem „für Leid empfänglichen *schuldigen* Thäter"[9] und ge-
eigneten Vorwänden für die Entladung des Racheaffektes sind die Leidenden

> „allesammt von einer entsetzlichen Bereitwilligkeit und Erfindsamkeit
> (...); sie geniessen ihren Argwohn schon, das Grübeln über Schlechtigkei-
> ten und scheinbare Beeinträchtigungen, sie durchwühlen die Eingeweide
> ihrer Vergangenheit und Gegenwart nach dunklen fragwürdigen Geschich-
> ten, wo es ihnen freisteht, in einem quälerischen Verdachte zu schwelgen
> und am eignen Gifte der Bosheit sich zu berauschen – sie reissen die ältes-
> ten Wunden auf, sie verbluten sich an längst ausgeheilten Narben, sie ma-
> chen Übelthäter aus Freund, Weib, Kind und was sonst ihnen am nächsten
> steht."[10]

Die „Rache am Leben selbst"[11] ist nach Nietzsche „die wollüstigste Art Rausch für
solche Verarmte".[12] Als Stellvertreter des Lebens werden dabei die „vom Leben
Geliebten",[13] die Starken und „Vornehmen"[14] von den *Schlechtweggekommenen*
für schuldig befunden. Die Verurteilung erfolgt auf der Grundlage der Sklaven-
Moral durch die „Umkehrung des werthesetzenden Blicks",[15] indem „das *Ressentiment* selbst schöpferisch wird und Werthe gebiert".[16]

Wie bereits in Kapitel 2.2 geschildert, kann der Vorgang treffend anhand Äsops
Fabel des Fuchses veranschaulicht werden, „der sich für seinen Mißerfolg an den
Trauben dadurch rächt, daß er sie für sauer erklärt"[17] und seine Mittiere davon zu
überzeugen weiß, dass die Süße der Trauben „*giftig* und sie zu verschmähen
weise"[18] sei. Auf diese Weise werden Werturteile initiiert, die auf „Werttäuschun-
gen"[19] beruhen.

Die in der Fabel anschaulich beschriebene Umkehrung der Werte stellt die
Grundlage der Sklavenmoral dar. Dabei wird die ursprüngliche „vornehme[ ]
Werthungsweise",[20] deren Grundbegriffe „*gut*" als „seelisch-vornehm"[21] und
„*schlecht*" als „niedrig",[22] „unglücklich"[23] und „bedauernswürdig"[24] definiert werden, umgekehrt und durch die aus dem „Braukessel des ungesättigten Hasses"[25]
stammenden Begriffe „*gut*"[26] und „*böse*"[27] ersetzt.

„Böse" im Sinne der Moral des Ressentiments ist „der ‚Gute' der andren Moral,
eben der Vornehme, der Mächtige, der Herrschende, nur umgefärbt, nur umgedeutet, nur umgesehn durch das Giftauge des Ressentiment".[28] Dabei wird außer
Acht gelassen, dass es „widersinnig"[29] ist, von den Trauben zu fordern, dass sie

nicht süß sein sollten und von der Stärke zu „verlangen, dass sie sich *nicht* als Stärke äussere, (…) wie als ob es hinter dem Starken ein indifferentes Substrat gäbe, dem es *freistünde*, Stärke zu äussern oder auch nicht".[30]

Nachdem der Schwache „den bösen Feind"[31] als Grundbegriff konzipiert hat, denkt er sich „als Nachbild und Gegenstück nun auch noch einen ‚Guten'"[32] aus, und zwar „sich selbst".[33] Die Schwäche des Sklaven wird dabei „zum *Verdienste* umgelogen"[34] und als „freiwillige Leistung, etwas Gewolltes, Gewähltes, eine *That*"[35] dargestellt. Die „Ohnmacht, die nicht vergilt",[36] wird so „zur ‚Güte'; die ängstliche Niedrigkeit zur ‚Demuth'; die Unterwerfung vor Denen, die man hasst, zum ‚Gehorsam'".[37]

> „Das Unoffensive des Schwachen, die Feigheit selbst, an der er reich ist, sein An-der-Thür-stehn, sein unvermeidliches Warten-müssen kommt hier zu guten Namen, als ‚Geduld', es heisst auch wohl *die* Tugend; das Sich-nicht-rächen-Können heisst Sich-nicht-rächen-Wollen, vielleicht selbst Verzeihung."[38]

Der Maßstab der Moralbegriffe *gut* und *böse* ist dabei „nicht die Wirklichkeit",[39] sondern die Idealvorstellung des Sklaven „als absolute Negation des Realen".[40] Dieser Negation liegt „ein Sollensanspruch zugrunde, daß nämlich Realität nicht so sein soll".[41] Süße Trauben sollen nicht schmecken und auch hochgewachsene Tiere sollen, wenn sie „gut" sein wollen, es dem Fuchs gleichtun und auf den Genuss der Früchte verzichten. In der „Werkstätte, wo man *Ideale fabrizirt*",[42] führen nach Nietzsche „Falschmünzerei und Selbstverlogenheit"[43] dazu, dass an jedem Klange eine „zuckrige Milde"[44] klebt und die Luft „vor lauter Lügen"[45] stinkt.

Die lügnerische Umwertung der Werte im Rahmen der Sklavenmoral stellt einen Versuch dar, die Lebenssituation der *Schlechtweggekommenen* erträglicher zu gestalten. Statt die Mächtigen weiterhin um ihre Stärke zu beneiden, können die Schwachen von nun an auf den angeblichen aristokratischen Egoismus herabblicken. Durch die moralische Minderwertigkeit der Vornehmen und die eigene moralische Adelung wird das eigene Ohnmachtempfinden verringert.

Um im Rahmen der Sklavenmoral schöpferisch werden und Werte schaffen zu können, bedarf der reaktive Mensch des Ressentiments immer einer „Gegen- und Aussenwelt".[46] Seine Werte entstehen stets *ex negativo*, d.h. aus einem *verneinenden* Geist",[47] und stellen ein Derivat der aristokratischen Werte dar, die aus einem „triumphirenden Ja-sagen zu sich selber"[48] heraus entstehen. In diesem Zusammenhang weist Eike Brock darauf hin, dass Werte keine unveränderlichen Entitäten mit universellem Geltungsanspruch darstellen, sondern dass sie gemäß Nietzsche „wesentlich von einem Wertenden abhängig"[49] sind. Gleiche Handlungen können somit „von unterschiedlichem Wert sein – es kommt ganz darauf an, *wer* sie ausführt".[50] Daraus lässt sich ableiten, dass die Werte und Handlungen des aktivischen und ja-sagenden Starken immer von höherem Wert als Werte und Handlungen des verneinenden Schwachen sind.

Erst wenn es gelingt, die eigenen Wertmaßstäbe in der Gesellschaft zu etablieren, hat die Sklavenmoral über die aristokratischen Werte gesiegt. Um ihre volle Wirkung entfalten zu können, beanspruchen die normativen Moralbegriffe ‚gut' und ‚böse' daher „Allgemeingültigkeit"[51] und werden nicht als „eine Wahrheit",[52] sondern als „*die* Wahrheit"[53] dargestellt. Mit der Forderung, alle Menschen sollten „gut sein wie der ‚Sklave'",[54] wird zudem von der Gleichheit der Menschen in Bezug auf den gesetzten Maßstab ausgegangen. Unterschiede „der seinsmäßigen Verfassung"[55] werden dabei negiert. Durch den Anspruch der Sklaven-Moral auf Allgemeingültigkeit und die „Gleichsetzung"[56] aller Menschen kann sich der Schwache „zum Richter und so zum Herrn über den Vornehmen"[57] aufschwingen und dem herrischen Klammern an die Macht Ausdruck verleihen.

In den als „Taranteln"[58] dargestellten „Predigern der Gleichheit"[59] erkennt Zarathustra „versteckte Rachsüchtige".[60] Die „Vollendung im Raffinement"[61] der Schwachen liegt darin, dass sie die wahren Motive ihres Handelns, d.h. „Rache und Hass"[62] zu verbergen wissen. In der „Verschwörung der Leidenden gegen die Wohlgeratenen"[63] wird der Hass gegen den „Aspekt des Siegreichen"[64] hinter der Forderung nach „Gerechtigkeit"[65] verborgen. Auf den Zusammenhang zwischen dem Wunsch nach Rache und dem Fordern von Gerechtigkeit verweist Zarathustra in seiner Rede *Von den Taranteln* mit folgenden Worten:

„Darum reisse ich an eurem Netze, dass eure Wuth euch aus eurer Lügen-Höhle locke, und eure Rache hervorspringe hinter eurem Wort ‚Gerechtigkeit'".[66]

Daraufhin geloben sich die „Tarantel-Herzen":[67]

„Das gerade heisse uns Gerechtigkeit, dass die Welt voll werde von den Unwettern unsrer Rache (...). ‚Rache wollen wir üben und Beschimpfung an Allen, die uns nicht gleich sind' (...). Und ‚Wille zur Gleichheit' – das selber soll fürderhin der Name für Tugend werden; und gegen Alles, was Macht hat, wollen wir unser Geschrei erheben!"[68]

Die Forderung nach dem „Triumph der *Gerechtigkeit*"[69] und der Hass, der sich nicht gegen den Feind, sondern gegen das „*Unrecht*"[70] richtet, stellen eine „maskierte Form des Willens zur Macht"[71] dar, bei der sich die „heimlichsten Tyrannen-Gelüste"[72] der Schwachen „in Tugend-Worte"[73] vermummen. Gerechtigkeit ist dann hergestellt, wenn die „Höheren, Seltneren"[74] herabgedrückt werden, und alle Menschen dem Sklaven gleichen. Dazu müssen „die Starken zerbrechen, die grossen Hoffnungen ankränkeln, das Glück in der Schönheit"[75] verdächtigt werden und „alle Instinkte, welche dem höchsten und wohlgerathensten Typus ‚Mensch' zu eigen sind, in Unsicherheit, Gewissens-Noth, Selbstzerstörung umknicken".[76]

Rache ist somit eben „*nicht* das Gefühl, daß Unrecht geschehn sei, sondern daß ich besiegt bin – und daß ich mit allen Mitteln jetzt meine Geltung wieder herstellen muß".[77] Das „Gefühl der Rachelust"[78] hört erst auf, „wenn der Verletzer sich demüthigt, den Schaden gut macht: damit ist er *besiegt*".[79]

Hinter dem „Willen zur Moral"[80] erkennt Nietzsche somit den „Wille[n] zur Macht"[81] der *Schlechtweggekommenen*, der sich in letzter Konsequenz gegen die Werte des Lebens richtet. Bezüglich der Sklaven-Moral heißt es in der dritten Abhandlung der *Genealogie der Moral*:

> „[H]ier herrscht ein Ressentiment sonder Gleichen, das eines ungesättigten Instinktes und Machtwillens, der Herr werden möchte, nicht über Etwas am Leben, sondern über das Leben selbst, über dessen tiefste, stärkste, unterste Bedingungen; hier wird ein Versuch gemacht, die Kraft zu gebrauchen, um die Quellen der Kraft zu verstopfen; hier richtet sich der Blick grün und hämisch gegen das physiologische Gedeihen selbst, in Sonderheit gegen dessen Ausdruck, die Schönheit, die Freude; während am Missrathen, Verkümmern, am Schmerz, am Unfall, am Hässlichen, an der willkürlichen Einbusse, an der Entselbstung, Selbstgeisselung, Selbstopferung ein Wohlgefallen empfunden und *gesucht* wird."[82]

Nietzsches Auffassung von Gerechtigkeit besagt hingegen:

> „‚[D]ie Menschen sind nicht gleich.' Und sie sollen es auch nicht werden! Was wäre denn meine Liebe zum Übermenschen, wenn ich anders spräche? Auf tausend Brücken und Stegen sollen sie sich drängen zur Zukunft,

und immer mehr Krieg und Ungleichheit soll zwischen sie gesetzt sein: so lässt mich meine grosse Liebe reden!"[83]

Stattdessen fordert er: „Den Gleichen Gleiches, den Ungleichen Ungleiches – *das wäre die wahre Rede der Gerechtigkeit: und, was daraus folgt, Ungleiches niemals gleich machen.*"[84]

5.5.1 Herr B.

Der 43-jährige Herr B. studierte nach Abitur und Zivildienst 12 Semester Geschichte und Politik. Da es für diese Fächerkombination nicht viele berufliche Perspektiven gab, und ein Lehramtsstudium für ihn nicht in Frage kam, entschied er sich schließlich für einen Studiengang der Bibliotheks- und Informationswissenschaften. Die Sicherheit einer Beamtenlaufbahn, die gute Besoldung, sowie die Möglichkeit einer Frühberentung spielten bei dieser Wahl eine entscheidende Rolle. Um sein Studium zu finanzieren, verklagte er seinen wohlhabenden Vater auf Unterhalt. Als dieser nach der gesetzlich festgelegten Frist die Zahlungen einstellte, musste Herr B. neben dem Studium zeitweise jobben. Derartige Hilfsarbeitertätigkeiten ausführen zu müssen, empörte Herrn B. zutiefst. Während seines Bibliotheksreferendariats, einem zweijährigen beamtenrechtlichen Vorbereitungsdienst für den Höheren Bibliotheksdienst, tauchten gravierende Probleme im zwischenmenschlichen Bereich auf. Zu Querelen mit anderen Bibliothekaren kamen regelmäßige Auseinandersetzungen mit seinem Vorgesetzten und Probleme in der Berufspraxis. Eines Abends auf dem Heimweg wurde Herr B. nach eigenen Angaben von einem jungen Besucher der Bibliothek nach einem Wortwechsel auf dem Dienstgelände tätlich angegriffen, und trug eine Rippenprellung davon. Zeugen für diesen Zwischenfall gab es keine. Als Grund für die Auseinandersetzug nannte Herr B. einen Streit über die mutmaßliche Beschädigung eines Buchs, die Herr B. dem Studenten bei der Rückgabe unterstellt hatte. Aufgrund beginnender Symptome einer schizophrenen Psychose wurde Herr B. kurz darauf in die Psychiatrie eingeliefert.

Sein Bibliotheksreferendariat beendete er nie, sondern bezog in der Folgezeit Sozialleistungen. Da er die verwirkte Verbeamtung und sein gesellschaftliches Scheitern auf den von ihm als „Dienstunfall" bezeichneten Zwischenfall mit dem

Studenten zurückführt, klagt er mittlerweile in fünfter Instanz vor Gericht auf Opferentschädigung. Er hofft, auf diesem Weg eine Beamtenpension in voller Höhe zu erhalten. Herr B. lebt allein in einer kleinen Wohnung und ist im psychiatrischen Hilfesystem eingebunden.

Von seinem Psychiater wurde er mit der Diagnose Dissoziale Persönlichkeitsstörung[1] (F60.2) *in unsere Praxis überwiesen. Zudem manifestierte sich vor einigen Monaten erneut ein Symptom der Schizophrenie in Form von kommentierenden Stimmen.*

Die dissoziale Persönlichkeitsstörung „fällt durch eine große Diskrepanz zwischen dem Verhalten und den geltenden sozialen Normen auf".[2] Sie ist u.a. charakterisiert durch „[k]altes Unbeteiligtsein und Rücksichtslosigkeit gegenüber den Gefühlen anderer",[3] die „Missachtung sozialer Normen, Regeln und Verpflichtungen"[4] und das „Unvermögen zur Beibehaltung längerfristiger Beziehungen".[5] Die „[s]ehr geringe Frustrationstoleranz und niedrige Schwelle für aggressives, auch gewalttätiges Verhalten"[6] führt bei manchen Betroffenen zu kriminellen Handlungen. Besonders auffallend sind die „Unfähigkeit zum Erleben von Schuldbewusstsein oder zum Lernen aus Erfahrung",[7] sowie die „[a]usgeprägte Neigung, andere zu beschuldigen oder einleuchtende Rationalisierungen für das eigene Verhalten anzubieten, durch welches die Person in einen Konflikt mit der Gesellschaft geraten ist".[8]

Synonym werden häufig die Begriffe „antisoziale",[9] „soziopathische"[10] oder „psychopathische Persönlichkeit(sstörung)"[11] verwendet.

Den knappen und wortkargen Schilderungen über seine Kindheit und Jugend ist zu entnehmen, dass es schon früh Störungen in der Beziehung zu seinen Eltern gab, die sich in Demütigungen und Lieblosigkeit dem Sohn gegenüber äußerten. Eine „emotionale Deprivation oder eine ernsthafte Zurückweisung seitens der Eltern"[12] wird als eine der „Hauptursachen der Psychopathie"[13] betrachtet. „Dem allgemeinen Diathese-Stress-Konzept entsprechend",[14] entwickeln sich dissoziale Persönlichkeitsstörungen zudem in Abhängigkeit von einer bestimmten „Vulnerabilität".[15]
Die vermutlich aus der Zurückweisung der Eltern resultierende Tendenz, andere Menschen später so zu erleben, als ob diese „ihn ebenfalls erniedrigen"[16] wollten,

führte bei Herrn B. zur Ausprägung einer „rebellisch-misstrauischen Persönlichkeit", [17] die „von Gefühlen des Ressentiments und der Deprivation" [18] beherrscht wird. Gemäß dem Psychologen Peter Fiedler bewältigen die Betroffenen „Angst und Frustrationserfahrungen durch aktive Distanzierung von anderen, indem sie gleichzeitig zu Zynismus, Bitterkeit und passivem Widerstand neigen". [19] Um sicherzugehen, dass ihm niemand nahe genug kam, um „die Gefühle der Kindheit – äußerste Hilflosigkeit, Angst, Erniedrigung, Zurückweisung" [20] und „Schmerz" [21] – wieder auszulösen, wurde Herr B. schon als Schüler zum Einzelgänger. Das Verhältnis zu seinen Eltern ist seit vielen Jahren zerrüttet, da er beiden Geldgier, emotionale Kälte und Arroganz vorwirft. Da seine ältere Schwester immer zu ihm gehalten hat, ist sie der einzige Mensch, dem er vertraut. Eine Freundin hatte er nie. Sein „Rückzug aus sozialen Beziehungen" [22] führte zu einer wachsenden pathologischen „Egozentrizität" [23] und „Gefühlsverarmung". [24]

Nach dem Vulnerabilitäts-Stress-Modell erklärt sich die „krisenhafte Zuspitzung der Persönlichkeitsstörungen" [25] aus einer „Eskalation interpersoneller (gelegentlich psychosozial-gesellschaftlich bedingter) Konflikte und Krisen". [26]

Bei Herrn B. wurden die zwischenmenschlichen Schwierigkeiten in der Zeit des Bibliotheksreferendariats vermutlich zum Auslöser einer sogenannten Psychose. Durch sein gesellschaftliches Scheitern sah er seine Wünsche nach lebenslanger finanzieller Sicherheit und einem angesehenen Beruf in unerreichbare Ferne gerückt. Stattdessen gehörte er fortan zur Gruppe der „Verlierer", [27] einer Figur der Moderne, die Peter Sloterdijk „auf halbem Weg zwischen den Ausgebeuteten von gestern und den Überflüssigen von heute und morgen" [28] verortet. Vom unerträglichen Schmerz über seine verfehlte Lebensplanung und der Ablehnung, die er als Sozialhilfeempfänger durch die Gesellschaft erfährt, zeugt sein trauriger Blick, „der ein Seufzer ist". [29]

Als Gründe seines Scheiterns können sowohl seine „Schwierigkeiten in sozialen Beziehungen" [30] als auch eine ausgeprägte „Disgregation' des Wollens" [31] betrachtet werden.

Der bei dissozialen Persönlichkeitsstörungen häufig zu beobachtende „Mangel an Ausdauer, Beständigkeit und Zielstrebigkeit" [32] sowie die fehlende „Beherrschung des Gefühlslebens, der Lust- und Unlustgefühle und Stimmungsschwankungen" [33] haben bei Herrn B. zu einer ausgeprägten „Haltlosigkeit und Willensschwäche" [34] und einer Unfähigkeit, Frustrationen zu ertragen, geführt. So führt er sein Langzeitstudium und das immer wieder aufgeschobene Vorhaben, Sport zu treiben, auf eine ausgeprägte Trägheit zurück. Die gleiche Antriebsschwäche hindert ihn auch an der selbstständigen Erledigung seiner Hausarbeit. Körperliche Unbequemlichkeiten, bei denen er nach eigenen Worten schnell „wehe Hände" bekommt, empfindet er als „Überanstrengung, Nötigung oder Körperverletzung". Herr B.'s Aussage, dass er „nicht fest zugreifen" möchte, wird durch seinen schlaffen und kraftlosen Händedruck eindrucksvoll bestätigt. Seine schmerzenden Hände können als Sinnbild für die den reaktiven Menschen kennzeichnende Unfähigkeit, zu handeln betrachtet werden. Da jede Handlung nach Byung-Chul Han „einen Widerstand überwinden"[35] muss, wird zu ihrer Ausführung Kraft benötigt, die der erschöpfte Bruchstück-Mensch meist nicht aufbringen kann. Auch den Zwängen des Arbeitslebens, die durch das Aushalten von Spannungen, Konkurrenzsituationen und das Lösen von Konflikten gekennzeichnet sind, fühlt Herr B. sich schon seit Studienzeiten nicht gewachsen.

Als „Homo digitalis",[36] einem Vertreter des digitalen Zeitalters, sitzt er stattdessen lieber vor seinem Computer und „fingert, statt zu handeln".[37] Nach Han verweist das lateinische Wort „digital" bezeichnenderweise „auf den Finger (digitus), der vor allem zählt (…) und rechnet",[38] und so kann der Begriff nicht nur als Indiz für die zunehmende moderne Handlungsunfähigkeit, sondern auch für das Streben nach Berechenbarkeit im Zeitalter von Leistung und Effizienz betrachtet werden. Herrn B.'s an Geiz grenzende Sparsamkeit und sein von Berechnung und Kalkül geprägtes Denken soll noch zur Sprache kommen.

Den Schmerz über seine Lage führt Herr B. jedoch nicht auf seine eigene Schwäche zurück. Da er „aus einer innerlichen Selbst-Verachtung"[39] heraus „nichts verantworten, an nichts schuld sein"[40] will und das Leid über sein Scheitern „für den Augenblick wenigstens aus dem Bewusstsein"[41] schaffen möchte, verspürt er das Bedürfnis, „sich selbst irgend wohin abwälzen zu können".[42] So sucht er dem Mechanismus des Ressentiments gemäß einen „schuldigen Thäter",[43] an dem er „seine Affekte thätlich oder in effigie auf irgend einen Vorwand hin entladen kann".[44] Die bei sogenannten dissozialen Persönlichkeitsstörungen häufig beobachtete „Tendenz, andere für seine Probleme verantwortlich zu machen",[45] und die „ausgeprägte Neigung, andere zu beschuldigen",[46] dienen der Betäubung des unerträglichen Schmerzes über das eigene Leben und können mit dem im Sprachspiel der Psychiatrie häufig verwendeten psychoanalytischen Terminus „Abwehr"[47] bezeichnet werden. Abwehrmechanismen sind gemäß der psychoanalytischen Theorie alle Maßnahmen, die geeignet sind, „die Integrität und die Konstanz des biopsychologischen

Individuums"[48] *aufrechtzuerhalten und gehen „mindestens teilweise, unbewußt vor sich".[49] Beim instinktiven „Wegschaffen des Schmerzes aus dem Bewusstsein, das mit einer Affekt-Entladung einhergeht",[50] handelt es sich nach Amandus Altmann um den Abwehrmechanismus der „Verdrängung",[51] bei dem der Leidende versucht, „mit einem Trieb zusammenhängende Vorstellungen (Gedanken, Bilder, Erinnerungen) in das Unbewußte zurückzustoßen oder dort festzuhalten".[52] Die „Vorstellungen, die sich auf den eigenen Wunsch nach Selbstverwirklichung"[53] und die diesem Bedürfnis „entgegenstehenden Fakten"[54] richten, können „in einem langandauernden Prozess der Verdrängung anheimfallen"[55] und bilden ein wesentliches Moment „der Entstehung der Moral".[56]*

Mit großer „Bereitwilligkeit und Erfindsamkeit in Vorwänden zu schmerzhaften Affekten"[57] untersucht Herr B. seine Vergangenheit nach Vorwänden, um „in einem quälerischen Verdachte zu schwelgen".[58] So entwickelte er eine „Verschwörungstheorie",[59] die besagt, dass die bei seinem Zivildienst erlittenen Kränkungen bewusst auf seine Schwächung und Entmutigung bei der Berufswahl angelegt gewesen seien. Dort hätte er die Exkremente alter Menschen beseitigen und Putzarbeiten durchführen müssen. Ohne diese Erniedrigungen hätte er gewagt, zu promovieren und eine akademische Laufbahn einzuschlagen, anstatt ein für seine Persönlichkeitsstruktur ungeeignetes Bibliothekarsstudium zu wählen. Auch das von ihm als „Mobbing" bezeichnete Verhalten der Kollegen und seines Vorgesetzten, der ihn in den Prüfungssituationen seinem Empfinden nach „begaffte" und dadurch „quasi sexuell belästigte", macht er für sein berufliches Scheitern verantwortlich.

In Anlehnung an die Fabel vom Fuchs und den Trauben *richtet sich sein Hass zudem gegen diejenigen Menschen, die das besitzen, was ihm verwehrt blieb, d.h. finanzielle Sicherheit und angesehene gesellschaftliche Positionen. Da sich Herr B. vom Leben benachteiligt fühlt, hasst er den „Aspekt des Siegreichen"[60] und betrachtet die Mächtigen des herrschenden Gesellschaftssystems als „böse Feinde".[61] Sein Hass richtet sich vor allem gegen die von ihm als „Abzockeroberschicht" bezeichnete Gruppe der Bessergestellten und die Arbeitgeber, die Profit aus der entfremdeten Arbeit der kleinen Leute ziehen. Die Schimpfworte, die er zur Bezeichnung der „Schuldigen" wählt, zeugen von der „Bissigkeit"[62] und „Giftigkeit"[63] des Ressentiments.*

Da sich seine „nachtragenden Gefühle"[64] nicht bloß „gegen die Gewinner, sondern auch gegen die Spielregeln"[65] des gesellschaftlichen Wettbewerbs richten, wählt er die Partei Die Linke.

Wie in Kapitel 2.4 gezeigt werden konnte, gehört es nach Sloterdijk zur „Funktion von Linksparteien",[66] das Zornvermögen und den Thymos der Erniedrigten und Beleidigten zu organisieren. Die Geschäftsgrundlage dieser politischen „Zornbanken"[67] ist das „Versprechen an ihre Klienten, eine thymotische Rendite in Form von erhöhter Selbstachtung und erweiterter Zukunftsmächtigkeit auszuschütten",[68] und einen Ausbau der „existentiellen Spielräume ihrer Mitglieder, materiell wie symbolisch",[69] zu ermöglichen.

Die Bessergestellten, die Herr B. beneidet, tragen aufgrund ihres Reichtums und ihrer gesellschaftlichen Position zwar die Insignien „der Mächtigen, Selbstherrlichen, Edlen",[70] müssen jedoch nicht zwangsläufig die „seelische[ ] noblesse"[71] und „Glücksfähigkeit"[72] der vornehmen und „lebensreicheren"[73] Menschen besitzen. Auf die „Trennung von Macht und Tugend (areté, virtù), wie sie bei den Griechen noch undenkbar gewesen wäre",[74] verweist auch Peter Sloterdijk in seinem Buch Du mußt dein Leben ändern. *Für Herrn B., dessen „charakterliche und psychische"[75] Orientierung, wie noch gezeigt werden soll, in der „Ausbeutung und Ausnutzung anderer Menschen"[76] besteht, zählt jedoch nur das „Haben"[77] und nicht das „Sein"[78].[T] Da er annimmt, dass Geld und Besitz die einzigen Voraussetzungen zum Glück seien, ist zu vermuten, dass er Haben und Sein, wie viele Menschen, lediglich verwechselt.*

[T] In seinem Werk *Haben oder Sein* unterscheidet der Philosoph und Psychologe Erich Fromm zwischen der „Existenzweise des Habens" (Fromm 1982, S. 88) und der „Existenzweise des Seins" (Ebd.). Beim Modus des Habens, der die westlichen Zivilisationen prägt, ist „die Beziehung zur Welt die des Besitzergreifens und Besitzens" (Ebd., S. 35). „Eigentum" (Ebd., S. 83), „Profit" (Ebd.), „Machtbewusstsein" (Ebd.), „Eifersucht" (Ebd., S. 111) und „Habgier" (Ebd.) charakterisieren diese Lebensform. Der Mensch, der den Modus des Habens gewählt hat, wird gemäß Fromm bei seiner Suche nach Glück scheitern, da er nie genug haben wird, um „zu-frieden" (Ebd.) zu sein.
Im Gegensatz dazu bedeutet die Existenzweise des Seins „Lebendigkeit" (Ebd., S. 35), „authentische Bezogenheit zur Welt" (Ebd.), „Unabhängigkeit, Freiheit und kritische Vernunft" (Ebd., S. 1). Der Mensch, der sich für diese Lebensform entschieden hat, kommt nach Fromm durch „Lieben, Teilen" (Ebd., S. 83) und „Geben" (Ebd.) zu „sich selbst" (Ebd., S. 1). Der *„neue Mensch"* (Ebd., S. 163), den Fromm entwirft, hat die Existenzweise des Seins gewählt und kann aufgrund vieler seiner Eigenschaften und Merkmale mit dem *Vornehmen* der Nietzscheanischen Philosophie verglichen werden (Vgl. Ebd.).

Von dem Bibliotheksbesucher, der den sogenannten „Dienstunfall" verursachte,
spricht Herr B. im Zusammenhang mit der Schuldfrage nie. Vermutlich liegt der
Grund in der fehlenden gesellschaftlichen Bedeutung und Machtlosigkeit des Stu-
denten, dem die Tat nie nachgewiesen werden konnte. Auch der von Herrn B. ge-
äußerte Verdacht, von seinen Kollegen um den „Dienstunfall" beneidet zu werden,
spricht dafür, dass er den Zwischenfall nicht nur negativ beurteilt.

Da es Herrn B. nicht gelungen ist, die angestrebte gesellschaftliche Position auf
direktem Weg zu erreichen, versucht er nun, mit „List"[79] und „Klugheit"[80] für die
Erreichung seiner Ziele geeignete „Schlupfwinkel, Schleichwege und Hinterthüren"[81]
ausfindig zu machen. Der „Gesichtspunkt der Nützlichkeit"[82] und die Ausrichtung
auf seinen persönlichen Vorteil sind bei allen Überlegungen ausschlaggebend.

Aus einer „rachsüchtigen List der Ohnmacht heraus"[83] vollbringt er zuerst ein
„diabolisches Fälscherkunststück"[84] und wandelt die Grundbegriffe gut und schlecht
in die Bezeichnungen gut und böse um.

„Dank jener Falschmünzerei und Selbstverlogenheit der Ohnmacht"[85] verherr-
licht Herr B. die Sklaveneigenschaften und bezeichnet seine Unfähigkeit, Konflikte
auszuhalten, Konkurrenz zu ertragen, sich selbst zu überwinden und zu kämpfen
als „Pazifismus" und „Friedfertigkeit". Das „Unoffensive des Schwachen"[86] wird auf
diese Weise „mit Licht"[87] übergossen, zur „Tugend"[88] umgedeutet und als „freiwil-
lige Leistung"[89] dargestellt. Als „Guter" hasst er die Macht und Gefährlichkeit der
„bösen" Reichen und meidet die Konfrontation mit ihnen.

In der „Werkstätte",[90] wo man „Ideale fabriziert",[91] dreht er somit „den Begriff
,Wirklichkeit' herum",[92] um „Herr zu werden über die Realität, um auf eine kluge
Weise die Realität mißzuverstehen".[93] Die Richtung der die Passivität heiligenden
Sklavenwerte, die den Anspruch auf „Allgemeingültigkeit"[94] erheben, ist auf „Ver-
leumdung des Lebens"[95] und des Willens zur Macht „als Leben"[96] aus.

Zudem glaubt Herr B., er sei überdurchschnittlich klug und verweist auf das Er-
gebnis eines Intelligenztests, bei dem er kurz vor dem Abitur nach eigenen Angaben
einen IQ von 130 erreichte. Seine Talente, Neigungen und Persönlichkeitsstruktur
prädestinieren ihn nach eigener Einschätzung für einen „hohen sozialen Rang".
Gern wäre er „ganz oben", allerdings, ohne sich vorher den ständigen Herausforde-
rungen der vielen Willen zur Macht zu stellen. Sein Traum ist es, mit einer üppigen
Beamtenpension nach Mallorca auszuwandern, sein Leben zu genießen und sich
als Pazifist in einem „passivisch[en]"[97] Zustand von „Ruhe, Frieden, ,Sabbat', *Ge-*
müts-Ausspannung und Gliederstrecken"[98] nie mehr selbst überwinden zu müssen.

Der eigene Wunsch nach Selbstverwirklichung fällt auf diese Weise dem Abwehr-mechanismus der „Verdrängung"[99] anheim.

Die Verherrlichung der Sklaveneigenschaften führt in letzter Konsequenz zur Ausbildung eines „arroganten und überhöhten"[100] Selbstbildes. Diese „klinische Auffälligkeit von Patienten mit antisozialer Persönlichkeitsstörung"[101] kann zu den Abwehr- und Selbstschutzmechanismen gerechnet werden. Durch die eigene Erhö-hung versucht Herr B., seine „Minderwertigkeitsgefühle"[102] zu kompensieren. So erachtet er einfache Berufe und Hilfsarbeitertätigkeiten „als weit unter seiner Würde"[103] und blickt „verächtlich"[104] darauf herab, „wie ‚naiv' die anderen sind",[105] die sich dafür hergeben. Wie andere Menschen mit soziopathischer Persönlichkeits-störung, mokiert er sich häufig über „all die armen Tölpel, die von neun bis fünf für andere Menschen"[106] arbeiten. Die Empörung, mit der er schon als Student auf die Notwendigkeit zu jobben, reagierte, kann auch als Zeichen für die „aggressive Ab-wehr sozialer Anforderungen"[107] betrachtet werden. Die List besteht darin, dass er über die ihm selbst fehlende Fähigkeit zur Selbstüberwindung „aus dem Finstern Tadel, Hohn, Spott und Verleumdung"[108] aussendet.

Die Tatsache, dass Herr B. seinen Hohn über die arbeitenden Menschen auch den Therapeuten und Ärzten gegenüber unverblümt zum Ausdruck bringt, spricht für seinen Mangel an „gesundem Menschenverstand"[109] und eine „intellektuelle ‚Lü-cke'".[110] Die fehlende „Urteilsfähigkeit"[111], die als Symptom der Soziopathie gilt, führt zur Unfähigkeit, „in einer mit anderen Menschen übereinstimmenden und kooperativen Weise zu denken".[112] Stattdessen folgt Herr B. seinem „privaten Ver-stand"[113] und seiner „eigenen Logik"[114] und zwar in einem Ausmaß, das „die Regeln der Gemeinschaft"[115] verletzt.

Auch die auf „Selbstschutz"[116] zielende „Verleugnung eigener Not durch Strategien der aggressiven Kontrolle"[117] gehört zu den „protektiven Verhaltensstrategien und Ab-wehrmechanismen der Persönlichkeit".[118] Sie findet in Herrn B.'s fordernder Haltung seiner Umwelt gegenüber ihren Ausdruck. Um diese Anspruchshaltung genauer zu charakterisieren, hat der Psychologe Robert Hare die Kategorien des Soziopathen vom „aggressiv-raubgierigen"[119] und vom „passiv-parasitären"[120] Typ definiert. Im Gegen-satz zu Vertretern der ersten Kategorie, die sich gemäß Hare auf direktem Weg neh-men, was sie wollen, tritt Herr B. als „hilfloses Individuum"[121] auf und versucht, das von ihm Gewünschte „durch parasitäres ‚Schröpfen' anderer"[122] zu erhalten. Dadurch lässt er sich eher der von Hare definierten zweiten Kategorie zuordnen. Wo irgend möglich, versucht er, die Mitarbeiter des psychiatrischen Hilfesystems für seine „eigenen

Zwecke"[123] zu „benutzen"[124] und zu „manipulieren".[125] So soll sein Betreuer für ihn den Müll zum Container bringen oder ihn zum Essen einladen. Vor elf Uhr morgens akzeptiert er keine Termine, da er jeden Morgen ausschlafen möchte. Als „an die enge Nützlichkeit"[126] denkender Mensch erbat er von seinem Psychiater ein Attest, das ihm bestätigte, seine Hausarbeit nicht selbstständig verrichten zu können. Mit diesem Schriftstück bringt er seinen Betreuer dazu, für ihn auch zu spülen und zu putzen.

Den bei einem solchen Verhalten sichtbar werdenden „Mangel an Einfühlungsvermögen",[127] die „extreme Egozentrik"[128] und die „Verachtung für die Gefühle anderer Menschen"[129] erklärt der Psychologe Michael Maniacci durch die „grundlegende Unfähigkeit"[130] der Betroffenen, eine persönliche Verbindung mit anderen Menschen einzugehen, die auf „Selbstschutz"[131] ausgerichtet ist. Nach Ansicht des Neurobiologen Niels-Peter Birbaumer resultiert der Mangel an Empathie bei dissozialen Persönlichkeitsstörungen zudem aus der Unfähigkeit, „sich die negativen Konsequenzen des eigenen Handelns für andere emotional vorzustellen".[132]

Viele Menschen mit antisozialen Persönlichkeitsstörungen „glauben unbewusst, dass es nur einige wenige Wege gibt, um mit anderen Menschen in Beziehung zu treten: durch Einschüchterung, Wettbewerb, Betrug oder einen Pakt zum gegenseitigen Nutzen".[133] Seinen Betreuer scheint Herr B. als Knecht zu betrachten, der für diese Dienstleistungen vom Staat bezahlt wird. Durch das Gefühl, einen gesetzlichen Anspruch auf Hilfe zu haben, bedankt sich Herr B. nie für „besonderes Bemühen"[134] oder entgegengebrachte „Freundlichkeit".[135] Verständlicherweise wird das fehlende Einfühlungsvermögen der Menschen mit antisozialer Persönlichkeitsstörung von den Bezugspersonen häufig nicht als „Vulnerabilitätsschutz"[136] verstanden, sondern „als Verletzung interpersoneller Umgangsformen interpretiert".[137] Dadurch fordern die Betroffenen jene „Ablehnung, Kritik und Feindseligkeit"[138] heraus, vor denen sie sich „gerade zu schützen versuchten".[139]

Die „Gleichsetzung"[140] aller Menschen in Bezug auf den am Sklavenideal ausgerichteten „Maßstab von gut und böse",[141] der offene Hohn über die arbeitende Bevölkerung und die Erniedrigung seiner als Dienstboten behandelten Betreuer zielen darauf ab, die Gefährlichen und Mächtigen rächend „herabzudrücken".[142] Durch den „Willen zur Niederung, zur Erniedrigung, zur Ausgleichung"[143] erhofft auch er, „irgendwann einmal nämlich"[144] der Starke sein zu können. In der Genealogie der Moral schreibt Nietzsche: „Der Wille der Kranken, irgend eine Form der Überlegenheit darzustellen, ihr Instinkt für Schleichwege, die zu einer Tyrannei über die Gesunden führen, – wo fände er sich nicht, dieser Wille gerade der Schwächsten zur Macht!"[145]

Die Rachsucht wird dabei nicht offen gezeigt, sondern erscheint im Namen der Gerechtigkeit *als „maskierte Form des Willens zur Macht".[146] Nach Nietzsche werden alle „grossen Moral-Worte"[147] von einem „Bumbum von Gerechtigkeit"[148] begleitet. Unter den Ressentiment-Menschen gibt es*

> *„in Fülle die zu Richtern verkleideten Rachsüchtigen, welche beständig das Wort ‚Gerechtigkeit' wie einen giftigen Speichel im Munde tragen, immer gespitzten Mundes, immer bereit, Alles anzuspeien, was nicht unzufrieden blickt und guten Muths seine Strasse zieht".[149]*

Nietzsches Einschätzung nach ist „Gerecht-sein (...) immer ein positives *Verhalten",[150] ein „Stück Vollendung und höchster Meisterschaft auf Erden".[151] Nur der „aktive, der angreifende, übergreifende Mensch"[152] ist in der Lage „gerecht sogar gegen seine Schädiger"[153] zu bleiben „und nicht nur kalt, massvoll, fremd, gleichgültig".[154] Auf dem „Boden des reaktiven Gefühls"[155] wird jedoch „unter dem Namen der* Gerechtigkeit*"[156] die „*Rache*"[157] geheiligt, „wie als ob Gerechtigkeit im Grunde nur eine Fortentwicklung vom Gefühle des Verletzt-seins wäre".[158]*

Um „Gerechtigkeit" herzustellen, hat Herr B. bislang unzählige Prozesse geführt. Die „Einrichtung von Gerichtsverfahren"[159] kann nach Sloterdijk zu den symbolischen Therapieformen der Zivilgesellschaft gerechnet werden, die sich der „moralischen Wundheilung"[160] annehmen. Sowohl der „zum Haß verfestigte Zorn",[161] als auch die „strafende Justiz"[162] beruhen „auf dem Axiom, daß das Gleichgewicht der Welt nach seiner Störung nur durch ein Mehr an Schmerzen an der richtigen Stelle wiederherzustellen sei".[163]

Wie bei vielen Menschen mit antisozialer Persönlichkeitsstörung, sind es häufig „Autoritätsprobleme",[164] „Machtstreben"[165] und ein ausgeprägter „Widerstand"[166] gegenüber Vorschriften, die Herrn B. „ständig in Probleme verstrickt"[167] sein lassen.

Schon zu Schulzeiten ging er gerichtlich gegen einen Lehrer vor, von dem er sich ungerecht beurteilt und nach eigenen Worten „durch Noten beherrscht" fühlte. Von der Klage gegen seinen Vater war in der Einleitung bereits die Rede. Auch beim Zivildienst versuchte er, einen Vorgesetzten wegen „politischer Verfolgung" zu verklagen, da er wiederholt zum Putzen aufgefordert wurde. In einer Maßnahme der beruflichen Rehabilitation, an der er nach seinem ersten Krankenhausaufenthalt teilnehmen musste, war er nur mit Mühe durch seine Schwester von einer Klage gegen die Einrichtung abzubringen gewesen. Da Herr B. in dieser Zeit zum Islam konvertiert war, wollte er nicht mehr in der Kantine zu Mittag essen. Stattdessen beantragte er eine Überweisung des Essensgeldes auf sein Konto. Als die Verwaltung seinen Antrag mit der Begründung ablehnte, dass auch ein vegetarisches Essen im Angebot sei, kam es zum Eklat. Herr B. fühlte sich in seiner Ehre als Muslim verletzt, da er nicht nachprüfen konnte, ob die Küchenmesser halal waren. Er traute den Küchenhilfen zu, dass diese erst Mettbrötchen zubereiteten und dann zum Gemüseschneiden übergingen. Da er den Eindruck hatte, dass sein Glaube mit Füßen getreten wurde, brach er die Reha schließlich ab.

Das Verhalten der „Mächtigen" ihm gegenüber versieht Herr B. stets mit negativen Begriffen, wie z.b. „Mobbing", „sexuelle Belästigung", „politische Verfolgung", „Verbrechen", „Missbrauch" oder „Körperverletzung". In diesen Bezeichnungen werden die sonst von Herrn B. unterdrückte „Ohnmacht und Wut"[168] über seine Bedeutungslosigkeit sichtbar. Durch das „Herrenrecht, Namen zu geben",[169] das als „Machtäusserung"[170] betrachtet werden kann, schwingt sich Herr B. „zum Richter"[171] über die Mächtigen auf, um diese herabzudrücken.

Auch bei seiner Klage auf Opferentschädigung versucht er, den Nützlichkeitsaspekt und das Eigeninteresse zu verschleiern. Dazu stellt er die bei vielen Menschen mit antisozialer Persönlichkeit gut ausgeprägte „Fähigkeit, sein Verhalten zu rationalisieren"[172] unter Beweis. Als „Guter" und hilfloses Opfer eines Dienstunfalls möchte Herr B. nach eigenen Worten „Gerechtigkeit" herstellen und sucht dabei nach „Schlupflöchern im Gesetz".[173]

Offiziell verlangt er „nicht Vergeltung, sondern ,den Triumph der Gerechtigkeit'"[174] und hasst nicht den „Feind",[175] sondern das „Unrecht".[176]

Wenn es ihm gelänge, den Status und die Besoldung eines Beamten zu erlangen, ohne die vorhergehende Arbeitsleistung erbringen zu müssen, würde sich der „Verletzer"[177] aus seiner Sicht vor ihm demütigten, indem er ihm Recht gäbe. Zudem hätte der Aggressor auf diese Weise den erlittenen „Schaden"[178] finanziell wieder gutgemacht. In diesem Fall wäre Herr B.'s Zugang zu den süßen Trauben frei, und er müsste sie den Erfolgreichen nicht mehr neiden.

Seinen Ausführungen ist jedoch zu entnehmen, dass sich sein „Gefühl der Rachelust"[179] auch nach erfolgter „Entschädigung" nicht auflösen würde. Allein um dem Staat nach seinem Ableben seine Ersparnisse vorzuenthalten, wünscht er sich eigene Kinder, denen sein Erbe zufiele. Dadurch würde sein Rachevorhaben in Anlehnung an Sloterdijks Theorie „von einer Generation auf die nächste"[180] übertragen und sein „Zorngut"[181] nicht „okkasionell verschwendet",[182] sondern „die Form von Vorräten,

Schätzen oder Guthaben annehmen".[183] „Nie wird er sich damit abfinden, daß der Schmerz bis zur Unerträglichkeit ungleich verteilt ist",[184] und so will er „einen fairen Anteil"[185] von „dem Zuviel, das sich bei ihm selber angehäuft hat"[186] in Form einer „Schmerzspende"[187] an den „unbestraften Verursacher zurückgeben".[188]

Bisher wurde sein Antrag auf Opferentschädigung allerdings viermal abgelehnt. Die „Beharrlichkeit",[189] mit der er den Prozess vorantreibt, spricht für die „gewaltigen Energiebekundungen des Ressentiment"[190] und die „Vehemenz"[191] seines Rachebedürfnisses. Durch die „Hingespanntheit auf den entscheidenden Augenblick"[192] verschwinden „Langeweile",[193] „Unterbeschäftigung"[194] und Sinnprobleme aus dem „Leben des Rächers",[195] der nach Sloterdijk einer der ersten ist, der „weiß, was es bedeutet, etwas vorzuhaben".[196] „Die tiefe Einfachheit der Rache"[197] befriedigt dabei „das allzu menschliche Bedürfnis nach starker Motivierung".[198]

Würde es Herrn B. eines Tages gelingen, seine Hartnäckigkeit in den „Dienst positiver Veränderungen"[199] zu stellen, könnte man diese als „Ressource"[200] betrachten.

Trotz eindeutiger intellektueller Fähigkeiten scheint Herr B. den Widerspruch nicht zu erkennen, der sich vor dem Hintergrund seiner Klage auf Opferentschädigung abzeichnet. Obwohl er den Reichtum der „Abzockeroberschicht" kritisiert, ist das Ziel seiner Klage das eigene Streben nach dem „Brecheisen der Macht, viel Geld",[201] mit dem er sein Leben als reicher Frühpensionär mit dem sozialen Rang eines Bibliothekars unbeschwert genießen will. Obwohl er Wähler einer Linkspartei ist, geht es ihm nicht darum, „gute Plätze für alle"[202] verfügbar zu machen, sondern selber eine Vorzugsstellung „in der ersten Reihe"[203] zu erhalten. Auch der Umgang mit seinen finanziellen Ressourcen verstößt gegen die sozialistischen Grundregeln, auf die er sich immer wieder lautstark beruft. Da Herr B. aus einer wohlhabenden Familie stammt, und nach dem Tod seiner Großeltern geerbt hat, verfügt er über beträchtliche Ersparnisse, die es ihm ermöglichen, regelmäßig einen einmonatigen Jahresurlaub im europäischen Ausland zu machen. Um sein Erbe nicht mit der Sozialhilfe verrechnen zu müssen, hat er es auf das Konto seiner Schwester überweisen lassen und vollzieht dadurch einen bei Menschen mit antisozialer Persönlichkeitsstörung häufig zu beobachtenden „Gesetzesbruch".[204]

Obwohl er sich selber offiziell zu den „Guten und Gerechten"[205] zählt, vergisst Herr B., dass ihm „zum Pharisäer Nichts fehlt als – Macht",[206] und somit vermummen sich seine „heimlichsten Tyrannen-Gelüste (…) in Tugend-Worte".[207]

Die ausgeprägte „Beschuldigung anderer",[208] die als Hauptsymptom der Psychopathie betrachtet werden kann und diese Form der psychischen Verstimmung für die vorliegende Untersuchung so interessant macht, ist ein häufig unbewusst ablaufender Versuch, Selbstzweifeln vorzubeugen. So lebt auch Herr B. in der tiefen Überzeugung, niemals „falsch gehandelt zu haben".[209] Sein antisoziales Verhalten „ohne offensichtliche Schuldgefühle",[210] der „Mangel an Selbstkritik"[211] und das „Fehlen von Reue"[212] werden bei Herrn B. auch darin sichtbar, dass er sich bei Verfehlungen nie bei seinen Ärzten, Betreuern und Therapeuten entschuldigt.

Da er „in seinem Verhalten nichts Falsches"[213] sieht, ist er „nur schwerlich zu motivieren, es zu verändern"[214] und „kaum bereit, aktiv am therapeutischen Prozeß zu partizipieren".[215] Zur Therapie kommt Herr B. nach eigenen Angaben nur aufgrund seines Mitteilungsbedürfnisses.

Als stark in Schuldkategorien denkender Mensch ist dennoch anzunehmen, dass auch Herr B. in manchen Augenblicken von Schuldgefühlen gequält wird. Im „Gefühl der Schuld"[216] liegt nach Nietzsche „das eigentliche instrumentum jener seelischen Reaktion, welche ‚schlechtes Gewissen', ‚Gewissensbiss' genannt wird".[217] Bei Herrn B. kann vermutet werden, dass er die Stimmen seines Gewissens abgespalten hat und diese sich im Rahmen einer Schizophrenie als „akustische Halluzinationen"[218] manifestieren. Dieser Vorgang wurde bereits ausführlich in Kapitel 5.1.2 beschrieben. So berichtet er davon, dass aggressive „[k]ommentierende"[219] Stimmen ihm Befehle erteilen und ihn zum Arbeiten oder Putzen auffordern. Sie bezichtigen ihn der Faulheit und beschimpfen ihn mit groben Kraftausdrücken. Den Stimmen gegenüber fühlt sich Herr B. völlig hilflos, und so berichtet er von einem hohen Leidensdruck.

Nach der von Theodore Millon entwickelten „biosozialen Lerntheorie"[220] kann die therapeutische Arbeit erst beginnen, sobald „der Patient beginnt, Betroffenheit oder Reue zu zeigen".[221] Wie „Philosophen der Zukunft" Herrn B. bei der Überwindung seines Ressentiments behilflich sein könnten, soll in Kapitel 7 dargestellt werden.

5.6 Die Wendung nach innen und der Wille zum Nichts – die Depression

Im Gegensatz zum Starken, dessen Rache sich „in einer sofortigen Reaktion"[1] vollzieht und erschöpft, ist dem Schwachen „die eigentliche Reaktion, die der That versagt".[2] Da sein von „Zorn- und Wutregungen"[3] begleiteter Racheimpuls einer systematischen „Hemmung und Zurückhaltung"[4] unterliegt, bleibt ihm nur die Möglichkeit einer imaginären Rache. Diese besteht meist in der neiderfüllten Detraktion der Starken und „Lebensgeliebten",[5] denen der Zugang zu den süßen Trauben offen steht.

Wie im letzten Kapitel gezeigt werden konnte, vermag die imaginäre Rache den Schmerz über die eigene Verfasstheit, die Kränkung durch die „unerreichbar hoch hängenden Trauben" und die „ausbleibende Anerkennung durch relevante Andere"[6] jedoch nur kurzfristig zu betäuben.

Da sich nach Nietzsche „[a]lle Instinkte, welche sich nicht nach Aussen entladen, (…) *nach Innen*"[7] wenden, kommt es zu einer wachsenden seelischen Vergiftung, in deren Verlauf sich der „gefährlichste Spreng- und Explosivstoff, das *Ressentiment*"[8] beständig anhäuft.

Auf diesen Mechanismus hat auch Peter Sloterdijk in seinem Werk *Zorn und Zeit* hingewiesen. Wird die notwendige Entladung des „rächerischen Zorns"[9] nach außen verhindert, so folgen nach Sloterdijk Zeiten „des Wütens nach innen".[10] Eine dauerhafte Verhinderung der Extraversion des Zorns führt nach Sloterdijk zur Bildung von „Haßkonserven"[11] und dem drängenden Wunsch nach der „Verausgabung"[12] des Hasses „an die All-Adresse, das verworfene Reale in seinem ganzen Umfang".[13]

Bei ungenügender Ableitung der gewaltigen Energien kann das stetig anschwellende Reservoir versagter Rache entweder zu einer Ex- oder einer Implosion führen.

So stellt die „Furie der Rache am Täter"[14] die plötzliche und explosionsartige Wendung der Rache nach außen dar. „Alles auslöschen *machen*, (…) obwohl es nur ein Krampf, ein blindes Wüthen ist"[15] – mit diesen Worten beschreibt Nietzsche in den *Nachgelassenen Fragmenten* die „Zerstörungslust"[16] vieler Rachsüchtiger. Sybe Schaap bezeichnet diesen Vorgang, bei dem „die Heerde (…) zersprengt"[17] werden soll, als „*Oberströmung*"[18] des Ressentiments. Als Beispiele für die explosionsartige Entladung des aufgehäuften Ressentiments können von Einzelpersonen initiierte Amokläufe oder die von asketischen Priestern geleiteten ideologischen Kriege des 20. Jahrhunderts betrachtet werden. Zu Letzteren gehört auch die von Peter Sloterdijk beschriebene „Haßlenkung"[19] und Entladung des ressentimentalen Furors durch kommunistische Zornbankiers, die bereits in Kapitel 2.4 eine ausführliche Darstellung erfuhr. Auf diese Weise wird die imaginäre Rache mit erheblicher zeitlicher Verzögerung schließlich doch noch in eine wirkliche Tat umgesetzt. Durch die lange Unterdrückung ist sie jedoch meist überzogen, maßlos und unangemessen.

Die „*Unterströmung*"[20] stellt den „verborgenen Kern des Ressentiments dar"[21] und setzt sich „mit dem inwendigeren Leben"[22] auseinander. Findet das Ressentiment kein Ventil, so kann sich die versagte Rache auch in immer stärkerem Maße gegen den Leidenden selbst wenden und in einen Zustand des „Selbsthasses",[23] der „Selbstqual"[24] und des anhaltenden „Rachedurstes gegen sich selbst"[25] münden. Auf eine Phase der „Selbstpeinigung"[26] folgt dann eine von Erschöpfung gekennzeichnete „tiefe Depression",[27] die im Extremfall zu einer „Selbstauflösung"[28] und Selbstauslöschung führen kann. Dieser Vorgang soll im Rahmen dieses Kapitels näher untersucht werden.

Nach Nietzsche führte die im Verlauf der menschlichen Stammesgeschichte entstandene Rückwärtswendung der Affekte notwendig zur Ausbildung einer „innere[n] Welt",[29] die „ursprünglich dünn wie zwischen zwei Häute eingespannt"[30] sich allmählich in „Tiefe, Breite, Höhe"[31] ausdehnt. Dieser Vorgang, den Nietzsche als „*Verinnerlichung* des Menschen"[32] bezeichnet, kann als Geburt der „*Seele*"[33] und Ursprung des „*Gewissens*"[34] als „Instinkt der Grausamkeit, der sich rückwärts wendet, nachdem er nicht mehr nach aussen hin sich entladen kann",[35] betrachtet werden.

Mit der Ausbildung des „schlechten Gewissens",[36] in dem durch die fremdbestimmte Hemmung der Impulse eine Vorherrschaft der „Aversion oder des Widerwillens"[37] zu beobachten ist, wurde nach Nietzsche „die grösste und unheimlichste Erkrankung eingeleitet, von welcher die Menschheit bis heute nicht genesen ist, das Leiden des Menschen *am Menschen*, an *sich*".[38] Wie am Beispiel der Rückwärtswendung des Racheimpulses gezeigt werden konnte, bewirkte sie, dass der Mensch sich von nun an „ungeduldig selbst zerriss, verfolgte, annagte, aufstörte, misshandelte"[39] und sich „an den Gitterstäben seines Käfigs"[40] wund stieß.

Die im Verlauf der Phylogenese entwickelte Fähigkeit zur systematischen Zurückdrängung der Affekte trägt ihren Ursprung Nietzsche gemäß in der Vergesellschaftung des Menschen. Der „Käfig" kann als Bild für die gesellschaftliche „Zähmung"[41] des Menschen mit Hilfe der „socialen Zwangsjacke"[42] betrachtet werden. Bei der ungeheuren Arbeit, die Nietzsche als „Sittlichkeit der Sitte"[43] bezeichnete, wurde der Mensch mit „Härte, Tyrannei, Stumpfsinn und Idiotismus"[44] zahm und berechenbar gemacht. Gegen Feinde „des Gesetzes, der Ordnung"[45] nutzte die „Obrigkeit"[46] das Mittel der Strafe „als ein Gedächtnissmachen"[47] und Methode zur sogenannten „Besserung".[48]

Die Gesetze der Obrigkeit, die den äußeren *Käfig* konstituierten, wurden nach und nach als Teil des Gewissens verinnerlicht. Auf diesem Wege entstand ein innerer Käfig aus fremdbestimmten Geboten. Über das Gewissen schreibt Nietzsche in *Menschliches, Allzumenschliches*:

> „Der Inhalt unseres Gewissens ist Alles, was in den Jahren der Kindheit von uns ohne Grund regelmäßig *gefordert* wurde, durch Personen, die wir verehrten oder fürchteten. Vom Gewissen aus wird also jenes Gefühl des Müssens erregt (‚dieses muss ich thun, dieses lassen‘) (...) Der Glaube an Autoritäten ist die Quelle des Gewissens: es ist also nicht die Stimme Gottes in der Brust des Menschen, sondern die Stimme einiger Menschen im Menschen.“[49]

Mit der Fähigkeit zur Rückwärtswendung der eigenen Instinkte und der damit verbundenen „Thatsache einer gegen sich selbst gekehrten, gegen sich selbst Partei nehmenden Thierseele“[50] entstand nach Nietzsche auf Erden jedoch gleichzeitig „etwas so Neues, Tiefes, Unerhörtes, Räthselhaftes, Widerspruchsvolles *und Zukunftsvolles* (...), dass der Aspekt der Erde sich damit wesentlich veränderte“.[51] Sie führte zu einer Kriegserklärung des Menschen an seine Instinkte und einer gewaltsamen Ablösung von seiner tierischen Vergangenheit. Durch die „unheimliche und entsetzlich-lustvolle Arbeit einer mit sich selbst willig-zwiespältigen Seele, welche sich Leiden macht, aus Lust am Leidenmachen“,[52] konnte nun auch im Idealfall das, „von der Sittlichkeit der Sitte wieder losgekommene, das autonome übersittliche Individuum“[53] zur Welt kommen, welches nicht mehr zwangsläufig den gesellschaftlich vorgegebenen und *fremdbestimmten* Maßstäben folgen muss, sondern „werthbestimmend“[54] und „*wertheschaffend*“[55] zu sein vermag. Durch sukzessive Selbstgesetzgebung erfährt dabei das tierische schlechte Gewissen, das noch unter der Herrschaft eines „Du sollst“[56] steht, eine Wandlung zum guten Gewissen, das von einem „Ich will“[57] geleitet wird.

Durch die „Herrschaft über sich“,[58] seine Instinkte und über „die Umstände“[59] kann ein sich selbst überwindender Mensch zu einem „Souverain“[60] werden. Sein *selbstbestimmtes, „gewandelte[s] und befreite[s] Gewissen“*,[61] in dem „die ‚Zuneigung‘ über die ‚Abneigung‘“[62] herrscht, verleiht ihm nach Nietzsche den Mut, er selbst zu sein. Durch den „Wille[n] zur Macht über sich selbst“[63] kann der Mensch zu einer Brücke auf dem Weg zum Übermenschen werden und zählt somit zu den

„unerwartetsten und aufregendsten Glückswürfen, die das ‚grosse Kind' des Heraklit, heisse es Zeus oder Zufall, spielt".[64]

Der reaktive, ohnmächtige und fremdbestimmte Mensch des Ressentiments jedoch, der Zorn, Hass und Rachsucht unablässig gegen sich wendet, ist noch weit von dieser Entwicklung entfernt. Er besitzt noch nicht die Fähigkeit der Selbstüberwindung, mit deren Hilfe er das schlechte Gewissen aktiv in ein gutes Gewissen umwandeln und schaffend ins Leben hinaustreten kann.

Stattdessen macht er sich als Gefangener seines „thierischen ‚schlechten Gewissens' (der rückwärts gewendeten Grausamkeit)"[65] selbst zu einer „Folterstätte".[66] In der *Genealogie der Moral* beschreibt Nietzsche den schleichenden Prozess, bei dem das schlechte Gewissen sich „festsetzt, einfrisst, ausbreitet und polypenhaft in jede Breite und Höhe wächst".[67] Durch die Wendung der Rache nach innen und die andauernden Selbstpeinigungen breitet sich allmählich eine „bleierne Ermüdung"[68] aus.

„Unlust",[69] „Dumpfheit"[70] und eine „schwarze Traurigkeit"[71] führen zu einem „Überdrusse am Leben",[72] der nach Nietzsche als Charakteristikum einer „tiefe[n] Depression"[73] betrachtet werden kann.

Solange der Mensch des Ressentiments trotz aller Ermüdung und Erschöpfung noch einen Sinn für sein Leiden erkennen kann, ist er bereit, seine Leidensfähigkeit auszuweiten und die „Selbstvivisektion"[74] fortzuführen. So schreibt Nietzsche in der *Genealogie der Moral*:

„Der Mensch, das tapferste und leidgewohnteste Thier, verneint an sich *nicht* das Leiden: er *will* es, er sucht es selbst auf, vorausgesetzt, dass man ihm einen *Sinn* dafür aufzeigt, ein *Dazu* des Leidens. Die Sinnlosigkeit des Leidens, *nicht* das Leiden, war der Fluch, der bisher über der Menschheit ausgebreitet lag".[75]

Vernimmt er jedoch den Refrain eines großen „Umsonst!"[76] hinter dem „Menschen-Schicksale"[77] und bleibt die Frage nach dem Sinn des Leidens ohne Antwort, so tritt der Mensch des Ressentiments „in das Stadium der hoffnungslosen Desperation".[78] Da ihm das Dasein als *„unwerth an sich"*[79] erscheint, erfolgt eine „nihilistische Abkehr von ihm".[80] Sich „im Würgegriff des quälenden und niederdrückenden Gedankens befinde[nd], alle Mühe im Leben lohne nicht, ja das Leben selbst sei wert-, nutz- und sinnlos"[81] entsteht ein „Verlangen in's Nichts",[82] das sich mit einem „Wunsche nach dem ‚Ende'"[83] verbindet und schließlich in einen „selbstmörderischen Nihilismus"[84] mündet. Die Selbstauslöschung des „Nihilist[en] des großen Umsonst"[85] kann als Implosion der zum Bersten gefüllten „Haßkonserven" betrachtet werden.

Ludwig Klages hat bezüglich dieser Analyse harte Kritik an Nietzsche geübt. Er fragte sich staunend, wie ein „so durchdringender Kopf"[86] wie Nietzsche „den ‚bösen Blick' des hämischen Neides, die Ränkekünste des scheelsüchtigen Intriganten, die Triumphe der Schadenfreude und zumal die gewaltigen Energiebekundungen des Ressentiment"[87] mit „Ermüdung und Erschöpfung verwechseln konnte".[88]

Anhand des folgenden Praxisbeispiels soll jedoch gezeigt werden, dass Nietzsches Beobachtungen das klinische Bild der Depression tatsächlich auf beeindruckende Weise erfasst haben, und dass Klages Kritik somit als wenig gerechtfertigt erscheint.

5.6.1 Frau U.

Frau U. ist eine 56-jährige Frau, die dezent gekleidet und sorgfältig frisiert ist. Sie ist seit dreißig Jahren verheiratet und kinderlos. Veränderungen stand sie nach eigenen Angaben immer ängstlich und ablehnend gegenüber. So zog sie nie um und lebt mit ihrem Ehemann noch heute in ihrem Geburtshaus, dessen untere Etage ihre Eltern viele Jahre lang bewohnten. Ihren Vater pflegte sie zehn Jahre lang bis zu seinem Tod, ihre mittlerweile demenzkranke Mutter, von der sie sich schon als Kind abgelehnt fühlte, lebt seit zwei Jahren in völliger geistiger Umnachtung in einem Pflegeheim. Frau U. leidet sehr darunter, dass ihre Mutter sie heute nicht mehr erkennt.

Auch berufliche Wechsel vermied Frau U. und arbeitete fünfunddreißig Jahre lang als Sachbearbeiterin in einer Behörde. Als junges Mädchen hatte sie zwar davon geträumt, Modedesignerin zu werden, folgte dann aber dem Drängen ihrer Mutter, doch lieber einen „soliden" Beruf zu ergreifen, bei dem sie gut verdiene.

Nach eigenen Angaben hatte sich Frau U. nach einigen Jahren mit der erst ungeliebten Arbeit arrangiert. Sie definierte sich sehr über ihre berufliche Tätigkeit und bemühte sich, die ihr aufgetragenen Aufgaben zur uneingeschränkten Zufriedenheit ihres Vorgesetzten zu erledigen. Allerdings litt sie immer wieder unter leichten oder mittelschweren depressiven Episoden, gegen die sie Anti-Depressiva einnahm.

Als sie vor vier Jahren eine neue Kollegin bekam, mit der sie ein Büro teilen musste, veränderte sich ihre Situation schlagartig. Das feindselige Verhalten der Mitarbeiterin erlebte Frau U. über den Zeitraum mehrerer Monate als massives Mobbing, dessen sie sich nicht zu erwehren wusste. Da ihr Vorgesetzter nicht für sie Partei ergriff, sondern sich aus allen Querelen heraushielt, erlitt Frau U. einen Nervenzusammenbruch und begab sich in stationäre psychiatrische Behandlung. Der Arzt diagnostizierte eine schwere depressive Episode ohne psychotische Symptome [1] *(F32.2).*

Trotz mehrerer Krankenhausaufenthalte, einer Verhaltenstherapie, starker Medikamente und insgesamt 30 stationär durchgeführten Elektrokrampftherapien unter Vollnarkose verbesserte sich ihr Zustand kaum, und so kam es gegen ihren Willen nach zwei Jahren zur Frühberentung. Von dem als Kränkung erlebten Schock über das Ende ihrer Berufstätigkeit hat Frau U. sich bis heute nicht erholt.

Als typische Symptome depressiver Episoden gelten „gedrückte[ ] Stimmung",[2] „Interessensverlust, Freudlosigkeit"[3] und „Verminderung des Antriebs"[4] bei „erhöhter Ermüdbarkeit"[5] nach „nur kleinen Anstrengungen".[6] Neben der „Hemmung"[7] sind bei schweren depressiven Episoden ein ausgeprägter „Verlust des Selbstwertgefühls"[8] und „Gefühle von Nutzlosigkeit oder Schuld"[9] vorherrschend. „Negative und pessimistische Zukunftsperspektiven"[10] können zu „Suizidgedanken"[11] oder auch „Suizidhandlungen"[12] führen. Auch „Selbstverletzung[en]"[13] gelten als Symptom der Depression. Viele Betroffene klagen zudem über eine Verminderung der „Konzentration und Aufmerksamkeit"[14] und „Schlafstörungen".[15] Schwere depressive Episoden ohne psychotische Symptome werden auch mit den Synonymen „Melancholie"[16] oder „vitale[ ] Depression"[17] bezeichnet.

Der Begriff der Depression hat sich „im 19. Jh. als Synonym für ‚Melancholie' eingebürgert".[18] Der dennoch spürbare „Unterschied"[19] im Sprachgebrauch beider Termini geht darauf zurück, dass die Depression „in jeder Epoche als Krankheit"[20] galt, die Beurteilung des schon in der Antike beobachteten Phänomens der Melancholie jedoch „Schwankungen"[21] unterworfen war, und häufig mit einem tieferen „Seinsverständnis"[22] verbunden wurde. Während in der aktuellen psychiatrischen und philosophischen Fachliteratur beide Begriffe verwendet werden, benutzt Nietzsche in seiner Analyse des Ressentiments ausschließlich den Terminus „Depression".[23]

Vor Ausbruch der schweren depressiven Episode hatte Frau U. in ihrem Leben ihren Schilderungen zufolge immer nach Ordnung gesucht. Von ihrer Mutter wurde sie streng erzogen und zu Pflichtbewusstsein, unbedingtem Gehorsam und Leistungsdenken angehalten.

„[E]ingezwängt in eine drückende Enge und Regelmässigkeit der Sitte"[24] entwickelte sie eine für den sogenannten „Typus melancholicus"[25] charakteristische Persönlichkeitsstruktur mit einer „Neigung zum Überperfektionismus"[26] und „zur zwanghaften Überordentlichkeit".[27] Ihr Pflichtbewusstsein stellte sie durch ihre berufliche Konstanz, die Achtung vor der Autorität der Eltern und ihre langjährige Ehe unter Beweis.

In seiner umfassenden Studie über die Melancholie bezeichnet der Philosoph László F. Földényi den Wunsch nach Ordnung, den viele Melancholiker zum Ausdruck bringen, als Versuch, „die Zufälligkeit abzuwehren und die Welt heimelig zu gestalten".[28] Földényi vermutet, dass die Ordnung das Leben des Melancholikers vor der Einsicht in eine mögliche „Sinnlosigkeit des Seins"[29] bewahren soll. Seiner Einschätzung nach übernimmt die Ordnung somit eine sinnstiftende Funktion.

Der unbedingte Wille des Melancholikers, „Leid"[30] zu vermeiden und der „Abscheu vor jeder Art von Konflikten"[31] führen zu einem verzweifelten Bestreben, „die Veränderung des Lebens zu parieren".[32] Besonders der „Verlust",[33] der „die Aufmerksamkeit auf die endlose Veränderlichkeit des Daseins"[34] lenkt und in unterschiedlichen Theorien zur Genese von Depressionen, wie z.B. der Psychoanalyse und der „Life-event Forschung",[35] als krankheitsauslösend betrachtet wird, soll unter Aufbietung aller Kräfte vermieden werden.

Eine derartige Haltung erscheint Nietzsche als die „weltverneinendste aller möglichen Denkensarten",[36] weil sie „das Werden, Entstehen und Vergehen an sich schon schlecht heißt".[37] Auf diese Weise wird die wirkliche Welt des Werdens mit den ihr innewohnenden Gesetzmäßigkeiten verurteilt. Das „Verlangen, durchaus etwas fest haben zu wollen",[38] bezeichnet Nietzsche in der Fröhlichen Wissenschaft als „Instinkt der Schwäche".[39] Dieser ist Kennzeichen passiver Wesen, welche sich nach einer Welt des Seins mit „festen, unveränderlichen, stets mit sich selbst identischen Formen"[40] sehnen, die als „Fels in der Brandung"[41] Ruhe und Sicherheit verspricht.

Da das Leben mit zunehmender Ordnung immer „bedrückender"[42] wird, fühlt sich der Melancholiker schließlich in den „Fesseln der Ordnung gefangen".[43] Die Melancholie, die nach Földényi auf einem „Eingesperrtsein in sich selbst"[44] basiert,

*wird durch Nietzsches Bild eines hinter den „Gitterstangen seines Käfigs"[45] kauern-
den Gefangenen zum Ausdruck gebracht, der ein „Nein (...) zu sich selbst, zur Natur, Natürlichkeit, Thatsächlichkeit seines Wesens"[46] spricht.*

*In Anlehnung an Nietzsches Terminologie kann der depressive Mensch auch als
„zahmes und civilisirtes Thier, ein Hausthier",[47] bezeichnet werden. Der Preis für
die Fremdbestimmung durch die Ordnung der Gitterstäbe ist allerdings der „zu-
rückgedrängte, zurückgetretene, in's Innere eingekerkerte und zuletzt nur an sich
selbst noch sich entladende und auslassende Instinkt der Freiheit"[48] – ein Vorgang,
den Nietzsche auf „Reaktions- und Ressentiments-Instinkte"[49] zurückführt und als
Ursprung des schlechten Gewissens bezeichnet. Seine Theorie, nach welcher die Depressionen des Ressentiment-Menschen mit einer Wendung aggressiver Impulse
nach innen zusammenhängen, scheint durch die „unzählige Male"[50] in der praktischen therapeutischen Arbeit beobachtete „Aggressionshemmung bei depressiven
Patienten"[51] bestätigt zu werden.*

*Angesichts der Vielfalt der im aktuellen psychiatrischen Diskurs gängigen Krank-
heitsmodelle zur Entstehung von Depressionen erscheinen daher insbesondere psy-
choanalytisch ausgerichtete Konzepte, die den Fokus auf meist unbewusste
intrapsychische Konflikte und „verdrängte Aggression"[52] richten, überzeugend. Der
Einfluss von Nietzsches Denken auf die Psychoanalyse ist in diesem Punkt unver-
kennbar. Darüber hinaus betont Nietzsche, dass eine „von Anbeginn"[53] vorliegende
Schwäche zu Depressionen disponiere. Der Einfluss „genetischer Faktoren"[54] auf die
Depressionsentstehung wird auch in der aktuellen Fachliteratur häufig erwähnt.*

*Vorwiegend verhaltenstherapeutisch ausgerichtete kognitive Theorien, wie z.B.
das Konzept der „erlernten Hilflosigkeit"[55] von Martin E. P. Seligman scheinen meines Erachtens in diesem Zusammenhang zu kurz zu greifen, da sie den Fokus meist
ausschließlich auf lerntheoretisch begründete und bewusste Phänomene richten.*

*Die Rolle des „aggressiven Aufstaus"[56] in der Psychodynamik von Depressionen
hat der Psychiater und Psychoanalytiker Stavros Mentzos folgendermaßen beschrieben:*

*Ähnlich wie Lázló F. Földényi weist auch er auf die Bedeutung des Verlustes bei
der Entstehung von Depressionen hin. Bei diesen Verlusten, die in Anlehnung an
Freud als „Objektverlust[e]"[57] bezeichnet werden, handelt es sich entweder um den
realen Verlust einer „wichtigen Bezugsperson, einer Gruppe, eines Ideals"[58] oder um
die „fehlende oder mangelhafte oder zusammenbrechende Bindung"[59] zu einer
wichtigen Bezugsperson.*

Im Fall von Frau U. könnte die unzureichende Bindung an ihre Mutter depressionsauslösend gewirkt haben. Den eigenen Schilderungen zufolge musste Frau U. schon früh die Erfahrung machen, von ihrer Mutter keine positive Wertschätzung zu erhalten, sondern abgelehnt, geringgeschätzt und kritisiert zu werden. Eine derartige Kränkung bewirkt nach Mentzos eine Erschütterung der Objektbeziehung, die mit „unerträgliche[m] Schmerz"[60] verbunden ist und zu einer ausgeprägten „Frustrationsaggression"[61] führt.

Seiner Ansicht nach wird diese Aggression jedoch aus Angst, den Rest an Zuneigung zu verlieren, nicht entladen. Um die „Realität des Objektverlusts"[62] nicht anerkennen zu müssen, wird stattdessen „das verlorene Objekt zu Zwecken der Aufhebung des Verlustes"[63] internalisiert. Durch den „importierten Konflikt"[64] wird die Frustrationsaggression „in Form der Autoaggression nach innen gewendet"[65] und führt zu einem depressiven Prozess, der von einer massiven „Herabsetzung des Selbstwertgefühls begleitet"[66] wird. In Anlehnung an Freud wird das internalisierte Objekt auch als „Über-Ich"[67] bezeichnet. Den Vorgang der Introjektion hat Nietzsche durch seine in Kapitel 5.6 dargestellte Hypothese zur Bildung des Gewissens vorweggenommen.

Die Psychoanalytikerin Melanie Klein geht davon aus, dass die „depressive Position"[68] sowohl eine „obligatorische Entwicklungsstufe"[69] als auch eine im späteren Leben eines Menschen auftretende „spezielle psychische Konstellation"[70] darstellt. Somit scheinen ihre Untersuchungen Nietzsches Hypothese zur phylogenetischen Herkunft des schlechten Gewissens zu stützen. Um die Entwicklung von Depressionen zu vermeiden, muss der heranwachsende Mensch ihrer Ansicht nach die Fähigkeit entwickeln, reale Konflikte auszuhalten, „Ambivalenz"[71] zu ertragen und „Verantwortung für seine Wut"[72] zu übernehmen. Wenn dies nicht stattfindet und die Wut ausschließlich nach innen gewendet wird, entwickelt sich das Grundgefühl, ein „Versager"[73] zu sein.

Um die Ordnung, die sich dem Fluss des Lebens entgegenstellt, aufrechtzuerhalten, müssen „unmenschliche Anstrengungen"[74] vollbracht und endlose innere Kriege ausgefochten werden. Durch die in diesem Zusammenhang notwendigen Selbstmisshandlungen verwandelt der Ressentiment-Mensch sich Nietzsche gemäß selbst in eine „Folterstätte".[75] Teil der Selbstbestrafung können „grausame Selbstvorwürfe",[76] „Versündigungsideen oder sogar Selbstverstümmelungen"[77] sein.

So hat sich Frau U. viele Jahre lang von ihrer Mutter erniedrigen und demütigen lassen, um die familiäre Ordnung aufrechtzuerhalten. Sie erledigte die Einkäufe und kochte täglich für sie, ohne ein Wort des Dankes zu erhalten. Wurde sie aufgrund der mütterlichen Schikanen ungeduldig oder unfreundlich, so quälte sie sich tagelang mit Schuldgefühlen und bitteren Selbstvorwürfen.

Ihr Ehemann konnte nie verstehen, dass Frau U. sich so behandeln ließ und darüber hinaus keine Wut auf ihre Mutter zu empfinden schien. Sie selbst bezeichnet ihre Haltung als „Geduld" und kleidet sich auf diese Weise „in den Prunk der entsagenden stillen abwartenden Tugend".[78] Die Herrschsucht ihrer Mutter erklärt sie durch den Neid auf Frau U.'s Berufstätigkeit und erhebt sich auf diese Weise über ihre Peinigerin.

Über diese Haltung der Schwäche schreibt Nietzsche:

„Jetzt geben sie mir zu verstehen, dass sie nicht nur besser seien als die Mächtigen, die Herrn der Erde, deren Speichel sie lecken müssen (nicht aus Furcht, ganz und gar nicht aus Furcht! (…) – dass sie nicht nur besser seien, sondern es auch ‚besser hätten'".[79]

Im Akt der Unterwerfung lassen sich sowohl ein Mangel an Selbstwertgefühl als auch autoaggressive Tendenzen erkennen. Stavros Mentzos interpretiert den hinter autoaggressiven Handlungen verborgenen „sogenannten Masochismus"[80] als Abwehrstrategie und „‚Tauschgeschäft' mit dem Über-Ich".[81] Um die internalisierte vorwurfsvolle Stimme der Mutter zu besänftigen, erfolgt nach Mentzos ein „Ausgleich"[82] durch „Schmerz und Qual"[83] im Rahmen einer „Selbstbestrafung".[84]

Vor diesem Hintergrund verdient Nietzsches Untersuchung der Themen Schuld, Strafe und Leid große Beachtung:

Jene „unheimliche und vielleicht unlösbar gewordene Ideen-Verhäkelung ‚Schuld und Leid'"[85] hat nach Nietzsche ihren Ursprung im „Vertragsverhältniss zwischen Gläubiger und Schuldner, das so alt ist als es überhaupt ‚Rechtssubjekte' giebt und seinerseits wieder auf die Grundformen von Kauf, Verkauf, Tausch, Handel und Wandel zurückweist".[86] Nach Nietzsche hat man „keinen noch so niedren Grad von Civilisation aufgefunden, in dem nicht schon Etwas von diesem Verhältnisse bemerkbar würde".[87]

So hat seiner Meinung nach „jener moralische Hauptbegriff ‚Schuld' seine Herkunft aus dem sehr materiellen Begriff ‚Schulden' genommen".[88] Konnte in früheren Zeitaltern ein Schuldner „sein Versprechen der Zurückbezahlung"[89] nicht einlösen, so durfte „der Gläubiger dem Leibe des Schuldners alle Arten Schmach und Folter anthun".[90] Der Ausgleich der Schulden bestand also in einem „Anrecht auf Grausamkeit",[91] das auf die „Idee einer Äquivalenz von Schaden und Schmerz"[92] zurückging.

Den historischen Ursprung des Schuldgefühls deutet Nietzsche aus diesem Grunde „als ein Stück Thierpsychologie",[93] das uns „dort gleichsam in seinem Roh-zustande"[94] entgegentritt und von der Vorstellung bestimmt wird, „jedes Vergehn als in irgend einem Sinne abzahlbar zu nehmen".[95]

Für die Vorteile, welche Frau U. beispielsweise durch ihr kurzeitiges Sich-gehen-Lassen der Mutter gegenüber genossen hat, erfolgt die Selbstbestrafung „als eine Art Ausgleich".[96] Das eigene Leid kann als „Abzahlung des Schadens an den Geschädig-ten"[97] in Form einer „Affekt-Compensation"[98] verstanden werden.

„Abzahlen und heimzahlen"[99] sind für Peter Sloterdijk die Akte, „deren Überset-zung ins subjektive Empfinden das Ressentiment ergibt".[100] In diesen sachlichen Operationen erkennt er die „materiellen und ökonomischen Quellen"[101] des Ressen-timents, das auf der Überzeugung beruht, „nichts in der Welt sei umsonst zu haben und jeder Vorzug müsse bis ins kleinste zurückgezahlt werden".[102]

Der Psychiater und Psychoanalytiker Leon Wurmser hat auf eine weitere mögli-che Funktion des masochistischen Mechanismus hingewiesen, und zwar die „Um-wandlung von Unlust zu Lust".[103] Dabei wird das „Ausharren im Leiden zu einem Beweis für die eigene Stärke (...) hochstilisiert"[104] und verschafft dem Selbstpeiniger ein Gefühl „narzißtische[r] Lust".[105] Frau U.'s Stolz auf das Ertragen der mütterli-chen Schikanen könnte belegen, dass sie sich als eine Art „negativer Held"[106] und somit „als etwas ganz Besonderes, Feines, Extraordinäres"[107] erlebt. In seinem Werk Zorn und Zeit beschreibt auch Peter Sloterdijk die Weise, in der Gekränkte beschlie-ßen, „sich in die Kränkung fallen zu lassen, als ob sie eine Auserwählung sei",[108] um sich aus der „Depression des Leidens"[109] in den „Elendsübermut"[110] aufzuwerfen.

Auch der Verzicht auf die Umsetzung persönlicher Berufswünsche kann unter dem Gesichtspunkt der Autoaggression betrachtet werden. Gleichzeitig ist es mög-lich, die Zurückstellung der eigenen Interessen als Zeichen „interpersoneller Depen-denz"[111] und „Angst vor der Freiheit"[112] zu deuten. So werden bei Melancholikern häufig „symbiotische Abhängigkeitsbeziehungen"[113] beobachtet, die den fehlenden Mut zur Verwirklichung der eigenen Möglichkeiten zum Ausdruck bringen. Vor dem Hintergrund einer solchen Persönlichkeitsstruktur erscheint Kierkegaards Wagnis, „ein Einzelner zu sein",[114] als unmögliches Unterfangen.

Neben der Mutter spielt auch der Ehemann eine wichtige Rolle in Frau U.'s Le-ben. So äußert sie häufig die Vorstellung, ohne ihren Mann nicht leben zu können, und fürchtet, dass dieser schwer erkranken könne. Da dieser nicht nur seine Schwie-germutter, sondern auch die Verstimmungszustände seiner Frau jahrelang ertrug, *idealisiert sie ihn, während sie sich selbst meist als inkompetent und unfähig darstellt. Die Selbstverkleinerung Frau U.'s, die durch das Zur-Schau-Stellen von Hilflosigkeit und Bedürftigkeit zum Ausdruck kommt, kann zudem als Versuch, ihren Ehemann an sich zu binden, betrachtet werden.*

Bis heute plagen Frau U. auch ihrem Mann gegenüber Schuldgefühle und ein schlechtes Gewissen. Nach ihren angstvollen Schilderungen scheint der Ehemann manchmal Anspielungen auf seinen vermutlich frühen Tod zu machen und das Abhängigkeitsgefühl seiner Frau dadurch immer wieder zu schüren. Die Analyse der ehelichen Psychodynamik würde allerdings den Rahmen dieser Untersuchung sprengen.

Nach Nietzsches eindrücklichen Worten leidet eine derart „geschwächte, dünne, ausgelöschte, sich selbst leugnende und verleugnende Persönlichkeit"[115] an einem „Mangel an Person"[116] und „taugt zu keinem guten Dinge mehr".[117]

Der ins Innere verlagerte, unterirdisch tobende Konflikt führt nach Mentzos schließlich zu einer „gegenseitigen Blockierung entgegengesetzter Tendenzen"[118] und einer „Verlangsamung (...) intrapsychischer Prozesse".[119] In der aktuellen psychiatrischen Forschung gilt die „Hemmung"[120] als Kernsymptom der Depression. Frau U.'s Erfahrungen scheinen diese These zu bestätigen. So berichtete sie, schon immer unter Energielosigkeit, Erschöpfung und Antriebslosigkeit gelitten zu haben. Das „Hemmungsgefühl",[121] das als „dominirende Unlust"[122] zum Vorschein tritt, beschreibt Nietzsche als Grundzustand des Bruchstück-Menschen, dessen aggressive und rächerische Energien fehlgeleitet sind.

Der auch in der aktuellen psychiatrischen Fachliteratur angenommene Zusammenhang zwischen der Unterdrückung von Aggressionen und Symptomen der Erschöpfung lässt die in Kapitel 5.6 dargestellten Einwände Ludwig Klages gegen Nietzsches Theorie zur Depressionsentstehung somit als wenig gerechtfertigt erscheinen.

Die schwere depressive Episode, unter der Frau U. seit fünf Jahren leidet, wurde durch einen erneuten Verlust ausgelöst, und zwar den ihres Arbeitsplatzes. Ihren Äußerungen ist zu entnehmen, dass die Ordnung ihrer kleinen Welt durch dieses Ereignis zerbrochen ist. Nach Földényi führt die Erkenntnis der letztendlichen „Unmöglichkeit der Ordnung der Welt"[123] häufig dazu, dass „der Sinn des Lebens verloren"[124] geht. In Nietzsches Nachgelassenen Fragmenten *ist zu lesen: „Die Undurchführbarkeit Einer Weltauslegung, der ungeheure Kraft gewidmet worden ist – erweckt das Mißtrauen, ob nicht alle Weltauslegungen falsch sind".[125] Diese Schlussfolgerung endet in der nihilistischen Feststellung: „Alles hat keinen Sinn".[126]*

So hat sich Frau U. vollständig von der äußeren Welt zurückgezogen und den Kontakt zu ihren früheren Freunden und Bekannten abgebrochen. Zu ehemaligen Freizeitaktivitäten, wie z.b. dem Wandern im Verein, lässt sie sich nicht mehr motivieren. Auch die Teilnahme am Tagesgeschehen durch Zeitungslektüre oder Fernsehen lehnt sie aufgrund fehlenden Interesses und mangelnder Konzentrationsfähigkeit ab. Sie liegt oft tagelang im Bett und starrt an die Decke. Die Reglosigkeit vieler Melancholiker bezeichnet Földényi als Rücktritt in eine „innere Welt",[127] die „mitsamt allem die Welt des Todes"[128] ist. „[D]ie Struktur dieser Welt selbst leugnet das Leben".[129]

Ähnlich wie viele „Depressionskranke"[130] beschreibt Frau U. „*quälende Grübelzustände, ein Kreisen der Gedanken, ein tretmühlenhaftes Verharren und Gefangensein in immer den gleichen Spuren*".[131] *Sie kann ihre Frühberentung nicht akzeptieren, und geht immer wieder die kränkenden und demütigenden Situationen durch, die sie in der Finanzbehörde erleben musste. Immer wieder stellt sie sich wütend die Frage,* warum *gerade ihr, die soviel beruflichen Einsatz gezeigt hat, ein derartiges Schicksal widerfahren musste. In dieser Frage sind nicht nur ein zorniges Aufbegehren gegen den Lauf der Ereignisse, sondern auch eine erneute Suche nach Sinnhaftigkeit erkennbar. In manchen Momenten denkt sie, es handle sich um eine Strafe oder Prüfung – da sie jedoch weder an Gott noch an andere sinnstiftende metaphysische Instanzen glaubt, verwirft sie diese Denkkonstrukte schnell wieder. An einigen Tagen schreibt sie sich selbst, an anderen ihren Kollegen die Schuld für die Berentung zu.* Die möglichen Antworten, die sie „für den Schrei der Frage ‚wozu leiden?'"[132] findet, scheinen allerdings unbefriedigend zu sein, da das Gedankenkarussell unablässig von vorn beginnt.

Ihren Angaben nach münden die Grübeleien regelmäßig in ein tiefes Gefühl der Sinn- und Hoffnungslosigkeit. Da sie sich sehr über ihre Arbeit definiert hat, scheint ihr nichts mehr geblieben zu sein. Auch die jahrzehntelangen Selbstkasteiungen im häuslichen Bereich erscheinen ihr plötzlich absurd, da die Mutter sie aufgrund ihrer Krankheit nicht einmal mehr erkennt.

Gemäß Földényi entsteht die innere Welt des Melancholikers mit der Einsicht, „daß der Betreffende seine eigenen vermeintlichen Möglichkeiten verfehlt hat und zum Opfer einer tiefen Ungerechtigkeit geworden ist".[133]

„*Die Ausrichtung auf die Zukunft, die den Menschen unter allen Lebewesen auszeichnet, ist für den Melancholiker die Quelle seines Leidens; die Zukunft ist die Entfaltung zukünftiger Möglichkeiten – da er aber sowieso alles verpaßt hat, gibt es nichts, was sich entfalten könnte*".[134]

Auch Frau U., die keine Zukunftsperspektiven mehr erkennen kann, hat oft keine Lust mehr zu leben und denkt an Suizid. So sterben allein in Deutschland jährlich „rund 11.000 Personen in Folge eines Suizids",[135] einer Todesart, die meist mit Depressionen in Verbindung gebracht wird. Da Frau U. ihre Suizidgedanken noch nicht in die Tat umgesetzt hat und regelmäßig ihre Arzt- und Therapietermine wahrnimmt, ist jedoch zu vermuten, dass sie noch nicht aufgegeben hat.

Die „nihilistischen Vorstellungen"[136] der Leere, Trostlosigkeit und Sinnlosigkeit sind häufig mit „nihilistischen Gefühlen des Körpers"[137] verbunden. So klagt auch Frau U. über ein Panzergefühl in der Brust und eine ausgeprägte Gefühllosigkeit. Das Gefühl der Versteinerung, von dem Frau U. berichtet, wird auch in einer Verarmung von Mimik und Gestik sichtbar. Meist blicken ihre großen blauen Augen starr und vorwurfsvoll durch die Brillengläser, und die Hände ruhen reglos im Schoß. In ihrer monotonen Stimme klingt ein anklagender Unterton mit.

Die phänomenologische Psychopathologie, die sich auf die „leibphänomenologischen Konzeptionen"[138] Maurice Merleau-Pontys und Hermann Schmitz' stützt, erklärt die „Erstarrung der schweren Depression"[139] als eine „leibliche und zwischenleibliche Erkrankung".[140] Durch die Abkapslung von den „lebendigen Kontakten mit der Umwelt"[141] erfolgt ein Verlust der „Fähigkeit zur emotionalen Resonanz".[142] Auf diese Weise „verdichtet, verengt und verdinglicht"[143] sich der Leib „zum Körperobjekt, das allen nach außen gerichteten Impulsen Widerstand entgegensetzt".[144]

Im sphärischen Denkansatz Peter Sloterdijks, der bereits in Kapitel 4 dargestellt wurde, wird die Erstarrung der Depression als „Ausdehnungskrise"[145] betrachtet. Den Abstieg in den „Orkus der Depression, in dem die Verneinung eigentümliche Zirkel bildet, die Kreise der Enge und der zerstörten Aussicht",[146] versinnbildlicht Sloterdijk durch die in Dantes Inferno-Gesängen geschilderte Reise in die Unterwelt. Die im Höllengrund situierte „luziferische[ ] Position",[147] in der jeder Beziehungsraum vernichtet ist, kann als „Ende der Welt"[148] und „Antisphäre"[149] betrachtet werden, in der „alle Seelenraumteilung und jede Ergänzung durch den Zweiten aufgehört"[150] hat. Wo sich „Gefängnismauer[n] um das vereinzelte Leben"[151] gebildet haben, und der Körper zu einem engen „Qualgehäuse"[152] geworden ist, stockt die Weiterfahrt und lässt sinnvolle Bewegungen unmöglich erscheinen.

Die Erstarrung macht es unmöglich, „ins Offene umzuziehen"[153] und sich „in die Welt wie in einen Strom voranschreitender Geburt"[154] einzulassen. Da nach Sloterdijk der Strom des Zur-Welt-Kommens „stetig nach ‚vorn'",[155] d.h. auf die Zukunft hin, fließt, und eine Einwilligung ins Dasein"¹⁵⁶ voraussetzt, kann der Depressive als großer Verneiner und gefallener Engel betrachtet werden. Er ist der „auf typisch neuzeitliche Weise ontologisch verarmte"¹⁵⁷ Vertreter des Individualismus, dessen „nichtende[r] Zorn"¹⁵⁸ genug Kälte schafft, um die Welt mit Negativität zu versorgen. In seiner „wütenden Fixierung ans schmerzende Selbst"¹⁵⁹ dreht sich sein Denken und Fühlen nur um ihn selbst. Gleich Dantes Höllenfürsten ragt er „aus dem Eis als der Trotzige, Geistreiche, Ausgesetzte, zu stolz, um eine Alternative zum In-der-Hölle-Sein in Betracht zu ziehen".¹⁶⁰

Das von Peter Sloterdijk beschriebene luziferische „Aufsichbeharren",¹⁶¹ das in einer demonstrativen Verneinung der Wirklichkeit besteht, kann als letzte Sinnperspektive Frau U.'s und Schutz vor der Selbstauslöschung verstanden werden. In den therapeutischen Gesprächen formuliert sie immer wieder eine Anklage gegen das Leben, die von ihrem vorwurfsvollen Blick und dem Ton ihrer Stimme eindrücklich getragen wird.

So bewegen sich ihre Wortbeiträge in der Therapie ausschließlich auf den ausgetretenen Pfaden des bereits beschriebenen Grübelkreislaufs. Neue Perspektiven und Sichtweisen scheint sie nicht an sich herankommen zu lassen. Die interpersonelle „Resonanzstörung"¹⁶² wird dadurch spürbar, dass sie ihre Gesprächspartner gegen eine Wand anlaufen lässt. In einer stets gleichbleibenden Litanei beklagt sie die Ungerechtigkeit des Lebens und äußert mit Bitterkeit, dass „die Menschen sich nicht so verhalten dürften". Somit urteilt sie „von der Welt, wie sie ist (...), sie sollte nicht sein".¹⁶³ Die Kollegin, gegen die sie sich nicht zur Wehr setzen konnte, verurteilt sie im Rahmen der Sklavenmoral als „böse". Es ist zu vermuten, dass der Glaube an diese Moral und die daraus resultierende Empörung Frau U. am Leben halten, da sie sich auf diese Weise der Kontrahentin moralisch überlegen fühlen kann. Nach Nietzsche behütet die Moral „die Schlechtweggekommenen vor Nihilismus (...). Gesetzt, daß der Glaube an diese Moral zu Grunde geht, so würden die Schlechtweggekommenen ihren Trost nicht mehr haben – und zu Grunde gehen."¹⁶⁴ Wenn der „Leidende, Unterdrückte den Glauben verlöre, ein Recht zu seiner Verachtung des Willens zur Macht zu haben, so träte er in das Stadium der hoffnungslosen Desperation."¹⁶⁵

Der „zum Haß verfestigte Zorn"¹⁶⁶ auf das Leben ist nach Peter Sloterdijk der „resolut gute Wille, für einen vermeintlich notwendigen Zuwachs an Schmerz in der Welt zu sorgen".¹⁶⁷ Dabei können ein „zur Schau getragener Ingrimm, schlechte Laune"¹⁶⁸ und „Entrüstungs-Anarchismus"¹⁶⁹ als „Symptome oder Maskeraden des Schwächegefühls"¹⁷⁰ bezeichnet werden.

Nietzsches Meinung nach wandeln viele der „Schwachen und Heillos-Krankhaften (…) unter uns herum, als leibhafte Vorwürfe, als Warnungen an uns, – wie als ob Gesundheit"[171] an sich schon eine „lasterhafte"[172] Sache sei. Diese Beobachtung wird durch Frau U.'s Verhalten immer wieder bestätigt. Wenn sie sich gelegentlich nach dem Befinden der Therapeutin erkundigt, und diese Zufriedenheit zum Ausdruck bringt, seufzt Frau U., dass sie sich so etwas auch einmal wünschen würde. Als „letzten, feinsten, sublimsten Triumph der Rache"[173] bezeichnet Nietzsche den Versuch der Kranken,

> „ihr eignes Elend, alles Elend überhaupt den Glücklichen in's Gewissen zu schieben: so dass diese sich eines Tages ihres Glücks zu schämen begönnen und vielleicht unter einander sich sagten: ‚es ist eine Schande, glücklich zu sein! es giebt zu viel Elend!'"[174]

In ihrem vorwurfsvollen Verhalten den professionellen Helfern gegenüber wird Frau U.'s versagte Rache deutlich spürbar. Als perfekte, angepasste und kooperative Patientin hat sie bislang allen therapeutischen Interventionen der Ärzte und Therapeuten zugestimmt. Die Tatsache, dass sie während ihres Psychiatrieaufenthalts 30 Elektrokrampftherapien unter Vollnarkose über sich ergehen ließ, rang vielen Therapeuten und Mitpatienten Entsetzen und zugleich Bewunderung ab. Auch wenn es sich in diesem Fall um ärztlich verordnete Maßnahmen handelte, kann der Eindruck, es handle sich um autoaggressives Verhalten, nicht ganz von der Hand gewiesen werden. In Anlehnung an Léon Wurmser illustriert die beeindruckende Anzahl an Elektrokrampftherapien zudem die „Tragik des eigenen Leids",[175] die „in ästhetisierender Weise als etwas Exklusives, Großartiges erlebt wird".[176]

Obwohl Frau U. nach eigenen Worten „alles getan hat", was ihr verordnet wurde, wiederholt sie gebetsmühlenartig, dass es ihr noch genauso schlecht gehe, wie vor den Behandlungen, und dass keiner ihr helfen könne. Auf diese Weise führt sie die mutmaßliche Heilkompetenz der Professionellen ad absurdum und lässt alle therapeutischen Bemühungen ins Leere laufen. Auch der therapeutische Auftrag, ihr zu helfen, muss auf diesem Weg zwangsläufig scheitern.

Diese Form der unterschwelligen Aggressivität hat Stavros Mentzos als „passiven Protest"[177] bezeichnet, der bei vielen Depressiven auf einer „Mischung aus unterwürfiger Haltung und hintergründigem Groll"[178] basiert.

Auf die Frage, welche Art von Hilfe sie sich noch vorstellen könnte, antwortete Frau U., da helfe nur noch warten. Über den therapeutischen Vorschlag, dass sie *vermutlich Recht habe, und man gemeinsam warten sollte, war sie überrascht und offensichtlich nicht erfreut, da ihr durch die Zustimmung der Boden des Protests entzogen wurde.*

6. Das Ressentiment der Therapeuten als asketische Priester

6.1 Nietzsches Figur des asketischen Priesters

Die Suche des Schwachen nach einer externalen Zentrierungsinstanz, die seinen Mangel an Selbstbeherrschung auszugleichen vermag, führt ihn geradewegs in die Arme des *asketischen Priesters*, der sich als „Heiland, Hirt und Anwalt der kranken Heerde"[1] auf die *„Herrschaft über Leidende"*[2] versteht. Diese Figur, in der das Ressentiment „Genie"[3] geworden ist und die das herrische Klammern an die Macht in seiner deutlichsten Ausprägung verkörpert, betritt die Bühne des Geschehens in dem Moment, als der *Schlechtweggekommene* nach der Ursache seines Leidens und einem schuldigen Täter sucht. Die sich in allen Kulturen wiederholende menschliche Urszene beschreibt Nietzsche mit den folgenden Worten:

> „Der Mensch, an sich selbst leidend, irgendwie, jedenfalls physiologisch, etwa wie ein Thier, das in den Käfig gesperrt ist, unklar, warum, wozu? begehrlich nach Gründen – Gründe erleichtern –, begehrlich auch nach Mitteln und Narkosen, beräth sich endlich mit Einem, der auch das Verborgene weiss – und siehe da! er bekommt einen Wink, er bekommt von seinem Zauberer, dem asketischen Priester, den *ersten* Wink über die „Ursache" seines Leidens: er soll sie in *sich* suchen, in einer *Schuld*, in einem Stück Vergangenheit, er soll sein Leiden selbst als einen *Strafzustand* verstehn".[4]

Mit dem Begriff des *asketischen Priesters* bezeichnet Nietzsche einen allgemeinen „Typus"[5] von Mittlerfiguren, der auf der Erde „fast zu allen Zeiten"[6] in Erscheinung tritt. Dieser lebensverneinende Typus „gehört keiner einzelnen Rasse an; er gedeiht überall; er wächst aus allen Ständen heraus".[7]

Sein Hauptmerkmal ist die Macht, die eigene Deutung der Wirklichkeit und des menschlichen Leidens zur allgemeinen Wahrheit zu erheben. Als Mittler stellt er dabei seine Auslegung des Realen zwischen den Menschen und die „erfahrbare Wirklichkeit"[8] und kommt somit dem Wunsch der Fragenden nach „letztgültigen" Antworten und vermeintlichen Sicherheiten nach. Die priesterliche Deutungsmacht entfaltet sich innerhalb eines „geschlossenen System[s] von Wille, Ziel und Interpretation",[9] das Nietzsche als „asketisches Ideal" bezeichnet. In diesem Ideal hat der Priester „seinen Glauben (...), seine Macht, sein Interesse",[10] da er sein Recht zum Dasein aus der Mittlerrolle ableitet.

Durch seine Deutung des Leidens auf Grundlage des asketischen Ideals gelingt es dem Priester, den „gefährlichste[n] Spreng- und Explosivstoff"[11] des Ressentiments, der durch seine Ober- und Unterströmung die Herde der Schwachen bedroht, vorerst zu entschärfen. Eingebettet in eine Erzählung von „Schuld und Sühne"[12] wird dem bis zu diesem Zeitpunkt sinnlos erscheinenden Leiden durch den Priester Sinn verliehen und die Leidensbereitschaft der Herde erhöht. Die Ermutigung jedes Einzelnen, die Schuld bei sich selbst zu suchen, führt zu einer Richtungs-Veränderung des Ressentiments.

Langfristig führt die Rückwärtswendung des Ressentiments jedoch nicht zu einer Heilung, sondern zu einer Chronifizierung der inneren Vergiftungserscheinungen. Schließlich lässt die Intervention des Priesters die „Krankhaftigkeit unheimlich schnell in die Tiefe und Breite"[13] anwachsen und führt zu einer Zerrüttung des „Nervensystem[s]".[14] Da mit Hilfe des asketischen Ideals jedoch die Zerstörung der Herde verhindert werden kann, bringt dieses gemäß Deleuze „die Gesamtheit der Mittel zum Ausdruck, kraft derer wir mit der Krankheit des Ressentiments, dem Leiden des schlechten Gewissens schließlich zu leben vermögen".[15] Aus diesem Grunde wird der asketische Priester, der Verneinende und „anscheinende Feind des Lebens",[16] zu einer der „*conservirenden* und *Ja-schaffenden* Gewalten des Lebens".[17]

Inspiriert zum Entwurf des priesterlichen Typus wurde Nietzsche gemäß Daniel Havemann durch den Theologen Julius Wellhausen.[18] In dessen 1883 erschienenen Werk *Prolegomena zur Geschichte Israels* wurden die jüdischen Priester als Menschen dargestellt, die „ein selbst geschaffenes Moral-Gesetz als ein göttliches durchsetzten, um damit selbst an die Macht zu kommen".[19] Nicht nur in dem in der ersten Abhandlung der *Genealogie der Moral* erwähnten Thomas von Aquin, sondern vor allem im lateinischen Kirchenvater Tertullian entdeckte Nietzsche ein Vorbild für seine Figur des *asketischen Priesters*. Der als „sacerdos",[20] d.h. als Priester, bezeichnete Mitbegründer des Christentums gab seinen Gläubigen moralische Normen vor, deren Nichteinhaltung zu einer Strafe Gottes führen sollte. Christen untersagte Tertullian in seinem Werk *De spectaculis* den Besuch von weltlichen Schauspielen, vertröstete sie jedoch auf den Tag des Jüngsten Gerichts, an dem sie sich an den Heiden und Nichtchristen auferlegten „Qualen des ewigen Feuers"[21] würden ergötzen können.

Um das Ressentiment des Priesters und dessen Rolle bei der Entschärfung des Ressentiments genauer zu analysieren, soll in Anlehnung an Nietzsche in einem ersten Schritt eine Charakterisierung des priesterlichen Typus am Beispiel des Klerikers erfolgen. Dazu gehört auch eine Analyse der von ihm eingesetzten Machtmittel. Auf dieser Grundlage kann daraufhin die nächste Hauptthese der vorliegenden Untersuchung entfaltet werden:

Da nach Nietzsche die „*lebensfeindliche* Species"[22] des asketischen Priesters aus allen Ständen herauswächst, kann sie auch in anderen Rollen und Verkleidungen in Erscheinung treten und die Führung der Herde übernehmen. Als „Gärtner, Züchter, Hirte und Arzt"[23] in einem auftretend, kann somit auch mancher professionelle Helfer im Sprachspiel der Psychiatrie als asketischer Priester und „Fiktionsartist[ ]"[24] entlarvt werden. Im Verlauf der Analyse soll veranschaulicht werden, worin das ärztliche und therapeutische Ressentiment besteht und auf welche Weise es sich sowohl gegen die Hilfesuchenden, als auch gegen das Leben selbst richtet.

Der amerikanische Psychiater Allen Frances hat in seinem Buch *Normal. Gegen die Inflation psychiatrischer Diagnosen* auf die enge Verwandtschaft zwischen dem Schamanen als „Mittelsmann zur Welt der Geister"[25] und seinem historischen Nachfolger, dem Priester, als „Vermittler zwischen Menschen und Göttern"[26] hingewiesen. Frances gemäß folgte auf den Priester der Arzt als Vertreter der Wissenschaft, der mit säkularen Modellen erklärte, „wie die Welt funktioniert und warum der Mensch erkrankt".[27]

Aufgrund der von Wissenschaftlern und Gelehrten häufig vertretenen Überzeugung, „ohne Gott, Jenseits und verneinende Tugenden"[28] auszukommen, halten sich diese nach Nietzsche im Allgemeinen für „*Gegner* des asketischen Ideals".[29]

Seine am Ende der dritten Abhandlung der *Genealogie der Moral* formulierte These, dass die Wissenschaft aufgrund ihres Glaubens „*an die Wahrheit*"[30] noch auf einem „*metaphysische[n] Glaube[n]*"[31] ruht, und das asketische Ideal „gerade auch *ihr* Ideal"[32] ist, soll in den folgenden Kapiteln anhand von Beispielen aus der Psychiatriewirklichkeit belegt werden.

Neben der Betrachtung der den aktuellen psychiatrischen Diskurs bestimmenden wissenschaftlichen Theorien als „*jüngste und vornehmste Form*"[33] des asketischen Ideals soll herausgearbeitet werden, inwiefern sich hinter der Deutung des menschlichen Leidens mit Hilfe eines Krankheitskonzepts immer noch eine subtile Schuldattribution verbirgt, ohne die eine Richtungsumkehrung des Ressentiments nicht möglich wäre. Diese Beobachtung mag bei den meisten Dienstleistern im Fachbereich Psychiatrie auf den ersten Blick Erstaunen und Protest auslösen, da es vielen so erscheint, als hätte das Krankheitskonzept die Leidenden gerade von dem Joch moralischer Verurteilung befreit. Die Subtilität der auf die *Verstimmten* bezogenen Schuldzuweisung, die anhand vieler Beobachtungen aus der Praxis illustriert werden soll, belegt Nietzsches These, die Wissenschaft sei die „vergeistigtste Ausgeburt, (…) vorgeschobenste Krieger- und Kundschafter-Schaar, (…) verfänglichste, zarteste, unfasslichste Verführungsform"[34] des asketischen Ideals.

6.1.1 Der asketische Priester am Beispiel des Klerikers

Der Typus des *Priesters* kann als Amtsträger der christlichen Kirchen auftreten und durch eine religiöse Deutung der Wirklichkeit zum Mittler werden. Als elitäre Vertreter der ressentimentdurchtränkten Sklavenmoral stehen Geistliche im Mittelpunkt von Nietzsches Kritik des Christentums und des Ressentiments.

Nietzsches These, das Christentum sei ausschließlich Ergebnis der Ressentimentmoral, wurde immer wieder in Frage gestellt. So bezweifelt Max Weber bei aller Wertschätzung Nietzsches und dessen Entdeckung des Ressentiments, dass die „ethische Verklärung des Erbarmens und der Brüderlichkeit"[1] lediglich als „ein ethischer ‚Sklavenaufstand' der (…) Benachteiligten"[2] zu betrachten sei. Auch Max Scheler stellt in seiner Schrift *Das Ressentiment im Aufbau der Moralen* die „Liebe im Sinne Jesu"[3] der „Scheinliebe des Ressentimentmenschen"[4] entgegen. Seines Erachtens ist „die Wurzel der christlichen Liebe von Ressentiment völlig *frei*".[5] Dennoch beschreibt auch Scheler „jenen scheinfrommen, salbaderischen Ton (…) einer gewissen besonders ‚sozialen' Priesterart",[6] deren „Haß das

Bild der christlichen Liebe"[7] nur vortäusche. In diesen von Rache geleiteten Priestern erkennt Scheler die „Ressentimentchristen",[8] die in Nietzsches *Genealogie der Moral* beschrieben werden, und von denen dieses Kapitel handeln soll.

Den asketischen Priester beschreibt Nietzsche in der *Genealogie der Moral* als „neuen Raubthier-Typus",[9] in welchem „der Eisbär, die geschmeidige kalte abwartende Tigerkatze und nicht am wenigsten der Fuchs zu einer ebenso anziehenden als furchteinflössenden Einheit gebunden scheinen".[10] Interessanter und komplizierter als die Menschentypen des Schwachen und des Starken, vereint der asketische Priester in sich „die jeweiligen Zentralcharakteristika dieser beiden".[11]

Mit den Schwachen verbindet ihn die eigene Krankhaftigkeit, die aus einer Einschränkung seiner „physiologische[n] Lebensfähigkeit"[12] erwächst. Unfähig, ein Leben der Tat zu führen, ist er den „Schlechtweggekommenen von Grund aus verwandt"[13] und kann diese daher nur allzu gut verstehen. Im Gegensatz zum Starken, der sich einer blühenden und mächtigen Gesundheit erfreut, charakterisiert Nietzsche den Priester durch eine „fast unvermeidlich anhaftende intestinale Krankhaftigkeit und Neurasthenie",[14] die ihn zu einer asketischen, hygienischen und „rein[en]"[15] Lebensweise zwingen. Fasten, Sinnesfeindlichkeit und geschlechtliche Enthaltsamkeit werden gerade bei Geistlichen somit zu einer Lebensbedingung ersten Ranges. Aufgrund ihrer feindlichen Haltung dem Leben gegenüber vergleicht Nietzsche sie in *Also sprach Zarathustra* mit lebenden „Leichname[n]"[16] und riecht in ihren Reden „noch die üble Würze von Todtenkammern".[17]

Die aus der fehlenden Vitalität erwachsende Ohnmacht führt beim Priester zu einem „Ressentiment sonder Gleichen",[18] das als „Hauptmerkmal des Sklaven-Typus"[19] gilt. Nietzsche gemäß sind die größten Hasser der Weltgeschichte immer Priester gewesen. Er bezeichnet sie als „die *bösesten Feinde*"[20] des Lebens, weil sie „die ohnmächtigsten sind".[21] „Aus der Ohnmacht wächst bei ihnen der Hass in's Ungeheure und Unheimliche, in's Geistigste und Giftigste",[22] und so richten sie ihren Blick nicht auf das Gedeihen, die Lebensfreude und die Selbstbejahung, sondern vornehmlich auf das „Missrathen, Verkümmern"[23] und den Schmerz.

Im Gegensatz zu den Schwachen, die nach Eike Brock lediglich ihr „unerquickliches Schicksal"[24] verbessern wollen, zeichnet sich der Priester durch ein „seelische[s] Vorrangsgefühl"[25] aus. Dieses führt zu einem ausgeprägten Machtstreben, das auch kardinales Kennzeichen des Starken ist. Während der Aristokrat jedoch vor allem nach Macht über sich selbst strebt, trachtet der Priester danach, Macht über andere zu erlangen. Dieser Wunsch prädestiniert ihn, zu einem *General* im Deleuze'schen Sinne zu werden. Sein unversehrter Wille zur Macht soll in der Gesellschaft zur Geltung kommen, und so absolviert er ein Priesterseminar oder ein Studium der Theologie. Nach der Erlangung eines hohen gesellschaftlichen Ranges versucht er, mit Hilfe seines ausgezeichneten Intellekts die Schwachen zu beherrschen und zum Konkurrenten der Starken zu werden. Sein ungesättigter Machtwille möchte Herr werden „nicht über Etwas am Leben, sondern über das Leben selbst, über dessen tiefste, stärkste, unterste Bedingungen; hier wird ein Versuch gemacht, die Kraft zu gebrauchen, um die Quellen der Kraft zu verstopfen".[26] Dies geschieht mit Hilfe des asketischen Ideals, durch das eine rächerische Umwertung aller Werte vor dem Hintergrund der Sklaven-Moral und eine Entwertung des Lebens, das es nicht gut mit dem Priester zu meinen scheint, erfolgen kann.

6.2 Das asketische Ideal als Machtmittel des asketischen Priesters

6.2.1 Das asketische Ideal am Beispiel des Christentums

Als „bestes Werkzeug der Macht"[1] und Ideal der Passivität ist das asketische Ideal „demjenigen auf den Leib geschneidert (…), der schwachen Willens"[2] und nicht bei guter Gesundheit ist. Aus seiner Unfähigkeit heraus, das Leben durch Aktivität und Schaffensfreude zu bejahen, versucht der Priester, den Werten der Passivität „Armuth, Demuth, Keuschheit"[3] Allgemeingültigkeit zu verleihen. Die für die eigene gesundheitliche Einschränkung notwendigen „Hygienestandards"[4] werden dabei als allgemein verbindlich dargestellt. Somit ergeht auch an den Starken die Forderung, die Werte der Passivität anzuerkennen und sich diesen zu unterwerfen. Lässt sich der Aristokrat verführen, so kommt dies einem freiwilligen Verzicht auf Lebensfreude, Genuss, Stärke, Entfaltung und Glück gleich, zu denen er im Gegensatz zum Priester leichten Zugang haben könnte. Durch die Nivellierung der Unterschiede zwischen den Menschen verneint der Priester die genuinen Bedingungen des Lebens, die nicht auf Gleichheit, sondern auf Vielheit ausgerichtet sind.

Bevor der asketische Priester sich jedoch mit den Starken anlegt, um sich als deren „furchtbare[r] Gegner"[5] zu erweisen, schwingt er sich zur Herrschaft über die kranke Herde auf, in der „seine eigenste Kunst, seine Meisterschaft, seine Art von Glück"[6] liegt. Von den Schwachen lässt er sich als Heiland verehren und bringt dadurch seinen Machtanspruch zur Geltung. Seine Legitimation leitet er von Autoritäten ab, die außerhalb seiner selbst liegen, und so versteht er sich als „Herold und Mundstück geheimnissvollerer Gewalten".[7] Auch sein größtes Machtinstrument, die Deutung der Wirklichkeit, führt er auf diese Autoritäten zurück.

Der *asketische Priester* des Christentums beruft sich auf eine „*Offenbarung*"[8] göttlichen Ursprungs, um seine Auslegung der Wirklichkeit zu begründen. Als deren schriftliches Zeugnis gilt die Bibel als „Buche an sich".[9] Die jahrhundertealte Tradition dieser Wirklichkeitsdeutung „*nicht* menschlicher Herkunft"[10] verstärkt die Glaubwürdigkeit des asketischen Ideals. Von den Schwachen, die nach einer Deutung der Realität verlangen, fordert der Priester im Gegenzug uneingeschränkten Glauben.

Als Vertreter des asketischen Ideals tritt der Priester „bärenhaft-ernst, ehrwürdig, klug, kalt"[11] und „trügerisch-überlegen"[12] vor seine kranke Herde, in der sich der Sprengstoff des Ressentiments beständig häuft. Je mehr den Schwachen ihre *Willenserkrankung* als wahre Ursache ihrer Malaise verborgen bleibt, desto dringender ist ihr Bedürfnis, durch ihren Hirten, einen mutmaßlich Wissenden, Einblick in die Ursache ihres Leidens zu erhalten. Vor diesem Hintergrund ereignet sich die folgende Szene:

> „Ich leide: daran muss irgend Jemand schuld sein' – also denkt jedes krankhafte Schaf. Aber sein Hirt, der asketische Priester, sagt zu ihm: ‚Recht so, mein Schaf! irgend wer muss daran schuld sein: aber du selbst bist dieser Irgend-Wer, du selbst bist daran allein schuld, – *du selbst bist an dir allein schuld!*' ... Das ist kühn genug, falsch genug: aber Eins ist damit wenigstens erreicht, damit ist, wie gesagt, die Richtung des Ressentiment – *verändert.*"[13]

Wie aus dieser Passage der *Genealogie der Moral* hervorgeht, kommt der asketische Priester dem Wunsch des Bruchstück-Menschen nach, eine Erklärung für sein Leiden und Aufschluss über den mutmaßlich Schuldigen zu erhalten. Erscheint das Leiden sinnlos, so droht sich der Lebensüberdruss des Schwachen zu verstärken, und sich mit dem Wunsch nach dem Tode zu verbinden. Um seiner historischen Mission nachzukommen und die Herde vor „der Anarchie und der jederzeit beginnenden Selbstauflösung"[14] zu schützen, stellt der Priester eine Wirklichkeitsdeutung zur Verfügung, bei der er sich das menschliche Schuldgefühl zu Nutze macht. Die „Sündhaftigkeit"[15] des Menschen ist jedoch Nietzsche gemäß „kein Thatbestand",[16] sondern „vielmehr nur die Interpretation eines Thatbestandes, nämlich einer physiologischen Verstimmung, – letztere unter einer moralisch-religiösen Perspektive gesehn".[17]

Durch die biblische Erbsündenlehre deutet der Priester das Leid als Strafe Gottes und verdiente Folge des Ungehorsams Adams und Evas. Statt gehorsam und „passiv zu bleiben, wie es die christliche Moral nach Nietzsche fordert",[18] hatten die ersten Menschen der priesterlichen Schilderung zufolge ihrer Neugierde nachgegeben, und waren einem aktiven Impetus gefolgt, der auf Grundlage des asketischen Ideals vom Schöpfer geahndet werden musste. Auf die Vertreibung aus dem Paradies folgte eine Einquartierung ins irdische Jammertal, in dem Adam und Eva unter Anleitung des Priesters Buße tun sollten.

Erfährt ein Mensch, dass er selbst die Schuld an seinem Leiden trägt, so spürt er gemäß Eike Brock zunächst eine „fundamentale (physiologische) Erleichterung, insofern er nun doch noch die ungeahnte Möglichkeit erhält, sein Ressentiment de facto auszulösen".[19] In der Hoffnung, die Schuld sühnen und dadurch einen Weg aus dem Leid bahnen zu können, wendet er folglich gehorsam die Rache gegen sich selbst.

Durch die priesterliche Interpretation des Leidens als Strafzustand wird die Richtung des Ressentiments in zweifacher Hinsicht umgeleitet. Einmal lähmt sie den Einzelnen, dem es ergeht, wie der „Henne, um die ein Strich gezogen ist",[20] aus dessen Bannkreis ohne Hilfe des Priesters kein Entkommen möglich scheint. Dabei richtet der Gefangene seinen Blick hypnotisch auf die in der Erbsünde und somit einem „Stück Vergangenheit"[21] begründete persönliche Schuldhaftigkeit – eine Auslegung, die von den asketischen Priestern der modernen Gesundheitswissenschaften schließlich in säkularisierter Form weitergeführt und verfeinert werden sollte. Dieser Aspekt soll in Kapitel 6.4.2 noch ausführlich erörtert werden.

Zusätzlich reißt die priesterliche Deutung eine Kluft zwischen Gesunden und Kranken auf und bewirkt eine „Art Zusammendrängung und Organisation der

Kranken auf der einen Seite (das Wort ‚Kirche' ist dafür der populärste Name)".[22] Diese „Heerden-Organisation"[23] verleiht dem Hirten Kontrolle über alle Kranken. Sowohl das Leben im Bannkreis der Schuld, als auch die freiwillige Unterwerfung unter die priesterliche Hoheit sind passive Verhaltensweisen, die von den kirchlichen Würdenträgern im eigenen Interesse als „Gottgefälligkeit" interpretiert werden.

Durch die Rückwärtsrichtung des Ressentiments werden die Schafe „bis zu einem gewissen Grade *unschädlich*"[24] gemacht und ihre rächerischen Instinkte „zum Zweck der Selbstdisciplinirung, Selbstüberwachung, Selbstüberwindung"[25] ausgenützt. In der katholischen Religion ist es die Pflicht jedes Gläubigen, dem Priester seine Verfehlungen in Form der Beichte zu offenbaren und Buße zu tun. Dafür müssen die Sünder sich in das grausame „Räderwerk eines unruhigen, krankhaft-lüsternen Gewissens"[26] begeben, eine Form der Introspektion, die das Leiden nicht beseitigt, sondern durch ein Anwachsen des schlechten Gewissens noch verstärkt.

Eine Explosion der Rachsucht wird auf diesem Weg vermieden, und dies ist nach Nietzsche „Viel! (...) *sehr Viel!*"[27] Durch die Rückwärtswendung der rächerischen Energien wird jedoch die Unterströmung des Ressentiments verstärkt, und bereits bestehende Depressionen werden in „Dauer-Depressionen"[28] umgewandelt.

An diesem Punkt der Analyse stellt sich die Frage, warum die Schwachen sich angesichts der letztendlichen Verschlimmerung ihres Leidens nicht vom Priester abwenden. Der Hauptgrund für die ungebrochene Treue zu ihrem Hirten ist die Idee der *Erlösung* als „ingeniöse Leistung"[29] des Priesters.

Mit der Erfindung des „Jenseits",[30] einem leidfreien *Anderswo*, in dem die Werte der Passivität verherrlicht werden, verspricht die christliche Lehre den „Leidenden, Entbehrenden, Kranken"[31] die lang ersehnte und auf Erden schmerzlich vermisste Ruhe und „Seligkeit".[32] Durch die Verheißung des Paradieses wird die Erfüllung ihres dringendsten Wunsches, der Leidfreiheit, in Aussicht gestellt und der „Unlust",[33] im Diesseits zu leiden, entgegengewirkt. Bedingung für den posthumen Einzug in die Hinterwelt ist ein an den Sklavenwerten ausgerichtetes Leben der Passivität.

Die Aussicht auf ein ewiges Leben vermittelt den Schwachen ein Gefühl der *Sinnhaftigkeit* ihres Leidens und gilt als Entschädigung „für jenes Erden-Leben"[34] voll Schmerz und Ohnmacht, das auf diesem Wege verklärt wird. Den Wunsch

„zu leben, über den Tod hinaus",[35] betrachtet Nietzsche als *Nein* zur Sterblichkeit und Ausdruck puren Ressentiments gegen die *conditio humana*. Auch der Glaube an eine leidfreie Existenz im Paradies entspringt Nietzsche gemäß einem „Widerwillen gegen das Leben"[36] und einer Auflehnung gegen dessen grundsätzlichste Voraussetzungen.

Der „Wille zur Verneinung jeder Realität"[37] manifestiert sich gemäß Nietzsche weiterhin in der Vorstellung, dass im Jenseits die Ersten die Letzten sein werden und sich für ihre Taten vor dem Jüngsten Gericht zu verantworten haben. Die Prophezeiung, dass die Starken „in alle Ewigkeit die Bösen, die Grausamen, die Lüsternen, die Unersättlichen, (…) die Unseligen, Verfluchten und Verdammten"[38] sein werden, kann als Ausdruck des ersehnten rächerischen Triumphes der Schwachen über ihre starken Widersacher betrachtet werden.

Tertullians blutrünstige Schilderungen der Höllenqualen, die Ungläubige und Sünder am Tag des Jüngsten Gerichts erleiden müssen, zieht Nietzsche in der ersten Abhandlung der *Genealogie der Moral* als wortgewaltiges Zeugnis priesterlicher Rachsucht heran. Die Vorstellung eines rächerischen Endgerichts und der christlichen Idee des „Zuletztlachen[s]"[39] kann als höchster Ausdruck „einer ressentimentdurchströmten Welt"[40] betrachtet werden. Die „Trunkenheit der süssen Rache (‚süsser als Honig' nannte sie schon Homer)",[41] wird von den Priestern jedoch verleugnet und als „Sieg Gottes, des *gerechten* Gottes über die Gottlosen"[42] dargestellt.

Die auf der Vorstellung menschlicher Sündhaftigkeit aufgebaute christliche Lehre bezeichnet Nietzsche in seiner Schrift *Der Antichrist* als „den Einen großen Fluch, die Eine grosse innerlichste Verdorbenheit, den Einen grossen Instinkt der Rache, dem kein Mittel giftig, heimlich, unterirdisch, *klein* genug ist",[43] um das Leben schlecht zu machen. Das Christentum als „Ressentiment-Religion"[44] und das bisher „grösste Ereigniss in der Geschichte der kranken Seele"[45] versteht er als priesterlichen „Akt der *geistigsten Rache*"[46] an den Werten des Lebens, deren Grundlage alles ist, „was starkes, freies, frohgemuthes Handeln in sich schliesst".[47]

Der asketische Priester ist als Inkarnation seiner eigenen Lehre der „fleischgewordne Wunsch nach einem Anders-sein, Anderswo-sein, und zwar der höchste Grad dieses Wunsches, dessen eigentliche Inbrunst und Leidenschaft".[48] Er versucht, „ein Ideal aufzurichten – das des ‚heiligen Gottes'",[49] und sich an diesem Vorbild auszurichten. Aus diesem Grunde bezeichnet Nietzsche ihn als „vergeistigste Ausgeburt"[50] des asketischen Ideals, ein Aspekt, der noch ausführlich in Kapitel 6.3.5 dargestellt werden soll.

Als „*Repräsentant( ) des Ernstes*"[51] führt der Priester ein Leben der Askese, der Sinnesfeindlichkeit und des Zölibats. Ein „tiefer Instinkt"[52] verbietet ihm die Fortpflanzung. Aus seiner bereits beschriebenen fragilen Konstitution macht er eine Tugend und stellt seine ablehnende Haltung dem Leben gegenüber als freie und willentliche Entscheidung dar. Das asketische Leben gilt ihm „als eine Brücke für jenes andre Dasein",[53] das wahre Leben, das erst im Jenseits beginnen soll. Das diesseitige Leben hingegen, das er nicht in der Lage ist zu genießen, versucht er als „Irrweg"[54] und „Irrthum"[55] darzustellen.

Da der Priester gegen die Leugner seiner Lehre „um seine Existenz"[56] kämpft, ist er den Gesunden ein schrecklicher Gegner. Unfähig zu einem aktiven Kräftemessen, führt er mit ihnen „einen Krieg der List (des ‚Geistes') mehr als der Gewalt",[57] indem er seinen metaphysischen Glauben als „*Wahrheit*"[58] ausgibt. Durch die Erhebung der Sklavenwerte zur allgemeinen Anschauungsform versucht er, die Aristokraten von der moralischen Verwerflichkeit ihrer Stärke zu überzeugen und unter ihnen „Leid, Zwiespalt, Selbstwiderspruch, wo er kann, auszusäen".[59] Erst wenn er auch die Aktiven zu Leidenden gemacht hat, kann er triumphierend über sie Herr werden. Da es nötig hat, Gesunde und Kranke mit Hilfe seiner Deutung der Wirklichkeit „zu verwunden, um Arzt zu sein",[60] erweist er sich als „Raubthier-Bändiger, in dessen Umkreis alles Gesunde nothwendig krank und alles Kranke nothwendig zahm wird".[61] Die Zähmung des Menschen in der jahrhundertealten Tradition des Christentums ist ein Beispiel für den Erfolg der priesterlichen Vorgehensweise.

Trotz allen Machtstrebens der Geistlichen betrachtet Nietzsche viele von ihnen als Opfer ihrer eigenen Lehre. Als „Gefangene (…) und Abgezeichnete"[62] werden sie von ihrem Erlöser selbst in die Bande falscher Werte und „Wahn-Worte"[63] geschlagen und sind von der Wahrheit ihrer Botschaft überzeugt. In *Also sprach Zarathustra* beschreibt Nietzsche den christlichen Glauben, der den Geistlichen gebietet, allen voran als Sünder „auf den Knien die Treppe hinan"[64] zu kriechen und die Lehren des asketischen Ideals selbst als „Arznei"[65] einzunehmen.

Um die Leiden seiner Herde zu lindern, die physiologisch bedingt sind, aber als Sünde interpretiert werden, schöpft der Priester des Christentums aus einer großen „Schatzkammer geistreichster Trostmittel".[66] Die „*Milderung* des Leidens, das ‚Trösten' jeder Art",[67] erweist sich als sein ureigenstes Genie. Seine Medikation umfasst unterschiedliche Mittel, die zeitweilig gegen die Depression, Ermüdung und Traurigkeit der Kranken wirksam sein können.

Einige davon bezeichnet Nietzsche als *unschuldige,* andere als *schuldige* Arten des Kampfes gegen das Leid. Bei allen Remeduren handelt es sich jedoch lediglich um eine

> „Affekt-Medikation, schlechterdings nicht um eine wirkliche Kranken-*Heilung* im physiologischen Verstande (...); man dürfte selbst nicht einmal behaupten, dass der Instinkt des Lebens hierbei irgendwie die Heilung in Aussicht und Absicht genommen habe."[68]

Da der Priester nicht in der Lage ist, die eigentliche Krankheit und deren Ursache zu heilen, ist es nach Nietzsche „kaum erlaubt (...), ihn einen Arzt zu nennen, so gern er auch selbst sich als ‚Heiland' fühlt, als ‚Heiland' verehren lässt".[69] Schließlich eignen sich die priesterlichen Tröstungen nur zur Bekämpfung des Leidens selbst und des Unwillens zu leiden.

Zu den unschuldigen priesterlichen Remeduren gehört die „Aushungerung der Leiblichkeit und der Begierde",[70] die Nietzsche auch als „hypnotistische Gesammtdämpfung der Sensibilität"[71] bezeichnet. Durch Askese, d.h. den Verzicht darauf, zu wollen, zu wünschen, zu lieben oder zu hassen, soll versucht werden, das Lebensgefühl und die „Schmerzfähigkeit"[72] des Menschen auf den niedrigsten Punkt herabzusetzen. Diese bewährte Methode im Kampf gegen Depressionen findet sich nach Nietzsche in vielen Kulturen und Religionen wieder. So wird nicht nur im Christentum, sondern auch im Buddhismus stets der „höchste Zustand, die *Erlösung* selbst, jene endlich erreichte Gesammt-Hypnotisirung und Stille"[73] angestrebt. Aus diesem Grunde wird Nietzsches Analyse zufolge „in allen pessimistischen Religionen das Nichts *Gott*"[74] genannt.

Bei dieser, von „zu müd gewordnen Lebensmüden"[75] erdachten, Vorgehensweise wird die Leidlosigkeit als höchster Wert gepriesen. Der menschliche Versuch, sich durch Askese in „sportsmen der ‚Heiligkeit'"[76] zu verwandeln, kann nach Nietzsche jedoch auch zu geistigen Verwirrungen führen. Als Beispiel führt er Halluzinationen und „Ekstasen der Sinnlichkeit"[77] an, die von der heiligen Theresa von Avila oder den Hesychasten vom Berge Athos überliefert werden, und einen wesentlichen Teil der drei großen Religionen ausmachen.

Die Tatsache, dass die Erlösung jedoch in keinem dieser Glaubenssysteme als „*erreichbar* durch Tugend, durch moralische Besserung"[78] dargestellt wird, ringt Nietzsche trotz aller Kritik Anerkennung ab: „Hierin *wahr* geblieben zu sein, darf vielleicht als das beste Stück Realismus in den drei grössten, sonst so gründlich vermoralisirten Religionen betrachtet werden".[79]

Eine weitere unschuldige Remedur des Priesters, die leichter anzuwenden ist und weit häufiger verordnet wird, ist die *machinale[ ] Thätigkeit*[80] oder der „Segen der Arbeit"[81]. Bei dieser vom mönchischen Imperativ *ora et labora* abgeleiteten Methode wird die Aufmerksamkeit der „Gründlich-Verstimmten"[82] von ihrem Leid abgelenkt und auf ein beständiges Tun gerichtet. Zur *machinalen Tätigkeit* gehören Regularität, Pünktlichkeit, Gehorsam, Gleichförmigkeit, Unpersönlichkeit, Beschäftigung und Ablenkung von sich selbst. Durch eine kleine List der Umbenennung gelingt es dem asketischen Priester, die verhassten Frondienste der den niederen Ständen angehörenden „Arbeitssklaven und Gefangene[n]"[83] in eine „Wohlthat, ein relatives Glück"[84] umzuwandeln.

Auch die Verordnung von „Nächstenliebe"[85] gilt Nietzsche als unschuldiges Mittel im priesterlichen Kampf mit der Depression. Dabei wird den Leidenden empfohlen, anderen Menschen durch Hilfe und Zuwendung Gutes zu tun. Mit seiner Verordnung bewirkt der Priester eine Erregung „des stärksten, lebensbejahendsten Triebes, wenn auch in der vorsichtigsten Dosirung, – des *Willens zur Macht*".[86] Kann ein Mensch einem anderen helfen, so verspürt er eine Erleichterung durch das „Glück der ‚kleinsten Überlegenheit'".[87] Dieses priesterliche Hauptmittel im Kampf mit dem Leiden tritt häufig in Verbindung mit der machinalen Tätigkeit auf, indem das Helfen zum Beruf wird.

Nach Nietzsche sind die Leidenden mit einer derartigen Medikation gut beraten, da sie einander sonst, dem Grundinstinkt des Willens zur Macht folgend, „weh"[88] täten.

Auf dem Prinzip der Nächstenliebe und des Willens zur Macht basiert auch das folgende priesterliche Anti-Depressivum: die Förderung und Organisation der menschlichen *Herdenbildung* im Rahmen der Kirche, von der bereits die Rede war. Nach Nietzsche streben die Starken „ebenso naturnothwendig *aus*einander, als die Schwachen *zu*einander",[89] eine Tendenz, die auch in der Gründung frühchristlicher „Armen-, Kranken-, Begräbniss-Vereine"[90] zu erkennen ist. In den Statuten aller kirchlichen, gemeinnützigen und caritativen Einrichtungen ist die gelebte Nächstenliebe verbrieft. So lenkt die Gruppe den Einzelnen von seinem Leid ab, dämpft sein Unlustempfinden und verringert die Unzufriedenheit mit sich selbst. Das individuelle Ohnmacht- und Schwächegefühl weicht einem „Gemeinde-Machtgefühl[ ]",[91] das „im Kampf mit der Depression ein wesentlicher Schritt und Sieg"[92] ist.

Zu den interessanteren und zudem hochwirksamen Remeduren des asketischen Priesters gehören für Nietzsche jedoch alle *schuldigen* Mittel im Kampf mit der Leidensunlust. Diese sind auf eine „*Ausschweifung des Gefühls*"[93] ausgerichtet und machen sich die Begeisterung zunutze, die aus allen starken Emotionen erwachsen kann. Dazu gehören nach Nietzsche „Zorn, Furcht, Wollust, Rache, Hoffnung, Triumph, Verzweiflung"[94] und „Grausamkeit".[95] Diese wilden Affekte nimmt der asketische Priester in seinen Dienst und verordnet eine von ihm kontrollierte, nach außen oder innen gerichtete Gefühlsausschweifung. Erstere erfolgt in Form von „Massen-Delirien",[96] wie den mittelalterlichen Hexenjagden, zweitere durch ein „Sich-selbst-Rädern des Sünders"[97] mit Hilfe von „Buss-Quälereien"[98] wie Flagellationen, Selbstgeißelungen, Fasten oder das Tragen härener Hemden. Die „Kunst der Selbstschändung",[99] die Nietzsche auch in seiner Schrift *Der Antichrist* beschreibt, besteht darin, den Schmerz nicht mehr zu meiden, sondern ihn auf selbstquälerische Weise zu suchen. In der *Genealogie der Moral* schreibt Nietzsche:

> „Dieser alte grosse Zauberer im Kampf mit der Unlust, der asketische Priester – er hatte ersichtlich gesiegt, *sein* Reich war gekommen: schon klagte man nicht mehr *gegen* den Schmerz, man *lechzte* nach dem Schmerz; ,*mehr* Schmerz! *mehr* Schmerz!' so schrie das Verlangen seiner Jünger und Eingeweihten Jahrhunderte lang."[100]

Das Ziel der Behandlung, die „Betäubung"[101] und „Linderung"[102] der „Depressions-Unlust",[103] kann auf diesem Wege erreicht werden. Da es dem Priester durch seine Prozeduren gelingt, die menschliche Seele „aus allen ihren Fugen zu lösen, sie in Schrecken, Fröste, Gluthen und Entzückungen unterzutauchen",[104] kommt sie „von allem Kleinen und Kleinlichen der Unlust, der Dumpfheit, der Verstimmung wie durch einen Blitzschlag"[105] los. Eine Heilung liegt, wie bereits gezeigt werden konnte, weder im Interesse noch in der Macht des Priesters.

Die Verordnung einer Ausschweifung des Gefühls erfolgt in Berufung auf das herrschende asketische Ideal mit einer religiösen Rechtfertigung unter „den heiligsten Namen".[106] Exorzismen oder die Kreuzzüge sind nur einige Beispiele dafür. Da diese Methode „den Kranken kränker"[107] macht und eine Zerrüttung des Nervensystems bewirkt, bezeichnet Nietzsche sie als *schuldiges* Mittel im Kampf mit dem Leiden. Der Priester jedoch wendet sie Nietzsche gemäß häufig „*mit gutem Gewissen*"[108] an und verordnet sie „im tiefsten Glauben an ihre Nützlichkeit, ja Unentbehrlichkeit (...) – und oft genug selbst vor dem Jammer, den er schuf, fast zerbrechend".[109]

In der Figur des asketischen Priesters liegt Nietzsches Analyse zufolge ein „Selbstwiderspruch"[110] begründet. Aufgrund des Paradoxes, sich als Lebewesen gegen das Leben zu stellen, spricht Nietzsche von einer „Zwiespältigkeit, die sich selbst zwiespältig *will*, welche sich selbst in diesem Leiden *geniesst*".[111] Zudem bringt sein „Nein, das er zum Leben spricht",[112] durch den genialen Kunstgriff der Richtungsumkehrung des Ressentiments „wie durch einen Zauber eine Fülle zarterer Ja's ans Licht".[113] Sein eigener mächtiger Wunsch danach, dass die Welt anders sein sollte, macht ihn zum Hirten der Herde, und diese Rolle ist „die Fessel, die ihn hier anbindet, eben damit wird er zum Werkzeug, das daran arbeiten muss, günstigere Bedingungen für das Hiersein und Mensch-sein zu schaffen".[114] Seine Herde und sich selbst hält er durch seine Funktion als Mittler und Hirte am Dasein fest.

Der vielleicht wichtigste Aspekt des asketischen Ideals, der an dieser Stelle noch einmal herausgestellt werden soll, ist die Tatsache, dass es dem menschlichen Leben und Leiden einen Sinn verleiht. Ohne Sinngebung fühlt sich der Mensch nach Nietzsche wie ein „Blatt im Winde, ein Spielball des Unsinns, des ‚Ohne-Sinns'"[115] und bar jeglicher Orientierung. Gibt es kein Ziel, auf das sich der Wille als „Grundvollzug allen Lebens"[116] richten kann, so entwickelt sich aus der Erfahrung des Absurden ein „selbstmörderische[r] Nihilismus".[117]

Durch das asketische Ideal und das von ihm gesetzte Ziel kann der menschliche Wille wieder „Etwas *wollen*, – gleichgültig zunächst, wohin, wozu, womit".[118] Das Wollen des Schwachen ist ein an den Vorgaben des Priesters ausgerichtetes, blindes Gehorchen und, wie bereits in Kapitel 5.1.2 erörtert, eine Kompensation für den fehlenden Willen zur Macht über sich selbst. Auch das Leiden kann in diesem Zusammenhang sinnvoll erscheinen und sogar für einen Weg zum Heil gehalten werden. Diese Erkenntnis bringt Nietzsche in seinem Werk *Götzen-Dämmerung* zu der Feststellung „Hat man sein *warum?* des Lebens, so verträgt man sich mit fast jedem *wie?*"[119] Aufgrund der Lebensfeindlichkeit des asketischen Ideals und seiner Verherrlichung der Passivität bezeichnet Nietzsche jenes Wollen jedoch als „*Willen zum Nichts*, einen Widerwillen gegen das Leben".[120]

Die Rettung des Menschen durch das asketische Ideal ist letztendlich immer nur „auf Sand gebaut".[121] Da es den Anspruch erhebt, die Wahrheit zu kennen, unser Auge gemäß Nietzsche jedoch immer nur „auf der Oberfläche der Dinge herum"[122] gleiten kann, muss seine Wirklichkeitsdeutung eines Tages angezweifelt und durch eine andere Sichtweise widerlegt werden.

Das Scheitern der christlich-metaphysischen Moral an ihrem „Wille[n] zur Wahrheit"[123] und die Heraufkunft des Zeitalters der Wissenschaften mit einem eigenen Wahrheitsanspruch soll im nächsten Kapitel vor seinem historischen Hintergrund beschrieben werden.

6.2.2 Der Wille zur Wahrheit und seine historische Entwicklung vom Christentum bis zum Zeitalter der Wissenschaften

Den Willen zur Wahrheit, auf den sich die asketischen Priester berufen, bezeichnet Nietzsche als eigentliches Kernstück des asketischen Ideals. Um den Willen zur Wahrheit als „jenes Ideal selbst in seiner strengsten, geistigsten Formulirung"[1] in seiner historischen und gesellschaftlichen Tragweite ermessen zu können, soll der Übergang vom asketischen Ideal des Christentums zum asketischen Ideal der Wissenschaft in seinen geschichtlichen Kontext eingebettet werden.

Mit der Methode der Genealogie versuchte Nietzsche, den Aufstieg und Niedergang des Christentums als eine Lehre mythischen Ursprungs zu beschreiben. Das Scheitern des asketischen Ideals christlicher Prägung führte er auf dessen inneren Selbstwiderspruch zurück, der im Gebot „Du sollst nicht falsch Zeugnis reden wider deinen Nächsten"[2] zum Ausdruck kommt und in einem unbedingten Anspruch auf Wahrhaftigkeit besteht.

In der *Fröhlichen Wissenschaft* schreibt Nietzsche: „Folglich bedeutet ‚Wille zur Wahrheit' *nicht* ‚ich will mich nicht täuschen lassen', sondern – es bleibt keine Wahl – ‚ich will nicht täuschen, auch mich selbst nicht': – *und hiermit sind wir auf dem Boden der Moral.*"[3]

Um dem christlichen Gewissen zu folgen und Täuschung von Wahrheit unterscheiden zu können, erstarkte im späten Mittelalter und zu Beginn der Neuzeit der Glaube an das menschliche Erkenntnisvermögen. Mit dem französischen Naturwissenschaftler, Mathematiker und Philosophen René Descartes begann im 17. Jahrhundert ein Paradigmenwechsel, der zum Untergang des mittelalterlichen römisch-katholischen Weltbildes und seiner Ablösung durch das Paradigma der

Moderne führen sollte. Diese Entwicklung hat der Theologe Hans Küng in seinem Werk *Das Christentum* ausführlich beschrieben.

Der Kartesianismus und auch die im 18. Jahrhundert mit der Philosophie Immanuel Kants einsetzende Aufklärung, deren Wahlspruch „Sapere Aude! Habe Mut, dich deines *eigenen* Verstandes zu bedienen!"[4] den bereits begonnenen Säkularisierungsprozess vorantrieb, erklärten die menschliche Vernunft zur einzigen und letzten Instanz, die über Irrtum und Wahrheit entscheiden sollte. Grundprämisse der kartesianischen Denkhaltung war eine dualistische Trennung zwischen Subjekt und Objekt, Mensch und Natur, die eine wichtige Voraussetzung für den Standpunkt des modernen Wissenschaftlers der Welt gegenüber darstellte. Die Methoden der Mathematik, vor allem das Berechnen, Messen und Experimentieren, wurden zum neuen Ideal der Erkenntnis erhoben. Insbesondere die Naturwissenschaften vertraten den Anspruch, mit „objektiven" und auf allgemeine Überprüfbarkeit angelegten Untersuchungsmethoden die Welt und ihre Gesetzmäßigkeiten erklären zu können. Ziel der wissenschaftlichen Herangehensweise war die Beherrschung und Kontrolle der Natur.

Als die im Mittelalter geltende ptolemäische Vorstellung, die Erde sei eine Scheibe und Mittelpunkt des Kosmos durch die astronomischen Berechnungen von Nikolaus Kopernikus und später auch Johannes Kepler und Galileo Galilei in Frage gestellt wurde, begann die biblische Lehre zu wanken. Der als *Kopernikanische Wende* bezeichnete Paradigmenwechsel in der Physik, der das geozentrische durch ein heliozentrisches Weltbild ersetzte, führte zur Begründung der modernen Naturwissenschaften durch Isaak Newton. Dieser vertrat in seinem 1687 erschienenen Hauptwerk *Philosophiae naturalis principia mathematica* die Ansicht, dass das Universum wie eine Maschine nach Ursache-Wirkungs-Zusammenhängen laufe und legte so den Grundstein eines mechanistischen Weltbildes. Diese Denkströmung beeinflusste auch die Medizin, und die vormals maßgebliche Idee der seelischen und leiblichen Einbindung des Menschen in eine umfassende Lebensordnung wurde abgelöst von einer naturwissenschaftlich geprägten, modernistischen Vorstellung vom Menschen als Maschine, eine Sichtweise, die der französische Arzt und Philosoph La Mettrie 1748 mit seinem Werk *L'homme machine* verbreitete, und die weitreichende Auswirkungen auf die Heilkunde haben sollte.

Auch die ein Jahrhundert später entwickelte Evolutionstheorie des Biologen und Naturforschers Charles Darwin, welcher die Abstammung des Menschen vom Affen postulierte, und den Menschen dadurch in die „Tierreihe"[5] einordnete, erschütterte das christliche Weltbild.[U]

Für die katholische Kirche waren die neuen Theorien ein Affront, stellten sie doch die zentrale Stellung des Menschen im mittelalterlichen Ordo, die bis zu diesem Zeitpunkt als Wahrheit gegolten und die klerikale Machtposition begründet hatte, in Frage. Mit Methoden der Inquisition und der Exkommunikation kämpften die Amtsträger der Kirchen lange um die Restauration des biblischen Weltbildes, und noch Galilei musste 1633 seinen Erkenntnissen öffentlich abschwören, um dem Tod durch den Scheiterhaufen zu entgehen. Doch der Aufstieg der Wissenschaften war letztendlich nicht aufzuhalten. Der Wille zur Wahrheit, der den neuzeitlichen Menschen an der experimentell nicht nachweisbaren Existenz Gottes zweifeln ließ, führte zu einer zunehmenden Brüchigkeit des Glaubens und einer allmählichen Abkehr von der Religion. Nietzsche spricht in der *Genealogie der Moral* von der „Katastrophe" einer zweitausendjährigen Zucht zur Wahrheit, welche am Schlusse sich die *Lüge im Glauben an Gott* verbietet".[6]

Durch die Entwicklung innovativer Techniken beflügelt, entwickelte sich im 19. Jahrhundert der Glaube an den wissenschaftlichen Fortschritt gemäß Hans Küng zur „modern-säkularen *Ersatzreligion*".[7] Die Idee, einer objektiv erkennbaren Realität durch wissenschaftliche Methoden näherkommen zu können, und so die Welt- und Menschheitsrätsel zu lösen, beherrschte nicht nur die Naturwissenschaften, sondern auch die Medizin, die Geschichtswissenschaften sowie neue Humanwissenschaften, wie die Soziologie und Psychologie. Letztere erhob den Anspruch, „selbst den bisher rätselhaften Gesetzmäßigkeiten der menschlichen Psyche"[8] auf den Grund zu kommen.

[U] Sigmund Freud stellte in seinen Vorlesungen zur Einführung in die Psychoanalyse das Konzept der drei „Kränkungen" (Freud 1986, S. 294) des Menschen durch die Wissenschaft vor. Als erste Kränkung bezeichnete er die Entdeckung des Kopernikus, welche die Erde aus dem Mittelpunkt der Welt rückte. Die Evolutionslehre kam einer zweiten Kränkung gleich, indem sie die Vorstellung, Gott habe den Menschen nach seinem Ebenbild geschaffen, durch Darwins Theorie der menschlichen Abstammung aus dem Tierreich ablöste. Die dritte Kränkung bestand Freuds Theorie zufolge in der Entdeckung des Unbewussten, die insbesondere durch die Psychoanalyse befördert wurde. Durch die Macht unbewusster Einflüsse sei der Anteil des bewussten Denkens gering und der Mensch somit nicht einmal „Herr (…) im eigenen Hause" (Ebd., S. 295).

Die Wissenschaft trat auf, als sei sie rationale Gegenspielerin der lediglich auf dogmatischen Glaubenssätzen basierenden Religion, und benötige weder Gott noch Jenseits, um die Wahrheit zu erkennen. Nietzsche jedoch betrachtet die Wissenschaft als Bundesgenossin des Christentums und bezeichnet ihre Wirklichkeitsdeutung nicht als Gegensatz des christlichen asketischen Ideals, sondern als dessen *„jüngste und vornehmste Form selber"*.[9] So schreibt er in der *Genealogie der Moral*:

> „Es ist immer noch ein *metaphysischer Glaube*, auf dem unser Glaube an die Wissenschaft ruht, – auch wir Erkennenden von Heute, wir Gottlosen und Antimetaphysiker, auch wir nehmen *unser* Feuer noch von jenem Brande, den ein Jahrtausende alter Glaube entzündet hat, jener Christen-Glaube, der auch der Glaube Plato's war, dass Gott die Wahrheit ist, dass die Wahrheit *göttlich* ist ... Aber wie, wenn gerade dies immer mehr unglaubwürdig wird, wenn Nichts sich mehr als göttlich erweist, es sei denn der Irrthum, die Blindheit, die Lüge, – wenn Gott selbst sich als unsre *längste Lüge* erweist?"[10]

Die Gemeinsamkeit zwischen Christentum und Wissenschaft beruht nach Nietzsche somit auf einem unerschütterlichen Glauben an die Wahrheit, der sowohl der Idee der christlichen Beichte, als auch der Redlichkeit des wissenschaftlichen Gewissens, der „intellektuellen Sauberkeit um jeden Preis"[11] zugrunde liegt. Den Willen zur Wahrheit der Wissenschaften, der in einem Streben nach Rationalität und objektiver Erkenntnis deutlich wird, bezeichnet Nietzsche als Sublimation des christlichen Gewissens. Er kritisiert den wissenschaftlichen Objektivitätsanspruch und die damit verbundene Faktengläubigkeit vehement und schreibt in den *Nachgelassenen Fragmenten*:

> „Gegen den Positivismus, welcher bei dem Phänomen stehen bleibt ‚es gibt nur Thatsachen', würde ich sagen: nein, gerade Thatsachen gibt es nicht, nur Interpretationen. Wir können kein Factum ‚an sich' feststellen: vielleicht ist es ein Unsinn, so etwas zu wollen. (...) Soweit überhaupt das Wort ‚Erkenntniß' Sinn hat, ist die Welt erkennbar: aber sie ist anders *deutbar*, sie hat keinen Sinn hinter sich, sondern unzählige Sinne ‚Perspektivismus'."[12]

In Anlehnung an Heraklit ist für Nietzsche die Welt im Fluss und entzieht sich in ihrem ständigen Werden und Vergehen der Begreifbarkeit durch die menschliche Vernunft, die mit stabilen Begriffen operiert. Auch das Vorliegen einer absoluten oder logischen Ordnung der Wirklichkeit stellt er in Frage und vermutet, dass die Welt uns nur logisch erscheine, weil wir ein Netz menschlicher Logik über die sinnlich erfahrbaren Phänomene breiteten.

Das große „Chaos, dass die ‚Welt' selbst ist",[13] beschreibt Heidegger in seinen Schriften zu Nietzsche nicht als

> „irgendein beliebiges Durcheinander im Feld der Sinnesempfindungen (...), vielleicht überhaupt kein Durcheinander. Chaos ist der Name für das leibende Leben, das Leben als leibendes im Großen. Nietzsche meint mit Chaos (...) jenes Drängende, Strömende, Bewegte, dessen Ordnung *verborgen* ist, dessen Gesetz wir nicht unmittelbar kennen."[14]

Die Wahrheit erkennen zu können, bleibt für Nietzsche eine Illusion. Daher betrachtet er jede Form der Welterkenntnis als Interpretation und somit ein „Vergewaltigen, Zurechtschieben, Abkürzen, Weglassen, Ausstopfen, Ausdichten, Umfälschen"[15] der Wirklichkeit. Aufgrund ihrer einseitigen Betrachtungsweise können Interpretationen Nietzsche zufolge der Vieldeutigkeit der Welt nicht gerecht werden und kommen Lügen gleich.

Das wissenschaftlich geprägte asketische Ideal verkennt jedoch den Interpretations- und Glaubenscharakter seiner eigenen Lehre und versucht, sich absolut zu setzen. Während ihm als Hypothese und regulativer Fiktion eine Daseinsberechtigung zukommt, erscheint Nietzsche der Anspruch auf Alleingültigkeit weit verfehlt. Sowohl die technokratische Selbstüberschätzung als auch die wissenschaftliche Vernunftgläubigkeit unterzieht er einer harten Kritik und hält die reduktiven Verfahren, die eine Beherrschung der Natur möglich machen sollen, dem Leben gegenüber für unangemessen.

In der *Fröhlichen Wissenschaft* kritisiert er den Glauben der materialistischen Naturforscher an eine

> „‚Welt der Wahrheit', der man mit Hülfe unsrer viereckigen kleinen Menschenvernunft letztgültig beizukommen vermöchte – wie? wollen wir uns wirklich dergestalt das Dasein zu einer Rechenknechts-Uebung und

Stubenhockerei für Mathematiker herabwürdigen lassen? Man soll es vor Allem nicht seines *vieldeutigen* Charakters entkleiden wollen: das fordert der *gute* Geschmack, meine Herren, der Geschmack der Ehrfurcht vor Allem, was über euren Horizont geht! (…) Eine ‚wissenschaftliche' Welt-Interpretation, wie ihr sie versteht, könnte folglich immer noch eine der *dümmsten*, das heisst sinnärmsten aller möglichen Welt-Interpretationen sein."[16]

Da der Mensch als denkendes Wesen auf Interpretationen angewiesen ist, um das Chaos der Wirklichkeit durch Ordnungen zu bändigen, hält Nietzsche die Lüge für eine notwendige Bedingung menschlichen Lebens. Jeden Versuch, falsche Urteile zu vermeiden, betrachtet er als „Verzichtleisten auf Leben, eine Verneinung des Lebens".[17] Lehren wie das Christentum oder die modernen Wissenschaften, welche die Wahrheit zum höchsten Wert erheben, gehören für ihn daher zu den lebensverneinendsten Weltdeutungen. Sowohl das christliche Jenseits als auch das „wahre" und wissenschaftlich erkennbare Diesseits verkörpern eine andere Welt, als die des Lebens, und bejahen somit ein Anderswo. Durch die Verurteilung der Lüge und Verklärung der Wahrheit wird der Wille zur Wahrheit nach Nietzsche zu einem moralischen Problem. Schließlich habe es den Anschein, das Leben sei „auf Irrthum, Betrug, Verstellung, Blendung, Selbstverblendung angelegt",[18] und Leben, Natur und Geschichte erwiesen sich als „unmoralisch"[19]. [V] Die unterschiedlichen Weltinterpretationen beurteilt Nietzsche folglich nicht mehr hinsichtlich eines mutmaßlichen Wahrheitsgehaltes, sondern unter dem Aspekt ihrer Lebensdienlichkeit. In *Jenseits von Gut und Böse* schreibt er: „Die Falschheit eines Urtheils ist uns noch kein Einwand gegen ein Urtheil (…). Die

---

[V] Diese Ansicht vertritt auch der Biologe und Wissenschaftstheoretiker Franz M. Wuketits in seinem 2013 erschienenen Buch *Animal irrationale. Eine kurze (Natur-)Geschichte der Unvernunft*. Er verweist darauf, dass die Menschen als wertende Wesen zwar immer wieder ihre Maßstäbe an die Natur anlegten, in dieser jedoch „weder das ‚Schöne', und ‚Gute' noch das ‚Häßliche' und ‚Böse' ihren Platz haben … Wir reden gern von den Harmonien der Natur, von ökologischen Gleichgewichten und so weiter, und verkennen dabei, dass in der Natur, streng genommen, Chaos herrscht" (Wuketits 2013, S. 21). Da nur aus dem Ungleichgewicht Neues entstehen könne, sei die Evolution auf „Opportunismus" (Ebd.) angewiesen.

Frage ist, wie weit es lebenfördernd, lebenerhaltend, Art-erhaltend, vielleicht gar Art-züchtend ist".[20]

Den Aspekt der „Nützlichkeit"[21] verdeutlicht Heidegger in seiner Nietzsche-Interpretation durch ein anschauliches Beispiel. Demnach gelte der Bau einer elektrischen Anlage nicht als Beweis dafür, dass die wissenschaftliche Erkenntnis, auf denen die Konstruktion beruhe, „wahr", sondern dass sie nützlich sei, da sie die neuzeitliche technische Beherrschung der Natur sicherstelle. In Heideggers Worten erscheint das Wesen der Erkenntnis somit als „Gestalt des Willens zur Macht".[22] Als „Wahrheit" gilt, was für die jeweilige Lebensform am nützlichsten erscheint.

Die Entscheidung, ob sich eine Erkenntnis für die Gattung Mensch langfristig als nützlich erweist, kann häufig erst nach Jahrhunderten getroffen werden. In seiner 1959 unter dem Titel *Gelassenheit* erschienenen Rede beschreibt Heidegger die für das menschliche Leben noch nicht absehbaren Folgen der Entwicklung neuzeitlicher Technologien und den Siegeszug des *rechnenden Denkens* auf Kosten des *besinnlichen Denkens.*[W]

Um nicht in die Knechtschaft technischer Mächte zu geraten, bedarf es nach Heidegger des besinnlichen Denkens. Im ausgewogenen Verhältnis von besinnlichem und rechnendem Denken erkennt Heidegger die Voraussetzung menschlicher Gelassenheit im technologischen Zeitalter.

Die in der modernen Technik verborgene Macht, die nicht nur der Atomkraft, sondern auch der Gen- und Kommunikationstechnik innewohnt, ist schon lange nicht mehr kontrollierbar und bedroht das Leben und Wesen der Menschen. In den nuklearen Angriffen auf Hiroshima und Nagasaki erkennt Peter Sloterdijk eine „Erschütterung des Glaubens an desinteressierte Erkenntnis in den modernen Naturwissenschaften"[23] und bezeichnet die Ereignisse als Katastrophen, durch welche insbesondere die Physik ihre Unschuld verloren habe.

Schon in der *Genealogie der Moral* bezweifelt Nietzsche, dass die Überschätzung der Wahrheit durch das asketische Ideal der Wissenschaft dem menschlichen Leben dienlich sei.

[W] Nach Heidegger ist das rechnende Denken ein Kennzeichen zweckrationaler Überlegungen und der Abwägung von Kosten und Nutzen. Während das rechnende Denken nicht zur Besinnung kommt und gedankenlos danach strebt, Chancen zu optimieren, ist das besinnliche Denken ein Nachdenken, „das dem Sinn nachdenkt, der in allem waltet, was ist" (Heidegger 1988, S. 13).

So schreibt er:

> „Ist nicht gerade die Selbstverkleinerung des Menschen, sein *Wille* zur Selbstverkleinerung seit Kopernikus in einem unaufhaltsamen Fortschritte? Ach, der Glaube an seine Würde, Einzigkeit, Unersetzlichkeit in der Rangabfolge der Wesen ist dahin, – er ist *Thier* geworden, Thier, ohne Gleichniss, Abzug und Vorbehalt, er, der in seinem früheren Glauben beinahe Gott (,Kind Gottes‘, ,Gottmensch‘) war ... Seit Kopernikus scheint der Mensch auf eine schiefe Ebene gerathen, – er rollt immer schneller nunmehr aus dem Mittelpunkte weg – wohin? in's Nichts? in's ,*durchbohrende* Gefühl seines Nichts‘?"[24]

Hinter dem wissenschaftlichen Willen zur Wahrheit erkennt Nietzsche die Heraufkunft des Nihilismus mit einer Entwertung aller Werte und einem damit einhergehenden Sinnverlust des menschlichen Lebens.

Wulff Rehfus' Worte „Wo nichts mehr ist, da war Aufklärung",[25] veranschaulichen den von Nietzsche prophezeiten neuzeitlichen Sinnverlust, der durch das Unvermögen der Vernunft, eine werteschaffende Legitimationsinstanz des Denkens und Handelns zu sein, bedingt wurde. Die „transzendendale[ ] Obdachlosigkeit"[26] des Menschen wurde vor allem nach der Prüfung der Vernunft durch rationale Kriterien sichtbar und bewirkte eine Heraufkunft des Nihilismus. So formulierte Immanuel Kant 1781 in der Vorrede zu seiner *Kritik der reinen Vernunft*:

> „eine Aufforderung an die Vernunft, das beschwerlichste aller ihrer Geschäfte, nämlich das der Selbsterkenntnis aufs neue zu übernehmen und einen Gerichtshof einzusetzen, der sie bei ihren gerechten Ansprüchen sichere, dagegen aber alle grundlose Anmaßungen, nicht durch Machtsprüche, sondern nach ihren ewigen und unwandelbaren Gesetzen, abfertigen könne, und dieser ist kein anderer als *die Kritik der reinen Vernunft* selbst."[27]

Um dem von der Aufklärung geforderten Willen zur Wahrheit gerecht zu werden, musste sich die Vernunft somit vor ihren eigenen Richterstuhl begeben und zerbrach an dem Widersinn, zugleich „Ankläger, Angeklagte und Richter"[28] sein zu müssen. Als formale Vernunft entwickelte sie sich zu einem „inhaltsleeren Vermögen der Zweck-Mittel-Verknüpfung",[29] mit dessen Hilfe sowohl die Befürwortung als auch die Verurteilung einer Handlung rational begründet werden konnte. Durch den Verlust von Normen und Werten wurde das Denken und Handeln der Beliebigkeit preisgegeben. Die Preisgabe aller Verbindlichkeiten, die den Übergang von der Moderne zur Postmoderne kennzeichnen, hat Paul Feyerabend in seinem Buch *Wider den Methodenzwang* mit dem Begriff „Anything goes"[30] umschrieben.[X]

Mit der Auflösung der Vernunft als Rechtfertigungsinstanz des Handelns beriefen sich unterschiedliche Einzelbereiche auf das formale Verstandesvermögen – die Finanzmärkte, die Ökonomie, die Ökologie, die Justiz und die Wissenschaften sind nur einige Beispiele dafür.

Ein Paradigmenwechsel in der Physik beschleunigte die durch die Aufklärung vorangetriebene Entzauberung der Vernunft. So führte Albert Einsteins um 1900 entwickelte Quantentheorie zu einem Bruch mit dem bis dahin gültigen Weltbild und läutete „das Ende der Objektivität"[31] in der Physik ein. Besonders bekannt wurde auch Werner Heisenbergs „Unschärferelation", die besagt, dass jede Messung eine Verfälschung der zu messenden Größe mit sich bringe. Auch durch die Entdeckung der Elementarteilchen, die sich je nach Position des Betrachters und Art seiner Fragen als Wellen oder Teilchen darstellen, wurde deutlich, dass Menschen die objektive Erkenntnis der Wirklichkeit nicht möglich ist. Aus diesen Erkenntnissen folgte, dass jede Theorie über die Welt von ihrem Beobachter geprägt war. Die Quantenmechanik löste das mechanistische Weltbild durch ein holistisches Denken ab, das

---

[X] Die Frage nach der Wahrheit und der Möglichkeit menschlicher Welterkenntnis steht auch im Mittelpunkt der aktuellen erkenntnistheoretischen Diskussion. Der Philosoph Markus Gabriel entwickelt in seinem 2013 erschienenen Buch *Warum es die Welt nicht gibt* die Theorie des sogenannten „Neue[n] Realismus" (Gabriel 2013, S. 9), die das Zeitalter nach Postmoderne und Konstruktivismus kennzeichnen soll. In Bezugnahme auf Leibniz' Substanzpluralismus entwickelt er eine sogenannte „*Sinnfeldontologie*" (Ebd., S. 87), die davon ausgeht, dass es nicht eine von einem externen Standpunkt beobachtbare Welt, sondern unzählig viele sich durch Gegenstände, Theorien, Gefühle, Erzählungen etc. konstituierende Sinnfelder gebe, die auf einer Ebene vorhanden seien. Nach Gabriel *existieren* auch im Sinne des Realismus als „falsch" bezeichnete Fabelwesen wie Hexen in Sinnfeldern und somit ist für ihn Existenz „nicht identisch mit Wahrheit" (Ebd., S. 88). Auf Grundlage seiner These, dass es die Welt nicht gibt, plädiert Gabriel für eine „dem Philosophen angemessene Gemütsverfassung" (Der Spiegel 27/2013, S. 124) der „gelassene[n] Heiterkeit" (Ebd.).

den „konstruktiven Charakter"[32] der Naturwissenschaft betont und von der Annahme ausgeht, ein System könne nur „*als Ganzes* geprüft werden".[33]

Obwohl in der Wissenschaftstheorie heute allgemein anerkannt wird, „daß alle Theorien letztgültig nicht zu verifizieren sind",[34] ist der Glaube an „objektive" Wahrheit bei vielen praktischen Anwendern wissenschaftlicher Modelle immer noch weitverbreitet. Gerade in den Gesundheitswissenschaften sorgen asketische Priester traditionell mit Nachdruck dafür, ihre Deutungen der Wirklichkeit als Wahrheit darzustellen. Dieser Vorgang soll in den folgenden Kapiteln dargestellt werden.

6.2.3 Die Gesundheit als Göttin des asketischen Ideals der Wissenschaft

Als Teilbereich des asketischen Ideals der Wissenschaften berief sich im Zuge der Aufklärung natürlich auch die Medizin auf die Vernunft und entwickelte sich zu einem der bedeutendsten Wissenschaftszweige der Neuzeit.

Da nach dem symbolisch von Nietzsches *tollem Menschen* proklamierten „Tod Gottes" die Verheißung eines ewigen Lebens im Jenseits obsolet geworden war, sah sich der Mensch mit seiner radikalen Diesseitigkeit und Vergänglichkeit konfrontiert. Um das durch den Verlust der Religion entstandene Sinnvakuum zu füllen, begann die Suche nach Ersatzgöttern, die schon im Diesseits die menschliche Existenz rechtfertigen und Glückseligkeit garantieren sollten. Vor diesem Hintergrund erhob sich vor allem die Gesundheit „zum absoluten Wert, ja zu einer Religion".[1]

In seinem philosophischen Essay *Duft der Zeit* beschreibt Byung-Chul Han den Sinnverlust, der das Leben des modernen Menschen kennzeichnet, mit folgenden Worten:

> „Man hat nur sich selbst, das kleine Ich. (…) Die Weltarmut (…) läßt den Menschen auf seinen kleinen Körper zusammenschrumpfen, den er mit allen Mitteln *gesund* zu erhalten sucht. Sonst hat man ja gar nichts. Die Gesundheit seines fragilen Körpers ersetzt Welt und Gott. Nichts überdauert den Tod. So fällt es heute einem besonders schwer, zu sterben."[2]

Konnte die Hinterwelt des christlichen asketischen Ideals mit seinem *ewigen* Leben von den Priestern der Medizinwissenschaften auch nicht aufrechterhalten werden, so wurde doch das Anders-wo ins Diesseits verlegt und zumindest durch ein *langes* Leben ersetzt. Nach der Unsterblichkeitsformel wurde unterdessen mit wissenschaftlichen Methoden fieberhaft geforscht. Das sinnstiftende *telos*, das in der Zwischenzeit als Gegenmittel für den Nihilismus gelten sollte, war das im Rahmen des *wissenschaftlichen asketischen Ideals* formulierte Heilsversprechen der Leidlosigkeit durch *Gesundheit*.

Der in der neuzeitlichen Medizin vorherrschende Glaube an die Machbarkeit und die Herstellbarkeit von Gesundheit löste einen Innovationsschub aus, der die medizinische Forschung und Lehre beflügelte. Im Zuge des 18. Jahrhunderts bildeten sich eigenständige medizinische Fachrichtungen heraus, und so entwickelte sich auch die Psychiatrie zu einer akademischen Wissenschaft. Zu den Ideen der Aufklärung gehörte der Glaube, dass auch schwere „psychische Störungen" heilbar sein müssten, und so entstand in breiten Kreisen der Ärzteschaft das „Vorhaben, den Wahnsinn als solchen auszurotten".[3] Den therapeutischen Optimismus, der auch spätere Generationen von Medizinern prägen sollte, stellt Peter Sloterdijk ausdrücklich in Frage, da im Rahmen seiner Zeitdiagnostik „Zeit und Leben aufs Ganze gesehen, unheilbare Verhältnisse darstellen oder zumindest eine Gesamtlage bilden, in der das Unheilbare gegenüber dem Heilbaren einen Vorsprung hat".[4]

Nicht nur der Krankheit, sondern allen Formen der durch den „Lastcharakter des Daseins"[5] bedingten Verstimmungen wurde im Zuge der Aufklärung der Kampf angesagt. So war dem Bürger der Neuzeit aufgrund der Begrenztheit seiner Lebenszeit bewusst geworden, dass er „[d]as Leben als letzte Gelegenheit"[6] zu nutzen hatte.[Y]

[Y] Den Wunsch nach einem ewigen diesseitigen Leben verdeutlicht die Klage des an einem Gehirntumor erkrankten Mathematikers Thomas Donaldson vor dem amerikanischen Gerichtshof aus dem Jahr 1990. Der Wissenschaftler hatte versucht, einen Rechtsanspruch auf das Einfrieren seines Kopfes bereits vor seinem Tod zu erwirken. Er hoffte, sein Kopf könne konserviert werden, bis die Forschung so weit sei, Krebs zu heilen, um dann auf einen neuen Körper gepflanzt zu werden. Der Widerwille gegen den Tod ist hier mit einer grenzenlosen Fortschrittsgläubigkeit verbunden (Vgl. Gronemeyer 1993, S. 1).

In ihrem gleichnamigen Buch beschreibt die Erziehungswissenschaftlerin Marianne Gronemeyer, wie die Zeitknappheit den modernen Menschen dazu antrieb, sein gesamtes Streben nach den Annehmlichkeiten des Lebens auszurichten und die schmerzvollen Seiten zu vermeiden. Krankheit, Tod, Scheitern und Leid hatten in diesem Konzept der Gewinnmaximierung ebenso wenig Platz wie „geringfügigere Beeinträchtigungen des Lebensgefühls (...): Unbill aller Art, Trübsinn, Störungen, die die Pläne durchkreuzen, Mißbehagen, Begrenzungen, Zweifel, Kümmernisse, Verdunkelungen."[7]

Der moderne Anspruch auf ein langes und gut gelebtes Leben führte dazu, dass Unpässlichkeiten und Unwohlsein mit größerem Argwohn wahrgenommen wurden, als in früheren Jahrhunderten. *Leidlosigkeit galt als Zeichen für Normalität und Gesundheit*, und wenn ein Mensch litt, so wurde ihm schnell zum Besuch eines asketischen Priesters des Gesundheitswesens geraten. Über die menschlichen Widerstände gegen das Leid, die Ungeheuerlichkeit und Rätselhaftigkeit des Lebens schreibt Peter Sloterdijk: „Wenn man ein großes Nein in sich trägt, das führt einen bis in die Therapie, wenn's hochkommt. Aber wenn man ein Rätsel in sich hat, dann kommt man entweder in die Kunst oder in die Philosophie."[8]

Konnten die Priester keine körperlichen Ursachen der Verstimmung finden, so lag häufig der Verdacht nahe, es handle sich um ein psychisches oder psychosomatisches Leiden. In jedem Fall lautete die priesterliche Antwort auf die Frage nach dem Grund des Leidens in den meisten Fällen: „Du bist krank".

6.3 Ressentiment und Wille zur Macht des asketischen Priesters im Gesundheitswesen

6.3.1 Die Persönlichkeit des asketischen Priesters: Stärke und Schwäche

Um die Tragweite der nun folgenden diagnostischen und therapeutischen Interventionen ermessen zu können, erscheint eine Untersuchung der priesterlichen Persönlichkeit, in der sich Stärke und Schwäche, Macht und Ohnmacht, Rachsucht und Hass auf eine besondere und unheilvolle Weise ergänzen, notwendig.

Wie bereits in Kapitel 6.1.1 gezeigt werden konnte, kann es nach Nietzsche „nicht die Aufgabe der Gesunden sein (…), Kranke zu warten, Kranke gesund zu machen, so ist damit auch eine Nothwendigkeit mehr begriffen, – die Nothwendigkeit von Ärzten und Krankenwärtern, *die selber krank sind*".[1] Peter Sloterdijk hat in seinem Buch *Du musst dein Leben ändern* darauf hingewiesen, dass die Begriffe „gesund" und „krank" bei Nietzsche nicht nur im medizinischen Sinne zu verstehen sind. Sie dienen „als Leitunterscheidung einer Ethik, die das Leben mit der ‚ersten Bewegung' (‚sei ein aus sich rollendes Rad!') dem Leben unter dem Vorrang der gehemmten Bewegung überordnet"[2].[Z] In diesem Sinn manifestiert sich die Krankheit der Priester, die ihre Verwandtschaft mit den *Schlechtwegge-kommenen* begründet, in einer ausgeprägten Lebenshemmung und Vitalitätsminderung.

Die Schwäche der in den Berufen des Gesundheitswesens häufig anzutreffenden Helferpersönlichkeit hat der Psychoanalytiker Wolfgang Schmidbauer in seinem Buch *Hilflose Helfer* beschrieben. Das sogenannte „Helfer-Syndrom"[3] wird durch eine Verleugnung eigener „Schwäche und Hilfsbedürftigkeit"[4] charakterisiert, die hinter einer perfekten sozialen Fassade verborgen werden. Nach Schmidbauer resultiert die Schwäche aus einer frühen narzisstischen Schädigung, die durch elterliche „Ablehnung"[5] entsteht. Die dadurch bedingten Minderwertigkeitsgefühle führen zu einem unstillbaren Bedürfnis nach gesellschaftlicher und persönlicher Anerkennung. Auch für Alice Miller, deren Buch *Das Drama des begabten Kindes* auch heute noch zu den psychologischen Standardwerken gehört, ist eine in der Kindheit begründete „narzißtische Störung"[6] das häufigste Motiv für die Wahl eines helfenden Berufs. Die Kinderjahre vieler späterer Therapeuten sind nach Miller von dem Versuch geprägt, ihre emotional verunsicherten Mütter in ihrem Selbstwert zu bestätigen und für die Erfüllung der mütterlichen Wünsche und Bedürfnisse zu sorgen.

Von der Psychoanalytikerin Eva Jaeggi zu den Motiven ihrer Berufswahl befragte Therapeuten unterschiedlicher Schulen bestätigten mehrheitlich die breit

---

[Z] Während Sloterdijk in seinen Untersuchungen die Aufmerksamkeit auf positive Askesen und gesunde Übungsprogramme richtet, hat Nietzsche sich vor allem mit der „Schlechtigkeit, Tücke, Böswilligkeit" (Nietzsche 1999, KSA 5, S. 373) und Rachsucht der pathologischen Askesen auseinandergesetzt, die von asketischen Priestern aus Religion und Wissenschaft immer wieder eingeübt werden.

angelegten Konstrukte von Schmidbauer und Miller.[7] Mehr als andere in der Kindheit gelitten zu haben, gilt bei vielen Therapeuten als „Adelsprädikat".[8] Einhellig herrschte bei den Befragten die Überzeugung, die defizitäre Dynamik durch Ausbildung, Studium, Beruf oder Therapie überwunden zu haben und seine Erkenntnisse konstruktiv für den helfenden Beruf nutzen zu können. Diese optimistische Selbsteinschätzung hält Eva Jaeggi jedoch in vielen Fällen für unbegründet.

Nach Nietzsche offenbart sich die Schwäche, deren Genese in Kapitel 5.1 beschrieben wurde, sowohl im Wunsch nach eigener Erhöhung als auch dem Bedürfnis, andere herabzusetzen. Geltungs- und Abwertungsbedürfnisse haben das Ziel, dem persönlichen Grundgefühl von Nichtigkeit und Ohnmacht entgegen zuwirken und können als Indikatoren für das Ressentiment betrachtet werden. In beiden Fällen ist das Gefühl von Stärke reaktiv bedingt und von äußeren Faktoren abhängig – das Selbstwertgefühl erwächst nicht aus einem souveränen Machtgefühl, sondern bedarf äußerer Faktoren.

Unter der gleichen vitalen Einschränkung leidend, wie die offiziell anerkannten Kranken und Hilfebedürftigen, verfügt der Priester jedoch im Gegensatz zu seinen Schützlingen über Kräfte, die ihn zur partiellen Kompensation seiner Schwäche befähigen.

Die Unversehrtheit seines Willens zur Macht und seine Klugheit ermöglichen es dem Priester, eine machtvolle und anerkannte gesellschaftliche Position zu erlangen, in der er seiner Herde „Zuchtmeister, Tyrann, Gott"[9] sein kann. Gerade prestigeträchtige Berufe, wie die der Ärzte und Psychologen locken nicht nur durch soziales Ansehen und gute Remuneration, sondern verheißen die Macht, „in das geheime Leben und die Geheimnisse anderer Menschen"[10] Einblick gewinnen zu können. Neben Ärzten und Psychologen als „Hohepriester" des Gesundheitssystems werden im heutigen Spektrum der helfenden Berufe auch weniger machtvolle Priestertypen, wie Sozialarbeiter, Pädagogen, Krankenpfleger, Logopäden, Ergo- oder Physiotherapeuten gesellschaftlich anerkannt.

In großer Zahl auf dem therapeutischen Markt vertreten sind auch unterschiedliche Anbieter aus dem Bereich der sogenannten „Esoterischen Therapien",[11] die sich selbst häufig „als ‚spirituelle' Therapeuten oder als ‚Geistheiler'"[12] bezeichnen. Aufgrund ihrer fehlenden staatlichen Zulassung müssen diese jedoch ihre Leistungen privat in Rechnung stellen und erreichen daher nur eine kleine und meist wohlhabende Gruppe von Heilungsbedürftigen.

Der Machtinstinkt, der den asketischen Priester die Herrschaft über Leidende suchen lässt, ermöglicht ihm, sein Bedürfnis nach Anerkennung und persönlicher Erhöhung zu stillen.

Durch seinen unversehrten Willen zur Macht als Signum der Stärke unterscheidet sich der Priester von seiner Herde, und verleitet diese zu dem Trugschluss, ihr Hirte sei ein „Starker" im Sinne Nietzsches. Während der Wille zur Macht des Starken jedoch ausschließlich auf die Herrschaft über sich selbst ausgerichtet ist, strebt der priesterliche Machtwille vor allem nach der Beherrschung anderer. Zur *„Herstellung des Machtgefühls"*[13] benötigt der asketische Priester Unterlegene, und so befiehlt er denen, welche sich nicht zu befehlen wissen. Als notwendiges Pendant zum Bruchstück-Menschen übernimmt er dabei die Kontrolle der zur Selbstbeherrschung unfähigen Schwachen, und ermöglicht eine externe Zentrierung der sonst ungerichteten und anarchischen rächerischen Willensäußerungen der Herde. Das von Schwachen und Priestern gewünschte Zusammenspiel von Befehl und Gehorsam wurde bereits in Abbildung 3 zu Beginn des Kapitels 5.1.1 schematisch dargestellt.

Von der souveränen Seinsweise des Starken, der nur sich selbst zu befehlen und gehorchen gewohnt ist und dadurch der Herrschaft über andere nicht bedarf, ist der asketische Priester weit entfernt. Die priesterliche Herrschsucht kritisiert Nietzsche mit den folgenden Worten: „Herrschen? gräßlich! Ich *will* nicht *meinen* Typus aufnöthigen. Mein Glück ist die *Vielheit!*"[14]

6.3.2 Der Hass auf die Schwachen: das „Ressentiment der Mächtigen"

Durch die Fähigkeit, eine angesehene berufliche Position zu erlangen, gehören die Priester zu den Privilegierten und vermeintlich Starken der Gesellschaft. Ihren Hass als Zeichen der Schwäche können sie jedoch nur schwer verleugnen.

So lenken die asketischen Priester, ähnlich wie die Verstörten, ihre Aufmerksamkeit hauptsächlich auf die Leidensaspekte des Lebens. Während der Blick der Hilfesuchenden jedoch meist streng auf den eigenen Schmerz gerichtet ist, liegt der therapeutische Fokus stets auf den Klagen, Beschwerden und Problemen der anderen. Nietzsches These, asketische Priester müssten ein Wohlgefallen „am Schmerz, am Unfall, am Hässlichen, an der willkürlichen Einbusse, an der Entselbstung"[1] empfinden, um ihren Beruf ausüben zu können, scheint sich beim Berufsbild des Therapeuten zu bestätigen. Hinter dem beinahe ausschließlichen Augenmerk auf die Missstände dieser Welt verbirgt sich Nietzsches Ressentimenttheorie zufolge ein Hass auf das Leben.

Auf eine zusätzliche Funktion der priesterlichen Blickrichtung auf fremdes Leid hat Peter Sloterdijk hingewiesen. Er beschreibt von Ressentiment geprägte Übungen, bei denen „resolute Versager, Böswillige und Kranke sich auf Säulen und Kanzeln stellen, sei es um pervers erlangter Überlegenheitsgefühle willen, sei es, um sich von ihrem quälenden Interesse fürs eigene Kranksein und Scheitern abzulenken".[2] Die Dauerbeschäftigung mit negativen Emotionen anderer Menschen kann somit auch als Vermeidungsstrategie und Ablenkung von eigenen Problemen betrachtet werden.

Durch das Erklimmen von Säulen und Kanzeln und die dadurch hergestellte Differenz zu den Leidenden soll gleichzeitig ein Rangunterschied symbolisiert werden. Die Selbstelevation erfolgt nicht nur durch die bereits erwähnte Besetzung eines höheren sozialen Ranges, sondern auch durch eine Demonstration von Überlegenheit den Schwachen gegenüber.

So äußern sich viele Angehörige der Gesundheitsberufe im Kollegenkreis immer wieder negativ und abschätzig über ihre Klientel. Das in diesem Zusammenhang von Eva Jaeggi beschriebene, weitverbreitete Schimpfen über Patienten soll offiziell der „Entlastung"[3] und Wiederherstellung des affektiven Gleichgewichts dienen. Auch die häufig geäußerte Klage von Therapeuten, sie fühlten sich als „seelische Mülleimer" missbraucht, ist nur einer der vielen Vorwürfe, die in diesem Zusammenhang erhoben werden. Da nach Nietzsche „alles Klagen (…) ein Anklagen"[4] ist, verbirgt sich hinter der priesterlichen Vorwurfshaltung vor allem Hass und Ressentiment den Schwachen gegenüber.

Das gemeinsame Sich-lustig-Machen über die Patienten als subtile Form der Erniedrigung ist ein unter Therapeuten ebenfalls oft beobachtetes, aber noch ungenügend untersuchtes Verhalten. Obwohl es sich dabei allem Anschein nach um einen im Ressentiment wurzelnden Abgrenzungsversuch von den Leidenden handelt, werden diese Umgangsformen meist verharmlosend als Teil therapeutischer Psychohygiene gedeutet.[5] Die vorliegende Arbeit soll einen Beitrag zur Erforschung jenes Phänomens leisten.

Die auf dem Weg der Beschwerde, Häme oder des Spottes erfolgende *Distanzierung* von den Unglücklichen gründet in dem „sehr allgemeinen Bedürfnis"[6] der

Begünstigten, ihr eigenes Glück als legitim und moralisch gerechtfertigt darzustellen, und sich so in Sicherheit vor dem Schicksal zu wähnen. Diesen Ausgangsaffekt beschreibt Max Weber in seinem Werk *Die Wirtschaftsethik der Weltreligionen. Konfuzianismus und Taoismus* mit den folgenden Worten:

> „Der Glückliche begnügt sich selten mit der Tatsache des Besitzes seines Glückes. Er hat darüber hinaus das Bedürfnis: auch noch ein *Recht* darauf zu haben. Er will überzeugt sein, daß er es auch ‚verdiene‘; vor allem: im Vergleich mit andern verdiene. Und er will also auch glauben dürfen: daß dem minder Glücklichen durch den Nichtbesitz des gleichen Glückes ebenfalls nur geschehe, was ihm zukommt. Das Glück will ‚legitim‘ sein."[7]

Nach Weber war es in früheren Zeitaltern meist Aufgabe der Religion, die Interessen der Glücklichen, Besitzenden und Gesunden im Rahmen einer „Theodizee des Glückes"[8] zu rechtfertigen.[AA]

Den Calvinismus, der wirtschaftlichen Wohlstand als Zeichen göttlicher Erwählung deutet, betrachtet er als eine das Glück legitimierende Religion. Die protestantische Ethik, die seiner These zufolge den „*Geist* des Kapitalismus"[9] geprägt hat, liegt dem Wertesystem der modernen europäischen und nordamerikanischen Gesellschaften zugrunde und ist in ihren Grundzügen noch heute erkennbar.[10] Religionen wie der Hinduismus, der Zarathustrismus, das Judentum und das paulinische Christentum hingegen zeugen von einer „Theodizee des Unglücks"[11] und verklären religiös das Leiden der unterprivilegierten Mitglieder einer Gesellschaft.

Der Wunsch der Privilegierten, ein Recht auf ihr Glück zu haben, ist nach Weber „in höchst massiven (‚pharisäischen‘) Bedürfnissen der Menschen verankert"[12] und somit unabhängig von der jeweiligen Religion oder Weltanschauung. Als „urwüchsige Stellungnahme zum Leiden"[13] äußert er sich in einer bewussten Distanzierung von den Unglücklichen. Schon in kultischen Gemeinschaften wurde

---

[AA] Der auf Gottfried Wilhelm Leibniz zurückgehende Begriff der *Theodizee* bezeichnet eine „Theorie der Rechtfertigung Gottes angesichts des physischen und moralischen Übels in der Welt" (Ritter et al. 1971-2007, Bd.10, S. 1066). Leibniz' „metaphysischem Optimismus" (Ebd.) gemäß lebt der Mensch in der besten aller möglichen Welten, deren Zustand mit der Gerechtigkeit Gottes vereinbar ist.

den Kranken und vom Unglück Verfolgten die Teilnahme an den religiösen Feiern und Opfermahlen untersagt und das Leiden als Symptom „des Gottverhaßtseins und geheimer Schuld"[14] betrachtet.

Die von Weber beschriebene Selbstgerechtigkeit der Glücklichen greift Christoph Narholz in seinem Buch *Die Politik des Schönen* auf und lässt sie in seine Theorie des „*zweiten* Ressentiments"[15] einfließen.[BB]

[BB] In seiner Untersuchung trifft Narholz eine Unterscheidung zwischen *erstem* und *zweitem Ressentiment*. Das „metaphysische" erste Ressentiment tritt seiner Theorie gemäß in religiös geprägten Gesellschaften auf, die eine Theodizee des Unglücks vertreten, und in denen irdisches Unglück in jenseitig zu erwartendes Glück verkehrt wird. Zweites Ressentiment entsteht nach Narholz als Kritik des ersten Ressentiments ausschließlich in religions- und metaphysikkritischen Gesellschaften, die ihr Glück im Diesseits suchen und „empirisches Wissen gegen metaphysisches" (Narholz 2012, S. 20) verabsolutieren.

Auch wenn Narholz' Analyse des auf der „starken Seite" (Ebd., S. 21) der laizistischen Gesellschaften auftretenden und gegen Leid und Unglück gerichteten *zweiten Ressentiments* einen neuen und interessanten Impuls für die aktuelle Ressentimentforschung darstellt, wird in der vorliegenden Forschungsarbeit bewusst auf eine Unterscheidung zwischen dem Ressentiment empiriegläubiger und dem Ressentiment religiös geprägter Gesellschaften verzichtet. Grund für den Verzicht auf Differenzierung ist Nietzsches These, auch der Glaube des Menschen an die empirischen Wissenschaften ruhe auf einem „*metaphysische[n] Glaube[n]*" (Nietzsche 1999, KSA 3, S. 577) und der daraus resultierenden Schlussfolgerung, empirische Weltdeutungen ebenfalls als Glaubenssysteme anzusehen. Auf Grundlage dieser Annahme stellen Religion und Wissenschaft lediglich austauschbare Rechtfertigungssysteme für meist ressentimentgefärbtes menschliches Denken und Handeln dar.

Die Unterscheidung zwischen diesseitig und jenseitig zu erwartendem Glück ist zudem nicht immer eindeutig zu treffen. Nach Max Weber waren, von wenigen Ausnahmen abgesehen, die Heilsgüter fast aller Religionen „zunächst ganz massiv diesseitige: Gesundheit, langes Leben, Reichtum" (Weber 1991, S. 9). Sogar bei religiösen Virtuosen, wie Asketen, Mönchen oder Derwischen, die außerweltliche Heilsgüter anstrebten, war „psychologisch betrachtet, gerade der gegenwärtige, *diesseitige*, Habitus dasjenige, worum es den Heilsuchenden primär zu tun war" (Ebd.). Aufgrund dieser Überlegungen wird im Rahmen des vorliegenden Buches die Hypothese vertreten, dass Menschen aller Zeitalter nach zu Lebzeiten erfahrbarem Glück streben, ob ihr Ziel nun durch den Glauben an ein Leben nach dem Tod oder durch diesseitige Annehmlichkeiten erreicht werden kann.

Auch wenn eine Analyse der Gesamtkonzeption des *zweiten Ressentiments* den Rahmen der vorliegenden Arbeit sprengen und thematisch in eine andere Richtung führen würde, so sollen doch einige psychologische Aspekte des von Narholz beschriebenen Ressentiments der begünstigten Mitglieder einer Gesellschaft und des darin sichtbar werdenden Hasses der Glücklichen auf die Schwachen in der Untersuchung Erwähnung finden.

Um sein Glück zu rechtfertigen und die Unglücklichen auszugrenzen, nimmt das Subjekt des „Ressentiment[s] der Macht",[16] dessen Haltung Narholz als „selbstgenügsam asozial"[17] bezeichnet, drei Umwertungen vor, von denen in diesem Zusammenhang die ersten beiden von Relevanz sind:

> „die *rächerische erste*, insofern vorauseilend der Haß der Glücklichen das gefürchtete eigene Unglück in Gestalt der Unglücklichen und Schwachen trifft; die *ohnmächtige zweite*, insofern auch der vorzüglich Handlungsmächtige nicht alle Handlungen jederzeit in seiner Gewalt haben und die unbedingte Behauptung der Macht zum Glück das nur mit autosuggestiver Gewalt vor sich verschließen kann".[18]

Schon im beruflichen Selbstverständnis vieler Therapeuten wird das mit dem „Ressentiment der Mächtigen" verbundene Rechtfertigungsbedürfnis des Glücks deutlich. Die vordergründig durch den Wunsch zu helfen motivierte Berufswahl und eine meist als Nächstenliebe bezeichnete Hinwendung zu den Schwachen erlauben es, einen legitimen Anspruch auf „verdientes" Glück zu erheben.

Verfeinert wird die moralische Rechtfertigung der eigenen Privilegien durch die rächerische Umwertung, bei der die Unglücklichen als nicht tugendhaft, krank und somit des Glücks nicht würdig aussortiert werden. Während körperliche Leiden in der medizinischen Praxis als seriös und des Mitleids würdig gelten, werden seelisch bedingte Störungen nach Schmidbauer immer noch „abgewertet, der Kranke erhält Aufforderungen, sich zusammenzunehmen, sich mehr anzu-

---

Diese Problematik ist allerdings in einer gesonderten Untersuchung zu behandeln. Der von Christoph Narholz hergestellte und untersuchte Zusammenhang zwischen den Rechtfertigungsbedürfnissen der Glücklichen und dem Ressentiment muss jedoch als neuer Aspekt der Ressentimenttheorie gewürdigt werden.

strengen, und büßt an sozialem Prestige ein".[19] Durch die Rückführung psychischer Verstörungen auf moralische Defizite wird den Kranken eine Teilschuld oder manchmal sogar die Gesamtverantwortung für ihr Unglück zugeschrieben.

Die rächerische Umwertung vollzieht sich vor allem durch die mit dem Racheaffekt zusammenhängende Vergabe einer psychiatrischen Diagnose. Peter Sloterdijk betrachtet die Diagnosestellung im psychiatrischen Sprachspiel als Akt der „Selbstversicherung moderner Semizyniker in ihrer Kulturrolle"[20] und schreibt in seiner *Kritik der zynischen Vernunft*:

> „Mit ‚Bildung', mit Büchern, mit Diplomen, Titeln, Zusatzausbildungen und Graden versuchen sie, ihr Bürgerrecht in der ‚offiziellen Kultur' zu wahren (die im übrigen ohnehin nicht existiert). Zugleich dient dies der peinlichen Abgrenzung von den ‚Krankheiten', und es gibt nicht wenige Psychologen, bei denen viel Angst, Verachtung, Hochmut oder Aggression in der Stimme liegt, wenn sie Wörter wie: Narzißmus, Schizophrenie, Paranoia, Ambivalenz, Neurose, Psychose etc. gebrauchen. Es sind Wörter der Abgrenzung, Wörter für die anderen, Wörter auf dem hohen Roß des Normalen."[21]

Die durch Hass motivierte Ausgrenzung von „Kranken" bei gleichzeitiger persönlicher Erhöhung soll Distanz schaffen. Sie stellt den Versuch dar, die durch den Anblick der Unglücklichen immer wieder geschürte Furcht vor eigenem Unglück aus dem Bewusstsein zu verbannen.

Bei diesem in der Sprache der Psychoanalyse als „*Projektion*"[22] bezeichneten Abwehrmechanismus werden eigene Gefühle, die von der Person verkannt oder abgelehnt werden, auf andere Menschen oder Objekte übertragen. Gemäß Freud können die das innere Gleichgewicht der Person gefährdenden und als „unlustvoll"[23] erlebten Affekte auf diese Weise unterdrückt oder eingeschränkt werden.

Die ohnmächtige Umwertung des zweiten Ressentiments wird in allen priesterlichen Posen der Allmacht deutlich. Um vor sich und anderen nicht eingestehen zu müssen, dass auch sie vor Unglück, Krankheit und Machtverlust nicht gefeit sind, entwickeln Priester unrealistische Allmachtsphantasien und illusionäre Größenvorstellungen. Als Remedur gegen Ohnmachtsgefühle erfolgt häufig die Orientierung an einem wirklichkeitsfremden „Ich-Ideal",[24] die den Priester als fleischgewordenen Wunsch nach dem *Anders-sein* auftreten lässt. Den Wunsch, sich „in falscher Perfektion"[25] zu präsentieren, bezeichnet Sloterdijk als Sich-Herauslügen aus der Welt und Mittel der Demütigung anderer.

Auch die beinahe an Selbstschädigung grenzende Rastlosigkeit vieler Therapeuten, die in überlangen Arbeitstagen und einem unersättlichen Bedürfnis nach Fortbildung zum Ausdruck kommt, kann als Teil des Kampfes gegen die Ohnmacht gewertet werden. Die neoliberalistischen Leistungsgesellschaften der Spätmoderne bereiten einen idealen Nährboden für die Lebensform Nietzsches letzten Menschens als „*animal laborans*, das sich selbst ausbeutet, und zwar freiwillig, ohne Fremdzwänge".[26] Dieser von Byung-Chul Han beschriebene Menschentypus hat sich zu einem Arbeitslager gemacht, in dem „der Herr selbst ein Arbeitsknecht geworden ist".[27] Bedroht wird das Leistungssubjekt von Infarkten, die durch ein „*Zuviel am Gleichen*, dem Übermaß an Positivität",[28] ausgelöst werden. Das sogenannte „Burnout-Syndrom" ist nur ein Beispiel für die Phänomene der Überforderung, die den Menschen der spätmodernen Leistungsgesellschaften kennzeichnen. Gerade „Personen in helfenden Berufen"[29] gehören zur Gruppe der Gefährdeten.

Seine eigene Handlungsmacht durch die gesteigerte Aktivität permanent unter Beweis stellend, versucht der asketische Priester, sich selbst vorzuspiegeln, dass er sein Glück gegen die Stürme des Lebens behaupten könne.

Aufgrund der inhaltlichen Abweichungen von der Theorie des zweiten Ressentiments soll in den folgenden Ausführungen vom „Ressentiment der Mächtigen" die Rede sein. In allen Zeitaltern zu beobachten und sowohl in religiös geprägten als auch in laizistischen Gesellschaften auftretend, ist es durch Rachsucht und ein der Ohnmacht entspringendem Machtstreben gekennzeichnet.

Als Ressentiment der „starken Schwachen" ist es nicht zu verwechseln mit dem Ressentiment des Starken. Dieses bezieht sich auf das „Ressentiment des vornehmen Menschen",[30] das Nietzsche in *Jenseits von Gut und Böse* beschrieben hat. Nur in seltenen Fällen auftretend, vergiftet es nicht, sondern vollzieht und erschöpft sich „in einer sofortigen Reaktion".[31]

Sowohl die rächerische, als auch die ohnmächtige Umwertung des Priesters sollen in den folgenden Kapiteln ausführlich untersucht werden. In einem ersten Schritt erfolgt eine Analyse der rächerischen Aussortierung der Unglücklichen auf der Grundlage diagnostischer Macht. Diese ist mit dem Urteil „du bist krank" verbunden.

6.3.3 Die Rache des Priesters: diagnostische Macht und Expertentum

Durch die Diagnosestellung findet nach Nietzsche eine „Art Zusammendrängung und Organisation der Kranken"[1] und Abtrennung von den Gesunden statt. Um eine Unterscheidung zwischen Gesunden und Kranken vornehmen zu können, muss der Priester mit diagnostischer Macht ausgestattet sein. Diese obliegt in Deutschland traditionell den Fachärzten für Psychiatrie und seit 1999 auch nichtärztlichen Psychotherapeuten. Erst das 1998 vom Bundestag verabschiedete und ein Jahr später in Kraft getretene Psychotherapeutengesetz (PsychThG) definiert, welche Personengruppe sich zu diesem einflussreichen Berufsstand von Nicht-Medizinern zählen darf, und macht den Begriff „Psychologische Psychotherapie" zu einem geschützten Begriff.

Laut §1 des PsychThG ist die Feststellung psychischer Störungen ausschließlich „Ärzten, Psychologischen Psychotherapeuten oder Kinder- und Jugendlichenpsychotherapeuten"[2] erlaubt. Für die Ärzte, die bis zu diesem Zeitpunkt erbittert um ihre diagnostische Monopolstellung gekämpft hatten, stellte das Psychotherapeutengesetz eine schmerzliche Niederlage und eindeutige Machteinbuße dar.

Die besondere Befähigung, sich als Diagnostiker und Heiland an die Spitze der kranken Herde stellen und die Herrschaft über Leidende antreten zu können, muss der Priester nachweisen. Seine Legitimation erwirbt er nicht, wie viele seiner christlichen Vorgänger durch göttliche, sondern durch akademische Weihen in Form eines Hochschulabschlusses in Medizin, Psychologie, Pädagogik, Sozial-, Heil- oder Sonderpädagogik. Mediziner erhalten ihre Approbation erst nach einer Weiterbildung zum Facharzt für Psychiatrie und Psychotherapie, Psychologen und Pädagogen hingegen durch eine Zusatzausbildung in einem der drei wissenschaftlich anerkannten psychotherapeutischen Therapieverfahren. Bei diesen sogenannten *Richtlinienverfahren*, die durch das Psychotherapeutengesetz festgelegt sind, handelt es sich um Analytische Psychotherapie, Verhaltenstherapie und Tiefenpsychologisch fundierte Psychotherapie.

Die Unterscheidungen zwischen den Berufsgruppen sind den Hilfesuchenden allerdings häufig unbekannt, und so werden Psychiater von ihren Klienten immer wieder für Psychologen und Psychologische Psychotherapeuten für Ärzte gehalten.

Trotz aller Unklarheiten stehen die Mediziner weiterhin an der Spitze der Hierarchie des Gesundheitswesens. Die Bezeichnung des Arztes als „Gott in weiß" verweist auf die traditionelle Verwandtschaft zwischen christlichen und wissenschaftlichen Würdenträgern und ein weltliches Gottesgnadentum der Vernunft. Zugleich ist der Terminus ein Hinweis auf die Macht des Mediziners. Indem er sein Expertentum auf wissenschaftlich fundierte Erkenntnisse zurückführt und sich auf die medizinische Vernunft als Legitimationsquelle beruft, erweckt er meist das uneingeschränkte Vertrauen der Patienten.

Sein mutmaßliches Wissen verleiht dem Priester eine besonders machtvolle Position in der Gesellschaft und macht ihn zu einer furchteinflößenden neuen „Thier-Furchtbarkeit".[3] Die in der Bevölkerung weitverbreitete Annahme, Psychiater und Psychotherapeuten besäßen „Röntgenaugen",[4] mit denen sie Einblick in die Geheimnisse ihrer Patienten nehmen könnten, führt die Psychoanalytikerin Eva Jaeggi auf den Rest irrationaler Empfindungen früherer Zeitalter und die historische Verwandtschaft zwischen Schamanen und modernen Therapeuten zurück.

Das Vorurteil kann jedoch auch aus der neuzeitlichen Überschätzung rationaler Erkenntnisfähigkeit und akademischen Wissens resultieren. Gegen die landläufige Vorstellung, der Psychiater kenne seine Patienten besser, als diese sich selbst, spricht auch der Denkansatz des amerikanischen Philosophen Thomas Nagel. In seinem Buch *Der Blick von nirgendwo* vermutet er, dass einiges Wirkliche „nur aus einer *Innen*ansicht heraus verstanden werden"[5] könne und konstatiert: „Im Hinblick auf psychische Phänomene ist unser objektives Verstehen noch unterentwickelt, und möglicherweise wird es sich nie sehr weit entwickeln."[6]

Die diagnostische Macht befähigt den Priester dazu, die Grenzen der Normalität zu justieren. Über die Nicht-Zugehörigkeit zur Norm entscheidet die psychiatrische Diagnose, die in dem jeweiligen Klassifikationssystem psychischer Störungen aufgeführt wird. Die Kategorisierung von Krankheiten durch die Psychiatriemanuale DSM-IV und ICD-10 wurde bereits in Kapitel 3.1 beschrieben. In den 1980er-Jahren avancierte das DSM-III zur US-amerikanischen „Bibel der Psychiatrie",[7] und das Ausfüllen eines diagnostischen Fragebogens ließ die Hinwendung zum Patienten in Gesprächen unnötig erscheinen. Auch die lebensgeschichtliche Erzählung des Patienten wurde überflüssig und ermöglichte Zeit- und Geldersparnisse im Gesundheitswesen. Die religiöse Terminologie erinnert auch in diesem Zusammenhang an die Verwandtschaft beider asketischen Ideale.

Die Vergabe einer Diagnose ist ein Zug in einem Sprachspiel, der weitgreifende Konsequenzen nach sich ziehen kann.

Auch wenn der unter anderem von Ludwig Wittgenstein eingeleitete *„linguistic turn"*[8] der Philosophie und die damit verbundene Betrachtung von Sprache als Handlung vor allem unter dem Einfluss von Denkern des „Poststrukturalismus"[9] wie Jacques Derrida, Jean-Francois Lyotard, Gilles Deleuze oder Michel Foucault Auswirkungen auf die Geistes- und Sozialwissenschaften hatte, ist im alltäglichen medizinischen Diskurs eine unreflektierte Verwendung von Sprache im Sinne des „naiven Realismus"[10] immer noch weitverbreitet. Auch psychiatrische Diagnosen werden meist im Sinne der Abbildtheorie Ludwig Wittgensteins vergeben und von Fachleuten und Betroffenen als „objektive" Beschreibung der Wirklichkeit betrachtet.

Eine der Grundannahmen im Werk Theodor W. Adornos ist die Vermutung, dass das Individuum im begrifflichen Denken seine es auszeichnende Besonderheit verliert. So ist der einzelne Mensch oder Gegenstand nach Adorno niemals völlig identisch mit dem Begriff von ihm. Wird er benannt, so beraubt man ihn der Einzigartigkeit, die immer in jenem „Mehr"[11] liegt, das sich dem sprachlichen Begriff und der allgemeinen Kategorie entzieht. Den Vorgang der Subordination eines Menschen unter einen identifizierenden Begriff bezeichnet Adorno als *Verdinglichung.*

In seinem Hauptwerk *Negative Dialektik* schreibt er: „Identifizierendes Denken vergegenständlicht durch die logische Identität des Begriffs."[12]

Anknüpfend an Heideggers Denkfigur der Wahrheit als „Unverborgenheit"[13] zeigen sich die Dinge für Adorno nur „jenseits von Sprache, als das (…), was sie ‚an sich' sind".[14] Die gebotene Skepsis gegenüber allen Begriffen bringt Rainer Maria Rilke in folgenden Versen zum Ausdruck:

„Ich fürchte mich so vor der Menschen Wort.
Sie sprechen alles so deutlich aus:
Und dieses heißt Hund und jenes heißt Haus,
und hier ist Beginn und das Ende ist dort.

Mich bangt auch ihr Sinn, ihr Spiel mit dem Spott,
sie wissen alles, was wird und war;
kein Berg ist ihnen mehr wunderbar;
ihr Garten und Gut grenzt grade an Gott.

Ich will immer warnen und wehren: Bleibt fern.
Die Dinge singen hör ich so gern.
Ihr rührt sie an: sie sind starr und stumm.
Ihr bringt mir alle die Dinge um." [15]

Als Diagnoseträger wird der Mensch zum Objekt innerhalb eines Klassifikationssystems. Wird ihm beispielsweise eine „Depression" attestiert, so erhält er den Diagnoseschlüssel F.33 und wird zusammen mit anderen „Depressiven" unter einer Nummer und einem allgemeinen psychiatrischen Begriff subsummiert. Durch die sprachliche Benennung verliert er seine Einzigartigkeit und Besonderheit, die ihn als Individuum ausmachen. Im verdinglichenden und rächerischen Urteil „Depression" wird eine Abwehrhaltung deutlich, welche die fehlende Bereitschaft zur Begegnung mit einem anderen Menschen signalisiert und eine „unzulässige[ ] Vereinfachung [ ]" [16] darstellt. Gleichzeitig erfolgt eine pathologisierende Abwertung der unverwechselbaren Persönlichkeit, Lebensgeschichte und Weltanschauung des Anderen. Durch die Diagnosestellung wird die lebendige Wirklichkeit, die im Fall der „Depression" häufig in der Weltabgewandtheit des Betroffenen liegt, unterdrückt.

In seinen Ausführungen über den „Halbmondmensch[en]" [17] kritisiert Peter Sloterdijk die positivistische Anthropologie, die den Menschen ausschließlich als waches, aktives und dem Leben zugewandtes Wesen beschreibt und auf diese Weise alle Arten der Weltflucht pathologisiert. Um der Beschaffenheit des Menschen besser gerecht zu werden und seine lebensabgewandte Seite nicht zu vergessen, entwickelt er eine Lehre „von der Abwesenheit des Menschen von der Welt, als eine Art Theorie der Nacht und des Schlafes, der Absenz". [18] In dieser negativen Anthropologie werden beide sich gegenseitig bedingende Seiten des Menschen durch das Bild eines Halbmondes verdeutlicht.

Auf die Stigmatisierung von Patienten mit psychiatrischen Diagnosen wurde bereits in Kapitel 3.3.1 hingewiesen. Sie erfolgt durch eine „Sprache der Abscheu", [19] in der die rächerische Abgrenzung der asketischen Priester von den Unglücklichen und somit das „Ressentiment der Mächtigen" deutlich wird. Durch den sprachlichen Herabsetzungsmechanismus manifestiert sich die Rache der Begünstigten an den Schwachen als Vorboten möglichen eigenen Leides. Auf diesem Wege werden Unglück und Lastcharakter des Lebens negiert.

Den priesterlichen Hass, der dem Begriffsinventar des psychiatrischen Sprachspiels seine Prägung gibt, tragen die diagnostischen Machtträger jedoch nicht offen zur Schau, sondern treten „ihren Untertanen mit freundlichem Gesicht gegenüber".[20] So schreibt der als Gegner der Zwangspsychiatrie bekannt gewordene amerikanische Psychiater Thomas Szasz:

> „Das Problem psychiatrischer Diagnosen besteht nicht darin, daß sie bedeutungslos sind, sondern daß man sie als semantische Keulen schwingen kann – und oft werden sie geschwungen: Die Würde und Ehrbarkeit eines Subjekts zu brechen, zerstört ihn genauso wirkungsvoll, wie seinen Schädel zu zerbrechen. Der Unterschied besteht darin, daß der Mann, der eine Keule schwingt, von jedermann als Schläger erkannt wird, nicht aber jemand, der eine psychiatrische Diagnose schwingt."[21]

Das Vertrauen der Herde in das geheimnisvolle priesterliche Wissen lässt die Schafe zudem meist blind für eine weitere Gefahr werden. Neben der gesellschaftlichen Stigmatisierung, die auch heute noch häufig aus der Vergabe bestimmter psychiatrischer Diagnosen resultiert, können die Etikettierungen auch das Selbstbild und Verhalten der Betroffenen tiefgreifend verändern. Die Auswirkungen der Diagnose auf das Rollenverhalten seines Trägers hat der in den 1960er-Jahren entwickelte *Labeling Approach* deutlich gezeigt.[CC] Durch die mögliche Rückwirkung der Diagnosestellung auf den Leidenden bewahrheitet sich Nietzsches Befürchtung, die priesterliche Intervention könne die Krankheit der Schwachen noch verstärken.

Nietzsche erkennt im Vorgang der Benennung einen Herrschaftsakt durch die Sprache. Das ursprünglich den Aristokraten vorbehaltene „Herrenrecht, Namen zu geben",[22] wird in ressentimentgeprägten Gesellschaften zum unrechtmäßigen Privileg der Experten und Zeichen ihres Willens zur Macht.

[CC] Der auf den Soziologen Howard S. Becker zurückgehende *Labeling Approach* erklärt abweichendes Verhalten nicht als objektive Gegebenheit, sondern als „Folge der Definitions- und Kontrollpraktiken" (Rüther 1975, S. 147) der mächtigeren gesellschaftlichen Gruppen. Wird ein Mensch von seiner Umwelt als „abweichend" definiert, so hat dies Auswirkungen auf sein Selbstbild und kann dazu führen, dass er sich seiner Etikettierung entsprechend verhält. In diesem Zusammenhang ist auch Robert K. Mertons Konzept der „Self-fulfilling-prophecy" (Ebd., S. 25) von Relevanz. „Selbsterfüllende Prophezeiungen" beschreiben ein Phänomen, bei dem das Verhalten eines Menschen durch Vorhersagen für sein Verhalten bestimmt wird.

Nicht nur im Akt der Diagnosestellung, sondern auch bei der Entscheidung, was als *normal* und was als *unnormal* zu gelten hat, kommen die Eigeninteressen des Sprechenden zum Ausdruck. Mit den Worten „wo diagnostiziert wird, da soll ja auch die Therapie nicht weit sein",[23] verweist Peter Sloterdijk auf den aus der Diagnosestellung resultierenden therapeutischen Imperativ, der die Lebensgrundlage des asketischen Priesters darstellt.

6.3.4 Der Hass auf die Gesunden: therapeutische Versorgung als Machtausübung

Wenn der asketische Priester als Experte einen Missstand festgestellt hat, so ist er verpflichtet, diesen zu beseitigen. Nach Marianne Gronemeyer ist die aus der diagnostischen Macht folgende Versorgung selbst die Machtausübung. Sie erfolgt in Form unzähliger

> „Dienstleistungen zur Normalisierung beliebiger Erscheinungsformen des Lebens und zu ihrer Angleichung an die expertokratisch gesetzten *Standards*; ein unerschöpflicher Ausstoß an Betreuungs-, Behandlungs-, Bildungs-, Informierungs-, Heilungs- und Versorgungseinheiten im Dienste der Optimierung menschlicher Existenz".[1]

Durch die Definition des menschlichen Leidens als behandlungsbedürftige psychische Störung und das Versprechen, diese durch Therapie zu beseitigen, erschafften die Priester ihre Klientel. Da sie ihren Lebensunterhalt mit den therapeutischen Dienstleistungen zur Normalisierung verdienen, versuchen sie, sich gegen rivalisierende Anbieter zu schützen. Zu diesem Zweck lassen sie ihre eigenen Verfahren als wissenschaftlich fundiert und dadurch als wirksam zertifizieren. Dieser Vorgang wurde bereits am Beispiel der im Psychotherapeutengesetz festgelegten *Richtlinienverfahren* illustriert. Eine offizielle Zulassung durch die Krankenkassen, die eine notwendige Bedingung für die Kostenübernahme darstellt, erhalten nur die sogenannten „evidenzbasierte[n]"[2] Therapieformen, die sich auf empirisch zusammengetragene und „wissenschaftlich gesicherte[ ]Erkenntnisse[ ]"[3] stützen und den Qualitätskriterien der Wissenschaft genügen. Welche Verfahren als „wissenschaftlich" eingestuft werden, wird jedoch „eher durch machtpolitische Strategien festgestellt als durch ‚objektive' Maßstäbe".[4] Gerade im Bereich der psychischen Störungen sind sowohl die Nachprüfbarkeit der Wirksamkeit als auch die an der naturwissenschaftlichen Medizin orientierte Forderung nach Evaluierung fraglich.[5]

Ausschließlich Ärzte, Psychologische Psychotherapeuten, Kinder- und Jugendlichenpsychotherapeuten, Logopäden, Ergo- und Physiotherapeuten dürfen ihre Leistungen als „Therapie" über die Krankenkassen abrechnen – alle anderen Dienstleister, von denen hier nur einige genannt sein sollen, wie z.B. Gestalt-, Gesprächs-, Musik-, Kunst-, Körper-, Entspannungs-, Bewegungs-, Tanz-, Familientherapeuten oder systemische Berater, entbehren einer kassenärztlichen Zulassung und müssen ihre Bemühungen privat in Rechnung stellen. Aus diesem Grund können sie nur eine kleine und finanzkräftige Klientengruppe erreichen. Einige von ihnen finden Anstellungen in Krankenhäusern, Kurkliniken oder Beratungsstellen und können auf diese Weise ihr Auskommen sichern.

Bei den noch nicht von den Krankenkassen anerkannten Heilmittelerbringern tobt ein erbitterter Kampf um den wissenschaftlichen Nachweis der Wirksamkeit der eigenen Methode. Dieser kann als eindrucksvolles Zeichen des priesterlichen Willens zur Macht gewertet werden.

Da die Priester mit therapeutischen Dienstleistungen ihren Lebensunterhalt verdienen, haben sie nur wenig Interesse an der Beseitigung der selbstdefinierten Missstände. Um die Zahl der Kranken und parallel dazu ihre eigene Macht zu maximieren, versuchen sie stattdessen gemäß Sloterdijk, „Gesunde zum Mit-Kranksein zu verleiten"[6] und die Grenzen des Pathologischen kontinuierlich auszudehnen. Nur durch volle Krankenzimmer und optimale Belegzeiten der Krankenhäuser kann die wirtschaftliche Rentabilität der Institutionen gewährleistet werden.

Auf diese Weise wurde seit Ende des 20. Jahrhunderts der Begriff der psychischen Krankheit stark erweitert. Diese Entwicklung ging, wie oben dargestellt, auch auf die Leidenden selbst zurück, deren Anspruch auf Leidfreiheit stark gestiegen war. Beide Phänomene scheinen sich wechselseitig zu bedingen und den nach Sloterdijk in Hochkulturen weitverbreiteten „ressentimentale[n] Modus der Weltauslegung"[7] widerzuspiegeln.

In seinem Buch *Normal. Gegen die Inflation psychiatrischer Diagnosen* beschreibt der amerikanische Psychiater Allen Frances, wie ständig neue Tests entwickelt wurden, die „das Ende der Normalität, den Beginn der Abnormität immer früher"[8] ansetzten. Schon rund die Hälfte der Amerikaner sei Frances

Untersuchung zufolge „die Diagnose einer lebenslangen psychischen Störung"[9] gestellt worden.

Von der Versorgung dieser stets wachsenden Gruppe leben nicht nur die im psychiatrischen Bereich tätigen Dienstleister, sondern auch die Pharmaindustrie. Weltweit betrugen die Jahresumsätze der Pharmaunternehmen im Jahr 2013 gemäß Frances „über 700 Milliarden Dollar",[10] und die größten Marktanteile lagen in Nordamerika und Europa. Für die Vermarktung von Medikamenten werden nach Frances immer wieder wissenschaftliche Veröffentlichungen manipuliert, negative Forschungsergebnisse vertuscht und Untersuchungsausschüsse bestochen. Auch die Bagatellisierung von Risiken und Nebenwirkungen der Medikamenteneinnahme sei immer wieder zu beobachten. In der unzulässigen Einflussnahme auf Politik, Ärzteschaft, Wissenschaftler und Krankenkassen ist der skrupellose Wille zur Macht der Pharmaunternehmen deutlich zu erkennen. Die Hauptadressaten des Psychopharmakamarktes bilden mittlerweile die besorgten Gesunden, die von Experten erfahren, ihr Leiden am Leben sei durch ein „chemisches Ungleichgewicht"[11] verursacht und durch die Einnahme von Medikamenten zu beheben. Der Glaube an die medikamentöse Herstellbarkeit eines andauernden Gefühls der Leidlosigkeit in einem ersehnten Anders-wo wird so zur allgemeinen Anschauungsform.

Von der Tatsache, dass die Medikamente weder das Leid aus der Welt schaffen, noch die meist hochgesteckten Erwartungen erfüllen können, zeugt jedoch auch heute noch der von Nietzsche beschriebene Zustand der Erde als *asketischem Stern* und „Winkel missvergnügter, hochmüthiger und widriger Geschöpfe, die einen tiefen Verdruss an sich, an der Erde, an allem Leben"[12] nicht loswerden.

Manche Substanzen, wie die in den 1980er-Jahren entdeckten Antidepressiva können stimmungsaufhellend wirken und werden von der Pharmaindustrie als verbraucherfreundliche „Glücksdrogen"[13] vermarktet. In den USA als *Prozac*, in Deutschland als *Fluctin* bekannt, führt ein erfolgreiches Marketing seitdem zu steigenden Umsätzen. Auch wenn Antidepressiva manchen Menschen mit sogenannten schweren Depressionen helfen mögen, so kann ein großer Teil der Verordnungspraxis als „kosmetische Psychopharmakologie"[14] betrachtet werden. Lebensbejahende und positiv gestimmte Klienten sucht man dennoch in psychiatrischen Praxen meist vergeblich.

Ein Grund für die Einnahme chemischer Präparate trotz ausbleibender oder nur geringer Wirksamkeit ist die Tatsache, dass Psychopharmaka häufig im Rahmen einer Kombinationsbehandlung verschrieben werden. So verordnen die

Psychiater, die in der Regel nur wenige Minuten Zeit für jeden ihrer Patienten haben, und deren Hauptaufgabe in der Verschreibung von Medikamenten besteht, meist eine ergänzende Psychotherapie. Das Warten auf den Erfolg der nichtmedikamentösen Anwendungen rechtfertigt eine Einnahme von Psychopharmaka über einen längeren Zeitraum, die den Lebensunterhalt der Psychiater sichert und den Pharmafirmen große finanzielle Einnahmen ermöglicht.

Auch die in den 1970er-Jahren entdeckten und auch als Tranquilizer bezeichneten Benzodiazepine wurden schnell „fester Bestandteil des *American way of life*".[15] Verantwortlich für die erfolgreiche Vermarktung dieser Medikamente war nicht nur ihre angstlösende, sedierende und schlaffördernde Wirkung, die den narkotischen Bedürfnissen des Bruchstück-Menschen entgegenkam, sondern auch ihr hohes Abhängigkeitspotential. Da das Absetzen der Tranquilizer schon nach einer kurzzeitigen Einnahme zu Entzugserscheinungen führte, wurde ihre Verschreibung häufig Bestandteil einer Dauermedikation. Die medikamentöse Versorgung durch den Priester, die in Kapitel 6.5 noch eingehender behandelt werden soll, sicherte somit die langjährige Behandlung.

Sowohl die Einnahme euphorisierender als auch sedierender Substanzen kennzeichnen Nietzsches *letzten Menschen* als Hedonisten:

> „‚Wir haben das Glück erfunden' – sagen die letzten Menschen und blinzeln. Sie haben die Gegenden verlassen, wo es hart war zu leben: denn man braucht Wärme. (…) Ein wenig Gift ab und zu: das macht angenehme Träume. Und viel Gift zuletzt, zu einem angenehmen Sterben. (…) Man hat sein Lüstchen für den Tag und sein Lüstchen für die Nacht: aber man ehrt die Gesundheit."[16]

So hat die von Nietzsche prognostizierte Zähmung des Menschen durch die zweitausendjährige Herrschaft des asketischen Ideals ein ausgeprägtes Bedürfnis nach Bequemlichkeit hervorgerufen. Sie führte zu einer Schwächung des Menschen und setzte seinen Willen nach und nach „auf Sparflamme".[17] Das Zeitalter der Dekadenz produzierte unzählige „Willensneurotiker[ ]"[18] und „sogenannte ‚Couch-Fälle'",[19] die sich freiwillig in psychiatrische und psychoanalytische Behandlung begaben.

Die Inflation psychiatrischer Diagnosen und die sich daran anschließenden chemischen und therapeutischen Behandlungsangebote sind ein Hinweis darauf, dass

Nietzsches Einschätzung des asketischen Priesters als furchtbarer Gegner der Kranken und der Gesunden zutreffend ist. So schreibt er in der *Genealogie der Moral*:

> „Er bringt Salben und Balsam mit, es ist kein Zweifel; aber erst hat er nöthig, zu verwunden, um Arzt zu sein; indem er dann den Schmerz stillt, den die Wunde macht, *vergiftet er zugleich die Wunde* – darauf vor Allem nämlich versteht er sich, dieser Zauberer und Raubthier-Bändiger, in dessen Umkreis alles Gesunde nothwendig krank und alles Kranke nothwendig zahm wird."[20]

Im Gegensatz zu guten Therapeuten, die sich Sloterdijk gemäß „zum eigenen Vorteil wie dem ihrer Patienten, auf die Seite des Lebendigen"[21] schlagen, schränkt der asketische Priester die lebendige Vielfalt ein, infiziert Gesunde mit der Vorstellung, krank zu sein und sichert die Behandlung durch suchterzeugende Substanzen.

6.3.5 Ohnmacht und Allmacht: der asketische Priester als fleischgewordener Wunsch nach dem „Anders-sein"

Wie bereits gezeigt werden konnte, sind sowohl der auf eine Erniedrigung und Verkleinerung des anderen abzielende rächerische Impuls, als auch der Wunsch nach Selbsterhöhung ein Kennzeichen des *Ressentiments der Mächtigen*. Beide Bewegungen können als Machtdemonstrationen gedeutet werden, die mit Hilfe von Devalorisierung oder Valorisierung einen menschlichen Rangunterschied herzustellen suchen.

Das Bedürfnis des asketischen Priesters, sich selber zu erhöhen, entspringt einem tiefen Gefühl der Ohnmacht und Minderwertigkeit, dem er mit „Allmachts- und Größenphantasien"[1] entgegenzuwirken versucht. Gerade der Versuch, im Rahmen des herrschenden asketischen Ideals eine Vorbildfunktion zu übernehmen, das Ideal selbst darzustellen und zum allmächtigen Vertreter der geltenden Lehre zu werden, gilt als vorübergehender Schutz gegen das Ohnmachterleben.

Ein Psychogramm der *Kleriker*, die in religiösen Zeitaltern ihr asketisches Ideal zu verkörpern versuchten, hat der Theologe und Psychoanalytiker Eugen Drewermann entworfen. In seinem gleichnamigen Buch beschreibt er die

Persönlichkeitsstruktur des Klerikers als „Phänomenologie einer *ontologischen Unsicherheit*".[2] Getrieben vom Gefühl der Nichtigkeit, ist der Kleriker bestrebt, nicht seine eigene Person zu leben, sondern „ein allgemeines Vorbild seiner selbst an die Stelle des eigenen Ichs zu rücken".[3] Auf diese Weise negiert er das genuin Menschliche, Fehlbare und Einzigartige seines Wesens und suggeriert sich selbst und anderen Perfektion, Gottähnlichkeit und Omnipotenz. Die illusionären Größenvorstellungen vermitteln ihm das Gefühl, seine Handlungen seien richtig und könnten ihn gegen die Unwägbarkeit und Offenheit des Seins schützen.

Die Substitution des Persönlichen durch das Allgemeine erfolgt aus psychoanalytischer Sicht durch eine Unterwerfung des Ichs unter die Herrschaft des Über-Ichs, einer intrapsychischen Instanz, die nach Freuds Theorie durch den Einfluss der Eltern, elterlicher Ersatzpersonen, öffentlicher Vorbilder und gesellschaftlich verehrter Ideale geprägt wird.[4] Durch die Künstlichkeit und Lebensfremdheit des Ideals wird der asketische Priester zum „fleischgewordne[n] Wunsch nach einem Anders-sein, Anderswo-sein"[5] und kann als Protagonist eines symbolischen Lebens oder Daseins „in effigie"[6] betrachtet werden. Alle Lebensbereiche der priesterlichen Existenz sind von Entpersönlichung und Idealisierung gekennzeichnet: die klerikale Kleiderordnung, die Stundengebete oder der Zölibat sind nur einige der von Drewermann angeführten Beispiele. Die Existenz *im* und *als* Bildnis verleiht dem Priester ein Gefühl von Sicherheit und fördert Allmachtsgefühle.

Auch bei den ranghöchsten asketischen Priestern des Gesundheitswesens, den Ärzten, wird die Kleidung zum Statussymbol und respekteinflößenden Zeichen der Allmacht. Der weiße Kittel, der in allen Fachbereichen und somit auch der Psychiatrie getragen wird, soll nicht nur die Omnipotenz, sondern auch die Integrität seiner Träger bezeugen. Über die Bedeutung der Amtskleidung schreibt Pascal:

> „Dies Geheimnis haben unsere Amtspersonen wohl begriffen, ihr Pelzwerk, in das sie sich wie ausgestopfte Katzen hüllen, die Paläste, in denen sie urteilen, die Wappenlilien, kurz dieser ganze erhabene Schein ist durchaus notwendig, denn hätten die Ärzte nicht ihre langen vorn geknöpften Röcke und die absatzlosen Pantoffeln und hätten die Rechtsgelehrten nicht die viereckigen Hüte und zu weite vierteilige Gewänder, so würden sie niemals die Menschen, die dieser eindrucksvollen Schau nicht widerstehen können, dupiert haben. Besäßen sie die Wahrheit und die Gerechtigkeit, kennten die Ärzte

die wahre Heilkunst, dann hätten sie viereckige Hüte nicht nötig, die Würde dieser Wissenschaften würde an sich selbst verehrungswürdig genug sein. Da sie aber nur wahngebildetes Wissen besitzen, sind sie zu diesen eitlen Hilfsmitteln gezwungen, um die Einbildung jener zu wecken, mit denen sie zu tun haben, und wirklich schaffen sie sich dadurch die Achtung."[7]

Der Versuch, das herrschende asketische Ideal zu verkörpern und als Inkarnation der Gesundheit aufzutreten, wird auch in der Selbstinszenierung derjenigen Psychiater und Therapeuten deutlich, die sich ihren Patienten gegenüber darstellen, als führten sie ein Leben ohne Fehl und Tadel. Begünstigt wird die Täuschung durch das Informations- und somit auch Machtgefälle, das zwischen Helfern und Hilfesuchenden besteht. Während Letztere ihre Probleme und Nöte vor den Professionellen ausbreiten, hüllen diese ihr Privatleben meist in einen Schleier des Geheimnisses. Nur Zeugnisse, die das Gelingen und den Erfolg dokumentieren und ihre mutmaßliche körperliche, geistige und seelische Gesundheit unter Beweis stellen, lassen viele Helfer an die Öffentlichkeit dringen. Den Versuch, sich hinter einer perfekten Maske zu verbergen, vergleicht Sloterdijk mit einer Lüge, die „einer Demütigung"[8] gleichkommt.

Bei der Psychoanalyse liegt die Persönlichkeit des Therapeuten völlig im Verborgenen. Da der Analytiker hinter dem liegenden Patienten sitzt und diesem meist schweigend zuhört, bleibt er auf unterschiedlichen Ebenen unsichtbar. Sein Verschwinden rechtfertigt er dadurch, dass der Kranke auf diese Weise auf sich selbst verwiesen werde und dabei der „Schutz der Verschwiegenheit, der Diskretion, aber auch der Schutz vor (positiven oder negativen) Wertungen"[9] gewährleistet werden könne.

Ein weiterer Grund für die ressentimentgefärbte Demonstration von Allmacht ist die in der Gesellschaft weitverbreitete Vorstellung, der ideale Therapeut müsse auch „der ideale Mensch"[10] sein. Sie wird genährt durch den Glauben, der Helfer kenne die Anleitung zu einem „richtig" geführten Leben und müsse seine Kompetenz und Heilkraft durch sein eigenes Leben unter Beweis stellen. Auch wenn die „hohen Scheidungsziffern der Therapeuten"[11] belegen, dass das Leben auch für sogenannte Fachleute nicht einfach ist, setzt die mutmaßliche „Identität von Berufs- und Privatleben"[12] den Helfer unter einen hohen moralischen Druck.

Aufgrund ihrer Realitätsfremdheit muss die Identifizierung mit dem Ich-Ideal nach Wolfgang Schmidbauer zu einem ständigen „Schwanken zwischen Allmachts- und Ohnmachtsgefühlen, zwischen unrealistischen Größenvorstellungen und ebenso unrealistischen, übersteigerten Minderwertigkeitsgefühlen – negativen Größenphantasien"[13] führen. In beiden Fällen, der Über- wie in der Untertreibung, ist die Maßlosigkeit zu erkennen, die Nietzsche dem Schwachen attestiert.

In Momenten der Selbstüberschätzung gibt sich der asketische Priester der Illusion hin, „vielleicht der beste und einzige"[14] zu sein, der seinen Patienten helfen könne. Auch die bei Therapeuten weitverbreitete Überzeugung, sie wüssten es „besser"[15] als ihre Patienten, nährt Allmachtsphantasien. In Augenblicken des Selbstzweifels hingegen empfindet der asketische Priester jede Kritik als zutiefst kränkend und bläht „das eigene Versagen zu grandiosen Dimensionen auf".[16] Aufgrund seines mangelnden Selbstwertgefühls und seiner Verletzbarkeit benötigt er eine perfekte soziale Fassade, die er seinen Patienten gegenüber als Schutz vor Nähe und Kränkungen aufrechterhält.

6.3.6 Der asketische Priester als „animal laborans" und Opfer seiner eigenen Lehre

Nach Drewermann ist auch die aus der mönchischen Regel *ora et labora* abgeleitete priesterliche Flucht in die Arbeit ein Zeichen für die „Intensivierung der Entpersönlichung".[1] In der Tradition der Kleriker stehend, die sich für den Dienst an ihrer Gemeinde Tag und Nacht zur Verfügung hielten und auf ein Privatleben verzichteten, ist auch das Leben vieler asketischer Priester des Gesundheitswesens von Rastlosigkeit und Entindividualisierung gekennzeichnet. Lange Arbeitstage und regelmäßige Weiterbildungen zur erhofften Optimierung der eigenen Kompetenz lassen viele moderne Priester, wie bereits in Kapitel 6.3.2 erwähnt, zum „animal laborans, zum arbeitenden Tier"[2] werden. Der Wunsch nach Entpersönlichung ist allerdings nicht das einzige Motiv dieser Arbeitswut.

Im modernen Arbeitstrieb erkennt Max Scheler eine welt- und lebensverneinende Denk- und Gefühlsart, die „vor allem auf dem Boden des finsteren, genußfeindlichen Calvinismus erwachsen ist, der der Arbeit ein transzendentes und darum nie erreichbares Ziel"[3] setzte. So wurde die Arbeit im Rahmen der calvinistischen Lehre „von Gott als ein Gebet geachtet"[4] und erschien als Möglichkeit, dem Schöpfer seine Ehrerbietung zu erweisen.

Den hohen Stellenwert der Arbeit im Dienst des Nützlichen erklärt Scheler als Resultat einer ressentimentgefärbten Umwertung der Werte im Rahmen der modernen

Sklavenmoral. Bei dieser Umwertung wird die ursprüngliche Rangordnung vom *Wert des Nützlichen* und dem übergeordneten *Grundwert des Angenehmen* auf den Kopf gestellt. Das Nützliche wird nicht länger als Mittel zur Steigerung der Genussfähigkeit betrachtet, sondern gilt im spezifisch modernen Asketismus mehr als der Genuss des Angenehmen, eine Sichtweise, die der Antike und dem Mittelalter fremd waren und erst den modernen Kapitalismus prägen sollte.

Als treibendes Motiv bei dieser Umwertung verortet Scheler das Ressentiment der mit einer geringeren Genussfähigkeit ausgestatteten modernen Arbeits- und Nützlichkeitsmenschen „gegen die höhere Genußfähigkeit und Genußkunst, der Haß und Neid gegen das reichere Leben, das immer auch eine reichere Genußfähigkeit ist".[5] Die aus der schrankenlosen Erwerbsarbeit resultierende Anhäufung von Genussgütern kommt den Besitzenden aufgrund ihrer eingeschränkten Genussfähigkeit jedoch nicht zugute und führt zu der grotesken Lebenssituation trauriger Menschen in großstädtischen Vergnügungskulturen.

Der Neid gegen das reichere Leben, den genussunfähige und chronisch überarbeitete Ärzte und Therapeuten empfinden, kann sensiblen Beobachtern kaum verborgen bleiben und wird in inter- und intradisziplinären Gesprächen immer wieder deutlich. Er äußert sich in abwertenden Äußerungen über die meist arbeitslose, erwerbsunfähige oder berentete Psychiatrieklientel, die im Gegensatz zum Personal über viel Zeit verfügt. Auch wenn die Patienten aufgrund ihrer Verstimmung meist selbst genussunfähig sind oder nur eingeschränkten Zugang zu den Mitteln zur Genusserzeugung haben, wird ihnen dennoch von professioneller Seite die freie Zeit geneidet, in der ein Genießen zumindest potentiell stattfinden könnte.

Scheler beschreibt, wie aus dem Ressentiment der „partiell Toten über die Lebendigen"[6] die modernen Zivilisationen entstanden, in deren Entfaltung

> „die *Dinge* – des *Menschen, die Maschine* – des *Lebens,* die *Natur,* die der Mensch beherrschen wollte und sie darum auf Mechanik zurückzuführen versuchte, – *des Menschen Herr und Meister* geworden sind; daß die ‚Dinge' immer klüger und kraftvoller, immer schöner und größer – der Mensch, der sie schuf, aber immer mehr Rad in seiner eigenen Maschine geworden ist."[7]

Zu einer ähnlichen Zeitdiagnose kommt auch der Philosoph Byung-Chul Han, der im Inneren der heutigen neoliberalistischen Leistungsgesellschaften ein Prinzip freiwilliger Selbstausbeutung walten sieht. In seinem Essay *Müdigkeitsgesellschaft* kommt er zu dem Schluss, dass der moderne Mensch sein Arbeitslager in sich selbst trägt und im Gegensatz zu den Werktätigen einstiger Disziplinargesellschaften keines Aufsehers mehr bedarf, um seine Arbeitskraft gnadenlos auszubeuten. Als *animal laborans* treibt er sich an und wird zu einer effizienten „Leistungsmaschine (...), die störungsfrei zu funktionieren und ihre Leistung zu maximieren"[8] versucht. Die Effektivität der Selbstausbeutung ist dadurch bedingt, dass sie unter dem Banner der Freiheit erfolgt. Das die Leistungsgesellschaft beherrschende Gefühl des grenzenlosen Könnens, das im „Kollektivplural der Affirmation *Yes, we can*"[9] zum Ausdruck kommt, nährt zunächst Allmachtsgefühle. Am Ende des Prozesses der Leistungssteigerung droht jedoch häufig der Zusammenbruch in Form des sogenannten Burnout-Syndroms, von dem auch viele Angehörige des Gesundheitswesens bedroht und erfasst sind. Das Gefühl, nicht mehr zu können, führt zu einem „destruktiven Selbstvorwurf".[10]

Selbstvorwürfe und Schuldgefühle sind nach Wolfgang Schmidbauer die Motoren einer übersteigerten Leistungsbereitschaft. Für den Leistungsmenschen gilt die Arbeit als Remedur gegen „ein dauerndes Schuldgefühl, verbunden mit der Angst, vor den verinnerlichten Forderungen zu versagen".[11] Dieses Gefühl der Schuldhaftigkeit sei aus dem theologischen Konzept der Erbsünde entstanden und präge bis heute die Menschen der modernen Industriegesellschaften. Schmidbauers Vermutungen bestätigen Nietzsches in der *Genealogie der Moral* dargelegte Theorien vom „Segen der Arbeit" und der „machinalen Tätigkeit" als wirksame Mittel gegen Schuldgefühle.

Gerade das Schuldgefühl, unter dem der asketische Priester leidet, wird zu seinem wichtigsten Arbeitsinstrument bei der Entschärfung des Ressentiments. Diesen Zusammenhang erkennend, schreibt Nietzsche in *Also sprach Zarathustra* über die Priester: „Viele von ihnen litten zu-viel –: so wollen sie Andre leiden machen."[12]

6.4 Die Richtungs-Umkehrung des Ressentiments in den modernen Gesundheitswissenschaften

Mit der in der *Genealogie der Moral* aufgeworfenen Frage des *Schlechtweggekommenen* nach dem „warum, wozu?"[1] des Leidens wird eine der Urszenen des menschlichen Geworfenseins in die Welt illustriert.

In Peter Sloterdijks Worten erfährt sich der Mensch im Schmerz als „Tier, das nicht paßt"[2] und kommt zur Erkenntnis: „Die Welt tut weh – das muß Gründe haben; sobald man diese kennt, kann man das Ganze in Ordnung singen."[3] Um sich das Leiden zu erklären, das ihm notwendigerweise in der Auseinandersetzung mit der Welt widerfährt, wendet sich der moderne Mensch meist an einen asketischen Priester des Gesundheitswesens, den er im Besitz von Geheimwissen wähnt und von dem er Abhilfe gegen den Schmerz erhofft. Greift dieser bei seiner Antwort auf ein Schuldkonzept zurück, kann ihm die Rückwärtswendung des Ressentiments gelingen.

6.4.1 Die Interpretation des Leidens als Krankheit

Der Philosoph und Theologe Ivan Illich hat auf die traditionelle Aufgabe der Kulturen hingewiesen, den Menschen Mittel an die Hand zu geben, um Schmerz, Gebrechen, Hinfälligkeit, Schwäche und Angst als anthropologische Konstanten zu ertragen und als Schattenseiten der Existenz zu erleiden, zu akzeptieren oder zu lindern. Um einen angemessenen Umgang mit der dunklen Seite der *conditio humana* entwickeln zu können, die von jeder Sprache in andere Stücke geteilt wird, fungierten Kulturen als „Systeme von Sinnbedeutungen"[1].[DD] Peter Sloterdijk spricht in diesem Zusammenhang von symbolischen Immunsystemen,

> „mit deren Hilfe es den Menschen von alters her gelingt, ihre Verwundbarkeit durch das Schicksal, die Sterblichkeit inbegriffen, in Form von imaginären Vorwegnahmen und mentalen Rüstungen mehr oder weniger gut zu bewältigen."[2]

[DD] In seinem Buch *Die Nemesis der Medizin* verweist Illich darauf, dass in den meisten Sprachen das Wort *Schmerz* auch das Bedeutungsspektrum „Kummer, Angst, Scham und Schuld" (Illich 1995, S. 98), in indogermanischen Sprachen „auch ‚schwere Arbeit', ‚Mühsal', ‚Folter', ‚Geduld', ‚Strafe', ganz allgemein ‚Betrübnis', ‚Krankheit', ‚Müdigkeit', ‚Hunger', ‚Trauer', ‚Verletzung', ‚Sorge', ‚Traurigkeit', ‚Schwierigkeit', ‚Verwirrung' oder ‚Unterdrückung'" umfasst (Ebd., S. 99). In der französischen Sprache wird der Schmerz durch den Ausdruck ‚j'ai mal' (dt.: ich habe Schmerzen) mit dem Bösen (frz.: le mal) gleichgesetzt.

Meist interpretierten die traditionellen Kulturen den Schmerz als Herausforderung und unvermeidlichen Aspekt der menschlichen Auseinandersetzung mit der Welt, und so galt ein Erlernen der „Kunst des Leidens und der Kunst des Sterbens"[3] als unerlässlich. Um den Schmerz akzeptieren, in die Erfahrung des Leidens verwandeln und ertragen zu können, musste der Mensch wichtige Tugenden entwickeln, die ihm auch in anderen Lebensbereichen von großem Nutzen waren: „Geduld, Nachsicht, Mut, Resignation, Selbstbeherrschung, Ausdauer und Demut"[4] sind nur einige davon. Die Leidensfähigkeit wurde häufig als ein wesentliches Merkmal von Gesundheit betrachtet. Auch Illich spricht von einer *Frage*, die notwendig mit der Wahrnehmung von Schmerz verbunden ist:

> „Schmerz ist das Zeichen für eine fehlende Antwort; er weist auf etwas Offenes hin – etwas, das mich veranlaßt zu fragen: was fehlt mir? Wie lange noch? Warum muß, soll, kann ich leiden? Warum gibt es ein solches Übel, und warum trifft es gerade mich?"[5]

Besteht die Antwort auf diese Frage, die je nach Kultur unterschiedlich ausfällt, in einer Schuldzuschreibung, so geht es dem Leidenden gemäß Nietzsche, „wie der Henne, um die ein Strich gezogen ist. Er kommt aus diesem Kreis von Strichen nicht wieder heraus".[6]

Nach Illich, der die Geschichte des Schmerzes in der europäischen Geschichte untersucht hat, war es vor der Aufklärung undenkbar zu glauben, dass der Schmerz nicht „von dem Betroffenen selbst erlitten, gelindert und gedeutet, sondern – möglichst immer – durch das Eingreifen eines Priesters, Politikers oder Arztes beseitigt werden müßte."[7] Mit den mechanistischen Thesen René Déscartes, in denen der menschliche Körper zur Maschine degradiert wurde, entstand die heute noch allgemein verbreitete Ansicht, dass der Schmerz ein bloßes Signal für „Funktionsstörungen"[8] sei. Die Aufgabe der Medizin bestand in seiner Beseitigung und der Eliminierung von Krankheiten.

Das Urteil des asketischen Priesters der neuzeitlichen Medizin „du bist krank" medikalisierte den Schmerz und enthob ihn seiner bisherigen persönlichen Bedeutung für die „Erfahrung der Unsicherheit des Daseins".[9] Durch die neue Deutung der schmerzvollen Wirklichkeit als *Krankheit* kam es zu weitreichenden Veränderungen: Zum einen wuchs die Abhängigkeit der sich nun als passive Opfer erlebenden Leidenden von den Fachleuten, die über mutmaßliche Kenntnisse der Krankheiten und Mittel gegen den Schmerz verfügten. Da der Schmerz als Hinweis auf einen

Defekt gedeutet wurde, konnte er nur durch den „Werkzeugkasten der ärztlichen Zunft"[10] behoben werden. Diese Interpretation steigerte die Macht der Ärzte ins Unermessliche und machte den Arztberuf zu einem der einflussreichsten Berufsstände mit divinatorischem Nimbus. Vom *Gott in weiß* war an anderer Stelle bereits die Rede. Das Aufreißen einer Kluft zwischen Gesunden und Kranken führte zu der von Nietzsche beschriebenen *Herden-Organisation*, die eine engmaschige Kontrolle der Leidenden durch die mächtige Priesterschaft ermöglichte.

Die dem Schmerz inhärente persönliche *Frage* wurde an die Mediziner weitergegeben, die ihre Antworten den Diagnoseregistern der Krankheitsmanuale entnahmen. Während Allgemeinmediziner um 1770 kaum mehr Krankheiten kannten, als die Pocken und die Pest, wurden nach und nach immer mehr Leiden „als objektive Krankheiten anerkannt".[11]

„Krankheit als Sachverhalt"[12] wurde erst im Lauf der Jahrhunderte anerkannt und ist laut Illich „innerhalb der Medizingeschichte ein ähnlich folgenreicher Vorgang wie die kopernikanische Wende in der Astronomie: der Mensch wurde aus dem Mittelpunkt des Universums vertrieben. Hiob wurde Prometheus."[13] Von diesem Zeitpunkt an wurde den Krankheiten und ihrer Katalogisierung größeres Interesse entgegengebracht, als den leidenden Menschen.

Proportional zum Machtzuwachs der asketischen Priester erfolgte eine Schwächung der menschlichen Bereitschaft, die Realität zu erleiden. Der Verlust der kulturell erlernten „Kunst, mit Anstand zu leiden"[14] und zu sterben führte zu einer „Verflachung des persönlichen Tugendverhaltens"[15] und einem Verlernen der ehemals wirksamen Selbstbehandlungsstrategien. Durch die Schwächung der Autonomie des Einzelnen gelang es der modernen Medizin nach und nach, die Leidenden zu unterwerfen und zu beherrschen.

Nietzsches Bild der von einem Strich eingeschlossenen Henne, aus dessen Bannkreis kein Entrinnen möglich scheint, kann somit auch auf Krankheitskonzepte angewendet werden und versinnbildlicht die Lähmung, die auch von der ärztlichen Deutung des Leidens ausgehen kann. Durch die Interpretation des Leidens als Krankheit und Irrtum veränderte sich auch die menschliche Schmerzwahrnehmung. „[N]ur als heilbar aufgefaßter Schmerz ist unerträglich",[16] und so erschien vielen Leidenden plötzlich ihr Schmerz als unzumutbare Drangsal, die einer sofortigen Abhilfe bedurfte.

Die Entmündigung der Leidenden durch ärztliche Diagnosen hat einen hohen Preis. Durch die Betrachtung des Schmerzes als vermeidbares Übel verschließen sich Menschen vor der Begegnung mit den Schattenseiten des Daseins und vergeben dadurch einen Großteil ihrer persönlichen Entwicklungsmöglichkeiten. Vor dem Hintergrund der Philosophie Peter Sloterdijks kann das Nein zum Schmerz als Weigerung, zur Welt zu kommen und die eigene Aussetzung ins „Ungegebene, Unheimliche"[17] anzuerkennen, betrachtet werden. Nur durch ein Durchleben der Risiken des Werdens und die Bereitschaft, „sich vom Wirklichen anstrengen zu lassen",[18] erschließt sich dem Menschen die Möglichkeit, „tief wie die Welt"[19] zu werden. Nach Heidegger kann der Mensch nur dann zum „Hüter der Lichtung"[20] werden, wenn er ekstatisch ins Offene hinaussteht, um vorbehaltlos allen Phänomenen der Welt zu ermöglichen, durch ihn sichtbar werden und sein zu können „Gerade dies und nichts anderes als ein solches Sich-brauchen-Lassen ist es aber im tiefsten, was der Mensch dem, was ist und zu sein hat, schuldet."[21]

Würde der Mensch des Ressentiments sich seinem Schmerz und der in ihm verborgenen Frage stellen, so könnte er seine Verzweiflung über die eigene Verfasstheit erkennen. Ganz im Sinne Rainer Maria Rilkes, der dafür plädierte, Geduld zu haben gegen alles Ungelöste im eigenen Herzen, könnte er „versuchen, *die Fragen selbst* liebzuhaben wie verschlossene Stuben und wie Bücher, die in einer sehr fremden Sprache geschrieben sind".[22] Statt weiter nach einem schuldigen Täter zu suchen und damit der Vergangenheit und dem *Es war* verhaftet zu bleiben, wäre es ihm dann möglich, „in die Antwort hinein"[23] zu leben, um eine Haltung der Selbstverantwortung und Offenheit auf das Leben und die Zukunft hin zu entwickeln.

Stattdessen hört er jedoch auf den Priester, dessen Rache darauf abzielt, die Leidenden unmündig zu machen, Phänomene der Welt zu pathologisieren und das Leben auf diesem Wege schlecht zu machen. Die Hörigkeit des Schwachen dem priesterlichen Urteil gegenüber kann durch Erziehung bedingt und Teil der Lebensform sein, in die er hineingeboren wurde. Möglicherweise resultiert sie jedoch auch aus der Angst vor persönlicher Verantwortung, die Immanuel Kant in seiner Schrift *Was ist Aufklärung?* mit den folgenden Worten beschreibt:

> „Faulheit und Feigheit sind die Ursachen, warum ein so großer Teil der Menschen, nachdem sie die Natur längst von fremder Leitung frei gesprochen (naturaliter maiorennes), dennoch gerne zeitlebens unmündig bleiben; und warum es anderen so leicht wird, sich zu deren Vormündern

aufzuwerfen. Es ist so bequem, unmündig zu sein. Habe ich ein Buch, das für mich Verstand hat, einen Seelsorger, der für mich Gewissen hat, einen Arzt, der für mich die Diät beurteilt, u.s.w.: so brauche ich mich ja nicht selbst zu bemühen. Ich habe nicht nötig zu denken, wenn ich nur bezahlen kann; andere werden das verdrießliche Geschäft schon für mich übernehmen.“[24]

Ein mutmaßlicher Vorteil, der aus der Unmündigkeit resultiert, ist auch der sogenannte „sekundäre[ ] Krankheitsgewinn“,[25] der dem Patienten durch seine Diagnose erwächst. Dieser impliziert die Enthebung aus der persönlichen Verantwortung, die Entbindung von Alltagspflichten sowie die Versorgung durch Professionelle und soziale Sicherungssysteme. Auch das Mitgefühl und die „vermehrte Zuwendung durch die Umgebung“[26] sind Aspekte des sekundären Krankheitsgewinns.

Die Lähmung der Henne durch den Bannkreis des Striches, den man auch als Schriftzug der Diagnose oder *Krank-Schreibung* im wörtlichen Sinn interpretieren kann, ist Teil des Vorgangs, bei dem die Richtung des Ressentiments geändert wird. Aus dieser Handlung resultiert eine Zusammendrängung der kranken Herde, bei der die Schafe „bis zu einem gewissen Grade *unschädlich*“[27] gemacht werden sollen, indem „die schlechten Instinkte aller Leidenden dergestalt zum Zweck der Selbstdisciplinirung, Selbstüberwachung, Selbstüberwindung“[28] ausgenützt werden. Inwiefern sich hinter der medizinischen Diagnose „du bist krank“ immer noch eine Schuldanklage verbirgt, soll im nächsten Kapitel untersucht werden.

6.4.2 Der Schuldaspekt in den Krankheitskonzepten der asketischen Priester

Henri F. Ellenberger hat darauf hingewiesen, dass in vielen Kulturen Krankheit als eine „Bestrafung für Sünde (…) definiert als ein willentlicher Verstoß gegen moralische und religiöse Gesetze“[1] betrachtet wurde. Auch im christlichen Abendland herrschte lange die Vorstellung, gerade psychische Störungen seien Ausdruck einer den Menschen von Gott auferlegten und somit gerechten Strafe. Im Zuge der Aufklärung wurde der Sündenbegriff als wissenschaftlich unhaltbarer Sachverhalt zwar aus den Krankheitsmanualen gestrichen, überlebte jedoch

„in dem Begriff des ‚Schuldgefühls‘“.[2] Die Umkehrung des Ressentiments mit Hilfe eines Krankheitskonzepts konnte den modernen asketischen Priestern allerdings nur gelingen, weil der Schuldaspekt letztendlich unberührt blieb.

Nach Ivan Illich, der den Schuldaspekt in Krankheitskonzepten vor allem unter einem gesellschaftspolitischen Blickwinkel betrachtet, ist es für moderne Industriegesellschaften durchaus nützlich, das menschliche Leiden vordergründig anhand eines Krankheitsmodells zu erklären.

Durch die Vorstellung von Krankheiten als Entitäten, die den Menschen befallen und von ihm Besitz ergreifen, erleben sich die Leidenden vordergründig als hilflose Opfer, die keine Verantwortung für ihren Zustand übernehmen müssen. Die wachsende Unfähigkeit der Betroffenen, ihre subjektive Realität zu erleiden und sich mit ihrer Umwelt auseinanderzusetzen, wird durch die kontinuierlich voranschreitende Technisierung und Komplexitätszunahme der modernen Lebenswelt noch verstärkt. Gegen eine solche krankmachende Umwelt, die sukzessiv auch zu einer Zerstörung der menschlichen Beziehungen führt, würden die Menschen laut Illich „revoltieren, wenn die Medizin ihre biologische Störung nicht als Defekt ihrer Gesundheit erklären würde, statt den Defekt in der Lebensweise zu zeigen, die ihnen auferlegt ist oder die sie sich selbst auferlegen.“[3]

Einer Rebellion gegen die Anforderungen der Industriegesellschaft wird durch Zuhilfenahme solcher medizinischer Theorien jedoch jegliche Grundlage entzogen. Auf diese Weise kann der Explosivstoff des Ressentiments durch ärztliche Argumentation entschärft und in seiner Entladung nach außen gehemmt werden. Stattdessen werden die gewaltigen Energieströme der Rachsucht kanalisiert und in die Unterströmung des Ressentiments umgeleitet, die streng gegen den Leidenden selbst gerichtet ist. Dies geschieht, indem den „Kranken“ nach dem vordergründig erfolgten diagnostischen Freispruch schließlich doch wieder subtil die Schuld an ihrem Zustand zugeschoben wird. So schreibt Illich:

„Die ärztliche Diagnose bedeutender Krankheits-Entitäten, die angeblich im Körper des Individuums entstehen, bedeutet, daß auf niederträchtige Weise dem Opfer selbst die Schuld an seiner Beschädigung gegeben wird. Der Arzt, selber Mitglied der herrschenden Klasse, stellt fest, daß das Individuum sich nicht in eine Umwelt einfügen kann, die von anderen Experten geplant und verwaltet wird, statt seine Kollegen anzuklagen, weil sie eine Umwelt schaffen, an die der menschliche Organismus sich nicht anpassen kann.“[4]

Die Mangelhaftigkeit des Kranken, die aus seiner Beschädigung resultiert, kann somit als Hinweis auf seine Schuld gedeutet werden. Das Wort „Schuld" leitet sich ethymologisch vom althochdeutschen Wort *sculd* ab, welches „das, was mangelt und fehlt"[5] bedeutet.

Wenn Kinder in schulischen Institutionen nichts lernen, wird die Ursache fast immer bei ihnen selbst gesucht und der festgestellte Mangel schnell als „Lernbehinderung" oder „Teilleistungsstörung" deklariert. Statt auch die Intoleranz, Inkompetenz, Lebensferne und Rigidität von Schulsystem und Schule in Betracht zu ziehen, wird ausschließlich die Schuld bei den Symptomträgern gesucht. Schnell müssen sich die Betroffenen unterschiedlichen Therapien unterziehen und entwickeln auf diesem Weg häufig ein defizitäres Selbstbild.

Auch das Auftreten körperlicher Krankheiten wird in einigen Krankheitskonzepten mit der Schuldfrage verknüpft. So verweist die amerikanische Schriftstellerin Susan Sontag in ihrem Buch *Krankheit als Metapher* auf das gängige Vorurteil, Krankheiten würden durch den Charakter hervorgerufen. So zeichne sich die sogenannte „Krebspersönlichkeit"[6] laut einer wissenschaftlichen Untersuchung des Eastern Pennsylvania Psychiatric Institutes durch die „Verleugnung von Feindseligkeit, durch Depressionen und die Erinnerung an mangelnde Gefühlszuwendung in der Kindheit (…) und (…) die Schwierigkeit, enge Beziehungen aufrecht zu erhalten",[7] aus. Andere wissenschaftliche Untersuchungen kommen zu dem Schluss, der sogenannte Krebspatient sei gefühlleer und „in fast unabänderlicher Weise voller Verachtung seiner selbst, seiner Fähigkeiten und Möglichkeiten".[8] Sontags Einschätzung zufolge bringen es solche „albernen und gefährlichen Ansichten (…) zuwege, daß die Last der Krankheit dem Patienten aufgebürdet wird",[9] und führen zur Entwicklung zusätzlicher Schamgefühle bei den Betroffenen. Die spezifisch moderne Vorliebe, körperliche Krankheiten psychologisch zu erklären, entspringe einem Bedürfnis nach Kontrolle des Unkontrollierbaren und komme einem „sublimierten Spiritualismus"[10] gleich, mit dem die Wirklichkeit der Krankheit untergraben werden solle.

Auch in der Ratgeber- und Lebenshilfe-Literatur wird die Genese körperlicher Symptome, Schmerzen und Krankheiten häufig dem persönlichen Verantwortungsbereich der Leidenden zugeordnet. So vertritt der Bestsellerautor und Psychologe Robert Betz die Ansicht, dass „Gedanken der Geistebene (…) in uns feinstoffliche Zustände"[11] erschaffen, aus denen „[f]ast alle Krankheiten entstehen"[12]. Der Mensch lege dadurch unbewusst selbst den Grundstein für seine körperlichen Erkrankungen.

Auf den im psychiatrischen Bereich traditionell zu beobachtenden Zusammenhang zwischen Krankheit und Schuld hat auch der Philosoph und Psychologe Michel Foucault in seinem Buch *Wahnsinn und Gesellschaft* hingewiesen. Obwohl der Wahnsinn im Zuge der Aufklärung als Geisteskrankheit anerkannt wurde, beschreibt Foucault die ersten Psychiatrien nicht als freie Felder der Beobachtung und Therapie, sondern als juristischen Raum,

> „in dem man angeklagt, beurteilt und verurteilt wird. (...) Der Wahnsinn wird im Asyl bestraft, selbst wenn er außerhalb freigesprochen wird. Für lange Zeit und mindestens bis zu unserer Epoche wird er in einer moralischen Welt eingekerkert."[13]

Vorgeworfen wird den Psychiatriepatienten die angebliche „Unvernunft",[14] die sie in die „Nachbarschaft zur Verfehlung, ja zum Wesen des Sündenfalls"[15] rückt. So stehen die Betroffenen unter der „Wucht einer Anklage (...), deren Text nie gegeben wird, denn ihr ganzes Leben im Asyl formuliert ihn."[16]

Die Behandlungsmethoden, die Psychiatrieinsassen über sich ergehen lassen mussten, wie Fixierungen, kalte Duschen oder die Einnahme saurer oder bitterer Substanzen, wurden gemäß Foucault ganz offen als Strafinstrumente gehandhabt:

> „Diese fast arithmetische Evidenz der Strafe, die so oft wie nötig wiederholte Bestrafung, die Anerkennung der Verfehlung durch die entsprechende Repression, alles das muß zur Verinnerlichung der strafenden Instanz und zur Entstehung von Gewissensbissen im Geist der Kranken führen. Erst an diesem Punkt sind die Richter damit einverstanden, daß die Bestrafung aufhört, weil sie sicher sind, daß sie sich fortwährend im Bewußtsein verlängert."[17]

Auch wenn sich die Verfasser der heutigen internationalen Krankheitsmanuale vordergründig um eine moral- und wertfreie Beschreibung der Krankheitssymptome bemühen, impliziert der Umgang mit den psychisch *Verstimmten* immer noch den traditionellen Vorwurf, die mutmaßliche „Unvernunft" sei selbstverschuldet und müsse korrigiert, sanktioniert und bestraft werden. Im Machtkampf zwischen Patienten und Personal, den der amerikanische Psychotherapeut Jay Haley in vielen psychiatrischen Krankenhäusern beobachtet hat, verfügen die Helfer über wirksamere Mittel, als ihre Klientel:

„Das Personal hat Medikamente, (…) Schocktherapien, (…) Isolierzellen, die Kontrolle über das Essen und sämtliche Privilegien sowie die Möglichkeit, eine Gruppe zu formieren, die aus (…) Krankenpflegern, Sozialarbeitern, Psychologen und Psychiatern besteht."[18]

Seiner Einschätzung nach handelt es sich bei psychiatrischen Krankenhäusern um „einfache Gefängnisse",[19] die meist so überfüllt seien, dass die Ärzte keine Zeit hätten, mit ihren Patienten zu sprechen. Nicht nur der Zeitmangel, sondern auch das Desinteresse an den Patienten führe dazu, dass keine interessierte Auseinandersetzung mit den Kranken stattfinde, sondern diese häufig „einfach unter Medikamente"[20] gesetzt würden. Der Strafaspekt der medikamentösen Behandlung darf dabei nicht außer Acht gelassen werden.

So lässt der Psychiater Allen Frances in seinem Buch *Normal. Gegen die Inflation psychiatrischer Diagnosen* eine Psychiatriepatientin zu Wort kommen, die von der Wirkung der stationär verabreichten Psychopharmaka berichtet:

„,Drei Mal täglich standen wir um Medikamente an, und ich erhielt Thorazine, das Standardmittel gegen Psychosen. Wenn ich die Tablette in der Wange zu verstecken versuchte, musste ich mir von der Schwester in den Mund schauen lassen und erhielt statt der Pille eine bittere Flüssigkeit. Die Wirkung blieb dieselbe: Das Zeug nagelte einen auf dem erstbesten Möbel fest, raubte einem sämtliche Lebensgeister, trocknete den Mund aus und füllte den Kopf mit Verzweiflung. Jedes Mal, wenn ich die Pille schluckte, wünschte ich den Ärzten dieselbe abtötende Wirkung an den Hals.' Das therapeutische Milieu war alles andere als therapeutisch: ,Wenn man nicht von Haus aus depressiv war, wurde man es hier: Man konnte nichts tun als völlig abgestumpft und in Anstaltspyjamas auf der Station herumsitzen und Zigaretten rauchen, war immer im Haus eingesperrt und wurde fett von der stärkehaltigen Krankenhauskost und den Medikamenten. Um diese Eintönigkeit zu durchbrechen, liefen wir die Flure auf und ab.'"[21]

Die traditionell autoritäre Struktur psychiatrischer Krankenhäuser beschreibt auch Wolfgang Schmidbauer in seinem Buch *Hilflose Helfer*. Er berichtet von den „moralische[n] Karrieren"[22] vieler Psychiatriepatienten, die sich in Folge von Anpassungsprozessen zu passiven und braven Kranken entwickeln und affektiv versanden:

„Letztlich kann der ‚Patient' in der totalen Institution sein soziales Selbst nur durch Preisgabe aller Ansprüche auf eine von der Gesamtgesellschaft respektierte Lebensform aufrechterhalten. (…) Er folgt den Reglements, regrediert, bettelt um Nachtisch und um kleine Vergünstigungen, freut sich über die begrenzte Anerkennung, die er für seine Rolle als ‚guter Patient' erhält. Zugleich vermittelt er in seiner Hilflosigkeit und Passivität den Helfern das Gefühl, unentbehrlich zu sein."[23]

Auch wenn die „Ursachen der meisten psychischen Erkrankungen unbekannt sind",[24] so gibt es doch Hypothesen, die in den aktuell gängigen Krankheitstheorien formuliert werden. Betrachtet man diese Theorien zur Genese psychischer Verstörungen unter einem neuen, ungewohnten Blickwinkel, so weisen sie interessante Parallelen zur Lehre von der *Erbsünde* und somit der persönlichen Schuldhaftigkeit auf.

Dem christlichen Konzept der Erbsünde gemäß war jeder Mensch schuldig, und so wurde das Leiden mit dem Ungehorsam der biblischen Vorfahren Adam und Eva ihrem Schöpfer gegenüber begründet. Ätiologisch werden die meisten psychiatrischen Verstörungen auf eine „genetische Disposition"[25] zurückgeführt, die als erbliche Veranlagung an die ohne eigenes Zutun entstandene hereditäre Schuld erinnert. Auch die „Vulnerabilität"[26] wird als Teil der biologischen Ausstattung eines Menschen betrachtet. Dem herrschenden Zeitgeist entsprechend, den Peter Sloterdijk in seinem Buch *Die schrecklichen Kinder der Moderne* beschrieben hat, wird die Erblichkeit dabei fast immer als „Makel, gegen den die Modernen sich auflehnen",[27] betrachtet.

Der Macht der Gene gegenüber ist der moderne Kranke ebenso hilflos, wie sich der Gläubige angesichts Adams und Evas Fehlverhalten im Paradies fühlen musste. Dem modernen Psychiatriepatienten wird somit eine ähnliche Interpretation seines Leidens nahegelegt, wie dem Sünder christlicher Zeitalter. Im Gegensatz zur biblischen Lehre jedoch, die alle Menschen als schuldhafte Wesen bezeichnet, werden die modernen Vererbungstheorien allerdings vor allem im Zusammenhang mit der Gruppe der *Verstimmten* entfaltet.

Zum häufig übersehenen Nachteil der genetischen Betrachtungsweise hat sich Heidegger in den *Zollikoner Seminaren* geäußert:

„Damit wir instand gesetzt sind, genetisch zu erklären, wie ein Krankheitszustand entstanden ist, bedarf es doch zuvor der Klärung dessen, was dieser Krankheitszustand in sich selbst ist. Solange dies ungeklärt bleibt, hat alles Erklärenwollen durch Genese überhaupt nicht das in der thematischen Sicht, *was* erklärt werden soll. (…) Was soll alles Erklären, wenn das zu Erklärende in der Unklarheit bleibt? Oder huldigt man gar der Irrmeinung, das Ungeklärte könnte jemals durch ein Erklären geklärt werden?"[28]

Bei der komplementären zweiten These zur Genese psychiatrischer Störungen resultieren die Devianzen aus schädlichen „Umwelteinflüssen",[29] denen der Betroffene im Verlauf seiner Sozialisation ausgesetzt war. Dazu gehören vor allem elterliches Versagen, „[i]nkonsequente Erziehung"[30] oder als „life events"[31] bezeichnete belastende Lebensereignisse. Bei dieser Hypothese liegt die Schuld in der Umgebung des Betroffenen, auch wenn die „Prägungen durch Klasse, Schule, Kultur und Familie"[32] nach Sloterdijk auch als Teil des „realen Erbes als Last und Chance"[33] betrachtet werden kann. Durch die mutmaßliche Schuldhaftigkeit früherer Bezugspersonen wird dem geheimen Wunsch des Schwachen nach Rache an einem schuldigen Täter entsprochen. Dadurch wird auf geschickte Art und Weise die persönliche Schuld des Kranken, die in seiner Mangelhaftigkeit besteht, abgemildert und erträglicher gemacht.

Die Einwilligung, sich einer Therapie zu unterziehen, kann als *Krankheitseinsicht*, implizites Schuldeingeständnis, Zeichen der Reue und Beginn eines Bußgeschehens gewertet werden. Unter der Leitung des Hirten und im Rahmen einer Therapie erhoffen sich viele Betroffene eine Behebung ihrer diagnostizierten Mangelhaftigkeit. Zwischen den Therapien der Moderne und der Beichte in christlichen Zeitaltern können interessante Parallelen gezogen werden.

So stellt die Beichte in christlichen Gesellschaften eine Möglichkeit dar, sich als sündiger Mensch an Gott zu wenden, und die Vergebung seiner Schuld zu erbitten. Der Priester fungiert bei diesem Vorgang als Vertreter Gottes und ist somit zur Absolution der Sünden befugt. Durch Reue und den Glauben an Gott wird Vergebung in Aussicht gestellt. Dabei ist die Reue „Bestandteil des allgemeinen Bußvorganges"[34] und gilt nicht nur als „Demutsgebärde"[35] sondern auch als Voraussetzung für Erlösung und Neubeginn.

Als Erben der Priester und Seelsorger, die zur Einhaltung des „Beichtgeheimnisses"[36] verpflichtet waren, gelten die der Schweigepflicht unterworfenen modernen

Ärzte und Therapeuten. Sie übernehmen die traditionelle Funktion der „Beichte als Mittel zur Linderung"[37] von psychischen Verstimmungen, die im Christentum häufig als Folge von schuld- und sündhaftem Verhalten gedeutet wurden. Das „Bekenntnis als psychotherapeutisches Moment"[38] erhält seine Bedeutsamkeit durch das Durchbrechen der Einsamkeit, das Mitwissen eines bedeutsamen Anderen und das Aussprechen bewusster Inhalte, durch das nach Meinung vieler Psychoanalytiker der Freudschen Schule „verdrängtes Material wachgerufen"[39] werde. Nach C.G. Jung, der die analytische Mitteilung mit dem „Vorbild des Beichtbekenntnisses"[40] vergleicht, wird beim Bekennen bislang Verborgenes entborgen und kann dadurch eine heilende Wirkung entfalten: „Das Verborgene ist Geheimnis. Der Besitz an Geheimnissen wirkt wie ein seelisches Gift, das den Träger des Geheimnisses der Gemeinschaft entfremdet".[41] Dieses Geheimnis vergleicht Jung mit einer Schuld, „die den unglücklichen Besitzer von der Gemeinschaft mit anderen Menschen abschneidet".[42]

Auch beim Bekenntnis im psychiatrischen und psychotherapeutischen Sprachspiel spielt die Reue eine bedeutende Rolle. Nach Foucault wird man aus dem juristischen Raum der Psychiatrie, in dem Anklage und Verurteilung formuliert werden, „nur durch die Wendung dieses Prozesses in die psychologische Tiefe, das heißt in die Reue"[43] befreit. Die Reue kommt auch nach Foucault einem Schuldeingeständnis gleich.[44]

Ebenso wie im christlichen Denken „der Glaube die Grundvoraussetzung der Reue bildet",[45] so wird auch bei der Klientel des modernen Gesundheitswesens der Glaube an das Wissen des Priesters zur Grundlage der Reuebereitschaft. Die Kraft dieses Glaubens kann an der *Compliance* des Patienten und somit seiner Bereitschaft, „das zu tun, was der Arzt für richtig hält",[46] abgelesen werden. Diese zeigt sich vor allem bei der Medikamenteneinnahme und der Teilnahme an den verordneten Therapien. Ein fester Glaube ist notwendig, um das Bußgeschehen durch die Reue einzuleiten und durch die Einnahme der priesterlichen Medikation zu bekräftigen und fortzusetzen.

Bei der als „Buss- und Erlösungs-training"[47] verordneten priesterlichen Medikation handelt es sich in Wirklichkeit um eine blosse „Affekt-Medikation, schlechterdings nicht um eine wirkliche Kranken-*Heilung* im physiologischen Verstande (…); man dürfte selbst nicht einmal behaupten, dass der Instinkt des Lebens hierbei irgendwie die Heilung in Aussicht und Absicht genommen habe."[48]

6.5 Die Medikation des Priesters

6.5.1 Die unschuldigen Mittel

6.5.1.1 Die hypnotistische Gesamtdämpfung der Sensibilität und Schmerzfähigkeit

Da der Priester mit Hilfe seiner Medikation nur „das Leiden selbst, die Unlust des Leidenden"[1] bekämpft und die physiologische Ursache des eigentlichen Krankseins unberührt lässt, ist es nach Nietzsche unzulässig, ihn als Arzt oder Heiland zu bezeichnen. Seine Kenntnisse beschränken sich lediglich auf die „*Milderung* des Leidens, das ‚Trösten' jeder Art, – das erweist sich als sein Genie selbst".[2] Die priesterlichen Tröstungen erfolgen mit Hilfe eines „Systems von Hypnotisirungs-Mitteln".[3]

Im modernen Kampf mit den Unlustgefühlen der Leidenden steht die Schmerzbekämpfung an erster Stelle. Diese wird durch industriell hergestellte „medizinische Schmerztöter",[4] die *Analgetika*, ermöglicht, nach denen die „Anästhesie-Konsumenten"[5] mit Nachdruck verlangen. So kann die Betäubung des Schmerzes auf chemischem Weg erfolgen und muss nicht, gemäß dem Mechanismus des Ressentiments, durch Affektentladung vollzogen werden.

Einen weiteren Teilbereich der priesterlichen Affektmedikation stellt die Gruppe der *Tranquilizer* dar, die wegen ihrer „sedierend-dämpfenden, muskelrelaxierenden (...) und angstlösenden Wirkung"[6] verordnet werden. Da die Beruhigungsmittel hochwirksam sind und den Konsumenten das Gefühl vermitteln, ihre Seele sei „wie in einer temperierten Glasglocke"[7] vor Alltagsstress abgeschirmt, werden sie zur Dämpfung von Erregungszuständen verordnet. Nach den Beschreibungen Foucaults verwandelten sie die psychiatrischen Hospitäler und die dort einst eingerichteten „Säle für die Erregten in große laue Aquarien".[8] Auf die Suchtgefahr dieser Wirkstoffe wurde bereits in Kapitel 6.3.4 hingewiesen.

Durch die Verschreibung von Beruhigungsmitteln erfolgt die von Nietzsche beschriebene Herabsetzung des Lebensgefühls auf den niedrigsten Punkt:

> „Womöglich überhaupt kein Wollen, kein Wunsch mehr; Allem, was Affekt macht, was ‚Blut' macht, ausweichen (...); nicht lieben; nicht hassen; Gleichmuth; nicht sich rächen; nicht sich bereichern; nicht arbeiten; betteln; womöglich kein Weib, oder so wenig Weib als möglich."[9]

Tatsächlich beschreibt Gerd Laux in seinem Buch *Pharmakopsychiatrie* einige stark an Nietzsches Aufzählung erinnernde Langzeitwirkungen der als „Lebenserleichterer"[10] geltenden Tranquilizer, wie „Appetit- und Sexualstörungen, (...) Realitätsflucht, (...) psychische Abhängigkeit, (...) ‚Persönlichkeitswandel', (...) Gleichgültigkeit, Antriebsverlust".[11] Gerade der beim Gebrauch von Psychopharmaka häufig beklagte Libidoverlust illustriert eindrücklich die chemisch induzierte „Aushungerung der Leiblichkeit und der Begierde".[12]

Auch die Gefahr von „Klang- und Gestalt-Hallucinationen",[13] vor der Nietzsche bei der Verordnung hypnotisierender Mittel warnte, scheint bei Tranquilizern nicht ausgeschlossen zu sein. So finden „psychotische Symptome"[14] in der Liste der Nebenwirkungen von Benzodiazepin-Tranquilizern Erwähnung.

Eine „affektive Resonanzdämpfung"[15] kann auch durch nichtmedikamentöse Behandlungstechniken, wie die *Hypnotherapie*, erreicht werden. Dabei werden durch verbale Suggestionen „Müdigkeit, Schwere und Schläfrigkeit"[16] hervorgerufen. Einen Gegensatz zur Hypnose, die von einem Hypnotiseur durchgeführt wird, bilden die „Übenden Verfahren",[17] bei denen der Patient lernt, „daß er selbst etwas gegen seine Störung und Krankheit tun kann".[18] Zu diesen gehören z.B. das *Autogene Training* oder die *Progressive Relaxation nach Jacobson*, deren selbstständige Durchführung die Autonomie der Betroffenen fördert.

Dem Bemühen, durch Hypnotisierung das zu erreichen, „was der *Winterschlaf* für einige Thierarten, der *Sommerschlaf* für viele Pflanzen der heissen Klimaten ist",[19] ist auch die Verordnung von *Hypnotika* geschuldet. So besitzen alle Barbiturate „eine allgemein dämpfende Wirkung auf das ZNS und haben dosisabhängig sedierende, hypnotische oder narkotische Effekte".[20] Der vielen Schlafmitteln nachgesagte traumlose Schlaf gilt den „für das Träumen zu müd gewordenen Lebensmüden"[21] als temporärer Garant für Leidlosigkeit. Eine Langzeiteinnahme von Hypnotika kann zu „Antriebsverminderung"[22] und „emotioneller Abstumpfung mit Gleichgültigkeit"[23] führen.

Um die Leiden der tiefen physiologischen Depression zu mildern, verordnet der moderne Priester seinen Schafen auch *Antidepressiva*. Allen Präparaten dieser Klasse von Medikamenten gemeinsam soll die „stimmungsaufhellende und antriebsnormalisierende Wirkung"[24] sein. Somit können Antidepressiva zu den „Stimulanz-Affekten"[25] gerechnet werden, mit deren Hilfe der Priester versucht, „die tiefe Depression, die bleierne Ermüdung, die schwarze Traurigkeit der Physiologisch-Gehemmten"[26] wenigstens für Zeiten besiegen zu können.

Eine weitere häufig verordnete Gruppe von Psychopharmaka stellen die *Neuroleptika* dar, mit denen die Symptome der sogenannten „psychotischen Erkrankungen" gedämpft oder beseitigt werden sollen. Ihr Wirkspektrum umfasst „Halluzinationen, Denkstörungen, Wahn, Angstzustände, Unruhe und Erregung".[27] Aufgrund häufig auftretender unerwünschter Nebenwirkungen, wie Gewichtszunahme, Früh- und Spätdyskinesien oder der „Parkinson-Trias: Tremor, Rigor, Akinese"[28] wird bei der Einnahme von Neuroleptika oft eine mangelnde Compliance beobachtet.

Den Versuch, mit technischen Mitteln die Beseitigung der Symptome einer psychischen Verstörung herbeizuführen, bezeichnet W. von Siebenthal als „äußerst problematisch".[29] Im Gegensatz zu denjenigen Psychiatern, die Wahngedanken lediglich als Funktionsstörungen interpretieren, deutet er die Symptome psychischer Verstörungen als Versuch, eine *kurzschlüssige Selbstverwirklichung*[30] zu erreichen. Als Hinweis darauf, dass die Betroffenen von ihrem eigentlichen und stets langen Weg zur Selbstverwirklichung abgewichen sind, betrachtet er die Symptome als „das beste",[31] was die Betroffenen besitzen. Schließlich gelten sie als wichtiges Indiz für den Ansatz einer guten ärztlichen oder psychotherapeutischen Behandlung. Ähnlich argumentiert der Philosoph und Theoretiker der lacanianischen Psychoanalyse Slavoj Zizek, der in jedem Symptom einen nicht analysierbaren Kern des „*Genießens*"[32] erkennt, mit dem sich der Betroffene identifiziert und der häufig die „letzte Stütze"[33] seines Daseins bildet. Aus diesem Grunde plädiert Zizek dafür, sein Symptom so zu lieben, „wie sich selbst".[34]

Trotz aller Kritik an der Praxis der Psychiatrie verweist Allen Frances darauf, dass die medikamentösen Behandlungformen vielen Patienten den Leidensdruck nehmen, und somit „entscheidende Verbesserungen"[35] der Lebensführung mit sich bringen können. Da die narkotisierende Wirkung der Arznei jedoch die

Passivität erhöht, vermag die priesterliche Medikation nicht den Willen zum Leben zu stärken.

6.5.1.2 Die Verordnung von Arbeit

Eine weitere häufig von asketischen Priestern verordnete Remedur gegen Depressionszustände ist nach Nietzsche die Verordnung von Arbeit:

> „Die machinale Thätigkeit und was zu ihr gehört – wie die absolute Regularität, der pünktliche besinnungslose Gehorsam, das Ein-für-alle-Mal der Lebensweise, die Ausfüllung der Zeit, eine gewisse Erlaubniss, ja eine Zucht zur ,Unpersönlichkeit', zum Sich-selbst-Vergessen, zur ,incuria sui'".[1]

Diese wird durch eine kleine Kunst des Namenswechsels in den „Segen der Arbeit"[2] umgetauft. Auf diesem Weg soll das Interesse der Leidenden von ihrem Schmerz abgelenkt werden.

Es ist nicht überraschend, dass der Priester als *animal laborans* seine eigene Strategie gegen den Schmerz auch seinen Schützlingen empfiehlt. Die Flucht vor sich selbst in Zerstreuungen hat keiner besser als Blaise Pascal beschrieben. Im Aphorismus 131 seiner *Pensées* heißt es:

> „*Langeweile.* Nichts ist dem Menschen unerträglicher als völlige Untätigkeit, als ohne Leidenschaften, ohne Geschäfte, ohne Zerstreuungen, ohne Aufgabe zu sein. Dann spürt er seine Nichtigkeit, seine Verlassenheit, sein Ungenügen, seine Abhängigkeit, seine Unmacht, seine Leere. Allsogleich wird dem Grunde seiner Seele die Langeweile entsteigen und die Düsternis, die Trauer, der Kummer, der Verdruß, die Verzweiflung."[3]

Um nicht über das Unglück der menschlichen, von Unbeständigkeit und Krankheit bedrohten „schwachen, sterblichen und so elenden Seinslage"[4] nachdenken zu müssen, zieht der Mensch gemäß Pascal die Jagd der Beute vor. So gelingt es ihm, die Zeit auszufüllen und sich selbst zu vergessen.

Die Bedeutung der Arbeit und ihren Bezug zum Ressentiment hat vor allem Max Scheler untersucht. Im Rahmen seiner Kritik der modernen Moral weist er auf unterschiedliche Grundwerte hin, in denen die Werteumkehrung des Ressentiments sichtbar wird. Zu diesen gehört der *Wert des Selbsterarbeiteten und -erworbenen*, dessen Vorzugsregel lautet: *„Sittlicher Wert kommt nur den Eigenschaften, Handlungen usw. zu, die der Mensch als Individuum sich durch seine Kraft und Arbeit erworben hat."*[5]

Nach Scheler sind die Menschen nicht gleich, und so gibt es Menschen, die mit besonderen Anlagen, Gnadengaben und einem höheren Stand sittlicher Veranlagung zur Welt kommen, als andere. Wenn die ärmeren Naturen diesen Unterschied nicht zu ertragen vermögen und ihren Nächsten die erfahrene Gnade nicht gönnen können, kommt es zu einer ressentimenterfüllten Umwertung der Werte. Der Vorsprungswert wird mit der Begründung geleugnet, dass die höheren Naturen für ihre Gaben nichts können und diese somit keinen Wert haben. Nur Anstrengung und Arbeit sollen zählen, damit die „Schwielen und der Schweiß (…) im Lichte höchsten Wertes"[6] erglänzen.

Die Regel vom *Wert des Selbsterarbeiteten und -erworbenen* wurde durch Theoretiker wie John Locke, Adam Smith und David Ricardo auch auf nichtsittliche Wertgebiete, wie das Rechts- und Wirtschaftsleben übertragen. Das Eigentumsrecht wurde geändert und auf die Arbeit an den Sachen zurückgeführt, statt auf Okkupation, Schenkungen oder Erstgeburtsrechte zurückzugehen. So entstand nach Scheler die moderne Moral auch durch den Neid und das Ressentiment der arbeitenden Klassen gegenüber den Gruppen, deren Besitz nicht durch Arbeit erworben wurde.

Sie basierte auf der Vorstellung, jeder Mensch sei nur für sich selbst verantwortlich und habe keinen Anteil an Schuld und Verdienst der Gemeinschaft. Die in christlich begründeten Gesellschaften geltende „Vorstellung einer *sittlichen Solidarität* der Menschheit",[7] in der die eigene Verantwortung maximal ausgedehnt wurde, musste den modernen Ansichten weichen, die eine maximale Begrenzung der persönlichen Verantwortung vorsahen. Das Motto „Alle für Einen, Einer für Alle" geriet allmählich in Vergessenheit und wurde durch den Sinnspruch „Jeder für sich, Gott für uns alle" ersetzt.

Scheler verweist in diesem Zusammenhang auf das „Sich-nichts-Schenken-lassen-Können"[8] als besonders banausischen und wenig demütigen Zug des modernen Menschen. Auch christliche Vorstellungen der Gabe, wie sie im altmodischen Wort der „Barmherzigkeit"[9] anklingen, wurden durch die in unpersönlichen Wohlfahrtsorganisationen organisierten Regungen der allgemeinen Menschenliebe und deren „Idee des Lebensförderlichen als Zweck"[10] ersetzt.

Auch ein weiterer von Scheler beschriebener Grundwert der modernen Moral prägt die priesterliche Medikation: die „*Erhebung des Nützlichkeitswertes über den Lebenswert überhaupt*".[11]

So wurde im Zuge der Umwertung nicht nur der Wert des Angenehmen, sondern auch der vormals allen Werten übergeordnete *vitale* oder *Lebenswert* dem Nützlichkeitswert untergeordnet. Dadurch wurde das Naturrecht der alten Moral, bei dem das bloße Dasein eines Menschen seine Existenz rechtfertigte, geleugnet und durch die Vorstellung ersetzt, jeder müsse sich durch den Nutzen, den er für die Gemeinschaft abwerfe, rechtfertigen und sein Dasein erst „verdienen". So schreibt Scheler:

> „Vielmehr gilt: wer sich dem Mechanismus der Nützlichkeitszivilisation nicht anpassen kann und ihrem jeweiligen ‚Bedarf' an menschlicher Betätigung, der ‚*soll*' zugrunde gehen, welche vitalen Werte er auch sonst repräsentiere."[12]

So ist es kein Zufall, dass eine der priesterlichen Remeduren in der Verordnung von Arbeit besteht. Auf diesem Weg sollen Müßiggänger, die keinen „Nutzwert" für die Gesellschaft darstellen, eine Daseinsberechtigung erwirken.[13] Deutlich wird die ressentimentgeprägte Einstellung vieler Priester auch in dem explizit oder implizit geäußerten Generalverdacht der Arbeitsscheu, unter den sie die *Verstimmten* stellen.

Die priesterliche Verordnung von Arbeit erfolgt meist zuerst durch das stationär oder ambulant angewandte Heilmittel der Arbeits- und Beschäftigungstherapie. Im geschützten Rahmen sollen die *Verstimmten* an die von Nietzsche erwähnte *absolute Regularität* herangeführt werden, die in der Gewöhnung an eine Tagesstruktur und erste Arbeitsrhythmen besteht.

Daraufhin finden in Berufstrainingszentren, Berufsförderwerken und Berufsbildungswerken Maßnahmen zur beruflichen Rehabilitation psychisch *verstimmter* Menschen statt.[14] Ziel dieser Interventionen ist die Wiedereingliederung in den allgemeinen Arbeitsmarkt durch Trainingsmaßnahmen, Umschulungen, Fortbildungen oder erstmalige Berufsausbildungen. Eine weitere Einrichtung der beruflichen Rehabilitation stellen die Werkstätten für angepasste Arbeit dar, die früher als Werkstätten für behinderte Menschen bezeichnet wurden. Sie bieten u.a. Arbeitsplätze für Menschen mit psychischen Störungen an, die wegen der Art und Schwere ihrer Einschränkungen auf dem allgemeinen Arbeitsmarkt oft keine Chancen haben. Nur einem Bruchteil der in einer Werkstatt für angepasste Arbeit tätigen psychisch *Verstimmten* gelingt ein Wechsel zum ersten Arbeitsmarkt.

Die moderne Gleichheitslehre kann zu Recht als „Leistung des *Ressentiment*"[15] des „Schlechtweggekommenen an dem Träger der besseren Natur"[16] betrachtet werden. Sie ist jedoch auch eine Wirklichkeitsdeutung, mit der Noch-schlechter-Weggekommene erniedrigt werden sollen, und zwar von denen, deren Wille zur Macht über andere unversehrt und deren Arbeitskraft und Leistungsbereitschaft stark ausgeprägt sind.

So kann die durch Geburt und Herkunft bedingte und daher sehr unterschiedlich ausgeprägte Arbeitskraft der Menschen nicht als Kriterium ihrer Gleichheit und Garant für vergleichbare Chancen angeführt werden. Die liberalistischen und kapitalistischen Wirtschafts- und Gesellschaftsentwürfe, die der modernen bürgerlichen Moral zugrunde liegen, benachteiligen diejenigen, die nur wenig Kraft besitzen. Die auf den Bannern der französischen Revolution figurierende Forderung nach Gleichheit muss daher als Ausdruck des Willens zur Macht der arbeitsamen und fleißigen bürgerlichen Klassen betrachtet werden, die sich gegen Adel und Aristokratie durchzusetzen suchten.

Den Schwachen und zur Auseinandersetzung mit der komplexen Arbeitswelt Unfähigen Arbeitsscheu vorzuwerfen und den Nützlichkeitswert über alle anderen Werte zu erheben, ist daher ein Herrschaftsakt, der dem „Ressentiment der Mächtigen" entspringt.

6.5.1.3 Die Verordnung von Nächstenliebe und die Herdenbildung

Ein weiteres unschuldiges Trostmittel aus der priesterlichen Apotheke stellt die Verordnung von Nächstenliebe „als Wohlthun, Beschenken, Erleichtern, Helfen, Zureden, Trösten, Loben, Auszeichnen"[1] dar. Durch diese Remedur gelingt es dem Priester, den lebensbejahenden Trieb des Willens zur Macht „in der vorsichtigsten Dosirung"[2] zu stimulieren, der sich in jedem Helfenden beim Kontakt mit Hilfebedürftigen regt.

Aufgrund der Möglichkeit, sich durch die Hinwendung zu anderen Menschen von der eigenen Schwäche und Unlust ablenken zu können, stehen Nächstenliebe und Herdenbildung nach Nietzsche in engem Zusammenhang. Die sich in der

Gründung frühchristlicher „Armen-, Kranken-, Begräbniss-Vereine"[3] manifestierende Herdenorganisation ist nach Nietzsche

> „im Kampf mit der Depression ein wesentlicher Schritt und Sieg. Im Wachsen der Gemeinde erstarkt auch für den Einzelnen ein neues Interesse, das ihn oft genug über das Persönlichste seines Missmuths, seine Abneigung gegen *sich* (die ‚despectio sui' des Geulinx) hinweghebt."[4]

Zum Phänomen der Nächstenliebe hat auch Max Scheler ausführlich Stellung genommen. Als Verfechter der von ihm hochgeschätzten christlichen Liebesidee bezeichnet er die von Nietzsche beschriebene Form der Hinwendung zu anderen Menschen jedoch nicht als Nächstenliebe, sondern als „moderne[ ] allgemeine[ ] Menschenliebe"[5] oder „Humanitarismus".[6] Die Ursprünge der humanitaristischen Scheinliebe verortet er nicht im Christentum, sondern in den Grundlagen der bürgerlichen Moral. Wie im Folgenden dargelegt werden soll, geht es bei Nietzsche und Scheler trotz der unterschiedlichen Terminologie und Herleitung um das gleiche Phänomen.

Im Kapitel *Ressentiment und allgemeine Menschenliebe* untersucht Scheler den Unterschied zwischen echter Liebe und der im Ressentiment wurzelnden allgemeinen Menschenliebe.

Die echte Liebe definiert er als „*persönliche* Liebestat von Mensch zu Mensch",[7] die auf eine Person in ihrer Einzigartigkeit als Trägerin positiver, höherer Werte gerichtet ist. Sie „geht über das faktische Sein der Person hinaus und sieht diese im Lichte einer Reihe von Werten, welche sie und nur sie in die faktische Welt einbringen kann, indem sie die höheren Werte durch ihr Leben realisiert".[8] Als Teil eines göttlichen Kraftstroms ist die echte Liebe auf die Entfaltungsmöglichkeiten des geliebten Menschen gerichtet. In der Terminologie Rilkes wird sie als Versuch, die Freiheit des anderen zu vermehren, bezeichnet. In seinem *Requiem für eine Freundin* schreibt er:

> „Denn *das* ist Schuld, wenn irgendeines Schuld ist:
> die Freiheit eines Lieben nicht vermehren
> um alle Freiheit, die man in sich aufbringt.
> Wir haben, wo wir lieben, ja nur dies:
> einander lassen; denn daß wir uns halten,
> das fällt uns leicht und ist nicht erst zu lernen."[9]

Die christliche Forderung, seinen Nächsten ebenso zu lieben, wie sich selbst, impliziert nach Scheler zudem die Notwendigkeit der Selbstliebe.

Im Gegensatz dazu geht es bei der allgemeinen Menschenliebe lediglich um die „Förderung des sog. ‚Gesamt*wohls*'"[10] und den dafür notwendigen Ausbau von Einrichtungen der allgemeinen Wohlfahrt. Angestrebt wird eine eudämonistisch begründete „Luststeigerung der Masse"[11] – eine Entwicklung, die Peter Sloterdijk ein Jahrhundert später als „Politik der Verwöhnung"[12] bezeichnete und die in der westlichen Welt zur Errichtung eines mutterprothetische Funktionen übernehmenden „Komforttreibhaus[es]"[13] führte. Die „Levitation für die vielen"[14] wurde durch den staatlichen Umbau zu einer Wohlfahrts- und Betreuungsagentur ermöglicht, deren Metaprothese in den Dienstleistungen von sozialen Hilfsdiensten, Pädagogen, Therapeuten und unzähligen anderen Organisationen bestand. Gerade in der Verquickung von menschlicher Zuwendung und „Interessengemeinschaften sozialer und wirtschaftlicher Art"[15] erkannte bereits Scheler jedoch eine Schwachstelle der humanitaristischen Idee.

Im Gegensatz zu der sich in einer „ursprünglichen, spontanen *Hinbewegung zu einem positiven Werte*"[16] entfaltenden Liebe, orientiert sich der Humanitarismus am Niedrigen und Gattungsmäßigen des Menschen, das alle gemeinsam haben. So entschuldigt er alles, was als menschliche Fehlbarkeit und Schwäche gilt. Die demonstrative Nachsicht wurzelt nach Scheler

„im geheimen glimmenden *Haß* gegen die positiven höheren Werte, die eben wesenhaft *nicht* an das ‚Gattungsmäßige' gebunden sind – ein Haß, der sich unter dieser ‚milden', ‚verstehenden', ‚menschlichen' Haltung in der Tiefe verbirgt".[17]

Auf einem „*Protest*, einem *Gegenimpuls* (Haß, Neid, Rachsucht usw.)"[18] beruhend, ist die allgemeine Menschenliebe nach Scheler die Ausdrucksform eines verdrängten Gottes- und Welthasses. Die Erbitterung gegen Gott als „symbolische Einheit und Zusammenfassung aller positiven Werte"[19] und die von ihm geschaffene Welt wird in der Klage, es gebe „nicht genug Liebe in der Welt"[20] deutlich. So greifen die Vertreter des Humanitarismus den menschlichen Schmerz, das Übel und das Leid mit geheimer Lust bereitwillig auf, um sie als Einwand gegen die Welt anzuführen.

In *Also sprach Zarathustra* bezeichnet Nietzsche diesen Menschentyp als „Prediger des Todes",[21] welche das Leben für widerlegt halten, sobald ihnen „ein Kranker oder ein Greis oder ein Leichnam"[22] begegnet. In *Also sprach Zarathustra* schreibt er:

> „Ihre Weisheit lautet: ‚ein Thor, der leben bleibt, aber so sehr sind wir Thoren! Und das eben ist das Thörichtste am Leben!' –
>
> ‚Das Leben ist nur Leiden' – so sagen Andre, und lügen nicht: so sorgt doch, dass *ihr* aufhört! So sorgt doch, dass das Leben aufhört, welches nur Leiden ist!
>
> Und also laute die Lehre eurer Tugend ‚du sollst dich selber tödten! Du sollst dich selber davonstehlen!' –
>
> ‚Wollust ist Sünde, – so sagen die Einen, welche den Tod predigen – lasst uns bei Seite gehn und keine Kinder zeugen!'
>
> ‚Gebären ist mühsam, – sagen die Andern – wozu noch gebären? Man gebiert nur Unglückliche!' Und auch sie sind Prediger des Todes.
>
> ‚Mitleid thut noth – so sagen die Dritten. Nehmt hin, was ich habe! Nehmt hin, was ich bin! Um so weniger bindet mich das Leben!
>
> Wären sie Mitleidige von Grund aus, so würden sie ihren Nächsten das Leben verleiden. Böse sein – das wäre ihre rechte Güte."[23]

In ihrer Anklage gegen das Leben nehmen die Prediger des Todes vor allem Anteil am menschlichen „Leiden"[24] und beugen sich scheinbar „liebevoll[ ]"[25] und mitleidig zu den Armen und Kranken herab. Die möglichen Gefahren der humanitaristischen Idee sah schon Goethe im Jahre 1787 voraus und schrieb: „Auch … halt' ich es für wahr, daß die Humanität endlich siegen wird; nur fürcht' ich, daß zu gleicher Zeit die Welt ein großes Hospital und einer des andern humaner Krankenwärter sein werde."[26]

Während bei der echten christlichen Liebe „das überquellende Leben, das selig aus seiner Fülle, seinem Überfluß heraus – seiner inneren Gewappnetheit und Sicherheit heraus liebend dahingibt"[27] entsteht die humanitaristische Scheinliebe durch die „in der Anschauung der äußeren Ausdruckserscheinungen von Schmerz und Armut sich ergebende Hineinziehung und Ansteckung durch das in diesen Erscheinungen sich darstellende Depressionsgefühl".[28] Durch die helfende Tat soll dem Gefühl passiven Überflutetwerdens entgegengesteuert werden.

Das Hineingerissensein in den fremden Gefühlszustand bezeichnet Scheler als „Gefühlshalluzination"[29] und Bestandteil „gattungsnützlicher Handlungsimpulse, d.h. als Folgeerscheinung des schon im Tierreich wahrnehmbaren Herden-triebs".[30] Durch das Hineingezogenwerden verliert der Vertreter der modernen Menschenliebe den eigenen existentiellen „Mittelpunkt"[31] und fühlt nur noch durch den anderen. Diese Art zu empfinden, ist für Scheler ein Zeichen niederge-henden Lebens. Als Schwäche, die an einer Unfähigkeit zur internalen Zentrie-rung und Willensbündelung zu erkennen ist, wurde diese Verfasstheit bereits in Kapitel 5.1 beschrieben.

Mit dem Heilmittel der Nächstenliebe verhält es sich ähnlich, wie bei der Ver-ordnung von Arbeit: In beiden Fällen empfiehlt der Priester seinen Schützlingen die eigene Strategie gegen den Schmerz des Ressentiments. Aus diesem Grunde betont Nietzsche, dass der Priester seine Mittel *„mit gutem Gewissen"*[32] anwendet und „sie im tiefsten Glauben an ihre Nützlichkeit, ja Unentbehrlichkeit verord-net".[33]

Um die Kranken im Sinne Nietzsches unschädlich zu machen, rät der asketi-sche Priester den *Milder-Erkrankten* zu einem helfenden Beruf, in dem sie Nächs-tenliebe praktizieren können. Peter Sloterdijk verweist in seiner *Sphären-Trilogie* darauf, dass es im Jahre 2004 allein in Deutschland 4,2 Millionen Beschäftigte des ‚Gesundheitssystems' gab, in welchem sich „weiträumige Regelkreise von Selbst-schädigungsluxus, Therapieluxus, Vorsorgeluxus, Versicherungsluxus und Unzu-friedenheitsluxus"[34] ineinander verschränkten und der Zerstreuung aller Beteiligten dienten.

Den Unheilbaren, die auch durch die Anforderungen der Arbeitswelt hoff-nungslos überfordert wären, raten asketische Priester häufig zu einem Ehrenamt. In beiden Fällen sollen die sich einstellenden Überlegenheitsgefühle wirkungsvoll von der eigenen Ohnmacht ablenken.

Auf einen weiteren Vorteil der Anästhesierung aller Beteiligten hat Ivan Illich hingewiesen. Durch die sedierende Wirkung von Dienstleistungen „einer organi-sierten, unpersönlichen Fürsorge"[35] können Unbehagen und Leiden in einer Ge-sellschaft vermindert und Revolutionen vermieden werden. Jede Gesellschaft, die dem Unmut zuviel Raum lässt, ist nach Illich „zum Untergang verurteilt".[36]

Neben der Möglichkeit, sich von der eigenen Schwäche und Unzufriedenheit ablenken zu können, bietet die Herdenbildung noch weitere Vorzüge. Irvin D. Yalom hat in seiner Untersuchung von Gruppenphänomenen festgestellt, dass „Mit-glieder in der Gruppe Wärme und Trost finden, sich dazugehörig fühlen, die Gruppe schätzen und ihrerseits fühlen, daß sie geschätzt, bedingungslos angenommen und von den anderen Mitgliedern unterstützt werden".[37] Das Verlangen nach den Tröstungen der Gruppe, in der man Gleichgesinnten und Gleichunzulänglichen begegnet, bewirkt, dass die Schwachen ebenso naturnotwendig „zueinander",[38] wie die Starken *auseinander* streben. Auch die Redensarten „Not liebt Gesellschaft"[39] oder „Wir sitzen alle im gleichen Boot"[40] verdeutlichen das Phänomen, bei dem Schwache sich im Verbund mit anderen Schwachen wohler und auch stärker fühlen.

Darüber hinaus schützt das identitätsstiftende „Wir-Gefühl"[41] gegen Bedrohungen von außen und führt gemäß Nietzsche zur „Erweckung des Gemeinde-Machtgefühls, demzufolge der Verdruss des Einzelnen an sich durch seine Lust am Gedeihen der Gemeinde übertäubt wird"[42] Nur auf diesem Wege können sich Schwache gemeinsam stark fühlen und ihrem Willen zur Macht folgen.

6.5.2 Die schuldigen Mittel

6.5.2.1 Die Gefühlsausschweifung

Auch die von Nietzsche als *schuldige* Mittel im Kampf mit der Unlust bezeichneten Remeduren werden vom asketischen Priester meist mit bestem Wissen und Gewissen verordnet. Als *schuldig* bezeichnet Nietzsche sie wegen ihrer krankmachenden Wirkung, die sich in „Dauer-Depressionen"[1] und einer Zerrüttung des Nervensystems zeigt.

Die schuldigen Mittel beruhen auf einer „Ausschweifung des Gefühls"[2] und machen sich die Begeisterung zunutze, die in allen starken Affekten wie „Zorn, Furcht, Wollust, Rache, Hoffnung, Triumph, Verzweiflung, Grausamkeit"[3] liegt. Der Priester versteht sich darauf, diese „Meute wilder Hunde im Menschen"[4] loszulassen und sie entweder nach außen oder nach innen zu hetzen.

Als Beispiel für die Wendung nach außen führt Nietzsche die mittelalterliche „Hexen-Hysterie",[5] für die Wendung nach innen die Selbstgeißelungen und „Buss-Quälereien"[6] verzweifelter Sünder an.

Im Zeitalter der Gesundheitswissenschaften werden die nach außen und innen gerichteten Gefühlsausschweifungen im Rahmen von Psychotherapien organisiert. Da die nach innen gerichteten Gefühlsausschweifungen häufig die Voraussetzung für die später nach außen gerichtete Affektabfuhr bilden, sollen sie im Folgenden zuerst untersucht werden.

Um den Gefühlen auf die Spur zu kommen, haben sich fast alle modernen Psychotherapien die „Selbsterforschung"[7] auf ihre Banner geschrieben, die erst durch den hypnotischen Blick auf die eigene Person ermöglicht wird.

Pionierin auf dem Gebiet der Selbsterforschung war die Psychoanalyse mit ihrer Hypothese, psychische Störungen entständen vor allem durch in der Vergangenheit begründete Fehlentwicklungen, verstörende oder traumatische Erlebnisse oder konflikthafte Eltern-Kind-Beziehungen. Dies führte zu der Annahme, die „Bewußtmachung"[8] unbewusster Erfahrungen und der folgende, oft langwierige „Durcharbeitungsprozeß"[9] führe zur Genesung.

Mit dieser Zielsetzung mussten Analysanden im Beisein eines schweigenden Analytikers „in mehreren Sitzungen pro Woche, mit einer Gesamtdauer gewöhnlich von mehreren Jahren"[10] über ihre Kindheit reden, ein Phänomen, das bei Betrachtern von einem fremden Stern sicherlich Überraschung hervorrufen würde.

Die Darstellung des breiten Spektrums der vielen anderen Therapierichtungen würde den Rahmen dieser Arbeit sprengen. Dennoch kann festgestellt werden, dass Selbsterfahrung und Nabelschau, aber auch die Bedeutung der Vergangenheit, in vielen therapeutischen Spielarten eine große Rolle beigemessen wird.

Das Bild der von einem Strich eingeschlossenen und paralysierten Henne Nietzsches verdeutlicht wie kein anderes die Situation des reuebereiten *Verstimmten*, der in eine selbstbespiegelnde Psychotherapie einwilligt:

> „[W]ohin man nur sieht, überall der hypnotische Blick des Sünders, der sich immer in der Einen Richtung bewegt (in der Richtung auf ‚Schuld', als der *einzigen* Leidens-Causalität); überall das böse Gewissen, (…) überall die Vergangenheit zurückgekäut, die That verdreht, das ‚grüne Auge' für alles Thun; überall das zum Lebensinhalt gemachte Missverstehen-*Wollen* des Leidens, dessen Umdeutung in Schuld-, Furcht- und Strafgefühle; überall die Geissel, das härene Hemd, der verhungernde Leib, die Zerknirschung; überall das Sich-selbst-Rädern des Sünders in dem grausamen Räderwerk eines unruhigen, krankhaft-lüsternen Gewissens; (…) In der That, mit diesem System von Prozeduren war die alte Depression, Schwere und Müdigkeit gründlich *überwunden*, das Leben wurde wieder *sehr* interessant".[11]

Bei der in aller Munde liegenden „Aufarbeitung der Kindheit" als Remedur gegen psychische Leiden wird auch im Kontext der modernen Gesundheitswissenschaften pausenlos „die Vergangenheit zurückgekäut" und dabei zweifellos häufig genug „die Tat verdreht". Dem Wunsch nach einem schuldigen Täter kommt die moderne Vermutung, die Weichen würden in der Kindheit gestellt und das Verhalten der Eltern und anderer Bezugspersonen sei Hauptursache späterer Devianzen, entgegen. Auch in diesem Zusammenhang ist Nietzsches Beschreibung des Sünders auf den modernen Psychiatriepatienten übertragbar:

> „Die Leidenden sind allesammt von einer entsetzlichen Bereitwilligkeit und Erfindsamkeit in Vorwänden zu schmerzhaften Affekten; sie geniessen ihren Argwohn schon, das Grübeln über Schlechtigkeiten und scheinbare Beeinträchtigungen, sie durchwühlen die Eingeweide ihrer Vergangenheit und Gegenwart nach dunklen fragwürdigen Geschichten, wo es ihnen freisteht, in einem quälerischen Verdachte zu schwelgen und am eignen Gifte der Bosheit sich zu berauschen – sie reissen die ältesten Wunden auf, sie verbluten sich an längst ausgeheilten Narben, sie machen Übelthäter aus Freund, Weib, Kind und was sonst ihnen am nächsten steht."[12]

Das Aufreißen alter Wunden und die Fokussierung auf die eigene Person und Vergangenheit stehen im Dienst der von Nietzsche beschriebenen „Selbstdisziplinierung" und „Selbstüberwachung" der Herde. Indem der Priester die *Verstimmten* dazu anhält, ihre Aufmerksamkeit ausschließlich auf sich und die eigene Mangelhaftigkeit zu richten, gelingt es ihm, das Ressentiment umzuleiten und dadurch zu entschärfen. Da das Leben durch die Selbstquälereien interessant wird, und die dumpfe Depression auf diesem Weg überwunden werden kann, erreicht der Priester, dass seine Schafe nicht mehr „*gegen* den Schmerz"[13] klagen, sondern geradezu nach diesem lechzen. In der Praxis kann man häufig feststellen, dass die *Verstimmten* nicht von ihren Selbstvorwürfen, Anklagen und Selbstanklagen lassen wollen.

Die Sackgasse, in welche das reumütige Bußtraining münden kann, hat der Philosoph Alfred Esser in seinem Buch *Das Phänomen Reue* beschrieben. In diesem definiert er die Reue als aktive Bewegung, die „von dem heftigen Wunsch, das Rad der Zeit und den Ablauf des Geschehens noch einmal zurückwenden zu können",[14] getrieben wird. Angesichts der historischen Faktizität vergangener Ereignisse wird jedoch schnell die Vergeblichkeit dieses Wunsches deutlich. Gerade wenn die Ursache der Schuld in der genetischen Prädisposition und der eigenen Sozialisation liegen soll, ist keine Loskettung von der Vergangenheit möglich. So schreibt Nietzsche in *Also sprach Zarathustra*:

> „Nicht zurück kann der Wille wollen; dass er die Zeit nicht brechen kann und der Zeit Begierde, – das ist des Willens einsamste Trübsal. (...) Dass die Zeit nicht zurückläuft, das ist sein Ingrimm; ‚Das, was war‘ – so heisst der Stein, den er nicht wälzen kann. (…) Also wurde der Wille, der Befreier, ein Wehethäter: und an Allem, was leiden kann, nimmt er Rache dafür, dass er nicht zurück kann. Diess, ja diess allein ist *Rache* selber: des Willens Widerwille gegen die Zeit und ihr ‚Es war‘.“[15]

Bezüglich jeglicher Handlung rät Nietzsche, niemals der Reue Raum zu geben, „sondern sich sofort sagen: diess hiesse ja der ersten Dummheit eine zweite zugesellen“.[16] Zu dem „ganz eigentlich unphilosophischen Gefühl“[17] der Reue schreibt er:

> „Ich liebe diese Art Feigheit gegen die eigene Tat nicht; man soll sich selbst nicht im Stich lassen unter dem Ansturz unerwarteter Schande und Bedrängnis. Ein extremer Stolz ist da eher am Platz. Zuletzt, was hilft es! Keine Tat wird dadurch, daß sie bereut wird, ungetan; ebensowenig dadurch, daß sie ‚vergeben‘ oder daß sie ‚gesühnt‘ wird. Man müßte Theologe sein, um an eine schuldentilgende Macht zu glauben: wir Immoralisten ziehen es vor, nicht an ‚Schuld‘ zu glauben.“[18]

Im Vorwort der *Unzeitgemäßen Betrachtungen* verweist Nietzsche darauf, dass Menschen nur der Historie dienen sollten, „soweit die Historie dem Leben dient“,[19] und bemerkt: „*es giebt einen Grad von Schlaflosigkeit, von Wiederkäuen, von historischem Sinne, bei dem das Lebendige zu Schaden kommt, und zuletzt zu Grunde geht, sei es nun ein Mensch oder ein Volk oder eine Cultur*“.[20]

Das sich stets innerhalb der Grenzen von Ursache-Wirkungs-Kategorien bewegende psychotherapeutische Denken, das alle menschlichen Phänomene kausalgenetisch zu erklären versucht, und das Neue aus der Historie, d.h. dem Vergangenen herzuleiten sucht, kritisiert auch der Schweizer Psychiater und Daseinsanalytiker

Medard Boss. Die Zersetzung des Menschen mit Hilfe psychologischer Theorien degradiere „die unmittelbar gegebene Erscheinungswelt stets zu etwas bloß Abgeleitetem, Uneigentlichem, ja Unwirklichem"[21] und richte mehr Schaden an, als sie Nutzen bringe. In seinem Buch *Lebensangst, Schuldgefühle und psychotherapeutische Befreiung* schreibt er:

> „Vielmehr gilt es, die gebührende Ehrfurcht vor der unmittelbar gegebenen Echtheit und Gleichursprünglichkeit einer jeden menschlichen Erscheinung wieder zurückzugewinnen. Wir müssen das sich uns Zeigende als das sein und bestehen lassen können, als was es sich selbst zu erkennen gibt."[22]

Auch die nach außen gerichteten Ausschweifungen des Gefühls erfolgen unter priesterlicher Anweisung und Leitung. So kann die Deutung psychischer Krankheit als Folge elterlicher Verfehlungen zur Wendung des Zornes, der Rache und manchmal auch der Grausamkeit nach außen führen. Der heute weitverbreitete Glaube, Voraussetzung für die Erreichung des Seelenfriedens sei es, die Gefühle „herauszulassen",[23] führt dazu, dass Priester ihre Schützlinge geradezu ermuntern, ihren Leidenschaften im geschützten Raum der Therapie freien Lauf zu lassen. „So werden Klienten dazu angehalten, ihren rasenden Zorn auf die Eltern, von denen sie sich vernachlässigt oder mißverstanden fühlen, hinauszubrüllen".[24] Dies geschieht in manchen Fällen in abgelegenen Waldstücken unter therapeutischer Aufsicht. Einige Therapiepraxen sind mit Boxsäcken und gepolsterten Therapieschwertern ausgestattet, um aufgestauten Aggressionen zum Ausbruch zu verhelfen und eine Gefühlsausschweifung zu fördern.

Auch die schon von Freud im Rahmen der Psychoanalyse durchgeführte Technik der Hypnose soll den Hilfesuchenden ermöglichen, zurückliegende traumatische Erlebnisse aufzuspüren. Daraufhin soll der bislang verdrängte, „unterdrückte Affekt freigemacht werden",[25] um eine Katharsis zu ermöglichen. Kathartische Methoden haben bei unterschiedlichen Therapierichtungen „immer eine wichtige Rolle gespielt".[26]

Häufig sind es die wissenschaftlich nicht anerkannten Therapieverfahren, die Ausschweifungen des Gefühls mit Heilungsversprechen verknüpfen. Die sogenannte „Urschreitherapie"[27] von Arthur Janov, bei der geburtliche Traumata erinnert und erneut durchlebt werden sollen, verfolgt eine solche Zielsetzung. Durch die Externalisierung des sogenannten „Urschmerzes" soll der Weg zum „wahren Selbst"[28] eröffnet werden. Elemente dieser Therapieform werden auch in der Transaktionsanalyse, dem Psychodrama oder der Hypnotherapie verwendet.[29]

Das Konzept der Bioenergetik nach Alexander Lowen will psychische Verstimmungen durch therapeutische Körperübungen behandeln. Ob die bei den Übungen auftauchenden Gefühle und Bilder wirklich der eigenen Lebensgeschichte entstammen, oder ob sie nur vom Betroffenen phantasiert oder durch den Therapeuten suggeriert werden, ist unklar. So schreibt der Psychologe Hilarion G. Petzold:

> „Die Leute weinen, schreien, zittern, aber ändern in ihrem Leben nichts. Sie öffnen sich nur oberflächlich, erwerben Muster theatralischen und hysterischen Agitierens und bekommen in immer neuen Workshops kurzzeitige unverbindliche Zuwendung, die ihnen ermöglicht, ihre neurotische Karriere zu verlängern."[30]

Die geschilderte Verlängerung der neurotischen Karrieren spricht für die von Nietzsche vertretene These, dass eine solche Behandlung den Kranken „unter allen Umständen *kränker*"[31] mache. Gerade die schuldige Art der Krankenbehandlung habe den Menschen seiner Ansicht nach

> „ebensoviel wie ‚gezähmt', ‚geschwächt', ‚entmuthigt', ‚raffinirt', ‚verzärtlicht', ‚entmannt' (also beinahe so viel als *geschädigt* …) (…); man frage nur die Irrenärzte, was eine methodische Anwendung von Buss-Quälereien, Zerknirschungen und Erlösungskrämpfen immer mit sich führt".[32]

Durch die vom asketischen Priester initiierte und supervidierte Verzärtelung, Entmannung und Zähmung hat der moderne Mensch nach Nietzsche „unglaublich an *Würde* eingebüßt".[33] Im Gegensatz zum stolzen antiken Menschenbild, das gelungenes Leben an den selbsttätigen Erwerb von Tugenden knüpfte, verfällt der moderne Mensch durch seine Gefühlsausschweifungen „den Augenblicksansprüchen der Affekte, wird hin- und hergerissen und findet weder Form noch Fassung".[34]

Auf die Rolle Jean-Jacques Rousseaus bei dieser „durch das Feuer eines riesenhaften Ressentiment"[35] getriebenen Entwicklung hat nicht nur Max Scheler hingewiesen. Auch der Philosoph Gerd B. Achenbach, dem das Verdienst zukommt, die Philosophie aus dem theoretischen Elfenbeinturm der Universitäten wieder in die praktische Lebenswelt der Menschen zurückgeführt zu haben, sieht in Rousseaus These eines „von Geburt aus guten Menschen" den Ursprung des modernen Glaubens, wenn die menschliche Entwicklung nur ungestört verlaufe, gelinge das Leben von allein. Entdeckt der Mensch sich als schlecht, begreift er sich als Opfer und analysiert sich „als einen, der traumatisiert, neurotisiert ist – in vulgärer Fassung: ‚den man kaputt gemacht hat' –, er ahnt, irgend etwas müsse vorgefallen sein, was ihn in seinem Gutsein hemmte".[36]

Die heute weitverbreitete Anspruchshaltung bezüglich eines Rechts auf optimale Entwicklungs- und Lebensbedingungen wäre in früheren Zeiten vermutlich undenkbar gewesen. Auch die anklagende Haltung, die moderne und in relativem Wohlstand geborene Menschen ihren Eltern gegenüber einnehmen, wäre für Generationen von Menschen früherer Zeitalter vermutlich ein schier undenkbares Phänomen. Eine Erklärung mag darin liegen, dass christliche Gesellschaften dieser Gefahr durch das Gebot, Vater und Mutter zu ehren, vorbeugten. Der wichtigste Grund liegt jedoch im modernen asketischen Ideal der Wissenschaften begründet, denn nie zuvor hat es eine Epoche gegeben, deren hybrider Glaube an die Herstellbarkeit von Gesundheit die Einsicht verdrängen konnte, dass das Dasein als „ein nie zu vollendendes Imperfectum"[37] betrachtet werden müsse.

7. Ansätze zu einer Überwindung des Ressentiments

7.1 Die Philosophie als Antidot gegen das Gift des Ressentiments

Auch wenn sedierende Psychopharmaka das Leid der Betroffenen dämpfen und die priesterliche Medikation meist die Gefahr einer Explosion des Ressentiments bannen kann, vermag die von den asketischen Priestern verordnete „Selbstvivisektion"[1] es nicht, die wachsende innere Vergiftung einzudämmen, die die Herzen der Betroffenen in wahre Mördergruben verwandelt.

Wollen die *Sorgen-Kinder* ihr Ressentiment nicht länger unter der Anleitung asketischer Priester gegen sich selbst und andere richten, sondern den Geist der Rache überwinden, so können sie in der Philosophie ein Antidot gegen innere Vergiftungserscheinungen entdecken.

Gerade das Denken der in den folgenden Kapiteln zur Sprache kommenden Philosophen kann den Anmaßungen des von Sloterdijk beschriebenen modernen „Medizinzynismus"[2] und der damit verbundenen „Devitalisierung und Entmächtigung"[3] der Leidenden ein Ende setzen. Im Bemühen, „die Wirklichkeit zu verteidigen gegen den Wahn der Theoretiker, sie hätten sie begriffen",[4] kann die Philosophie weite Horizonte eröffnen und die *Verstimmten* nicht nur umstimmen, sondern zu einer „reflektierten Einwilligung ins selbstentworfene Leben"[5] einladen.

Im Gegensatz zur Rückwärtswendung des Ressentiments durch asketische Priester muss nach Sloterdijk der Zeitpfeil wohlverstandener philosophischer und therapeutischer Arbeit „immer strikt nach vorne"[6] zeigen. Nietzsches Ruf „Auf die Schiffe, ihr Philosophen!"[7] folgend, könnten in Fragen des Ressentiments versierte *Versucher* und Fürsprecher des Lebens die *Verstimmten* zur Ausfahrt aus den sicheren Häfen des metaphysischen Trostes einladen. Dabei müsste zunächst der „gute, dumme Wille zum ‚Glauben'",[8] der auch dem asketischen Ideal der Wissenschaft zugrunde liegt, über Bord geworfen werden. Durch die Ermutigung der *Verstimmten*, als „Dichter und Fortdichter des Lebens"[9] im Meer der unendlichen Perspektiven wollen, schaffen und „sich selber folgen"[10] zu lernen, kann die von Heidegger geforderte Bergung des Menschen vor dem Nihilismus Wirklichkeit werden.

7.2 Der Abschied von Gesten der Erhöhung und Erniedrigung: der Mensch als „unbegreifbares Unwesen" zwischen dem Unendlichen und dem Nichts – Blaise Pascal

Eine möglicherweise nicht vom Ressentiment gefärbte Beschreibung des Menschen hat der französische Mathematiker, Physiker und Philosoph Blaise Pascal in seinen *Pensées* entworfen. Auch wenn Nietzsche Pascals Hinwendung zu Gott als Fazit aus den philosophischen Erkenntnissen der *Gedanken* kritisiert, so bezeichnet er ihn doch als „bewunderungswürdige[n] *Logiker* des Christenthums".[1] In *Ecce homo* äußert er sogar, dass er Pascal nicht nur „lese, sondern *liebe*, als das lehrreichste Opfer des Christenthums".[2] Würde Pascals Darstellung des Menschen, die auch Nietzsches Zustimmung fand, Teil des Sprachspiels der Psychiatrie, so könnte diese als Weg aus dem Ressentiment und Beitrag zur Ausgestaltung der von Peter Sloterdijk im Schlusskapitel von *Zorn und Zeit* geforderten Paradigmen jenseits des Ressentiments betrachtet werden.

In seinen *Pensées* beschreibt Pascal die menschliche Seinslage und das Elend des Menschen in einer Welt ohne Gott. So unternimmt er in Fragment 72 zusammen mit dem Leser eine Reise in die unendlichen Weiten des Alls, dessen Ausdehnung und Unbegrenztheit die menschlichen Vorstellungskräfte übersteigen. Nach der Rückkehr zu sich selbst soll der Mensch bedenken, was er ist, und „verirrt in diesem versprengten Winkel der Welt und von diesem engen Verließ aus"[3] den eigenen Wert angesichts der Unendlichkeit einzuschätzen versuchen. Daraufhin führt Pascal seinen Lesern auf einer Reise in die Tiefen des menschlichen Körpers einen anderen unfassbaren Abgrund vor Augen. Die sich dabei entfaltende Unermesslichkeit innerer Welten aus Adern, Säften, Tropfen und Gasen lassen den Menschen selbst als All erscheinen gegenüber dem Nichts, zu dem er nie gelangen kann.

Angesichts dieser doppelten Unendlichkeit, in die der Mensch als sterbliches und somit endliches Wesen gestellt ist, und die ihm in ihren innersten Geheimnissen verborgen bleibt, lautet Pascals Fazit:

> „Wer sich derart sehen wird, wird vor sich selbst erschaudern und wenn er sich so sich selbst vorstellt, geprägt in den Stoff, den die Natur ihm zuteilte, zwischen den beiden Abgründen des Unendlichen und des Nichts, wird er erbeben vor der Schau dieser Wunder, und ich glaube, daß, wenn sich seine Neugierde in Bewunderung verwandelt hat, er eher bereit sein wird, in Stille darüber nachzusinnen als sie anmaßend erforschen zu wollen.
> Denn, was ist zum Schluß der Mensch in der Natur? Ein Nichts vor dem Unendlichen, ein All gegenüber dem Nichts, eine Mitte zwischen Nichts und All. Unendlich entfernt von dem Begreifen der äußersten Grenzen, sind ihm das Ende aller Dinge und ihre Gründe undurchdringlich verborgen, unlösbares Geheimnis; er ist gleich unfähig, das Nichts zu fassen, aus dem er gehoben, wie das Unendliche, das ihn verschlingt."[4]

Mit der Erkenntnis dieser unheimlichen Seinslage verbinden sich gleichzeitig Größe und Elend des Menschen und bedingen ein Missverhältnis, das Pascal mit den folgenden Worten beschreibt:

> „Nur ein Schilfrohr, das zerbrechlichste in der Welt, ist der Mensch, aber ein Schilfrohr, das denkt. Nicht ist es nötig, daß sich das All wappne, um ihn zu vernichten: ein Windhauch, ein Wassertropfen reichen hin, um ihn zu töten. Aber, wenn das All ihn vernichten würde, so wäre der Mensch doch edler als das, was ihn zerstört, denn er weiß, daß er stirbt, und er kennt die Übermacht des Weltalls über ihn; das Weltall aber weiß nichts davon. Unsere ganze Würde besteht also im Denken, an ihm müssen wir uns aufrichten und nicht am Raum und an der Zeit, die wir doch nie ausschöpfen werden."[5]

Gerade die Fähigkeit, denken zu können, und sich dadurch der eigenen Ohnmacht, Sterblichkeit und somit des Elends der *conditio humana* bewusst zu werden, macht die Größe des Menschen aus. Die tiefe innere Widersprüchlichkeit der menschlichen Natur, die aus ihrer gleichzeitigen Größe und Nichtigkeit resultiert, bringt Pascal nicht nur in der Metapher des *denkenden Schilfrohrs*, sondern auch in paradoxen

Formulierungen wie „weder Engel noch Tier"[6] zum Ausdruck. Verkennt der Mensch die eigene Doppelnatur und hält sich entweder für einen Engel oder für ein Tier, so bringt er sich laut Pascal in Gefahr. Der Philosoph will nicht dulden, „daß man sich bei diesem, auch nicht, daß man sich bei jenem beruhigt",[7] um durch eine Fixierung des Menschenwesens einen Stützpunkt und Ruhe zu finden. Stattdessen schreibt er: „Schmeichelt er sich, so erniedrige ich ihn; erniedrigt er sich, so schmeichele ich ihm; und immer widerspreche ich, bis er begreift, daß er ein unbegreifbares Unwesen ist."[8]

Statt ein eindeutiges Menschenbild zu entwerfen, will Pascal den Menschen in Unruhe versetzen. Gemäß dem Philosophen Ludwig Giesz stellt Pascal alle Anthropologie in Frage, „sofern sie Bescheid zu wissen glaubt",[9] und wendet sich so gegen die moderne naturwissenschaftlich oder soziologisch geprägte Wissenschaft vom Menschen. Im Sinne Pascals ist die Anthropologie eine „beruhigende Ablenkung des Menschen von sich selbst als einem wesentlich in Unruhe befindlichen Ding".[10] Unruhe stiften will auch Nietzsche, wenn er den Menschen in den *Dionysos-Dithyramben* als „zwischen zwei Nichtse eingekrümmt, ein Fragezeichen, ein müdes Räthsel"[11] bezeichnet.

Seine Denkfähigkeit sollte der Mensch gemäß Pascal nicht auf ein wissenschaftliches, sondern auf ein existentielles Denken verwenden, welches erfordere „daß man mit sich selbst beginne, und zwar mit seinem Schöpfer und mit seinem Ende".[12] Eine wissenschaftliche Auseinandersetzung mit dem Menschen müsse ihr Ziel zwangsläufig verfehlen. So schreibt Pascal:

> „Nachdem ich das Studium der Menschen begonnen hatte, erkannte ich, daß die reinen Wissenschaften dem Menschen nicht angemessen sind und daß ich mich über meine Seinslage, während ich sie studierte, mehr irrte als die, die von ihnen nichts wissen."[13]

Mit diesen Worten erteilt der Naturwissenschaftler seiner eigenen Zunft in Fragen des Menschen eine klare Absage. Da die Wissenschaften das, „was wir als Dasein, Existenz, Subjektivität, Person"[14] bezeichnen, systematisch ausblenden oder zu objektivieren versuchen, verfehlen sie das menschliche Wesen. So schreibt auch Ludwig Wittgenstein in seinem *Tractatus logico-philosophicus*: „Wir fühlen, daß, selbst wenn alle *möglichen* wissenschaftlichen Fragen beantwortet sind, unsere Lebensprobleme noch gar nicht berührt sind."[15]

Pascal erscheint die Vorstellung, die Materie könne sich selbst erkennen, als unhaltbar, und so hält er es für unmöglich, „daß der Teil, der in uns denkt, anders als geistig sei".[16] Trotz seiner aus Körper und Geist bestehenden Konstitution könne der Mensch nicht begreifen, „was Körper und noch weniger, was Geist ist und am wenigsten von allem, wie ein Körper mit einem Geist vereint sein könne".[17] Weder die Substanz, der Ort noch das Herkommen von Geist und Seele seien durch die schwachen Einsichten der Forscher und Lehrer dieser Welt jemals erschlossen worden.[18]

Bis heute beschäftigt die Frage nach dem menschlichen Geist die Wissenschaften und bleibt, Pascals Prognose bestätigend, unbeantwortet. In seinem Anfang 2014 erschienenen Essay „Brücke zum Bewusstsein" nimmt der Nervenarzt Felix Tretter Stellung zum aktuellen Stand der Hirnforschung und den Bemühungen der Neurowissenschaften zur Beantwortung der Frage „Was ist der Mensch?"[19] In Forscherkreisen sei immer noch unklar, was „das Geistige"[20] des Menschen sei und in welcher Gehirnregion der Geist lokalisiert werden solle. Fraglich sei auch, „ob das Gehirn das Geistige ‚erzeugt' und, wenn ja, wie?"[21] Weiterhin herrsche Uneinigkeit darüber, was die Ergebnisse der neurophysiologischen Experimente tatsächlich besagten. Zwar könne anhand bildgebender Verfahren die Aktivität von Nervenzellen beobachtet werden, doch bei allen Bemühungen, durch diese „Konstruktionen von Konstruktionen"[22] seelische Vorgänge erklären zu wollen, sei Vorsicht geboten. So schreibt Tretter: „Wie sollen krankhafte Interaktionen von etwa 100 Milliarden Nervenzellen mit 100 Billionen Synapsen bei Angst oder Depression ‚verstanden' werden?"[23]

Schließlich kommt er zu dem Schluss, dass für die Entwicklung einer neuen, nachdenklichen Neurowissenschaft, die „auch ihre eigenen Grundlagen hinterfragen und ihre Grenzen erkennen kann, […] ein neues akademisches Fach: die Neurophilosophie"[24] notwendig sei. Der in diesem Artikel von einem der aktuell führenden Neurowissenschaftler dargestellte Stand der Gehirnforschung bestätigt die ungebrochene Aktualität der von Pascal beschriebenen These von der Fragwürdigkeit des Menschen.[EE]

[EE] Auch das Journal für Philosophie *Der blaue Reiter* wählte in seiner Ausgabe vom Februar 2013 den Titel „Was ist der Mensch?" (Der blaue Reiter, Ausgabe 34, 2/2013), in dem Philosophen wie Thomas Macho oder Rüdiger Vaas sich dem Thema aus unterschiedlichen Perspektiven nähern.
Ein Plädoyer gegen die „Wut des Verstehens" (Hörisch 1988, S. 61) bei der „Fremdes in Eigenes assimiliert" (Ebd.) werden soll, formuliert der Philosoph Jochen Hörisch in seinem gleichnamigen Buch im Anschluss an den frühen Schleiermacher und betrachtet das *Verstehen* als „Schlaf- und Beruhigungsmittel" (Ebd., S. 103).

Auch die innerweltlichen und kosmischen Zusammenhänge, in denen der Mensch als *unbegreifbares Unwesen* steht, sind Pascal unverständlich. So schreibt er:

> „Wie sollte es möglich sein, daß ein Teil das Ganze kenne? Aber vielleicht wird er beanspruchen, wenigstens die Teile zu kennen, die ein gemeinsames Maß mit ihm haben? Aber die Teile der Welt stehen alle derart in Zusammenhang, sind so miteinander verflochten, daß ich es für unmöglich halte, einen ohne den anderen und ohne das Ganze zu verstehen."[25]

Die für den Menschen nicht nachvollziehbare Verwobenheit aller Dinge beschreibt er besonders anschaulich in Fragment 505: „Die geringste Bewegung wirkt auf die ganze Natur; das ganze Meer ändert ein Stein."[26]

Auch diese Beobachtungen zeugen von der Aktualität des Pascalschen Denkens, das die Botschaft der vierhundert Jahre später entwickelten Chaostheorie vorwegnehmen sollte. Diese besagt, dass die „theoretisch beherrschbaren und regelbaren Phänomene die Ausnahme bilden",[27] da nicht vorhersehbare Störfaktoren und äußere Einflüsse die Berechenbarkeit von komplexen Systemen verhindern.

Pascals These, dass ein Stein das Meer verändere, nimmt ein im Rahmen der Chaostheorie als „Schmetterlingseffekt"[28] bekannt gewordenes Phänomen vorweg. Dabei potenzieren sich winzig kleine Unterschiede in den Anfangsbedingungen im Lauf der Zeit und führen zu großen Veränderungen im System. So kann nach dieser Theorie der Flügelschlag eines Schmetterlings in Brasilien einen Monat später einen Tornado in Texas hervorrufen. Am Ende seiner Untersuchungen zur Lage des Menschen zieht Pascal das folgende Fazit:

> „Das ist unsere wirkliche Lage. Sie ist es, die uns unfähig macht, etwas gewiß zu wissen und restlos ohne Wissen zu sein. Auf einer unermeßlichen Mitte treiben wir dahin, immer im Ungewissen und treibend und von einem Ende gegen das andere gestoßen. An welchen Grenzpfahl immer wir uns binden und halten möchten, jeder schwankt und entschwindet, und wenn wir ihm folgen, entschlüpft er unserm Griff und entgleitet uns und flieht in einer Flucht ohne Ende. Nichts hält uns zuliebe an. Das ist die Lage, die uns natürlich ist und in jedem Fall die gegensätzlichste zu unsern Wünschen; wir brennen vor Gier einen festen Grund zu finden und eine

letzte beständige Basis, um darauf einen Turm zu bauen, der bis in das Unendliche ragt; aber all unsere Fundamente zerbrechen, und die Erde öffnet sich bis zu den Abgründen.“[29]

Anstatt in die Geborgenheit einer festen Weltordnung eingebunden zu sein, von der her der Mensch sich verstehen könnte, findet er sich also entwurzelt und orientierungslos an einem ihm nicht einsichtigen Ort irgendwo im Universum. Trotz seines Bemühens um Gewissheit, Sicherheit und Beständigkeit bleibt ihm nur die bittere Erkenntnis:

> „Weder weiß ich, wer mich in die Welt setzte, noch was die Welt ist, noch
> was ich selbst bin. In einer furchtbaren Unwissenheit über alles und jedes
> bin ich. Ich weiß nicht, was mein Leib ist, noch was meine Sinne sind, noch
> was meine Seele ist, und der Teil meines Ichs sogar, der in mir das denkt,
> was ich sage, der über alles und über mich selbst nachdenkt, kennt sich
> nicht besser als das Übrige.“[30]

Die wahrhaft großen Seelen erkennen, nachdem sie alles dem Menschen zugängliche Wissen erlangt haben, „daß sie nichts wissen, und sich so in der gleichen Unwissenheit wiederfinden, von der sie ausgingen; das aber ist eine wissende Unwissenheit, die von sich weiß“.[31] Viele der Menschen, die ihre natürliche Unwissenheit aufgaben und nach Wissen strebten, ohne jedoch zur Einsicht in die *wissende Unwissenheit* zu gelangen, färben sich mit der „selbstgefälligen Wissenschaft und spielen die Wissenden. Sie sind es, die die Welt beunruhigen und die falsch über alles urteilen.“[32]

Pascals *wissende Unwissenheit* geht zurück auf das schon von Sokrates formulierte „Bewußtsein des Nichtwissens“,[33] eine Einsicht, die das delphische Orakel zu dem Urteil kommen ließ, der Philosoph wisse mehr als alle „für weise Gehaltenen“.[34] Auch der Theologe, Philosoph und Mathematiker Nikolaus von Kues wusste von der „belehrte[n] Unwissenheit“[35] und formulierte in seinem 1440 erschienenen Buch *De docta ignorantia*: „*Die volle Wahrheit ist unergründbar* (...). Je gründlicher wir in dieser Unwissenheit belehrt sind, desto näher kommen wir an die Wahrheit selbst heran.“[36]

Mit seinen *Pensées* als Apologie des Christentums versucht Pascal, den Menschen die bloße Scheinhaftigkeit ihrer vermeintlichen Gewissheiten vor Augen zu führen, damit sie sich auf die Suche nach Gott begeben. Allein die christliche Religion bietet seiner Ansicht nach die Sicherheit, der die Menschen in ihrer ungewissen Lage bedürfen. Von seiner eigenen Bekehrung zum Glauben im Jahre 1654 durch eine Gottesvision verfasste er ein „Mémorial",[37] das er in seinen Mantelsaum einnähen ließ, um es immer bei sich zu tragen.

Ohne aus Pascals schonungsloser Analyse der *conditio humana* die gleichen Konsequenzen zu ziehen, hat Friedrich Nietzsche dessen Einschätzung der menschlichen Lage bekräftigt. Die Herausforderung an den Menschen besteht nach Nietzsche jedoch darin, in einer Welt ohne Gott zu existieren und den Tröstungen der Religion zu widerstehen. Die menschliche Anmaßung, die darin besteht, unerschütterlich an die eigene Erkenntnisfähigkeit zu glauben, hat er in seiner Schrift *Über Wahrheit und Lüge im außermoralischen Sinne* bildreich und wortgewaltig zum Ausdruck gebracht:

> „In irgend einem abgelegenen Winkel des in zahllosen Sonnensystemen flimmernd ausgegossenen Weltalls gab es einmal ein Gestirn, auf dem kluge Thiere das Erkennen erfanden. Es war die hochmüthigste und verlogenste Minute der ‚Weltgeschichte': aber doch nur eine Minute. Nach wenigen Athemzügen der Natur erstarrte das Gestirn, und die klugen Thiere mussten sterben. – So könnte Jemand eine Fabel erfinden und würde doch nicht genügend illustrirt haben, wie kläglich, wie schattenhaft und flüchtig, wie zwecklos und beliebig sich der menschliche Intellekt innerhalb der Natur ausnimmt; es gab Ewigkeiten, in denen er nicht war; wenn es wieder mit ihm vorbei ist, wird sich nichts begeben haben. Denn es giebt für jenen Intellekt keine weitere Mission, die über das Menschenleben hinausführte. Sondern menschlich ist er, und nur sein Besitzer und Erzeuger nimmt ihn so pathetisch, als ob die Angeln der Welt sich in ihm drehten. Könnten wir uns aber mit der Mücke verständigen, so würden wir vernehmen, dass auch sie mit diesem Pathos durch die Luft schwimmt und in sich das fliegende Centrum dieser Welt fühlt."[38]

In der neueren Philosophie findet sich der Gedanke der „Geworfenheit"[39] in die Freiheit und der damit verbundenen „Verlassenheit"[40] zum Beispiel bei Jean-Paul Sartre wieder.

Das „Sichausgesetztfinden in einer nicht geheuren Lage"[41] ohne die Möglichkeit objektiver Erkenntnis muss jedoch nicht in Verzweiflung enden, denn die Einsicht in die *docta ignorantia* stellt die Basis für einen ressentimentfreien Umgang der Menschen miteinander dar. Wie im nächsten Kapitel gezeigt werden soll, ist diese Einsicht auch für Begegnungen im Sprachspiel der Psychiatrie von großer Tragweite.

7.2.1 Die Haltung der „wissenden Unwissenheit", die von sich weiß

Hat der Therapeut verstanden, dass sowohl er selbst als auch sein Patient Vertreter der rätselhaften Spezies Mensch und somit *unbegreifbare Unwesen* sind, wird er vermutlich vormals erlernte Gewissheiten und Menschenbilder in Frage stellen. Er, der bislang als Fachmann für den Bereich Psychiatrie und Psychologie und somit Experte für Fragen des Menschseins auftrat, wird sich eingestehen müssen, letztgültige Antworten nicht anbieten zu können. Monokausale Erklärungen für Phänomene des Menschlichen, wie die Reduzierung von Depressionen auf Stoffwechselstörungen im Gehirn, erscheinen vor dem Hintergrund der *Pensées* als unzulässige Vereinfachung. Der Versuch, Depressionen stattdessen vor dem Hintergrund der Philosophie Peter Sloterdijks „als existentielle Erfahrung der Schwere"[1] und somit eher als philosophisches denn als psychiatrisches Thema zu betrachten, käme diesem menschlichen Phänomen in seiner Rätselhaftigkeit sicherlich bedeutend näher.

Besonders das aus Pascals Untersuchungen hervorgehende notwendige Verschwinden der Unterschiede zwischen Behandlern und Behandlungssuchenden dürfte im Sprachspiel der Psychiatrie für Aufruhr sorgen. So schreibt Pascal angesichts des durch die doppelte Unendlichkeit verursachten „metaphysischen Schock[s]"[2] und die Einsicht in die Nichtigkeit und Unwissenheit des Menschen:

> „Was zählt es, da diese Mitte, die uns zuteil geworden ist, immer gleich weit von den Extremen entfernt ist, ob ein anderer etwas mehr von den Dingen weiß? Tut er das, so sieht er sie aus etwas größerer Höhe, aber ist er nicht immer unendlich entfernt von der Grenze, und ist die Dauer unseres Lebens, wenn wir zehn Jahre länger leben, nicht gleichfalls unendlich entfernt von der Ewigkeit? Im Angesicht dieser Unendlichen sind alle Endlichen gleich, und ich sehe keinen Grund, weshalb unsere Einbildung sich lieber diesem als jenem verbinden sollte. Nur der Vergleich zwischen uns und Endlichem macht uns Kummer."[3]

Allein die *wissende Unwissenheit, die von sich selbst weiß*, macht das Wissen des Menschen aus. Durch diese Einsicht wird eine Demut der Vernunft begründet, die als „Gegengift für Selbstüberschätzung"[4] wirken kann. Auf diesem Wege können die beiden Maßlosigkeiten vermieden werden, die Pascal in Fragment 253 als „Ausschluß der Vernunft. – Nur die Vernunft gelten lassen"[5] bezeichnet. Erkennt die menschliche Vernunft jedoch die Opakheit und Intransparenz der „magna quaestio"[6] nach dem Wesen des Menschen an, so gelingt es ihr, wahrhaft vernünftig zu sein und die Gefahr von Anmaßung und Hybris zu bannen.

Allein das „Frage-Sein"[7] des Menschen, dem „das aller Tierwelt doch wesentlich mitgegebene *Antwortsystem*"[8] fehlt, kann als „eine Enklave innerhalb des Universums"[9] betrachtet werden, die die Größe des Menschen ausmacht. Gelänge es dem Therapeuten, den Ratsuchenden die Demut der Vernunft allmählich näherzubringen, wäre viel gewonnen. Das wissende Nichtwissen bestünde dabei im „Fragen und Weiterfragen",[10] ohne den von vornherein zum Scheitern verurteilten Anspruch auf letzte Antworten zu erheben.

Da das Ressentiment immer von Herabsetzungsmechanismen begleitet wird, könnte eine Nivellierung der Unterschiede zwischen Berater und Ratsuchendem für eine entgiftete und ressentimentfreiere Beziehungsgestaltung sorgen. Wenn vor dem Hintergrund der Pascalschen Sichtweise wahre Erkenntnis nicht möglich ist, und es angesichts des Unendlichen keinen großen Unterschied zwischen den Endlichen gibt, erscheinen alle Gründe, sich zu erhöhen und andere zu erniedrigen, nichtig. Auch vice versa hat diese Einsicht Gültigkeit.

Die existentielle Ohnmacht, die alle Menschen verbindet, hat auch Peter Sloterdijk in seiner Philosophie des Zurweltkommens eindrücklich beschrieben. So beginnt mit der Geburt die Bewegung der Menschenkinder „aus dem Gesetzten ins Entsetzte, aus dem Häuslichen ins Unheimliche".[11] Die dem Dasein selbst anhaftende Unheimlichkeit entsteht durch das Hineingehaltensein der menschlichen Existenz „ins Nichts, das heißt ins Ungegebene und Entgründete".[12] Da alle Versprechungen letztendlich unhaltbar sind und es bei der gefährlichen Irrfahrt durchs Weltlabyrinth keine Garantien für ein gelungenes Leben gibt, müssen die Menschen einsehen, dass das Leben nichts „Berechenbares, Sinnvolles, Heimisches und Haltgebendes"[13] ist. Nach Sloterdijk besteht die gemeinsame Lage der Menschen darin, bei ihrem „Besuch im Unheimlichen"[14] gefährlich zu leben.

Hat der Therapeut erkannt, dass alle Menschen in der gleichen Lage sind und die Unsicherheit der Existenz einen fundamentalontologischen Aspekt darstellt, so begreift er sich als *denkendes Schilfrohr*, dessen Zerbrechlichkeit durch nichts geschützt werden kann. Viel innere Stärke ist notwendig, um vor dem Elend des Menschen und somit auch der eigenen Lage nicht die Augen zu verschließen. Gesteht der Therapeut sich ein, ebenso wenig vor Krankheit, Verlust, Tod und Scheitern gefeit zu sein, wie seine Patienten, kann er ihnen mit einer Haltung des Mitgefühls und der von Thomas Macho beschriebenen „Solidarität der Sterblichen"[15] begegnen.

Sowohl die Erkenntnis der gemeinsamen Lage als auch das daraus erwachsende Solidaritätsgefühl können als Remedur gegen das Ressentiment betrachtet werden. Die das „Ressentiment der Mächtigen" kennzeichnenden rächerischen Herabsetzungsmechanismen, welche asketischen Priestern als Selbstschutz dienen und die Erkenntnis der eigenen existentiellen Ungeschütztheit abwehren sollen, werden auf diesem Weg überflüssig.

So würde ein Therapeut der „wissenden Unwissenheit" darauf verzichten, die Hilfesuchenden durch den unreflektierten Gebrauch psychiatrischer Diagnosen zu stigmatisieren und auf diese Weise zu suggerieren, sie seien krank, schuldig und für ihr Unglück selbst verantwortlich. Anstatt vom *Herrenrecht, Namen zu geben* Gebrauch zu machen und sein Gegenüber mit pathologisierenden sprachlichen Etiketten abzuwerten, könnte er dessen unverwechselbare Besonderheit anerkennen und ihn als *unbegreifbares Unwesen* würdigen. Aus dem tiefen Wissen, dass der „Wut des Verstehens"[16] Grenzen gesetzt sind, könnte er sich den Hilfesuchenden mit Offenheit nähern und ihre bisherigen mehr oder weniger erfolgreichen Versuche, Halt im Haltlosen zu finden, anerkennen. Auch ein Verzicht auf Hohn, Spott und Klagen über die Leidenden wäre mit einer derartigen Haltung verbunden. Gesunde krank zu machen, läge einem Therapeuten der „wissenden Unwissenheit" fern.

Einen Verzicht auf Diagnosen befürworten bereits einige Vertreter der systemischen Therapie. Für den amerikanischen Psychologen Jay S. Efran schließen Worte und Etikette „die Beobachtung kurz",[17] da sie die genaue Beobachtung der Phänomene, auf die sie sich beziehen, überflüssig zu machen scheinen. Anstatt sich auf das Sprachspiel der Wissenschaften mit ihren „irreführenden Metaphern der Medizin (…) wie Krankheit, PatientInnen, Symptome, Behandlungen, Kur, Diagnose, Prognose und Ätiologie"[18] einzulassen, sollte man seiner Ansicht nach diese Konzepte ausweiten und durch flexiblere Begriffe, wie zum Beispiel „Probleme im Leben",[19] ersetzen. Auch die deutschen Psychologen Arist von Schlippe und Jochen Schweitzer raten zu einer „Entdinglichung"[20] von Krankheiten durch den Verzicht auf Diagnosen. Durch die Berücksichtigung des Handlungsaspekts von Sprache und die Beobachtung, dass sprachliche Konstrukte bestimmte Arten des Zusammenlebens, wie auch den Ausschluss von „psychisch Kranken", hervorbringen, stehen sie deutlich in der Tradition der Spätphilosophie Wittgensteins. Dessen Sprachspieltheorie hat der Philosoph und Psychologe Hans Rudi Fischer in seinem lesenswerten Buch *Sprache und Lebensform* auf den Bereich der systemischen Therapie übertragen und „Wittgensteins genuinen Beitrag zur Philosophie der Psychologie"[21] hervorgehoben.

Zweifellos müsste ein Therapeut der „wissenden Unwissenheit" stark genug sein, um die Furcht zu ertragen, die der Anblick unglücklicher und leidender Menschen bei ihm auslöst. Schließlich bringt diese ihm zu Bewusstsein, dass auch er keine begründeten Forderungen nach verdientem Glück erheben kann. Das tiefe Wissen um die eigene Verwundbarkeit muss den von Max Weber beschriebenen pharisäischen Glauben der Mächtigen an einen legitimen Anspruch auf Glück erschüttern.

Den Lastcharakter des Lebens anerkennend und falsche Sicherheiten in Frage stellend, müsste sich der Therapeut nicht mehr durch „Welt- und Lebensentwertung"[22] am Leben rächen und dessen Erscheinungen verspotten oder pathologisieren.

Um eine derartige Haltung wird er sich mit allen Kräften aktiv bemühen müssen, denn die Abwehr des Unheimlichen liegt nach Pascal tief in der Natur des Menschen begründet. „[T]ausend Zufällen unterworfen, die unvermeidlich Kummer bereiten",[23] findet er Ablenkung von seiner Lage durch „*Zerstreuung*. Da die Menschen unfähig waren, Tod, Elend, Ungewissheit zu überwinden, sind sie, um glücklich zu sein, übereingekommen, nicht daran zu denken".[24] Nicht nur Spiel und Vergnügen, sondern auch die „Geschäfte"[25] lenken den Menschen von seiner Lage ab. Der Arbeitseifer der zum *animal laborans* mutierten asketischen Priester wurde bereits im Kapitel 6.3.6 als Flucht vor den eigenen Ohnmachtsgefühlen gedeutet. Gleichzeitig gilt vielen Priestern ihre übertriebene Leistungsbereitschaft als Beweis der eigenen Allmacht, die der Erfahrung von Ohnmacht entgegenwirken soll. Die Bereitschaft, dem Gegebenen ins Auge zu sehen, könnte bei Therapeuten der „wissenden Unwissenheit" zu einer bewussten Entschleunigung und einer wachsenden Bereitschaft, die eigene Seinslage anzuerkennen, führen. So würden sie Pascals Forderung, „daß man mit sich selbst beginne"[26] nachkommen.

Wie im Rahmen der Untersuchung bereits gezeigt werden konnte, sind auch Größen- und Allmachtsphantasien ein guter Nährboden für das Ressentiment. Nicht nur, um dem eigenen Gefühl der Ohnmacht entgegenzuwirken, sondern auch, um Schwächere besser erniedrigen zu können, streben viele asketische Priester nach machtvollen Positionen in der Gesellschaft. Dabei vergrößert die eigene Erhöhung durch Titel, Diplome, Zusatzausbildungen und angebliches Expertenwissen den Abstand zu den Hilfesuchenden und täuscht Allwissenheit vor. Damit Therapeuten der „wissenden Unwissenheit" einen Platz im Gesundheitssystem einnehmen können, benötigen natürlich auch sie entsprechende Qualifikationen. Diese sollten sie jedoch nicht mit dem Besitz von Wissen verwechseln, sondern ihre therapeutischen Titel lediglich als Eintrittskarte in das Sprachspiel der Psychiatrie, ihre theoretischen Kenntnisse als mögliche Hilfe zur Hypothesenbildung betrachten.

Darüber hinaus sollten sich auch die Therapeuten ihren Gesprächspartnern gegenüber in ihrer Rätselhaftigkeit offenbaren. Als *unbegreifbare Unwesen* verstehen auch sie sich selbst manchmal nicht und haben Ressentiment, Ängste, Fehler, spüren Ungewissheit und lassen sich durch Faulheit und Feigheit hemmen. Dieses vor sich und den Ratsuchenden einzugestehen, erfordert sehr viel Mut. Schließlich muss die Angst überwunden werden, sich möglicherweise vor den Patienten zu desavouieren und als schlechte Therapeuten zu erscheinen. Gerade von Therapeuten wird häufig erwartet, sie wüssten, wie richtiges Leben funktioniert, und so wird das Privatleben häufig als Garant und Zeugnis der beruflichen Kompetenz betrachtet.

Seine Fehler vor anderen einzugestehen, ist nach Pascal eine der schwierigsten menschlichen Aufgaben überhaupt. Schließlich ist die Abneigung gegen die Wahrheit untrennbar mit der „Eigenliebe und jene[m] Trieb (...), sich selbst zu Gott zu machen",[27] verbunden. So richtet das menschliche Bewusstsein „seine ganze Mühe darauf, vor den andern und vor sich selbst seine Fehler zu verbergen, es kann nicht dulden, daß man sie ihm zeige, noch daß man sie bemerke".[28] Statt sich über den Hinweis auf persönliche Laster und Unvollkommenheiten zu freuen, da dieser eine Überwindung der Mängel erleichtern könnte, stellt Pascal fest, „daß wir die Wahrheit und die, die sie uns sagen, hassen und nur die schätzen, die sich zu unserm Vorteil täuschen, und daß wir von ihnen anders eingeschätzt werden wollen, als wir wirklich sind".[29]

Nach Pascal möchte der Mensch, dass man ihm schmeichle und liebt es, über sich selbst getäuscht zu werden. Er ist

„nichts als Verstellung, Lüge und Scheinheiligkeit, und zwar sowohl vor sich selbst, als gegenüber den andern. Er will nicht, daß man ihm die Wahrheit sagt, und er vermeidet, sie den andern zu sagen. Und all diese Anlagen haben, so fern sie von der Gerechtigkeit und der Vernunft sind, ihren natürlichen Grund in seinem Herzen.“[30]

Die Tatsache, dass der Mensch von seinen Mitmenschen „geliebt und geachtet“[31] werden will, aber gleichzeitig davon überzeugt ist, dass „seine Mängel nur ihre Abneigung und Verachtung verdienen“,[32] ist ein Zeichen dafür, wie tief das Ressentiment in ihm selbst verankert ist. Eine aus dem Ressentiment führende Bejahung der Wirklichkeit würde bedeuten, dass er bereit wäre, der unbequemen Gewissheit, als Mensch notwendig Mängel und Fehler zu haben, ins Auge zu sehen. Mit den Lippenbekenntnissen kleinerer Fehler, die zwischen Menschen zum guten Ton gehören und sicher niemals die wunden Punkte treffen, hat dies wenig zu tun.

Gemäß Nietzsches Dictum „Auch der Muthigste von uns hat nur selten den Muth zu dem, was er eigentlich *weiss*“,[33] wäre die wachsende Bereitschaft zum Eingeständnis der eigenen Unvollkommenheit vor sich selbst und anderen ein großer Schritt zur Selbstbejahung. Eine solche schwere, langwierige und Selbstüberwindung fordernde Übung ist im Kampf gegen das Ressentiment unverzichtbar.

Die im aktuellen psychiatrischen Sprachspiel geltende Unterscheidung zwischen „gesund“ und „krank“ würde durch eine derartig mutige Art der Selbstdarstellung in Frage gestellt und könnte einen ressentimentfreieren Umgang miteinander ermöglichen.

Durch das Eingeständnis, mit den Hilfebedürftigen auf einer Stufe zu stehen, vollzöge sich ein weitgehender Verzicht auf die priesterlichen Herrschaftsinstrumente und Machtmittel. Die Nichtinanspruchnahme der Deutungshoheit, die dem asketischen Priester als Experten und Vertreter des asketischen Ideals zukam, führt zur Aufgabe des Willens zur Wahrheit. Das Wissen um die *wissende Unwissenheit* zeichnet den Therapeuten als besonderen Gesprächspartner aus und befähigt ihn zur Ausübung seiner Funktion als Daseinsberater. Sie bewahrt ihn vor dem von Pascal gefürchteten Unglück, das darin besteht, dass „wer den Engel will, das Tier macht“.[34] Nur Therapeuten, die sich für Engel halten und allwissend wähnen, bringen sich paradoxerweise um ihre tatsächlichen

Erkenntnismöglichkeiten. Die Einsicht in das Unvermögen der Wissenschaften bei der Frage nach dem Wesen des Menschen sollte nach Ansicht des Biologen und Philosophen Rüdiger Vaas in diesem Sinn nicht als Kränkung missverstanden, sondern als hilfreiche „Befreiung von Illusionen"[35] erachtet werden. Die Philosophie als „uneingeschränktes Interesse und grenzenlose Aufmerksamkeit"[36] stellt hingegen das Vermögen dar, „mit Unsicherheiten besser leben zu können als mit Sicherheiten, die in Wahrheit keine sind, sondern Betrug, wie er sich im Bunde mit der Trägheit des Herzens einnistet".[37]

Dem narzisstischen Irrglauben, ein Engel zu sein, rückt Pascal mit den Worten „wir sind etwas, aber wir sind nicht alles"[38] zu Leibe. So plädiert er dafür, sich selbst, aber auch andere nicht zu wichtig zu nehmen. Diese Art von Fehleinschätzung kann nicht nur bei Therapeuten, sondern auch bei Patienten beobachtet werden. Letztere überschätzen häufig sowohl das mutmaßliche Geheimwissen der asketischen Priester als auch das angebliche Glück der sogenannten Normalen. Sie glauben, die „Gesunden" lebten bereits in einem paradiesischen *Anderswo*, zu dem sie selbst aufgrund ihrer „Erkrankung" keinen Zutritt hätten. Durch die eigene Verkleinerung blähen sie nicht nur das mutmaßliche Glück der anderen, sondern auch ihr Elend besonders auf. Diesen „ressentimentale[n] Modus der Weltauslegung"[39] wählend, verkennen sie die Realität und vermuten, es gäbe Existenz ohne Leiden.

Über die Beweggründe dieses Verhaltens schreibt der Erziehungswissenschaftler und Publizist Hartmut von Hentig:

„Eine der schlimmsten Verführungen in unserer bedrohlichen und bedrohten Welt ist der uns allenthalben angebotene Status des Patienten. Die Schwierigkeiten sind zu groß für uns, wir fühlen uns überfordert und suchen nicht etwa jemanden, der uns stärkt, sondern jemanden, der uns behandelt. Wir überantworten unser Versagen einem anderen, der uns in der Regel bestätigt, unsere Schwäche sei durch dieses und jenes Erlebnis verschuldet. Aus Sachproblemen werden Beziehungsprobleme gemacht. Wir lassen uns moralisch ent-schuldigen. Der moderne Therapismus verspricht Heilung um den Preis, daß man sich für krank erklärt. Dieses Verfahren vermehrt (...) die Untüchtigkeit der einzelnen (...) Dies sagt nichts gegen Menschen, die den Psychiater aufsuchen. Es macht nur deutlich, was sie hierfür zahlen. Ein menschenstärkendes *Prinzip* ist die Psychotherapie nicht; sie ist eine Nothilfe."[40]

Auf die Überschätzung der eigenen und der fremden Bedeutung hat auch Byung-Chul Han hingewiesen. Seiner Ansicht nach ist vor allem die Depression eine narzisstische Erkrankung, bei der der Betroffene immer „tiefer in sein Ego (…) versinkt und ertrinkt".[41] Zur Depression führt „der überspannte, krankhaft übersteuerte Selbstbezug",[42] dem nur durch ein „Weniger an Ich"[43] und ein „Mehr an Welt"[44] entgegengesteuert werden kann. Erst im „Weniger-Werden des Ich verlagert sich die Schwerkraft des Seins vom Ich auf die Welt".[45] Ein falsches Verhältnis zwischen sich selbst und der Welt führt häufig zu der Maßlosigkeit, vor der Pascal in seinen *Pensées* gewarnt hat.

Sich jedoch in seiner Größe und seinem Elend als denkendes Schilfrohr wichtig zu nehmen und den Mut zu haben, ein *unbegreifbares Unwesen* zu sein, wäre eine Art, sich mit Sloterdijk zum eigenen und fremden Vorteil „auf die Seite des Lebendigen"[46] zu stellen. Beim Entdecken des Lebens und dem Entlarven von Täuschungen könnten gute Therapeuten Hilfe leisten, indem sie verdeutlichen, dass der Schmerz, die Ungewissheit und das Unheimliche Teil des Daseins sind und auf diesem Weg die Frage „Wozu leiden?" in ein neues Licht stellen.

7.2.2 Die Vermutung, auch der andere könnte recht haben – Hans-Georg Gadamer

Eine weitere Konsequenz, die aus der Einsicht in die sokratische, kusanische und pascalsche *docta ignorantia* resultiert, hat der Philosoph Hans-Georg Gadamer in seinem Hauptwerk *Wahrheit und Methode*, in dem er sich mit den Grundzügen der Hermeneutik als Lehre vom Verstehen auseinandersetzt, formuliert. In ihrer Relevanz für das menschliche Gespräch ist sie für die Begegnungen im therapeutischen Kontext von besonderem Interesse.

So besteht die Seele der Hermeneutik nach Gadamer darin, in einem Gespräch immer zu bedenken, dass auch „der andere recht haben kann".[1] Seiner Ansicht nach kommt es beim mitmenschlichen Verhalten darauf an,

> „das Du als Du wirklich zu erfahren, d.h. seinen Anspruch nicht zu überhören und sich etwas von ihm sagen zu lassen. Dazu gehört Offenheit. Aber diese Offenheit ist am Ende nicht nur für den einen da, von dem man sich etwas sagen lassen will. Vielmehr, wer sich überhaupt etwas sagen

lässt, ist auf eine grundsätzliche Weise offen (…). Offenheit für den anderen schließt also die Anerkennung ein, daß ich in mir etwas gegen mich gelten lassen muß, auch wenn es keinen anderen gäbe, der es gegen mich geltend machte."[2]

Die Offenheit für die Erkenntnis, dass eine Sache anders sein könnte, als man ursprünglich annahm, „hat die Struktur der Frage".[3] Jemand, der glaubt, er wisse alles besser, kann nicht fragen.

In diesem Zusammenhang verweist Gadamer auf die platonischen Sokratesdialoge, die zwischen „eigentlicher und uneigentlicher Rede"[4] unterscheiden. Während bei der *eigentlichen Rede* die Einsicht in die Sache gesucht wird, geht es bei der *uneigentlichen Rede* nur ums Rechthaben. Eigentliches Fragen bedeutet, die Fragen „ins Offene"[5] zu stellen, das Gefragte in seiner Fraglichkeit offenzulegen und in die Schwebe zu bringen.

Die Kunst des Fragens, die letztendlich auch die Kunst, ein wirkliches Gespräch zu führen ist, beruht nach Gadamer nicht auf lehrbarem Können. Da es keine Methode gibt, „das Fragwürdige sehen zu lernen",[6] verweist Gadamer darauf, dass es dafür im Sinne Sokrates auf das Wissen des Nichtwissens ankommt. Über die Kunst des Fragens verfügt derjenige, der „sich gegen das Niedergehaltenwerden des Fragens durch die herrschende Meinung zu wehren weiß".[7]

Indem sich die fragende Philosophie „im Bereich des befreienden Zweifels"[8] aufhält, und ihr Wert wesentlich in der „Unsicherheit"[9] besteht, die sie mit sich bringt, wendet sie sich gegen die Arroganz der angeblichen Pächter des Wissens, die es vorziehen, zu antworten.

Zu diesen zählen insbesondere die asketischen Priester, die für Fragen ihrer Schutzbefohlenen „‚vorliegende' Antworten aus einem verbürgten Bestand"[10] bereithalten. Dabei schöpfen sie aus den Gewissheiten, die ihr asketisches Ideal für sie bereithält.

In dem klassischen „Unterwerfungs- und Bearbeitungs-Verhältnis",[11] in dem die Therapeuten als Heiler die Antworten kennen und Richtigkeit beanspruchende Theorien auf ihre Patienten anwenden, ist die Vorstellung undenkbar, dass die Hilfesuchenden im Sinne Gadamers recht haben könnten.

Nach Gerd B. Achenbach versuchen viele Psychologen als „professionalisierte[ ] Versteher"[12] stattdessen, „eine bestimmte Weise des Verstehens oder gar Erklärens auszuüben und diesem fremdes Verstehen durch Interpretation einzuverleiben".[13] Die Anwendung eines fertigen Denkmusters auf Einzelschicksale kann aufgrund der Unterschiedlichkeit von Menschen nur in uneigentlichen Gesprächen ohne wirkliche Offenheit für den anderen erfolgen. Selbsternannte Experten und diejenigen, die es immer besser zu wissen glauben, vergleicht der Philosoph Luciano de Crescenzo in seinem Buch *Lob des Zweifels* sehr anschaulich mit „Ausrufezeichen"[14] und verteidigt das Fragezeichen als Symbol des Guten gegen die „Paladine der großen Gewißheiten".[15]

Die Annahme, auch der andere könnte recht haben, führt zu einer Nivellierung der Unterschiede zwischen Therapeuten und Patienten und bildet die Grundlage für einen gleichberechtigten Umgang. Die Herabsetzungsmechanismen des Ressentiments sind in einem derartigen Anerkennungsverhältnis nicht notwendig.

Natürlich bittet immer noch ein Hilfesuchender einen von ihm als kompetent erachteten Menschen um Rat und inauguriert eine Handlung, durch die ein hierarchisches Gefälle entstehen könnte. Da sich der Therapeut jedoch lediglich durch die *docta ignorantia* von dem Ratsuchenden unterscheidet, erlangt er keinen Vorteil zu Ungunsten des Ratsuchenden.

So wird der Hilfesuchende in einem eigentlichen Gespräch nicht als „krank" definiert und auf diesem Weg devalorisiert. Auch seinen Grundannahmen über die Welt und den bisherigen Versuchen, Lebensprobleme zu meistern, wird der nötige Respekt gezollt.

Natürlich hat auch der Therapeut Annahmen über die Welt, die stark von denen des Patienten abweichen können. So ist es möglich, dass einer der beiden gläubig ist und der andere eine atheistische Weltanschauung vertritt. Da der Therapeut der *docta ignorantia* jedoch weiß, dass es keine letztgültigen Gewissheiten gibt, wird er von den eigenen Meinungen und Vorstellungen Abstand nehmen können. Dazu gehört die Fähigkeit, „zu sich selbst auf Distanz zu gehen",[16] um ganz beim anderen und bei der Sache zu sein. Er übt sich in einer Haltung der *Epoché*, ein Begriff, mit dem in der Antike „die *stoische* Urteilsenthaltung"[17] bezeichnet wurde, und der von dem Phänomenologen Edmund Husserl aufgegriffen wurde, um „alle theoretischen Vormeinungen hinsichtlich der thematisierten Gegenstände"[18] auszuschalten und eine „‚Einklammerung' des Seinscharakters des Gegenstandes"[19] vorzunehmen. Nach Gadamer muss derjenige, der die Kunst des Gesprächs beherrscht,

> „sich unter die Führung der Sache stellen, auf die die Gesprächspartner gerichtet sind. Ein Gespräch führen verlangt, den anderen nicht niederzuargumentieren, sondern im Gegenteil das sachliche Gewicht der anderen

Meinung wirklich zu erwägen. Sie ist daher eine Kunst des Erprobens. Die Kunst des Erprobens ist aber die Kunst des Fragens. Denn wir sahen: Fragen heißt Offenlegen und ins Offene stellen."[20]

Beim Erproben und Versuchen wird der fremden Meinung die Chance gelassen, „die Oberhand zu gewinnen und damit die eigene Vormeinung aufs Spiel"[21] gesetzt. Durch die Kunst des Stärkermachens muss versucht werden, „das Gesagte nicht in seiner Schwäche zu treffen (…), sondern es erst selbst zu seiner wahren Stärke"[22] zu bringen. Nur so kann es sich in die „äußersten Möglichkeiten seines Rechtes und seiner Wahrheit"[23] verwandeln.

Daraufhin muss nach Gadamer die Sache „[g]egen die Festigkeit der Meinungen"[24] durch Fragen in die Schwebe gebracht werden, denn „wer erkennen will, darf es nicht bei bloßen Meinungen bewenden lassen".[25] Ziel der platonisch-sokratischen Dialektik ist das Ermitteln des sachlichen Gewichts einer Meinung. Dabei wird die ihr innewohnende ursprüngliche Gewissheit herabgesetzt.

Was durch die Hebammen- und Fragekunst des Sokrates allmählich „in seiner Wahrheit heraustritt, ist der Logos, der weder meiner noch deiner ist und der daher das subjektive Meinen der Gesprächspartner so weit übertrifft, daß auch der Gesprächsführer stets der Nichtwissende bleibt.[26]

Ähnlich wie das Spiel, in das die Spieler eintauchen, und das über die Spielenden Herr wird, gehört auch das eigentliche Gespräch zu den Phänomenen, die einen „medialen Sinn"[27] aufweisen. Als Verbgenus, der im Griechischen zwischen der aktiven und der passiven Form liegt, bezeichnet das Mediale etwas, „was mit einem geschieht oder über einen ergeht".[28] Daher schreibt Gadamer:

„Wir sagen zwar, daß wir ein Gespräch ‚führen', aber je eigentlicher ein Gespräch ist, desto weniger liegt die Führung desselben in dem Willen des einen oder anderen Gesprächspartners. So ist das eigentliche Gespräch niemals das, das wir führen wollten. Vielmehr ist es im allgemeinen richtiger zu sagen, daß wir in ein Gespräch geraten, wenn nicht gar, daß wir uns in ein Gespräch verwickeln. Wie da ein Wort das andere gibt, wie das Gespräch seine Wendungen nimmt, seinen Fortgang und seinen Ausgang findet, das mag sehr wohl eine Art Führung haben, aber in dieser Führung sind die Partner des Gesprächs weit weniger die Führenden als die Geführten. Was bei einem Gespräch ‚herauskommt', weiß keiner vorher."[29]

7.2.3 Nicht abraten – Walter Benjamin

Ähnlich wie Gadamer schließt auch Walter Benjamin nicht aus, dass der andere recht haben könnte. In seinen *Illuminationen* plädiert er dafür, einen Fragenden nicht mit Ratschlägen zu bevormunden, sondern ihm mit Offenheit und Respekt zu begegnen. So schreibt er:

> „*Nicht abraten*. Wer um Rat gefragt wird, tut gut, zuerst des Fragenden eigene Meinung zu ermitteln, um sie sodann ihm zu bekräftigen. Von eines anderen größerer Klugheit ist keiner so leicht überzeugt, und wenige würden daher um Rat fragen, geschähe es mit dem Vorsatz, einem fremden zu folgen. Es ist vielmehr ihr eigener Entschluß, im Stillen schon gefasst, den sie noch einmal, von der Kehrseite gleichsam als ‚Rat‘ des anderen kennen lernen wollen. Diese Vergegenwärtigung erbitten sie von ihm, und sie haben recht. Denn das Gefährlichste ist, was man ‚bei sich‘ beschloß, ins Werk zu setzen, ohne es Rede und Gegenrede wie einen Filter passieren zu lassen. Darum ist dem, der Rat sucht, schon halb geholfen, und wenn er Verkehrtes vorhat, so ist, ihn skeptisch zu bestärken, besser, als ihm überzeugt zu widersprechen."[1]

Benjamins Gedanken lassen sich auf therapeutische Gespräche anwenden, die von Hilfesuchenden meist vordergründig in der Hoffnung aufgesucht werden, einen Rat zu erhalten. Statt als Wissende aufzutreten und vorgefertigte Antworten anzubieten, rät Benjamin den Therapeuten jedoch, vielmehr gute Zuhörer und Fragende zu sein, um dem Ratsuchenden zunächst bei der Ermittlung der eigenen Meinung behilflich zu sein. Den Berater betrachtet auch Benjamin somit im sokratischen Sinne als Geburtshelfer fremder Gedanken. Im gemeinsamen Gespräch kann der vielleicht bislang noch unbekannte eigene Entschluss des Fragenden durch Rede und Gegenrede zu Tage treten.

Das darauffolgende Bekräftigen der fremden Meinung korrespondiert mit der von Gadamer beschriebenen Kunst des Stärkermachens des Gesagten.

Benjamins scharfsinnige Beobachtung, die meisten Menschen glaubten ohnehin nicht an die größere Klugheit eines anderen, scheint die berufliche Praxis vieler Therapeuten zu bestätigen. So beschreibt auch der Psychologe Jay S. Efran menschliche Wesen als *konservative* Systeme, die, auch wenn sie „‚etwas Neues‘ zu suchen *scheinen*, versuchen in Wirklichkeit, Gewesenes zu bewahren, wenn auch in einer neuen Gestalt".[2] Trotz ihrer Reden seien Patienten nie darauf aus, „sich zu ändern".[3] Stattdessen versuchten sie nur, das Unerträgliche ihrer jeweiligen Lage mit so wenig Aufwand wie möglich zu verringern.

Peter Sloterdijk verweist in diesem Zusammenhang auf den die Humanevolution prägenden *„primäre[n] Konservatismus"*,[4] der sich beim Auftauchen von Neuem meist in „bedingungsloser Abwehr"[5] äußerte. Alle alten Kulturen waren seiner Analyse zufolge von einer „viszeralen Innovationsfeindschaft"[6] durchdrungen. In den modernen und innovationsfreudigeren Kulturen, die seit dem 15. Jahrhundert in Europa entstanden, fühlten sich viele Menschen dem Neuen kaum noch gewachsen und entwickelten eine zunehmend „neophobe Position".[7]

Aufgrund des Konservatismus von Systemen und der menschlichen Neophobie kommen Ratsuchende häufig zu einem anderen Schluss als ihre Berater. Der eigene Entschluss, der durch die sokratische Maieutik zu Tage gefördert wird, stellt häufig eine sinnvolle und folgerichtige Fortsetzung des bisherigen Sprachspiels dar und ergibt sich aus der individuellen Persönlichkeit und dem Erfahrungsschatz des Ratsuchenden.

Der Verzicht darauf, einem anderen zu raten, kann als Zeichen des Respekts vor dem Entschluss eines anderen Menschen und des Wissens um das eigene Nichtwissen betrachtet werden. Die Unkenntnis der „absoluten Wahrheit" schließt nicht das Vertrauen in den anderen und dessen „innere[ ] Stimme"[8] aus, die persönlich richtige Entscheidungen herbeiführen kann. Auf die innere Stimme, die Sokrates als *„daimonion"*[9] bezeichnete und von der er die eigenen Handlungen leiten ließ, hat insbesondere der philosophische Praktiker Eckart Ruschmann in seinem Buch *Philosophische Beratung* Bezug genommen.

Die von Benjamin vorgeschlagene *skeptische* Bestärkung einer dem Berater falsch erscheinenden fremden Meinung ist auch für den philosophischen Praktiker Gerd B. Achenbach letztlich „Einwand genug, und der mag zu denken geben. Was mehr ist, ist von Übel".[10] Auf diese Weise respektiert der Berater, dass der Fragende der „Täter seines Lebens ist und auch als der Beratene bleibt".[11]

Benjamins Überlegungen können als Hinweis für einen respektvollen Umgang mit fremden Meinungen betrachtet werden, die Therapeuten der „wissenden Unwissenheit" als Wegweiser dienen können.

7.3 Nietzsches Kunst der Transfiguration und der Perspektivismus

7.3.1 Der Therapeut der „docta ignorantia" als Armenarzt des Geistes

Auch Nietzsche ruft in seinem Werk *Morgenröthe* aus: „Ah! Wie es mich anwidert, einem Anderen die eigenen Gedanken *aufzudrängen*! Wie ich mich jeder Stimmung und heimlichen Umkehr in mir freue, bei der die Gedanken *Anderer* gegen die eigenen zu Rechte kommen!"[1] Dann fügt er hinzu:

> „Ab und zu giebt es aber ein noch höheres Fest, dann, wenn es einmal *erlaubt* ist, sein geistiges Haus und Habe *wegzuschenken*, dem Beichtvater gleich, der im Winkel sitzt, begierig, dass *ein Bedürftiger* komme und von der Noth seiner Gedanken erzähle, damit er ihm wieder einmal Hand und Herz voll und die beunruhigte Seele *leicht mache*! Nicht nur, dass er keinen Ruhm davon haben will: er möchte auch der Dankbarkeit aus dem Wege laufen, denn sie ist zudringlich und ohne Scheu vor Einsamkeit und Stillschweigen. Aber namenlos oder leicht verspottet leben, zu niedrig, um Neid oder Feindschaft zu erwecken, mit einem Kopf ohne Fieber, einer Handvoll Wissen und einem Beutel voll Erfahrungen ausgerüstet, gleichsam ein Armenarzt des Geistes sein und Dem und Jenem, dessen Kopf *durch Meinungen verstört ist*, helfen, ohne dass er recht merkt, wer ihm geholfen hat! Nicht vor ihm Recht haben und einen Sieg feiern wollen, sondern so zu ihm sprechen, dass er das Rechte nach einem kleinen unvermerkten Fingerzeig oder Widerspruch sich selber sagt und stolz darüber fortgeht! Wie eine geringe Herberge sein, die Niemanden zurückstösst, der bedürftig ist, die aber hinterher vergessen oder verlacht wird! Nichts voraus haben, weder die bessere Nahrung, noch die reinere Luft, noch den freudigeren Geist, – sondern abgeben, zurückgeben, mittheilen, ärmer werden! Niedrig sein können, um Vielen zugänglich und für Niemanden

demüthigend zu sein! Viel Unrecht auf sich liegen haben und durch die Wurmgänge aller Art Irrthümer gekrochen sein, um zu vielen verborgenen Seelen auf ihren geheimen Wegen gelangen zu können! Immer in einer Art Liebe und immer in einer Art Selbstsucht und Selbstgeniessens! Im Besitz einer Herrschaft und zugleich verborgen und entsagend sein! (...) – Das wäre ein Leben! Das wäre ein Grund, lange zu leben!"[2]

In diesen Zeilen beschreibt Nietzsche, auf welche Weise er selbst als Armenarzt des Geistes demjenigen, dessen Kopf *durch Meinungen verstört ist*, zu helfen versucht. Statt dem anderen seine Meinung und seine Gedanken *aufzudrängen*, möchte er geistige Güter *wegschenken*, ohne als Geber in Erscheinung zu treten und Dankbarkeit für die Gabe zu erwarten. Durch seine Diskretion, die den Verstörten glauben lässt, es handle sich um eigene Erkenntnisse, bleibt er im Hintergrund und unterscheidet sich so von den geltungsbedürftigen asketischen Priestern, die sich „auf Säulen und Kanzeln stellen"[3] und als Heilande verehren lassen. Im Gegensatz zu diesen „schauerlichen Zwitter[n] von Krankheit und Willen zur Macht",[4] beschreibt er sich als fehlbar und verweist auf die von ihm beschrittenen Irrwege und das begangene Unrecht, das ihn nicht zum Engel, sondern zum Menschen macht.

Indem er keinen Neid erregen, nicht Recht haben und nicht siegen möchte, übt er sich in Bescheidenheit und schürt weder Begehren, noch Rache, noch Ressentiment. Eine solche Haltung ist ein Zeugnis von Liebe, Herrschaft und Selbstgenießen und entspringt einem Prinzip der Großzügigkeit und der Lebensbejahung.

Um denjenigen zu helfen, deren Kopf *durch Meinungen verstört* ist, bedient sich Nietzsche der *Kunst der Transfiguration*, die auf seiner Lehre des *Perspektivismus* aufbaut. Beide sollen in den folgenden Kapiteln vorgestellt werden.

7.3.2 Nietzsches Kunst der Transfiguration

Die „Kunst der Transfiguration",[1] die eine philosophische Kunst ist, wird in der *Fröhlichen Wissenschaft* beschrieben. Da es sich dabei um die „Kunst, sich vom Ressentiment schadlos zu halten"[2] handelt, ist sie für die Suche nach Ansätzen zur Überwindung des Ressentiments von herausragender Bedeutung. Eike Brock bezeichnet sie in seinem 2015 erschienenen Buch *Nietzsche und der Nihilismus* als

„antinihilistische"[3] Lebenskunst und unterzieht sie wertvoller und praxisorientierter Analysen, die in dieses Kapitel mit einfließen sollen.

Mit Hilfe der Kunst der Transfiguration will Nietzsche das „Leben – dass heisst für uns Alles, was wir sind, beständig in Licht und Flamme verwandeln, auch Alles, was uns trifft".[4]

Sein Ziel im Kampf gegen das Ressentiment besteht darin, „dass der Mensch seine Zufriedenheit mit sich *erreiche*",[5] denn nur wer „mit sich unzufrieden ist, ist fortwährend bereit, sich dafür zu rächen".[6]

Auch *alles, was uns trifft*, will Nietzsche in Licht und Flamme verwandeln, und so erfordert die Kunst der Transfiguration eine Abkehr vom Nihilismus, der viele Aspekte der Wirklichkeit ablehnt und „von der Welt, wie sie ist, urtheilt, sie sollte *nicht* sein und von der Welt, wie sie sein sollte, urtheilt, sie existirt nicht".[7]

Ein Ansatz, der eine Haltung der Zufriedenheit mit sich und der Welt anstrebt, erscheint für therapeutische Kontexte von großem Interesse. Schließlich sind die meisten Menschen, die Hilfe suchen, in problematische Situationen geraten und daher mit sich selbst oder der Wirklichkeit unzufrieden.

So sorgt vor allem die Ohnmacht, mit der Menschen vielen Aspekten des Faktischen gegenüberstehen, für Unmut. Denn ebenso wie keiner auf die eigene Herkunft Einfluss nehmen kann, entzieht sich auch die persönliche Vergangenheit mit all den Erlebnissen, Entscheidungen, mutmaßlichen Irrtümern und Fehlern dem menschlichen Zugriff. Hinzu kommt, dass Krankheit und Tod nicht aus der Welt geschafft werden können. Wie in dem Kapitel über die unterschiedlichen psychiatrischen Krankheitsbilder gezeigt werden konnte, hadern viele Menschen lebenslang mit verpassten Chancen und klagen über vitale Benachteiligungen. Hadern und Klagen kennzeichnen nach Nietzsche das lebensverneinende Verhaltensrepertoire des typischen *décadents*, der gegen schlimme Zustände „immer die ihm nachtheiligen Mittel wählt".[8] Auch das Anklagen der mutmaßlich Schuldigen gehört zu den Ausdrucksformen des Ressentiments.

Nietzsche, dessen Leben von Krankheit und Leiden geprägt war, bezeichnete sich aufgrund seiner physiologischen Schwäche „in Fragen der décadence *erfahren*".[9] Die Verfeinerung seiner Denkfähigkeit durch sein Leiden war für ihn das „eigentliche Geschenk jener Zeit",[10] das ihm verhalf, im Gegensatz zu den décadents „instinktiv gegen die schlimmen Zustände immer die *rechten* Mittel"[11] zu wählen. Als rechtes Mittel betrachtete Nietzsche das Umstellen von Perspektiven, in dem er eine Meisterschaft entwickelte und die als Voraussetzung für die Kunst der Transfiguration betrachtet werden kann. In *Ecce Homo* schreibt er: „Ich habe es jetzt in der Hand, ich habe die Hand dafür, *Perspektiven umzustellen*: erster Grund, weshalb für mich allein vielleicht eine ‚Umwerthung der Werthe' überhaupt möglich ist."[12]

Die Möglichkeit, Perspektiven umzustellen, eröffnete sich ihm durch die Einsicht in den perspektivischen Charakter des Daseins.

7.3.2.1 Der Perspektivismus

Die Grundvoraussetzung der Kunst der Transfiguration ist der Perspektivismus, den Nietzsche in den *Unzeitgemäßen Betrachtungen* und der *Fröhlichen Wissenschaft* zum zentralen Prinzip seiner Erkenntnistheorie erhebt.

Da der Mensch „eben gar kein Organ für das *Erkennen*, für die ‚Wahrheit'"[1] besitzt, und die Welt ihm „von jedem Punkt aus ihr *verschiedenes Gesicht*"[2] zeigt, vermag er sich ihr nur mit Hilfe von Interpretationen zu nähern. Jede Interpretation kann als lebensdienlicher Versuch der Weltaneignung betrachtet werden, der von einem bestimmten Standpunkt und einer besonderen Perspektive aus erfolgt.

Die Einsicht in den perspektivischen Charakter des Daseins führt Nietzsche zu der Feststellung, dass sich dem Menschen eine neue Unendlichkeit aufgetan hat: „Die Welt ist uns vielmehr noch einmal ‚unendlich' geworden: insofern wir die Möglichkeit nicht abweisen können, dass sie *unendliche Interpretationen in sich schliesst*".[3] Vermutlich auf Pascals Beschreibung des Menschen zwischen dem Unendlichen und dem Nichts Bezug nehmend, spricht Nietzsche vom „grosse[n] Schauder",[4] der ihn angesichts dieser Unendlichkeit ergreift.

Da es „*nur* ein perspektivisches Sehen, *nur* ein perspektivisches ‚Erkennen'"[5] gibt, stellt jede Interpretation jedoch eine „Verschiebung, Verzerrung und (…) Dummheit in Bezug auf entgegengesetzte Werthe"[6] dar. Aufgrund der Einseitigkeit und Beschränktheit jeder Perspektive spricht Nietzsche von einer „*nothwendige[n]* Ungerechtigkeit in jedem Für und Wider".[7] Da der Mensch jedoch ohne Interpretationen nicht leben kann, betrachtet er „die Ungerechtigkeit als unablösbar vom Leben, das Leben selbst als *bedingt* durch das Perspektivische und seine Ungerechtigkeit".[8] Erkenntnis bezeichnet er als „**Fälschung** *des Vielartigen und Unzählbaren zum Gleichen, Ähnlichen, Abzählbaren. Also ist Leben* nur vermöge eines solchen *Fälschungs-Apparates* möglich".[9]

Mit der Einsicht in die Perspektivität allen Erkennens stellt Nietzsche jede Form von Absolutsetzung, „Fixierung und Dogmatisierung"[10] in Frage. Dadurch wendet er sich sowohl gegen das Christentum als auch die Wissenschaften, die im Rahmen des jeweiligen asketischen Ideals ihre Perspektive zur „Wahrheit" zu erheben versuchen.

Die Einsicht in die „Perspektiven-Optik des Lebens"[11] enthält ein starkes Moment der Befreiung, denn sie kann nach langer Übung zu dem Vermögen führen, „sein Für und Wider *in der Gewalt zu haben* und aus- und einzuhängen: so dass man sich gerade die *Verschiedenheit* der Perspektiven und der Affekt-Interpretationen für die Erkenntniss nutzbar zu machen weiss".[12] Zwar ist „Erkenntniss an sich"[13] nicht möglich, aber „*je mehr* Affekte wir über eine Sache zu Worte kommen lassen, *je mehr* Augen, verschiedne Augen wir uns für dieselbe Sache einzusetzen wissen, um so vollständiger wird unser ‚Begriff' dieser Sache, unsre ‚Objektivität' sein".[14] Demnach kann allein die Kenntnis vieler unterschiedlicher Perspektiven eine Annäherung an den Gegenstand ermöglichen.

Für diejenigen, deren Kopf durch Meinungen verstört ist, kann ein Entdecken der *Perspektiven-Optik* des Lebens sehr hilfreich sein.

7.3.2.2 Das Erkennen der eigenen Perspektiven

Ein Mensch, der eine Beratung oder Therapie aufsucht, ist meist in eine problematische Situation geraten, aus der er selber keinen Ausweg weiß. Um zu verstehen, was den Ratsuchenden bedrückt, muss der Therapeut der „wissenden Unwissenheit" dessen Problem würdigen und ernst nehmen. Wie bereits gezeigt werden konnte, kann dies in Anlehnung an Gadamers Kunst des Stärkermachens mit Hilfe einer Akzentuierung des Problems geschehen, durch die man erst „auf den Nerv des Problems, von dem her eine Sache wirklich verständlich wird",[1] trifft. Nach Gadamer muss die Sache daraufhin „[g]egen die Festigkeit der Meinungen"[2] durch Fragen in die Schwebe gebracht werden. Nur so kann es gelingen,

„Verworrenes zu entwirren, Übersehenes ins Licht zu rücken, bei Übergangenem stehen zu bleiben, Verleugnetes zu bedenken, Zusammengehöriges zusammenzubringen, Gedankenlosigkeiten in die Prüfung durch den Gedanken zu schicken, Unbesonnenheit in Nachdenklichkeit zu verwickeln usw."[3]

Beginnt der Fragende die Sache, die ihn beschäftigt, „vielfältiger, gründlicher, hintergründiger, ‚tiefer‘, klarer"[4] zu sehen, „womöglich so, daß er nun nicht mehr nur die Sache fixiert, sondern einen Blick für seine Augen bekommen hat, die ihn diese Sache so sehen ließen, wie er sie sah",[5] hat er eine zusätzliche Perspektive auf sich selbst und das ihm Begegnende entwickelt. Die Gewissheit der ursprünglichen Meinung verringert sich, wenn einem Menschen deutlich wird, „daß nicht so sehr das Problem, über das er ‚nachgedacht‘ hatte, sein Problem ist, sondern die Art und Weise, in der er davon ‚gedacht‘ hat".[6] Um die Fixierung auf das Problem zu überwinden und die eigene Haltung erkennen zu können, muss es dem Fragenden gelingen, eine Meta-Perspektive einzunehmen und sich selbst aus der Distanz zu betrachten.

Schon der antike Philosoph Epiktet erkannte, dass die Dinge und die Meinungen darüber nicht dasselbe sind. In seinem *Handbüchlein der Moral* schreibt er: „Nicht die Dinge selbst beunruhigen die Menschen, sondern ihre Meinungen und Urteile über die Dinge."[7] Da „Emotionen meist aus gewissen Überzeugungen stammen",[8] hat man durch eine Prüfung seiner Überzeugungen indirekt Einfluß auf sie.

Allein die Tatsache, dass beide Gesprächspartner unterschiedliche Perspektiven einnehmen und dadurch nicht dieselben Meinungen vertreten, kann die Gewissheit des Fragenden herabsetzen und vorher eindeutig scheinende Sachverhalte fraglich erscheinen lassen.

Wichtig ist jedoch immer, das *Wissen um das Nichtwissen*, das auch Nietzsches Lehre vom Perspektivismus durchdringt, zu bewahren. Durch die Erkenntnis, dass es sich bei einer Meinung nicht um die Wahrheit, sondern lediglich um eine Interpretation handelt, verringern sich Absolutheitsansprüche. Auf diesem Wege kann eine geistige Öffnung beginnen. *Therapeuten der docta ignorantia*, die im Sinne Nietzsches zu *Philosophen der Zukunft* werden wollen, hätten aufgrund ihrer Bemühungen, Angstfreiheit und Offenheit zu schaffen und zu wagen, „ein Recht, vielleicht auch ein Unrecht darauf (...), als *Versucher* bezeichnet zu werden. Dieser Name selbst ist zuletzt nur ein Versuch, und, wenn man will, eine Versuchung."[9]

Auch Pascal wusste um die Relativität menschlicher Standpunkte und riet dazu, immer darauf zu achten, von welcher Seite ein Mensch eine Sache betrachtet:

> „Denn von hier aus gesehen, ist sie meist wahr; und diese Wahrheit muß
> man ihm zugeben, ihm dann aber die Seite aufzeigen, von wo aus sie falsch
> ist. Damit wird er zufrieden sein, denn er sieht, daß er sich nicht täuschte,

und daß er nur versäumte, sie von allen Seiten zu sehen. Nun, man ärgert sich nicht darüber, nicht alles gesehen zu haben, aber man will sich nicht getäuscht haben. Und das kommt vielleicht daher, weil der Mensch natürlich nicht alle Seiten sehen und weil er sich natürlich nicht in der irren kann, die er gerade betrachtet, wie z.B. die Sinneseindrücke immer wahr sind."[10]

Gerd B. Achenbach hat darauf hingewiesen, dass es für einen „philosophischen Praktiker"[11] von Wichtigkeit sei, auch die historischen Metamorphosen des menschlichen Selbstverständnisses und somit das jeweilige Menschenbild einer Kultur zu kennen. Als Grundlage der herrschenden Meinungen seien diese für das Verständnis der gängigen Perspektiven unerlässlich.

Während die Menschen in der Antike davon überzeugt waren, dass gelingendes Leben „keinem in den Schoß"[12] falle, sondern mit Distanz sich selber gegenüber, Klugheit und Besonnenheit geführt werden müsse, fühlte sich der Mensch des Christentums als erlösungsbedürftiger Sünder, der „der Gnade ausgeliefert"[13] war, um sein Leben zu meistern. Das moderne, von Jean-Jacques Rousseau geprägte, Menschenbild begreift den Menschen als Opfer gesellschaftlicher Verhältnisse, und so erheben viele Menschen, die zur Therapie kommen, den Anspruch, „als Opfer gewürdigt zu werden".[14] Der moderne Patient sucht meist nach den Umständen, „die ihn nicht werden ließen, was er von sich aus ganz gewiß geworden wäre: nämlich der normale, gute, richtige, gesunde, lebenslustige, der friedensliebende und sanfte Mensch, allen Freund und mit sich selbst im Reinen".[15]

Um moderne Europäer zu verstehen, muss man nach Achenbach das ressentimentgeprägte rousseauistische Menschenbild kennen, welches die abendländische Welt- und Selbsteinschätzung nachhaltig beeinflusst hat.

Auch dieses Menschenbild ist jedoch zuletzt nur eine Perspektive, zu der es auch in der heutigen Zeit Alternativen gibt. Peter Sloterdijk weist in seinem Buch *Du musst dein Leben ändern* auf die „autoplastische Verfaßtheit"[16] des Menschen hin, mit der die Möglichkeit und die Notwendigkeit verbunden sind, sich durch ein „Leben in Übungen"[17] selbst hervorzubringen. Dabei wirken „die Aktionen auf den Akteur, die Arbeiten auf den Arbeiter, die Kommunikationen auf den Kommunizierenden, die Gedanken auf den Denkenden, die Gefühle auf den Fühlenden"[18] zurück. Die sich in Trainingsprogrammen und Askesen vollziehende

Selbsterzeugung des Menschen dient der Steigerung seines Könnens und der Verwirklichung des eigenen Selbstentwurfs, der häufig an Vorbildern orientiert ist. Der moderne Mensch muss nach Sloterdijks Zeitdiagnose jedoch „an die Region Höhe als solche"[19] erinnert werden,

> „sofern er der Mensch ist, der sich im Durchschnitt und darunter am wohlsten fühlt. Wo er seinem Hang dazu überlassen bleibt, entschuldigt er sich chronisch nach unten und folgt am liebsten Vorbildern, die beweisen, daß Wege bergab eher erfolgreich sind als steile Aufstiege."[20]

Sloterdijk ermuntert die Menschen dazu, das Leben als vibrierenden „Berg der Unwahrscheinlichkeiten",[21] der als *Mount Improbable* aus dem Nebel"[22] ragt, zu betrachten, das Bisherige als Basislager für jeden neuen Aufbruch zu verstehen und die Bejahung des Lebens durch eine Existenz in der Höhe zu beweisen.

7.3.2.3 Die Bejahung des Schmerzes

Durch die Bewusstwerdung der eigenen Grundannahmen und Perspektiven sowie das Gewahrwerden anderer Standpunkte können bislang nicht hinterfragte Selbstverständlichkeiten plötzlich in Frage gestellt werden. Dadurch erfolgt zwar nicht notwendigerweise eine Abkehr von den bisherigen Überzeugungen, aber häufig eine Relativierung der bisherigen Sichtweise.

Auf welche Weise ein Infragestellen der eigenen Perspektive erfolgt, kann nicht eindeutig gesagt werden. Einmal handelt es sich hier um nicht beobachtbare intrapsychische Prozesse, und zum anderen verläuft dieser Prozess bei jedem Menschen vermutlich auf andere Art und Weise. Meist scheint das Erkennen anderer Perspektiven jedoch so zu erfolgen, wie Schopenhauer es in seinem Werk *Parerga und Paralipomena II* beschrieben hat:

> „Es ist ganz natürlich, daß wir gegen jede neue Ansicht, über deren Gegenstand wir irgendein Urtheil uns schon festgestellt haben, uns abwehrend und verneinend verhalten. Denn sie dringt feindlich in das vorläufig abgeschlossene System unsrer Ueberzeugungen, erschüttert die dadurch erlangte Beruhigung, muthet uns neue Bemühungen zu und erklärt alte für

verloren. Demgemäß ist eine uns von Irrthümern zurückbringende Wahrheit einer Arznei zu vergleichen, sowohl durch ihren bittern und widerlichen Geschmack, als auch dadurch, daß sie nicht im Augenblick des Einnehmens, sondern erst nach einiger Zeit ihre Wirkung äußert.

Sehn wir also schon das Individuum hartnäckig im Festhalten seiner Irrthümer; so ist es die Masse und Menge der Menschen noch viel mehr: an ihren ein Mal gefaßten Meinungen können Erfahrung und Belehrung sich Jahrhunderte lang vergeblich abarbeiten."[1]

Der bittere Geschmack der Arznei, die dem Individuum verabreicht wird, ist ein Hinweis auf den Schmerz, der mit dem Entdecken neuer Perspektiven, der Beunruhigung und dem Abschied von alten Sichtweisen verbunden ist.

Diesen Schmerz thematisiert Nietzsche in *Jenseits von Gut und Böse* mit dem Hinweis, dass „schon in jedem Erkennen-Wollen (…) ein Tropfen Grausamkeit"[2] sei. Schließlich verstoße dieser Wunsch gegen den „Grundwillen des Geistes",[3] der durch einen menschlichen Hang „zur willkürlichen Abschliessung, ein Zumachen seiner Fenster, ein inneres Neinsagen zu diesem oder jenem Dinge"[4] gekennzeichnet ist. Nach Nietzsche ist „schon jedes Tief- und Gründlich-Nehmen (…) eine Vergewaltigung, ein Wehe-thun-wollen am Grundwillen des Geistes, welcher unablässig zum Scheine und zu den Oberflächen hin will".[5]

Da sich „an der eignen Qual"[6] jedoch auch das persönliche Wissen mehrt, enthält der Schmerz gleichzeitig ein „Moment der Lust im Erkennen".[7] Alles „Werden und Wachsen, alles Zukunft-Verbürgende *bedingt* den Schmerz",[8] und so ist auch im Bereich des Erkennens die „Qual der Gebärerin"[9] ein notwendiges Ingrediens für die „ewige Lust des Schaffens".[10]

Nicht alle Perspektiven können im Laufe eines Menschenlebens in Frage gestellt werden. So sind einige von ihnen nach Nietzsche „so fest einverleibt (…), daß sie zu unsrem Grundbestand gehören".[11] In *Jenseits von Gut und Böse* beschreibt er, dass es „im Grunde von uns, ganz ,da unten', (…) etwas Unbelehrbares, einen Granit von geistigem Fatum"[12] gebe, aus dem sich unsere tiefsten „Überzeugungen", „Wahrheiten" und „Dummheiten" nähren. Diese Perspektiven zu überwinden, erscheint Nietzsche als schwerste aller Übungen, zu der die begrenzte menschliche Lebenszeit meist zu kurz ist.

In *Menschliches, Allzumenschliches I* mutmaßt er: „Dächte man sich aber einen Menschen von achtzigtausend Jahren, so hätte man an ihm sogar einen absolut veränderlichen Charakter: so dass eine Fülle verschiedener Individuen sich nach und nach aus ihm entwickelte".[13]

Neue Erkenntnisse werden oft zunächst denkend erworben und müssen dann im Laufe der Zeit einverleibt werden. In *Morgenröte* schreibt Nietzsche: „Wir haben *umzulernen*, – um endlich, vielleicht sehr spät, noch mehr zu erreichen: *umzufühlen*."[14] Erst wenn neue Perspektiven einverleibt sind, werden sie zu unverbrüchlichen Teilen des Menschen.

Gerade Zeiten von Krankheit und Leiden können für die Erkenntnis so förderlich sein, dass sie zur Loslösung von liebgewonnenen Sichtweisen führen. So sieht gerade der schwer Leidende

> „aus seinem Zustande mit einer entsetzlichen Kälte *hinaus* auf die Dinge: alle jene kleinen lügnerischen Zaubereien, in denen für gewöhnlich die Dinge schwimmen, wenn das Auge des Gesunden auf sie blickt, sind ihm verschwunden (…); mit Verachtung gedenkt er der edelsten und geliebtesten Illusionen, in denen er früher mit sich selber spielte".[15]

Erst der grosse Schmerz ist für Nietzsche

> „der letzte Befreier des Geistes, als der Lehrmeister des *grossen Verdachtes*, der aus jedem U ein X macht (…) Erst der grosse Schmerz, jener lange langsame Schmerz, der sich Zeit nimmt, in dem wir gleichsam wie mit grünem Holze verbrannt werden, zwingt uns Philosophen, in unsre letzte Tiefe zu steigen und alles Vertrauen, alles Gutmüthige, Verschleiernde, Milde, Mittlere, wohinein wir vielleicht vordem unsre Menschlichkeit gesetzt haben, von uns zu thun. Ich zweifle, ob ein solcher Schmerz ,verbessert'–; aber ich weiss, dass er uns *vertieft*."[16]

Wer die Erfahrung des grossen Schmerzes gemacht hat, dessen „Vertrauen zum Leben ist dahin".[17] Durch eine derartige Erkenntnis muss die Liebe zum Leben jedoch nicht schwinden, sondern lediglich eine Verwandlung erfahren. Sie ist vergleichbar mit der „Liebe zu einem Weibe, das uns Zweifel macht",[18] und wird von Nietzsche als „neues Glück"[19] bezeichnet. Aus solchen Abgründen kehren wir

> „*neugeboren* zurück, gehäutet, kitzlicher, boshafter, mit einem feineren Geschmacke für die Freude, mit einer zarteren Zunge für alle guten Dinge,

mit lustigeren Sinnen, mit einer zweiten gefährlicheren Unschuld in der Freude, kindlicher zugleich und hundert Mal raffinierter als man jemals vorher gewesen war."[20]

Für den groben Genuss und das große „Jahrmarkts-Bumbum"[21] der letzten Menschen ist derjenige, der den grossen Schmerz überwunden hat, „zu erfahren, zu ernst, zu lustig, zu gebrannt, zu tief".[22]

Als besonders schwer gilt die Abkehr von allen Perspektiven der Moral, die sich nicht als interessierte Betrachtungsweisen und Interpretationen im Dienst eigener Bedürfnisse zu erkennen geben, sondern einen Anspruch auf Objektivität, Wahrheit und Allgemeingültigkeit erheben. Da sie als Waffe der Schwachen gegen die Starken und deren Willen zur Macht fungieren, würde ein Verzicht auf diese Perspektiven die Rechtfertigungsstrategien der Benachteiligten empfindlich schwächen. Wenn deutlich würde, „daß auch jenes Hassen und Verachten noch ein Machtwille ist",[23] so müsste sich der Wille zur Moral des Schwachen als Wille zur Macht entpuppen. Der Unterdrückte müsste einsehen, „daß er mit dem Unterdrücker *auf gleichem Boden steht* und daß er kein *Vorrecht*, keinen *höheren Rang* vor jenem habe".[24] Verlöre er dadurch den Glauben, „ein *Recht* zu seiner Verachtung des Willens zur Macht zu haben, so träte er in das Stadium der hoffnungslosen Desperation",[25] einer Zuspitzung des Nihilismus: „*Eine* Interpretation gieng zu Grunde; weil sie aber als *die* Interpretation galt, erscheint es, als ob es gar keinen Sinn im Dasein gebe, als ob alles *umsonst* sei".[26] Einzig und allein die Erkenntnis, dass beim Wegfall einer Perspektive nicht alles vorbei ist, sondern dass andere, umfassendere Perspektiven an ihre Stelle treten könnten, würde einen Weg aus der Verzweiflung weisen.

So fällt gerade der Verzicht auf den Opferstatus, der Rousseaus Menschenbild kennzeichnet, dem modernen Menschen sehr schwer. Häufig verknüpft er die Vorstellung, ein leidendes Opfer zu sein, mit der Annahme, „eben deshalb derjenige zu sein, der *im Recht* sei. So wird der Opferstatus zu Selbstlegitimationszwecken beansprucht".[27]

Auf eine derartige Vorstellung, die dem Betroffenen Macht in einem Sprachspiel verleiht, wird unter Umständen nur ungern verzichtet, da sie nützlich ist und den eigenen Interessen entgegenkommt. Der auf diese Weise entstehende Machtvorteil ist jedoch teuer erkauft. Schließlich schürt das Selbstverständnis als Opfer die persönliche Unzufriedenheit und verstärkt das Ressentiment. Nur ein Abschied von rächerischen Perspektiven kann festgefahrene Sprachspiele öffnen und eine Weiterentwicklung ermöglichen.

Um den Geist der Rache zu überwinden, muss der Ressentiment-Mensch somit die Kraft aufbringen, „die Stufe des Schmerzes"[28] zu durchschreiten. Durch das „Hinausgehen über etwas Bestehendes"[29] wird er dabei zum Schaffenden. Nur so kann die „moralische[ ] Verengung und Winkel-Optik"[30] der Ressentiment-Perspektive geweitet und überwunden werden.

7.3.2.4 Perspektiven der Lebensbejahung und des Ressentiments – Wirklichkeit und Wünschbarkeit

Auch wenn der Mensch die Wahrheit nicht erkennen kann und die Bewertung der unterschiedlichen Perspektiven ebenfalls nur aus einer bestimmten Perspektive erfolgen kann, unterscheidet Nietzsche „durchaus zwischen ‚besseren' und ‚schlechteren' Interpretationen"[1] der Wirklichkeit.

Bei der Unterscheidung kommt es darauf an, „welchem *Zweck*"[2] die Interpretationen dienen und inwiefern sie lebensdienlich sind. „Der Werth für das Leben entscheidet zuletzt".[3]

Wertvoll für das Leben sind nach Nietzsche alle Perspektiven, die die Welt und somit „alles, was der Fall ist",[4] in ihrer Rätselhaftigkeit anerkennen und akzeptieren. Das „grosse Ja zu allen Dingen"[5] erfordert jedoch eine Haltung der Stärke, da die Wirklichkeit keinen eindeutigen Charakter hat und einer ständigen Veränderung unterliegt. Gerade das Fehlen von Sicherheiten und letztgültigen Wahrheiten verunsichert den Menschen, der sich nichts sehnlicher wünscht, als Gewissheit und Beständigkeit. Nicht nur das Zufällige, der Wechsel und das Werden, sondern auch „die Furchtbarkeiten der Realität (in den Affekten, in den Begierden, im Willen zur Macht)"[6] machen die Härte der Wirklichkeit aus. Teil dieser Welt, die sich „falsch, grausam, widersprüchlich, verführerisch, ohne Sinn"[7] zeigt, sind auch der Schmerz und das Leiden, die Nietzsche untrennbar mit dem menschlichen Leben verknüpft sieht. So favorisiert er alle Perspektiven, welche die Härte der Wirklichkeit nicht verleugnen, sondern ihr stattdessen mit einer Haltung der Bejahung, einem „Jasagen ohne Vorbehalt, zum Leiden selbst, zur Schuld selbst, zu allem Fragwürdigen und Fremden des Daseins selbst"[8] begegnen. Im Vorwort zu *Ecce Homo* schreibt Nietzsche:

„Wie viel Wahrheit *erträgt*, wie viel Wahrheit *wagt* ein Geist? das wurde für mich immer mehr der eigentliche Werthmesser. Irrthum (– der Glaube an's Ideal –) ist nicht Blindheit, Irrthum ist Feigheit ... Jede Errungenschaft, jeder Schritt vorwärts in der Erkenntnis *folgt* aus dem Muth, aus der Härte gegen sich, aus der Sauberkeit gegen sich"[9].

Der Wahrheitsbegriff, den Nietzsche in seinem Werk mit unterschiedlichen Bedeutungen verwendet, bezieht sich in diesem Zitat nicht auf die absolute Wahrheit, die für den Menschen nicht erkennbar ist, sondern auf einen „Sinn für das Wirkliche".[10]

Da die Wirklichkeit hart und nur schwer zugänglich ist, verführt „*Feigheit* vor der Realität"[11] viele Schwache zur Flucht in „*Wünschbarkeiten*".[12] Diese äußern sich in dem Verlangen, „daß *Etwas* anders ist, als es ist".[13] Nietzsche schreibt:

> „Feststellen, *was* ist, *wie* es ist, scheint etwas unsäglich Höheres, Ernsteres als jedes ‚so sollte es sein': weil Letzteres als menschliche Kritik und Anmaaßung, von vornherein zur Lächerlichkeit verurtheilt erscheint. Es drückt sich darin ein Bedürfniß aus, welches verlangt, daß unsrem menschlichen Wohlbefinden die Einrichtung der Welt entspricht".[14]

Zudem wird das „Nicht-sehn-*wollen* um jeden Preis, wie im Grunde die Realität beschaffen ist, nämlich *nicht* der Art, um jeder Zeit wohlwollende Instinkte herauszufordern",[15] häufig noch mit moralischen Urteilen verbunden. Diese werden meist im Brustton der Empörung über die Beschaffenheit der Welt oder mitmenschliche Verhaltensweisen geäußert und kommen in Ausrufen wie „Das darf doch wohl nicht wahr sein!" oder „Wie kann X nur so sein!" zum Ausdruck.

Da auf diese Weise Aspekte des Seins abgelehnt und verurteilt werden, werden die Wünschbarkeiten zu „Richtern über das Sein".[16] So schreibt Nietzsche:

> „Falls man das Dasein moralisch beurteilt, *degoutiert* es. Man soll nicht falsche Personen erfinden, z.B. nicht sagen ‚die Natur ist grausam'. Gerade einzusehen, *daß es kein solches Zentralwesen der Verantwortlichkeit gibt, erleichtert!*"[17]

Durch die Anmaßung, von der Welt zu erwarten, dass sie den eigenen Wünschen entspricht, verdirbt man sich Nietzsche zufolge „den Sinn und die Lust am Wirklichen".[18]

Nach Nietzsche hat man „die Realität in dem Grade um ihren Werth, ihren Sinn, ihre Wahrhaftigkeit gebracht, als man eine ideale Welt *erlog*".[19] Insbesondere die „Metaphysik, die Moral, die Religion, die Wissenschaft"[20] befördern seit jeher die Flucht in Wünschbarkeiten, indem sie zuerst das Leben schlechter reden, als es ist, um daraufhin Konzepte des „Jenseits" oder der „Gesundheit" zu entwerfen, die ein perfektes und optimiertes Dasein versprechen. Durch den permanenten Vergleich der realen Zustände mit der eingebildeten Ideal-Welt wird die Wirklichkeit häufig als Zumutung empfunden, und so ist die *„Lüge* des Ideals (…) der Fluch über der Realität".[21]

Missmut und ständige Unzufriedenheit sind die Folge. Die lebensfeindliche Flucht in asketische Ideale entspringt stets einem Widerwillen gegen das Dasein und spricht die schwachen Naturen an, die nicht in der Lage sind, die Wahrheit zu ertragen und zu wagen. Der negierende und verleugnende Charakter dieser Perspektiven verdeutlicht, dass sie keinen Wert für das Leben darstellen und somit zu den „schlechteren" Interpretationen gehören.

7.3.2.5 Das multiperspektivische Sehen: Jedes Ding ins beste Licht

In seiner Vorrede zu *Menschliches, Allzumenschliches I* beschreibt Nietzsche den Emanzipationsprozess, den alle diejenigen durchlaufen müssen, die die Kunst der Transfiguration erlernen und sich so vom Ressentiment schadlos halten wollen. Er erfolgt durch die sukzessive Loslösung von gewohnten Perspektiven, an deren Ende die „grosse Loslösung"[1] als Kennzeichen der „freien Geister"[2] stehen kann. Auch wenn es diese nach Nietzsche in seinem Zeitalter noch nicht gibt, sieht er sie als „Söhne[ ] von Morgen und Uebermorgen"[3] bereits nahen. Als regulative Idee kann die Vorstellung vom „freien Geist" alle diejenigen leiten, die sich vom Ressentiment zu befreien suchen.

Um nach der allmählichen Loslösung von eigenen Perspektiven neue und ungewohnte Perspektiven zu erschließen, muss derjenige, der ein „freier Geist" werden will, seine Gunst auch dem zuwenden, „was bisher in schlechtem Rufe stand, – wenn er neugierig und versucherisch um das Verbotenste schleicht".[4] Die Dinge „einmal anders sehn, anders-sehn-*wollen*"[5] ist für Nietzsche eine Übung des Intellekts, die den Menschen in den Stand versetzen soll, Gewalt über sein „Für und Wider"[6] zu erlangen und zu „lernen, sie aus- und wieder einzuhängen".[7]

Je mehr Perspektiven man zu einer Sache einnehmen kann, umso besser kann man ihre Verschiedenheit „für die Erkenntniss nutzbar"[8] machen.

Statt von Interpretationen beherrscht zu werden, weil man sie nicht als solche erkennt, soll man durch eine Reihe von Loslösungen Herr seiner Sichtweisen werden. Über Letztere schreibt Nietzsche: „Früher waren sie deine Herren; aber sie dürfen nur deine Werkzeuge neben andren Werkzeugen sein".[9] Ziel der „grossen Loslösung" ist somit die souveräne Handhabung von Perspektiven, die allein Selbstbestimmung und „Selbst-Werthsetzung"[10] ermöglicht und den „Wille[n] zum *freien* Willen"[11] kennzeichnet.

Mit der Kunst des multiperspektivischen Sehens versucht Nietzsche, gegen die „*nothwendige* Ungerechtigkeit in jedem Für und Wider"[12] anzugehen und Gerechtigkeit zu schaffen. Als „*Gegnerin der Ueberzeugungen*",[13] die das Urteil über die Dinge kurzschließen, blenden und verwirren, stellt die Gerechtigkeit „jedes Ding in das beste Licht und geht um dasselbe mit sorgsamem Auge herum".[14] Auf diese Weise will sie „Jedem, sei es ein Belebtes oder Todtes, Wirkliches oder Gedachtes, das Seine geben".[15]

Geht ein Betrachter mit einem „gerechten, sorgsamen und d.h. nicht zuletzt: um die Dinge besorgten Auge auch um sie herum",[16] so erkennt er ihr Für und Wider und somit auch „leicht ihre positive Seite".[17] So ist der Mensch, der Herr über seine Perspektiven geworden ist, und diese nach Belieben aus- und einhängen kann, in der Lage, sich durch die Wahl bejahender Perspektiven „die Dinge schön"[18] zu machen. Schließlich kann „[n]ichts und niemand außer ihm selbst (…) darüber bestimmen, in welchem Licht, von welcher Seite, aus welcher Nähe oder Distanz er etwas zu betrachten und zu bewerten hat".[19]

Da jede Perspektive wesensmäßig ungerecht ist, weil sie nur einen oder einige Aspekte der Sache in den Fokus rückt, und andere ausblendet, spricht nichts dagegen, einen wohlwollenden Standpunkt zu wählen, der die Sache *ins beste Licht* stellt. Auch die Tatsache, dass lebensbejahende Perspektiven der Wirklichkeit zuträglicher sind, als die negierenden, richtenden und verurteilenden Sichtweisen, spricht für die Wahl von Sichtweisen, die mit dem Lauf der Wirklichkeit übereinstimmen und die Dinge gutheißen.

Die Wahl einer wohlwollenden Perspektive transfiguriert das Betrachtete und führt zu einer „Verklärung"[20] und „Veredelung"[21] der Wirklichkeit. Die Kunst der Transfiguration kann somit auch als *Verklärungskunst* bezeichnet werden. Da dem Dasein durch das verklärende Element etwas hinzugefügt wird, stellt der

Wille zu einem „freudigen ‚Erleben' des Daseins"[22] einen aktiven und kreativen Impuls dar. Durch ihn wird das Wirkliche nicht nur *ertragen* und akzeptiert, wie es ist, sondern *gewagt* und „in einem aktiven, schaffenden Sinne"[23] verändert. Zarathustras Aufforderung an die Menschen, „der Erde treu"[24] zu bleiben, statt sich an jenseitigen Wirklichkeiten zu orientieren, wird durch die Verklärungskunst und die Verwandlung des Daseins in „Licht und Flamme"[25] Folge geleistet.

Eike Brock verweist darauf, dass Nietzsche die „eminente Bedeutung der Gewalt über sein Für und Wider (…) auch in Bezug auf die Affekte"[26] betont. Neben der Fähigkeit, seine Perspektiven souverän zu handhaben, gehört zur vollendeten Kunst der Transfiguration auch die Fähigkeit, seine Affekte zu beherrschen und sich diese zu Nutze zu machen. Ob ein Mensch dazu fähig ist, sich „etwas schön und gut zu machen, was gemeinhin nicht als schön, vielleicht sogar als hässlich oder unheimlich empfunden wird, hängt nicht zuletzt auch mit [s]einer jeweiligen Gemütsverfassung zusammen".[27] So muss er wissen, in welcher Stimmung er sich der Betrachtung eines bestimmten Gegenstandes stellen kann, und in welcher er diesem vielleicht nicht gewachsen sein wird. Während man gute Verfassungen ausnutzen sollte, ist es geraten, bei schlechten Stimmungen Abstinenz zu üben. So schreibt Nietzsche:

> „Seine Affekte, sein Für und Wider willkürlich haben und nicht haben, sich auf sie herablassen, für Stunden; sich auf sie *setzen*, wie auf Pferde, oft wie auf Esel: – man muss nämlich ihre Dummheit so gut wie ihr Feuer zu nützen wissen."[28]

Je mehr es einem Menschen gelingt, die Dinge ins beste Licht zu stellen, sie gut zu heißen und zu bejahen, desto zufriedener wird er mit sich und den Umständen sein. Zufriedenheit und Lebensbejahung stehen somit in unmittelbarem Zusammenhang.

Beim Nihilisten hingegen, der „von der Welt, wie sie ist, urteilt, sie sollte *nicht* sein",[29] generiert die Sehnsucht nach einer idealen Welt ein andauerndes Gefühl der Unzufriedenheit. Wünscht sich ein Mensch, der einen therapeutischen oder beraterischen Kontext aufsucht, mehr Zufriedenheit, so liegt folglich der Abbau nihilistischer Sichtweisen nahe. Nietzsches Kunst der Transfiguration, die „mit langer Uebung und täglicher Arbeit"[30] verbunden ist, gipfelt in seiner Idee des *amor fati*, die später auch Zarathustras Lehre von der ewigen Wiederkunft prägen sollte.

7.3.2.6 Der „amor fati" und die ewige Wiederkunft

Die Lehre des *amor fati* kann als „antinihilistische Formel"[1] der Lebensbejahung und Heilmittel gegen den Nihilismus betrachtet werden. Nietzsche formulierte sie Anfang 1882 als Neujahrsvorsatz und schrieb sie im vierten Buch der *Fröhlichen Wissenschaft* nieder. Sie lautet:

> „Ich will immer mehr lernen, das Nothwendige an den Dingen als das Schöne sehen: – so werde ich Einer von Denen sein, welche die Dinge schön machen. Amor fati: das sei von nun an meine Liebe! Ich will keinen Krieg gegen das Hässliche führen. Ich will nicht anklagen, ich will nicht einmal die Ankläger anklagen. *Wegsehen* sei meine einzige Verneinung! Und, Alles in Allem und Grossen: ich will irgendwann einmal nur noch ein Ja-sagender sein."[2]

Der Bereich des *Notwendigen* umfasst nach Nietzsche alle Aspekte der Wirklichkeit, auf die der Mensch keinen Einfluss nehmen kann. Dazu gehören alle unabänderlichen Aspekte der Gegenwart, sowie alles „das, was gewesen ist"[3] und als Vergangenes seinen Abschluss gefunden hat.

Zu den unabänderlichen, allzeit gegenwärtigen Tatsachen gehört die „innere Notwendigkeit"[4] unseres Selbst, die Zarathustra als „*meine* Nothwendigkeit"[5] und „Schickung meiner Seele, die ich Schicksal heisse",[6] bezeichnet.

Den im Zusammenhang mit der Notwendigkeit verwendeten Begriff „Schicksal" gebraucht Nietzsche nicht im Sinne einer göttlichen Prädestination oder Vorsehung. Stattdessen verwendet er ihn gemäß altgriechischer Vorstellungen synonym zum „Fatum", das dem Menschen im Sinne der *moira* als „Anteil"[7] zufällt. Zu diesem zufälligen und zu-gefallenen Anteil gehören „einzigartige Fähigkeiten (oder Einschränkungen), die dem Individuum von einer blinden, verschwenderischen und nichtteleologischen Natur aufgedrängt worden sind".[8] Die innere Notwendigkeit geht aus vom bereits erwähnten „Granit von geistigem Fatum",[9] der in der Tiefe jedes Menschen verwurzelt ist und als „unwandelbares ‚das bin ich'"[10] redet, entscheidet und antwortet.

Andere unabänderliche und somit notwendige Dinge sind zum Beispiel das Zeitalter, in dem man lebt, Krankheiten, von denen man heimgesucht wird, oder der Tod, der jeden Menschen ereilen wird.

Auch die Vergangenheit jedes Einzelnen gehört zum Geltungsbereich des *Notwendigen*, da sie, einmal abgeschlossen, nicht mehr verändert werden kann. Die Vergangenheit konstituiert sich, legt man ein Konzept der Willensfreiheit zugrunde, aus fremdbestimmten und selbst gewählten Aspekten.

Dem eigenen Einfluss entzogen sind nicht nur Herkunftsfamilie und Erziehung, sondern auch die zahlreichen Zufälle und Umstände, die den Lebensweg eines Menschen mit beeinflussen. Einige unserer Entscheidungen sind aufgrund unseres geistigen Fatums, des „*Unbelehrbaren* ganz ‚da unten'",[11] vorherbestimmt, andere hingegen frei gewählt. Allen Entscheidungen gemeinsam ist die fatale Tatsache, dass ihre tatsächlichen Konsequenzen meist nicht abzusehen sind. „Was zurückblickend als Komplex von Ursachen durchschaut werden kann, was also nachträglich erklärbar ist, liegt in den noch laufenden Prozessen *nicht* bereits fest, kann also nicht im voraus durchschaut werden".[12] Aus diesem Grund werden einige Entscheidungen im Rückblick als Fehler bewertet und führen oft zu Bedauern und Reue.

Da jeder Mensch seiner Vergangenheit ohnmächtig gegenübersteht und nichts mehr am Lauf der Dinge ändern kann, schürt gerade dieser Bereich der Notwendigkeit häufig Ressentiment. Diesen Vorgang beschreibt Nietzsche in *Also sprach Zarathustra* mit folgenden Worten:

> „Es war': also heisst des Willens Zähneknirschen und einsamste Trübsal. Ohnmächtig gegen Das, was gethan ist – ist er allem Vergangenen ein böser Zuschauer. Nicht zurück kann der Wille wollen; dass er die Zeit nicht brechen kann und der Zeit Begierde, – das ist des Willens einsamste Trübsal (…). Dass die Zeit nicht zurückläuft, das ist sein Ingrimm; ‚Das, was war' – so heisst der Stein, den er nicht wälzen kann. Und so wälzt er Steine aus Ingrimm und Unmuth und übt Rache an dem, was nicht gleich ihm Grimm und Unmuth fühlt (…). Diess, ja diess allein ist *Rache* selber: des Willens Widerwille gegen die Zeit und ihr ‚Es war'."[13]

Solange der Ressentimentmensch mit Vergangenem hadert und immer wieder mit Bedauern an Unabänderliches denkt, ist er als Gefangener an seine Vergangenheit gekettet. Viele Menschen, die therapeutische Hilfe suchen, bestätigen das von Nietzsche beschriebene Gefühl des Gefangenseins. Sie berichten davon, sich von ihren Erinnerungen nicht lösen zu können und die Gedanken, Steinen gleich, immer wieder wälzen zu müssen. Grübeln und Gedankenkreisen können als Nein zur eigenen Vergangenheit und als nihilistischer Wunsch, dass die Dinge anders sein sollten, gedeutet werden. Als extremste Form des Versuchs, das Vergangene rückgängig zu machen, wurden im Kapitel 5.2.1 die *Flashbacks* von Menschen mit sogenannten Posttraumatischen Belastungsstörungen beschrieben.

Der Preis für den von vornherein zum Scheitern verurteilten Versuch, die Zeit zurückzudrehen, ist jedoch hoch. Schließlich führt er zu Unzufriedenheit, Trübsal, Zähneknirschen, Ingrimm, Widerwillen, Unmut und Rachegedanken all denen gegenüber, die als Schuldige betrachtet werden und auch denen, die zufriedener mit ihrem Schicksal sind.

Nietzsches Lehre des *amor fati*, der Liebe zum Schicksal, ermöglicht eine Überwindung der qualvollen Fixierung an die Vergangenheit. Gelingt es dem Menschen, das ihm Zugefallene und Zufällige als das Notwendige und das Notwendige als das Schöne zu sehen, besiegt er seine Ohnmacht durch seine Freiheit. Schließlich besteht der einzige Zugriff, den der Mensch auf das Vergangene und Unabänderliche hat, in der Wahl seiner Perspektive. Allein durch das Umstellen von Perspektiven im Rahmen der Verklärungskunst kann eine Umwertung der Werte, das heißt die Bejahung des bisher Verneinten, erfolgen, um *die Dinge schön zu machen*. Schön wird das Faktische, wenn man es als Teil des eigenen Fatums erkennt, das „denjenigen, dem es zugefallen ist, aus der Menge der Menschen heraushebt und vor den anderen auszeichnet, indem es ihn allererst dazu befähigt, der Größe der Aufgabe gerecht zu werden."[14]

Im Gegensatz zum Nihilisten, dessen Richterspruch über sich und die Welt verheerend ausfällt, will Nietzsche ähnlich wie Jesus, den er im *Antichristen* ausdrücklich vom Christentum ausnimmt, auf das richtende Urteil ganz verzichten. So schreibt er in *Menschliches, Allzumenschliches II*:

> „[D]er Philosoph hat also zu sagen, wie Christus, ‚richtet nicht!' und der letzte Unterschied zwischen den philosophischen Köpfen und den andern wäre der, dass die ersten *gerecht sein* wollen, die anderen *Richter* sein wollen."[15]

Gemäß dem Vorsatz, den Dingen Gerechtigkeit widerfahren zu lassen, anstatt sie zu richten und anzuklagen, erlaubt sich Nietzsche nur noch eine Form des

Neinsagens und zwar die des *Wegsehens*. So sieht er vorläufig von all dem ab, was „er (noch) nicht zu bejahen in der Lage ist",[16] in der Hoffnung, eines Tages auch dieses ins Auge fassen und bejahen zu können. Statt Krieg gegen das Hässliche zu führen, sieht er so lange von ihm ab, bis er es schön zu machen vermag. Durch das „Bekunden einer Zurückhaltung, eines Wohlwollens"[17] den Dingen und den Menschen gegenüber kann hier auch von einer Praxis der „Schonung"[18] gesprochen werden.

Nietzsches Ziel besteht darin, im *„dionysischen Jasagen* zur Welt, wie sie ist, ohne Abzug, Ausnahme und Auswahl",[19] den höchsten Zustand zu erreichen, den ein Philosoph erreichen kann. Seine Formel dafür ist der *amor fati*, eine Haltung, die das nihilistische Richten durch das Lieben der Dinge, so wie sie sind, ersetzt.

In *Also sprach Zarathustra* und *Ecce Homo* beschreibt Nietzsche das allumfassende Lieben als Verwirklichung des Größten am Menschen. Die Idee der Bejahung erfährt durch ein Element der bewussten Einwilligung in den Lauf der Dinge, das heisst die Darstellung des Notwendigen als das selbst Gewollte, eine weitere Steigerung:

> „Meine Formel für die Grösse am Menschen ist *amor fati*: dass man Nichts anders haben will, vorwärts nicht, rückwärts nicht, in alle Ewigkeit nicht. Das Nothwendige nicht bloss ertragen, noch weniger verhehlen – aller Idealismus ist Verlogenheit vor dem Nothwendigen –, sondern es *lieben*"[20].

Erst die Einwilligung in alles Faktische befreit den in Ketten geschlagenen Willen und versetzt den Menschen in die Lage, die Vergangenheit „zu erlösen und alles ‚Es war' umzuschaffen in ein ‚So wollte ich es!'"[21] Als „Vermögen zu bejahen und zu verneinen"[22] wirkt der Wille als „Befreier und Freudebringer. Wollen befreit: das ist die wahre Lehre von Wille und Freiheit".[23]

Der „schaffende Wille"[24] vollzieht dabei eine aktive Bewegung, die im Gegensatz zum reaktiven Gekettetsein an die Vergangenheit imstande ist, „die Empfindung in's Angenehme (…) umzubiegen".[25] Das aktive Vermögen, negative Erfahrungen in freudige Gefühle umzubiegen, das Nietzsche auch als Fähigkeit zur „Sublimirung"[26] bezeichnet, verhindert, dass zu viel Belastendes in der Erinnerung hängenbleibt – eine gesunde Fähigkeit, die kleine Kinder noch besitzen und sie in einen Zustand der „Unschuld"[27] versetzt. Aus diesem Grund ist das Kind für Nietzsche Meister im Spiel des Schaffens, „ein aus sich rollendes Rad, eine erste Bewegung, ein heiliges Ja-sagen".[28]

Während das richtende Urteilen und das Anders-haben-Wollen die konstitutiven Elemente des Nihilismus bilden, stellt der *amor fati* als Gegenentwurf die Epoché, das Ja-sagen, Lieben und Nichts-anders-haben-Wollen in den Mittelpunkt und kann somit als „*die* Formel der Überwindung des Nihilismus"[29] betrachtet werden. Gelingt es dem Menschen, eine Einstellung zu finden, durch die er das Faktische als das von ihm Gewollte betrachten kann, ist das Ressentiment gebannt, da auf diese Weise die Freiheit der Perspektivenwahl über die Ohnmacht gegenüber der Faktizität siegen kann.[FF]

[FF] Kritiker des *amor fati* mögen den Einwand erheben, dass das Wegsehen, Bejahen oder gar Lieben von Phänomenen wie dem Holocaust an Zynismus grenzt. Eine mögliche Entkräftigung des Zynismusarguments kann auf Grundlage von Hans Vaihingers „Philosophie des Als Ob" (Vaihinger 1918) vollzogen werden, die auf Nietzsches „Lehre von den bewusstfalschen, aber doch notwendigen Vorstellungen" (Vaihinger 1918, S. XV) basiert.

Da der Mensch nach Nietzsche die Wahrheit nicht erkennen kann, ist für ihn, wie in Kapitel 5.2.2 bereits ausführlich dargelegt, Erkenntnis nur durch „*Fälschung des Vielartigen und Unzählbaren zum Gleichen*" (Nietzsche 1999, KSA 11, S. 506) und „*Leben nur vermöge eines solchen Fälschungs-Apparates möglich*" (Ebd.).

Ohne ein Geltenlassen der erdichteten und somit falschen Vorstellungen, die Nietzsche auch als Metaphern, Lügen, Perspektiven, Illusionen oder „logische[ ] Fiktionen" (Ebd., KSA 5, S. 18) bezeichnet, könnte der Mensch nicht leben, und so wäre das „Verzichtleisten auf falsche Urteile ein Verzichtleisten auf Leben" (Ebd.). Entscheidend ist allein, „zu welchem Zweck man lügt: ob man damit erhält oder *zerstört*" (Ebd., KSA 6, S. 245). Ist eine logische Fiktion „lebensfördernd" (Ebd., KSA 5, S. 18), so gehört sie zu den „unentbehrlichsten" (Ebd.) Vorstellungen.

Der geistig Gereifte wendet die „regulativen Fiktion[en]" (Ebd., KSA 3, S. 574) nach Nietzsche mit dem „*Bewusstsein ihrer Falschheit*" (Vaihinger 1918, S. 771) an und nutzt sie als „bewusste Hilfsmittel" (Ebd., S. 775) und „Gerüste" (Vaihinger 1918, S. 775). Als starker Geist braucht er an diese Fiktionen „nicht zu ‚glauben', aber er soll danach handeln – ganz Kantisch" (Vaihinger 1918, S. 782).

Den Grundgedanken, dass theoretisch falsche Vorstellungen den Menschen „gewisse Dienste" (Ebd., S. XV) leisten und sie darum als „praktisch wahr" (Ebd.) bezeichnet werden können, hat Vaihinger zur Grundlage seiner Erkenntnistheorie gemacht. In seiner *Philosophie des Als Ob* führt er das Beispiel an, dass Physiker sehr erfolgreich mit dem Begriff der ‚Atome' operieren, obwohl sie wissen, dass diese Konzeption „willkürlich und falsch" (Ebd., S. XII) ist.

Den Gedanken von der ewigen Wiederkunft, den Nietzsche in der *Fröhlichen Wissenschaft* einführt, kann als Herzstück des *amor fati* und „Höhepunkt seiner gesamten Philosophie"[30] betrachtet werden. „[K]einer seiner anderen Gedanken hat ihm offenbar soviel bedeutet",[31] wie dieser, und so vermutet Walter Kaufmann, „daß die ewige Wiederkunft für Nietzsche nicht so sehr ein bloßer Gedanke gewesen ist als vielmehr eine Erfahrung – die höchste Erfahrung eines an Leiden, Schmerz und Qual ungewöhnlich reichen Lebens",[32] die einer „Erlösung"[33] gleich kam.

Als Gedankenexperiment formuliert, schreibt Nietzsche im Aphorismus vom größten Schwergewicht:

> „*Das grösste* Schwergewicht. – Wie, wenn dir eines Tages oder Nachts, ein Dämon in deine einsamste Einsamkeit nachschliche und dir sagte: ‚Dieses Leben, wie du es jetzt lebst und gelebt hast, wirst du noch einmal und noch unzählige Male leben müssen; und es wird nichts Neues daran sein, sondern jeder Schmerz und jede Lust und jeder Gedanke und Seufzer und alles unsäglich Kleine und Grosse deines Lebens muss dir wiederkommen, und Alles in der selben Reihe und Folge – und ebenso diese Spinne und dieses Mondlicht zwischen den Bäumen, und ebenso dieser Augenblick und ich selber. Die ewige Sanduhr des Daseins wird immer wieder umgedreht – und du mit ihr, Stäubchen vom Staube!' – Würdest du dich nicht niederwerfen und mit den Zähnen knirschen und den Dämon verfluchen, der so redete? Oder hast du einmal einen ungeheuren Augenblick erlebt, wo du ihm antworten würdest: ‚du bist ein Gott und nie hörte ich Göttlicheres!'

Überträgt man diesen Gedanken auf Nietzsches *amor fati*, so kommt man ebenfalls zu dem Schluss, dass dessen Grundsatz, die Bejahung möglichst vieler Aspekte des Lebens, das Ressentiment des Einzelnen vermindert und sich wohltuend auf ihn auswirkt. Auch wenn der *amor fati* auf Extremsituationen, wie zum Beispiel den Holocaust, auf den ersten Blick nur schwer anwendbar scheint, ist er als regulative Fiktion eine hilfreiche Lebensmaxime.

Verwirft man den „Willen zu einem freudigen Erleben des Daseins" aufgrund von Ereignissen wie dem Holocaust, so gibt man eine Vorstellung aus der Hand, die das eigene Leben und die Welt verschönern kann. Um dies zu verhindern, führt Nietzsche seine „Philosophie des Scheins" (Vaihinger 1918, S. 774) ins Feld, die sich jenseits von Gut und Böse stellt und lebensfördernde Fiktionen rechtfertigt.

Wenn jener Gedanke über dich Gewalt bekäme, er würde dich, wie du bist, verwandeln und vielleicht zermalmen; die Frage bei Allem und Jedem ‚willst du diess noch einmal und noch unzählige Male?' würde als das grösste Schwergewicht auf deinem Handeln liegen! Oder wie müsstest du dir selber und dem Leben gut werden, um nach Nichts *mehr zu verlangen*, als nach dieser letzten ewigen Bestätigung und Besiegelung? –"[34]

Je nach „Zustand seines Seins"[35] muss den Menschen, der sich auf das Selbstexperiment einlässt, diese Vorstellung erfreuen oder entsetzen. Somit fungiert der Gedanke der ewigen Wiederkunft als „Prüfstein"[36] zur Unterscheidung zwischen Lebensbejahern und -verneinern. In dem Maße, wie der Gedanke an eine ewige Wiederkunft freudig bejaht werden kann, wird der *amor fati* Wirklichkeit.

Des Weiteren kann die freudige Bejahung einer ewigen Wiederkehr auch als Beweis dafür betrachtet werden, „daß das Leben in sich selbst sinnvoll ist"[37] und keines der Wirklichkeit übergeordneten Sinnes bedarf. Stattdessen wird dem Leben ein „Menschen-Sinn"[38] verliehen.

Gelingt es einem Menschen, sich selbst und dem Dasein so gut zu sein, dass er den Gedanken der ewigen Wiederkunft als göttlich empfindet, schwört er dem eigenen Selbst in guten wie in schlechten Zeiten ewige Treue. Eine solche vollkommene Liebe zum Wirklichen lässt keinen Platz für Ressentiment.

Gleichzeitig fungiert der Gedanke der ewigen Wiederkunft als ethischer Imperativ, nach dem der Mensch jeden Tag seines Lebens so gestalten sollte, dass er ihn mit Freude noch einmal und ewige Male wieder erleben könnte. Somit lenkt er die Aufmerksamkeit auf die besondere Verantwortung des Einzelnen für seine Lebensgestaltung. Gerade die Vorstellung, sein Leben immer wieder „in der selben Reihe und Folge"[39] leben zu müssen, legt das *„grösste Schwergewicht"*[40] auf das persönliche Handeln und kann als lebensbekräftigende Aufforderung zum Schaffen betrachtet werden. Ist der Gedanke der ewigen Wiederkunft erst einverleibt, so wird er zur Grundlage einer „schaffenden Lebensfreude".[41]

Darüber hinaus verherrlicht Nietzsche mit der Lehre der ewigen Wiederkunft die Unendlichkeit des gegenwärtigen Augenblicks, der als *„grosser Mittag"*[42] und Moment der Vollkommenheit erlebt werden kann. Das „Zarathustra-Idyll des *Mittags*, die liegende Ovation auf die vollendete Erde",[43] findet ihren Höhepunkt in dem Ausruf: „Still! Die Welt ist vollkommen."[44] Von diesem Punkt aus kann der Mensch das Rad der unaufhörlich verrinnenden Zeit betrachten und sich gleichzeitig durch das „Gleichbleiben des Gegenwartsfensters"[45] von dem Vergehenden distanzieren. Diesen von Schopenhauer inspirierten Sachverhalt beschreibt Rüdiger Safranski wie folgt: „Wir sind als Wesen in der Zeit das drehende Rad, aber als Geistesgegenwart und Aufmerksamkeit sind wir selbst Sonne und ewiger Mittag".[46]

Die Umsetzung des *amor fati* und der Lehre von der ewigen Wiederkunft als Nietzsches Lebensmaxime führt zu einer Haltung der Freude und der Dankbarkeit. So blickt auch Nietzsche, der sein Leben als philosophisches „Experiment[ ]"[47] betrachtete, in der Präambel des *Ecce Homo* in Dankbarkeit über alles Erlebte und Geschaffene auf sein Leben zurück und schreibt:

> „An diesem vollkommnen Tage, wo Alles reift und nicht nur die Traube braun wird, fiel mir eben ein Sonnenblick auf mein Leben: ich sah rückwärts, ich sah hinaus, ich sah nie so viel und so gute Dinge auf einmal (…). Die *Umwerthung aller Werthe*, die *Dionysos-Dityramben* und, zur Erholung, die *Götzen-Dämmerung* – Alles Geschenke dieses Jahrs, sogar seines letzten Vierteljahrs! *Wie sollte ich nicht meinem ganzen Leben dankbar sein?*"[48]

Peter Sloterdijk hat in dem Buch *Zur Rückkehr des Autors* darauf hingewiesen, dass Nietzsches Leben aufgrund diverser Erkrankungen eine Leidensgeschichte von unerhörtem Ausmaß war:

> „Seine Idee der ewigen Wiederkehr (…) war das ergreifendste Zeugnis seiner Tapferkeit und seines Widerstands gegen die typische Versuchung des anmaßenden Kranken, vom Bett aus Welt und Leben schlechtzumachen. Nietzsche durfte stolz darauf sein, sein eigenes Leben bis zu diesem Punkt ertragen zu haben, und nicht nur ertragen, sondern es gesteigert zu haben bis zu den singulären Höhen seines publizierten und signierten Werks."[49]

7.3.2.7 Nur der Täter lernt: Zarathustras Lehre des Schaffens

Nach Nietzsche liegt das *„einzige* Glück (…) im Schaffen",[1] einem dionysischen Phänomen, das den „Wille[n] zum Leben"[2] zum Ausdruck bringt und in einer aktiven und schöpferischen Lebensgestaltung besteht. Das in die Zukunft ausgerichtete Schaffen schließt das „Wollen- Lernen"[3] als einen der „Kernpunkte von

Nietzsches Philosophie"[4] und auch die Selbstüberwindung des Schaffenden mit ein. Zarathustra beschreibt den nie endenden Prozess der Selbstüberwindungen, bei dem Altes zugunsten von Neuem aufgegeben werden muss, mit den Worten: „Was ich auch schaffe und wie ich's auch liebe, – bald muss ich Gegner ihm sein und meiner Liebe: so will es mein Wille".[5] Da jede Selbstüberwindung eine Veränderung mit sich bringt, enthält sie stets auch ein Moment partieller Selbstauflösung.

Die Überwindung des gegenwärtigen Zustands ist daher sowohl mit Schmerz als auch mit Lust verbunden. So schreibt Nietzsche:

> „[A]lles Werden und Wachsen, alles Zukunft Verbürgende *bedingt* den
> Schmerz ... Damit es die ewige Lust des Schaffens giebt, damit der Wille
> zum Leben sich ewig selbst bejaht, muss es auch ewig die ‚Qual der Gebä-
> rerin' geben ... Dies Alles bedeutet das Wort Dionysos."[6]

Die Aufgabe, sich selber zu schaffen, und, wie im Untertitel von *Ecce Homo* formuliert, zu dem zu werden, der man ist, stellt eine große Herausforderung dar. Um diese zu bewältigen, beschreibt Nietzsche in seiner dritten *Unzeitgemässen Betrachtung* eine Methode, bei der der Mensch auf sein bisheriges Leben zurückschauen und sich fragen soll: „was hast du bis jetzt wahrhaft geliebt, was hat deine Seele hinangezogen, was hat sie beherrscht und zugleich beglückt?"[7] In der Vergegenwärtigung des Geliebten und Verehrten kann „ein Gesetz, das Grundgesetz deines eigentlichen Selbst",[8] erkennbar werden, das den bisherigen Lebensweg geleitet hat. Dieses Gesetz lässt die Stufenleiter sichtbar werden, auf welcher der Mensch bisher zu sich selbst hingeklettert ist und verweist auf dessen „wahres Wesen",[9] das nicht in seinem Innersten verborgen liegt, sondern hoch über ihm schwebt. Bei der Suche nach dem „Ursinn"[10] des eigenen Wesens können „Erzieher"[11] dessen unbildbaren, unerziehbaren und schwer zugänglichen Grundstoff freilegen:

> „Und das ist das Geheimnis aller Bildung: sie verleiht nicht künstliche
> Gliedmaassen, wächserne Nasen, bebrillte Augen, – (...). Sondern Befrei-
> ung ist sie, Wegräumung alles Unkrauts, Schuttwerks, Gewürms, das die
> zarten Keime der Pflanzen antasten will, Ausströmung von Licht und
> Wärme, liebevolles Niederrauschen nächtlichen Regens, sie ist Nachahmung

und Anbetung der Natur, wo diese mütterlich und barmherzig gesinnt ist, sie ist Vollendung der Natur".[12]

Für Nietzsche selbst war Schopenhauer viele Jahre Erzieher, bis er sich aufgrund dessen pessimistischer Weltanschauung schließlich von seinem „Vorbild"[13] distanzierte.

„[O]hne die sorgsamste Anleitung und die mühevollsten Lehrjahre"[14] ist das Klettern hin zum eigenen Selbst nicht erlernbar, und so ist eine schaffende Selbstgestaltung nicht ohne Selbstbeherrschung, Selbstüberwindung und Disziplin möglich. Da das Suchen und Streben jedoch über eine bloße Daseinssicherung hinausgeht, enthält es gleichzeitig Elemente der „Selbstverschwendung"[15] und Verausgabung.

Die von Zarathustra gelehrte „Treue zum eigenen Selbst"[16] wird somit nicht durch ein Festhalten am Gewohnten, sondern durch eine ständige „Neuverwirklichung"[17] realisiert. Zur Entfaltung und zum „Höherschaffen der Eigenheit"[18] gehört auch der Versuch, seinem Charakter „Stil"[19] zu geben.

Als selbsternannter „letzte[r] Jünger des Philosophen Dionysos"[20] verleiht Nietzsche dem eigenen Charakter Stil, indem er seine Stärken und Schwächen einzuschätzen weiß, und beide „einem künstlerischen Plane einfügt, bis ein Jedes als Kunst und Vernunft erscheint und auch die Schwäche noch das Auge entzückt".[21] Mit Hilfe der Kunst der Transfiguration wird so das Hässliche versteckt oder „in's Erhabene umgedeutet"[22]. Das bei der Verklärung erkennbar werdende schaffende und aktive Element bildet die Antithese zum passiven Erleiden des eigenen Charakters, das zum steten Quell der Unzufriedenheit wird.

Mit den Figuren des Übermenschen und des Kindes hat Nietzsche zwei Prototypen von Schaffenden entworfen:

Der Übermensch, den Zarathustra ankündigt, kann als „Gleichniß"[23] und „Gegen-Metapher vom ,letzten Menschen'"[24] betrachtet werden. Den Weg zu ihm weist Zarathustras Seiltänzer, der auf einem „Seil, geknüpft zwischen Thier und Übermensch",[25] vorwärtsschreitet.

Während der letzte Mensch gemäß hedonistischer Prinzipien lebt, und den Genuss zum höchsten Wert erhebt, ist der Übermensch ein „tanzende[r] Stern",[26] der ständig „über sich hinaus"[27] in die Zukunft schaffen will. Den von ihm immer wieder vollzogenen Akt der Selbstüberwindung symbolisieren die „Kreisbewegungen"[28] von Zarathustras Tieren, des kreisenden Adlers und der sich ringelnden

Schlange. Bei diesem Vorgang nimmt „der über sich Hinausstrebende den Weg über das andere seiner selbst",[29] um von dort verändert wieder auf sich selbst zurückzukommen. Den Schmerz als notwendigen Bestandteil des Schaffensprozesses bejaht der Übermensch. Auch den *hässlichsten Menschen*, der sich als Mörder Gottes und Nihilist zu erkennen gibt, lehrt Zarathustra die schaffende Selbstüberwindung, indem er ihn daran erinnert, dass „nur der Thäter lernt".[30] Statt den Unglücklichen für seine desillusionierenden Erkenntnisse zu bemitleiden, lädt er ihn ein, es ihm gleich zu tun, seine Todesstarre zu überwinden und zu leben. Als Täter und „Sinn der Erde"[31] bleibt der Übermensch der Wirklichkeit treu, denn statt am Tod Gottes zu verzweifeln, verleiht er der Erde einen „Menschen-Sinn".[32]

Als „autonome[s] Individuum"[33] hat er sich von kollektiven Glücksvorstellungen und traditionellen Werten gelöst und „Mut zur Andersheit, Mut zur je eigenen Individualität"[34] entwickelt. Im Sinne Kierkegaards wagt er die Geburt zur eigenen Existenz und überwindet die „Scham, die einen daran hindert, die Verborgenheit aufzugeben, daß man wie die anderen ist, und sich als der Einzelne zu entblößen".[35]

Voraussetzung dafür ist nicht nur die Treue zu eigenen Bedürfnissen, Wünschen und zum eigenen Selbst, sondern auch der Mut, die Ausgrenzung aus der Herde zu ertragen. Schließlich wird der „Außerordentliche",[36] der sich von gemeinsamen Werten lossagt, meist von der Gemeinschaft schuldig gesprochen. Diese kann ihn nicht ertragen, „weil er sie an die verratene Möglichkeit der eigenen Freiheit erinnert".[37]

Im Gegenzug schafft der Übermensch eigene Werte und setzt „an die Stelle der Moral die Moralität des Selbst".[38] Zur Moralität des Übermenschen gehört, wie zur Moralität Nietzsches, der *amor fati*, über den er schreibt: „*amor fati* dies wäre meine Moral, thue ihm alles Gute an und hebe es über seine schreckliche Herkunft hinauf zu dir."[39]

Getrieben von seiner Sehnsucht nach Höherem schreitet der Übermensch sich selbst überwindend voran und scheut es nicht, sich immer wieder neue Ziele zu setzen und ins Ungewisse vorzuwagen. In seinem umfassenden Ja-sagen zur Realität fügt er sich in dieselbe ein und hat selbst „all deren Furchtbares und Fragwürdiges auch noch in sich, *damit erst kann der Mensch Grösse haben*".[40]

Im Gegensatz zum racheerfüllten Bruchstück-Menschen, der sich selbst entfremdet ist und dessen Leben um fremde oder eigene Schuld in der Vergangenheit kreist, hat der Übermensch den Geist der Rache überwunden. Da er sich bejaht und eins mit sich ist, muss er sich nicht mehr am Leben rächen und kann auf ressentimentale Sichtweisen verzichten. Nicht mehr in rächerischen Kategorien der Schuld denkend, kann er seine Aufmerksamkeit von der Vergangenheit abwenden. Auf diese Weise wird er frei für die schaffende Gestaltung der Gegenwart und Zukunft. Auch den Zufall betrachtet er nicht mehr als feindliche Macht, die seine Pläne durchkreuzt, sondern als *„aktive Kraft"*[41] und einen ihm zu-fallenden Schaffensimpuls.

Die Abwendung seines Interesses von der Vergangenheit und die dadurch bedingte Erlösung sind nur durch die Aneignung des Gewesenen möglich. Indem sein schaffender Wille das Vergangene in sich aufnimmt und spricht: „aber so wollte ich es! (...) so will ich es! So werde ich's wollen",[42] erlebt sich der Übermensch als identisch mit seiner Vergangenheit. Er weiß, dass er ohne das Erlebte nicht der Gleiche wäre und deutet das Vorangehende als seine persönliche Entwicklung, für die er Verantwortung übernimmt. Nur so kann er sich als Mensch bejahen, „der eine bestimmte Vergangenheit hat und auf Zukunft hin will"[43] und in jedem dieser Momente mit sich identisch und bei sich ist. Zarathustras kreisender Adler und die sich ringelnde Schlange versinnbildlichen somit nicht nur den Vorgang der Selbstüberwindung, sondern auch das „bewegte Bei-sich-sein"[44] des Übermenschen, der sich in Vergangenheit und Gegenwart „als ein Wille begreift und darin bejaht".[45]

In seinem Ganzheits- und Identitätserleben wird der Übermensch zum Gegenstück des innerlich zerrissenen Bruchstück-Menschen, der sich als „Bruchstück, ein Räthsel, ein grauser Zufall"[46] erlebt und in einem Gestus der Negation blindlings gegen als fremd und ihm nicht zugehörig erlebte Aspekte seiner Vergangenheit anrennt.

Die zum Schaffen des Selbst notwendige Aneignung des Vergangenen kann durch die „Vorstellung und Haltung"[47] gepflegt werden, dass alles Geschehen miteinander verknüpft ist. So schreibt Nietzsche:

> „In der wirklichen Welt, wo schlechterdings Alles verkettet und bedingt ist, heißt irgend Etwas verurtheilen und *wegdenken*, Alles wegdenken und verurtheilen. Das Wort ‚das sollte nicht sein', ‚das hätte nicht sein sollen' ist eine *farce* (…) Denkt man die Consequenzen aus, so ruinirte man den Quell des Lebens, wenn man das abschaffen wollte, was in irgendeinem Sinne *schädlich, zerstörerisch* ist."[48]

Zur Veranschaulichung dieses Gedankens fügt er an anderer Stelle hinzu: „In allen Correlationen von Ja und Nein, von Vorziehen und Abweisen, Lieben und Hassen drückt sich nur eine Perspektive, ein Interesse bestimmter Typen des Lebens aus: an sich redet Alles, was ist, das Ja."[49]

Das heilige Ja-sagen zu allem, was ist, findet sich auch in der Figur des Kindes wieder. Zwischen ihr und der Metapher des Übermenschen besteht ein eindeutiger Zusammenhang. So wird in Zarathustras Parabel *Von den drei Verwandlungen* der Weg zur Geistesform des Übermenschen beschrieben, der seinen Ausgang im gehorsamen, alten Traditionen und Werten treuen Kamel nimmt und nach der Verwandlung zum Löwen zur letzten Stufe des Kindes führt.

Der Geist des Kamels, das dem Gebot „Du-sollst" folgt, und dabei schwere Lasten durch die Wüste trägt, verwandelt sich auf seiner Reise in den Geist des Löwen. Dieser revoltiert mit der selbstgesetzten Forderung „Ich-will" gegen überlieferte Werte fremder Autoritäten und spricht ein „heiliges Nein"[50] zu Fremdbestimmung und Pflicht. Sein Aufbegehren bleibt jedoch reaktiv, da es zwar Freiheit schafft, aber noch nicht zu autonomer Wertsetzung und Selbstbestimmung führt. Erst das Kind, das „Unschuld ist (…) und Vergessen, ein Neubeginnen, ein Spiel, ein aus sich rollendes Rad, eine erste Bewegung, ein heiliges Ja-sagen (…) zum Spiele des Schaffens",[51] ist frei geworden für eigenes Wollen und die Schaffung neuer Werte. Als aus sich rollendes Rad erwächst aus ihm selbst die Kraft, spielerisch, schöpferisch und kreativ zu handeln. Im Gegensatz zum nihilistischen Nein-sagen des Löwen ist es in der Lage zu bejahen, denn „*seinen* Willen will nun der Geist, *seine* Welt gewinnt sich der Weltverlorene".[52] Ebenso wie der Übermensch geht somit auch das Kind eigene Wege und vermag aus sich selbst eine neue Sichtweise und eine neue Welt hervorzubringen. In diesem Zusammenhang verweist Annemarie Pieper auf die Analogie zur „christlichen Lehre von der göttlichen Erschaffung der Welt aus dem Nichts".[53]

In Anlehnung an Heraklits Lehre vom Äon Kind vergleicht Nietzsche das kindliche Spiel mit dem Werden und Vergehen der Welt:

> „Ein Werden und Vergehen, ein Bauen und Zerstören, ohne jede moralische Zurechnung, in ewig gleicher Unschuld, hat in dieser Welt allein das Spiel des Künstlers und des Kindes. Und so, wie das Kind und der Künstler spielt, spielt das ewig lebendige Feuer, baut auf und zerstört, in Unschuld – und dieses Spiel spielt der Aeon mit sich. Sich verwandelnd in Wasser und Erde, thürmt er, wie

ein Kind Sandhaufen am Meere, thürmt auf und zertrümmert; (…) Nicht Frevelmuth, sondern der immer neu erwachende Spieltrieb ruft andre Welten ins Leben. Das Kind wirft einmal das Spielzeug weg: bald aber fängt es wieder an, in unschuldiger Laune. Sobald es aber baut, knüpft und fügt und formt es gesetzmäßig und nach inneren Ordnungen."[54]

Die Unschuld des Kindes, die auch in der heraklitischen Vorstellung beschrieben wird, besteht darin, dass das Kind die moralische „Kategorie der Schuld, die Wirklichkeit verleumdet",[55] nicht kennt. Im Spielen und Schaffen ist es eins mit sich und der Welt. Obwohl es beim Schaffen Leid erfährt, verurteilt es weder das eine noch das andere, da es vor allem das Leid als etwas „notwendig Begegnendes"[56] begreift. Zur Unschuld gehört auch das Vergessen, das fernab vom Geist der Rache Geschehenes sein lassen kann.

Gelingt es dem *Therapeuten der docta ignorantia*, seinem Gesprächspartner, ohne ihn belehren zu wollen, die Verklärungskunst und die Lehre des *amor fati* als antinihilistische Formel der Lebensbejahung nahezubringen, ist eine neue und ungewohnte Denk- und Übungsmöglichkeit eröffnet. In der Wahl der eigenen Sichtweisen und dem Setzen eigener Werte kann das Wollen trainiert werden und eine „Rehabilitierung des Willens"[57] erfolgen. Als „offensive[s] Exerzitium"[58] könnte die Kunst der Transfiguration dazu beitragen, die bisher „mächtigste und schädlichste"[59] Weise der Welterzeugung zu modifizieren, die das Ressentiment gemäß Peter Sloterdijk generiert hat.

7.4 Der Verzicht auf mimetisches Begehren und Rache – René Girard

Auch der französische Literaturwissenschaftler René Girard hat mit seiner Theorie über das „mimetische Begehren"[1] des Menschen einen Beitrag zur Suche nach Ansätzen zur Überwindung des Ressentiments geleistet. Um die Relevanz der Girardschen Thesen für die Ressentimentforschung deutlich zu machen, sollen diese im Folgenden in ihren Grundzügen dargestellt werden:

Girards Lehre von der menschlichen *conditio mimetica* basiert auf der Beobachtung, dass Menschen von Geburt an nachahmende Wesen sind, die sich an Vorbildern und Modellen orientieren. Nicht nur das Verhalten, sondern auch das Begehren der Modelle wird imitiert, da das nachahmende Subjekt von der Annahme ausgeht, die Vorbilder wüssten, was begehrenswert sei. Somit kann das menschliche Begehren als kulturell geprägte Nachahmung fremder Begierden betrachtet werden.

Obwohl die *mimesis* allein für Kinder „unvermeidbar"[2] ist, da diese sich erst in die eigene Kultur eingliedern müssen, wiederholt sich der mimetische Vorgang auch in späteren Lebensaltern immer wieder. Gerade kapitalistische Gesellschaften ziehen Nutzen aus der menschlichen Imitationsbereitschaft und schüren das Begehren mit dem Ziel der Profitmaximierung.

Nach Girards Analyse liegt die Ursache der mimetischen Nachahmung in einem Mangeldenken begründet. Überzeugt, ihm fehle etwas zur persönlichen Erfüllung, hofft der Nachahmer, den Mangel an Sein durch Imitation der mutmaßlich Glücklicheren zu kompensieren:

> „Er begehrt das Sein – jenes Sein, das ihm seinem Gefühl nach fehlt und von dem ihm scheint, ein anderer besitze es. Das Subjekt erwartet von diesem anderen, daß er ihm sagt, was gewünscht werden muß, um dieses Sein zu erlangen. Wenn das von höherem Sein anscheinend bereits erfüllte Modell etwas begehrt, dann kann es sich dabei nur um ein Objekt handeln, das eine noch umfassendere Seinsfülle zu vermitteln vermag."[3]

Den Glauben, andere hätten Seinsvorteile, hat Ludwig Klages treffend mit dem Begriff „Lebensneid"[4] bezeichnet und eng mit dem Ressentiment der *Schlechtweggekommenen* in Verbindung gesetzt.

Begehren zwei Menschen das gleiche Wunschobjekt, eine Grundkonstellation, die Girard aufgrund der Dreieckssituation als „Triangularität des Begehrens"[5] bezeichnet und als Normalfall des menschlichen Begehrens erachtet, entstehen zwangsläufig Neid, Eifersucht und Rivalität. Eine Kombination aus Ohnmacht und Neid führt beim Verlierer zu Ressentiment und zwar in Form einer „Bindung (…) an das Objekt, mit dem er sich zu seinem Nachteil verglichen sieht"[6]. So gelingt es dem Fuchs aus Äsops Fabel nicht, die Trauben zu vergessen, deren Genuss ihm verwehrt blieb, und sein Ressentiment gegen den Gewinner wächst.

In seinem Nachwort zu Girards Buch *Ich sah den Satan vom Himmel fallen wie einen Blitz* bezeichnet Sloterdijk die Lehre vom mimetischen Begehren als

„wissenschaftliche Fassung der Erbsündenlehre".[7] Er verweist darauf, dass die erste Verfehlung des Menschen nicht durch pure Selbstsucht, sondern durch „Angleichungssucht gegenüber dem Anderen"[8] motiviert sei. Das erste Unrecht geschehe somit „nicht in der vergifteten Stille des eigenen Herzens (...), sondern im Tumult des kollektiven Ressentiments."[9]

Teil des Rivalitäts- und Konfliktpotentials, das Girard bei seiner Analyse des Begehrens entdeckt hat, ist die Tatsache, dass das Modell gleichzeitig wünscht, imitiert und nicht imitiert zu werden und daher eine Doppelbotschaft, ein sogenanntes „*double bind*",[10] aussendet. Das Vorbild wünscht die Imitation, um durch sie Anerkennung zu erhalten und die Richtigkeit seines eigenen Begehrens bestätigt zu sehen. Gleichzeitig fürchtet es den Nachahmer als Konkurrenten, der ihm seinen Besitz oder seine Position streitig machen will. Der Nachahmer wiederum sieht sich durch die für ihn nicht nachvollziehbare plötzlich in Feindseligkeit umschlagende Haltung des Vorbilds erniedrigt, und glaubt, „daß sein Modell ihn als unwürdig betrachtet, an der höheren Existenz, in deren Genuß es selbst gekommen ist, teilzuhaben."[11] Da der Nachahmer das Begehrte nun noch intensiver begehrt, wird er hinsichtlich seines Strebens schließlich zum Modell des Vorbilds, ein Prozess, den René Girard in seinem Werk *Das Heilige und die Gewalt* ausführlich beschrieben hat.[12] Die Entdifferenzierung von Modell und Nachahmer führt zu einer Symmetrie der mimetischen Partner, bei der der jeweils andere als „*alter ego*"[13] erscheint.

So mündet jede auf einen Wunsch gerichtete *mimesis* in einen Konflikt ein, für dessen Ursache die Konkurrenten „partiell blind"[14] sind. Beide Antagonisten haben nämlich das Gefühl, der andere habe die Fehde initiiert, und wähnen sich in der Opferposition: „Schließlich will keiner der Rivalen als der Schuldige am Konflikt gelten. Schuld ist immer der andere. Die eigene Gewalt wird dagegen als ‚Vergeltung' erachtet."[15]

Auf diese Weise werden die Rivalen über das Objekt der Begierde hinaus zu unversöhnlichen Feinden, die auf Rache sinnen. Aus der ursprünglichen objektbezogenen Aneignungsmimesis ist eine „Rivalitätsmimesis"[16] entstanden. Um den Affekt der Rache entladen zu können, erfolgt gemäß dem Mechanismus des Ressentiments eine Schuldattribution. In ihrer Aversion dem „schuldigen" anderen gegenüber gleichen sich die Antagonisten so sehr, dass Girard sie als „Doppelgänger"[17] bezeichnet. Als Höhepunkt der Mimesis kann die Rache zu einer Bedrohung der Gemeinschaft werden. Durch ihre Eigenschaft, sich auszubreiten und ansteckend zu wirken, droht eine „wahre Kettenreaktion",[18] bei der schließlich jeder gegen jeden wütet. In einen Teufelskreis und „endlosen Prozeß"[19] einmündend, reduziert der rächerische Impetus die Menschen „auf die Wiederholung der immer gleichen mörderischen Geste"[20] der Vergeltung, die nach neuen Vergeltungsmaßnahmen ruft.

Jede Form des mimetischen Begehrens ist somit gemäß Girards Analyse mit der Entwicklung von Gewalt verknüpft. Damit schwelende Konflikte nicht eskalieren und zu einer Ausbreitung der Gewalt führen, gehört zur „Gruppen-Lebensweisheit (…) stets eine Form des Eifersuchtsmanagements."[21]

Verbote, Tabus und auch die Moral sorgen von alters her dafür, den Wunsch nach fremden Gütern zu unterdrücken und die Entstehung von Konflikten zu verhindern. Als „Stopregel für das gefährliche Konkurrieren des Begehrens"[22] verweist Girard auf das zehnte Gebot, das den Gläubigen vorschreibt: „Du sollst nicht begehren deines Nächsten Haus. Du sollst nicht begehren deines Nächsten Weib, Knecht, Magd, Rind, Esel noch alles, was dein Nächster hat."[23]

Aufgrund der Verbote wird die mimetische Rivalität wenn auch nicht beseitigt, so doch meist verhüllt. Schon Ludwig Klages beschreibt das „Dissimulieren",[24] bei dem fremde Vorzüge mit unbefangener Miene ignoriert und übersehen werden, um dann über sie voll Ressentiment „aus dem Finstern Tadel, Hohn, Spott und Verleumdung"[25] auszusenden. Dem Begünstigten hingegen wird durch die Vorschriften meist von der „Exhibition seiner Begünstigungen"[26] abgeraten, um keinen zusätzlichen Neid zu schüren.

In seinem Aufsatz *Erwachen im Reich der Eifersucht*[27] kritisiert Sloterdijk bei aller Würdigung Girards dessen Nichtbeachtung der Ge- und Verbote nichtchristlicher Kulturen im Kampf gegen das Begehren, sowie dessen Verkennung Nietzsches. Sloterdijks Ansicht nach darf im Zusammenhang mit der *mimesis* die Fokussierung des Begehrens auf ideelle und somit unbegrenzt verfügbare Güter als wirksame Strategie fortgeschrittener Kulturen gegen den Neid nicht unerwähnt bleiben. Zu den von Sloterdijk genannten Beispielen gehören auch die stoische Ethik des „Sich-Losmachens vom Vielbedürfen"[28] und die buddhistische Lehre der Desinteressierung, in der Nietzsche die „vornehmste Form der affektiven Hygiene für das Individuum wie die Gruppe"[29] erkannte.

Schlug die Prävention durch Tabus und Verbote fehl, versuchten archaische Gesellschaften, bereits eskalierte Konflikte mit Hilfe von rituellen Handlungen zu schlichten. Beim Sündenbockritual beispielsweise wurde ein Ziegenbock symbolisch mit den Sünden der Gemeinschaft und allem, „was die zwischenmenschlichen Beziehungen innerhalb der Gemeinde hätte vergiften können",[30] beladen und in die Wüste geschickt. Diesen Ausstoßungsritus, in dem leicht der Mechanismus des Ressentiments mit seiner Suche nach einem schuldigen Täter erkannt werden kann, hat Girard in seinem Buch *Der Sündenbock* untersucht. Der Ausschluss eines Sündenbocks aus der Gruppe, der als einstimmige Gemeinschaftsentscheidung die vorher vom „mimetischen Furor"[31] ergriffenen Gruppenmitglieder eint, ist ein bis heute übliches, friedensstiftendes Opferritual, das in modernen Gesellschaften jedoch meist unbewusst abläuft. Bei diesem Übertragungsmechanismus, der heute als „psychische Gewalt" bezeichnet wird und die moderne Bezeichnung „mobbing" trägt, wird eine wehrlose Person von der Gruppe „ebenso heftig wie aufrichtig"[32] angeschuldigt. Auf Kosten des Opfers gelingt es der Gruppe, sich wieder zu einigen. Auch der Einzelne benötigt häufig einen Sündenbock als „Ersatzopfer",[33] erliegt dabei aber meist einer „Selbsttäuschung"[34] und erkennt den Sündenbockmechanismus nicht. Nur wenn er bei seinem Nachbarn die Jagd auf einen Sündenbock beobachtet, empört und entrüstet er sich.

Auch die in früheren Epochen üblichen Tier- und Menschenopfer fungierten nach Girard als Ersatzhandlungen zur Eindämmung der Gewalt.

In seinem oben genannten Aufsatz beschreibt Sloterdijk eine weitere Art der Ausgrenzung, die für demokratische Lebensformen typisch ist.[35] Die in Demokratien vorherrschende „Grundstimmung alarmbereiter Mißgunst"[36] führe dazu, dass man sich, „wie zur Entspannung, auch einmal eine Hetze"[37] gönne. Stets vom Ressentiment geleitet, stellt die Umleitung der Gewalt auf einen isolierten Einzelnen oder eine wenig wehrhafte Minorität jedoch keine zufriedenstellende Lösung des mimetischen Konflikts dar.

Letztendlich können weder Verbote noch Rituale die mit dem mimetischen Begehren verknüpfte Gewalt beseitigen. Nach René Girard ist die Überwindung des Geistes von Revanche und Rache allein durch die Verwirklichung des Gegensatzes der Gewalt, nämlich der „Liebe"[38] möglich. Durch Girards Hinwendung zur Religion, die im Verlauf seiner lebenslangen Auseinandersetzung mit dem mimetischen Begehren erfolgte, erschien ihm die im Evangeliumstext gepredigte Liebe und Gewaltlosigkeit Christi als einziger Weg zur Überwindung des Ressentiments.

Für die Verwirklichung der Liebe und eine Beendigung der menschlichen Geschichte der Gewalt gilt es nach Girard in einem ersten Schritt, das Wissen des

Menschen über sich selbst und seine „unausweichliche Verhaftetheit mit der mimetischen Begierde"[39] zu fördern. Erst wenn der Einzelne die Absurdität des nachahmenden Begehrens erkennt, die darin besteht, dass sich alle Modelle zwangsläufig in „Rivalen und Hindernisse"[40] verwandeln, ist ein Ausweg aus der Gewaltspirale möglich. Statt die Erfüllung in begehrten Objekten zu suchen, sollte der Mensch erkennen, dass er durch das mimetische Begehren nie das erhält, wonach er strebt, nämlich die Eroberung und Einverleibung der „Differenz des anderen".[41] Christus nachzufolgen, bedeutet für Girard daher, „dem mimetischen Begehren zu entsagen"[42] und auf die Nachahmung anderer Menschen zu verzichten.

Als Gegenentwurf zu Aneignungsmimesis und Konkurrenzstreben schlägt Girard vor, sich nicht mehr auf andere zu fokussieren und dabei falschen Vorstellungen über deren mutmaßliches Glück zu erliegen. Statt fremdes Streben zu imitieren, sollte sich jeder auf das ihm „zutiefst Eigene, auf das Individuelle und Besondere"[43] besinnen und sein Streben darauf richten, die persönliche „Fähigkeit zur *Fülle*, zur *Tiefe* und zur *Weite* des Erlebens"[44] weiter zu entwickeln. Allein dieser Weg führt dazu, den „Neidhaß"[45] auf die tatsächlich oder mutmaßlich Lebensreicheren abzubauen.

Um den anderen lieben zu können, darf dieser nicht mehr als Modell und Gegner der eigenen Begierden wahrgenommen werden, sondern „endlich angenommen und bejaht (…) in seiner uneinholbaren Andersheit".[46] Auf keinen Fall darf er als Schuldiger verurteilt und als Sündenbock missbraucht werden.

So schreibt Girard: „Wir müssen alle von Freud und vom Freudianismus uns angebotenen Sündenböcke ablehnen: Vater, Gesetz usw. Wir müssen die uns von Marx angebotenen Sündenböcke ablehnen: Bourgeois, Kapitalisten usw."[47] In Anlehnung an das Evangelium geht Girard so weit zu behaupten, dass jede „Negation des anderen (…) in Richtung Ausstoßung und Mord"[48] tendiere. Gibt es keinen Schuldigen mehr, an dem sich der Affekt der Rache entladen kann, wird dem Mechanismus des Ressentiments der Boden entzogen.

Jesu Botschaft der Gewaltlosigkeit erfordert nach Girard eine „radikale Wende der Sichtweise, eine in der Geschichte der Menschheit präzedenzlose spirituelle Metamorphose"[49] und absolute Vereinfachung der menschlichen Beziehungen.

Die einzige Regel, die aus der Gewalt herausführt, ist nach Girard der Verzicht auf Vergeltung und Rache als Dreh- und Angelpunkte des Ressentiments. In *Das Ende der Gewalt* schreibt er:

„So erachten wir es zum Beispiel als richtig, auf Freundlichkeit freundlich und auf Unfreundlichkeit unfreundlich zu reagieren; genau das haben sämtliche Gemeinschaften des Planeten seit jeher praktiziert – mit den bekannten Resultaten (…). Die Menschen stellen sich vor, um der Gewalt zu entgehen, würde es genügen, auf jegliche gewalttätige *Initiative* zu verzichten; doch da niemand je glaubt, die Initiative zur Gewalt zu ergreifen, da jeder Gewaltakt mimetischen Charakter hat (…), ist dieser Verzicht nur ein Scheinverzicht und vermag überhaupt nichts zu verändern. Gewalt versteht sich stets als legitime Repressalie. Es gilt mithin, auf das Recht zu Repressalien zu verzichten und sogar auf das, was in vielen Fällen als legitime Verteidigung durchgeht."[50]

Die Lehre des Evangeliums verkündet nach Girard in klaren und knappen Worten alles, was notwendig ist, um den Teufelskreis der Gewalt zu durchbrechen: „Würden alle Menschen die andere Wange hinhalten, würde keine Wange geschlagen (…) Würden alle Menschen ihre Feinde lieben, gäbe es keine Feinde mehr".[51] Somit besteht nach Girard das Antidot gegen das rächerische Ressentiment darin, Unfreundlichkeit mit Freundlichkeit zu begegnen, seine Feinde zu lieben und Barmherzigkeit übend auf jegliche Form von Vergeltung zu verzichten.

Die einzige Nachahmung, die Jesus als zulässig erscheint, ist die Mimesis Gottes. Gemäß Girard kann das göttliche Vorbild niemals zu einem Hindernis oder Rivalen werden, da es „nicht gierig und konkurrierend"[52] begehrt, „sich jeglicher Repressalien enthält und über die ‚Guten' wie die ‚Bösen' seine Sonne aufgehen und seinen Regen fallen lässt".[53] Eine an der schöpferischen Dynamik Gottes orientierte Lebenshaltung „erfährt Erfüllung in der freudigen Zustimmung zum Ursprung alles Begehrenswerten und Schönen in der dankbaren Freude an allem, was ist."[54]

Auch wenn die zeitgenössischen Humanwissenschaften „Reserven gegen Girard und seine Schule artikulierten"[55] und sein „bekennendes Verhältnis zum Christentum"[56] kritisierten, können die Ergebnisse seiner Forschung auch in einem nichtchristlichen Kontext von großem Nutzen sein. Der großmütige Verzicht auf Begehren und Vergeltung, der nach Sloterdijk eine „Lossagung der Individuen von den bösen Spielen der Eifersuchtserregung"[57] ermöglicht, ist für alle diejenigen von Interesse, die nach Möglichkeiten zur Überwindung des Ressentiments suchen.

7.5 Die Wendung zu einer Ethik der Großzügigkeit – Peter Sloterdijk

Nach Peter Sloterdijk vermögen nur Großzügigkeitsgeschehen „das Ressentiment als erste Geschichtsmacht abzulösen".[1] Bei seiner Suche nach Denkweisen jenseits des Ressentiments richtet er daher den Fokus vor allem auf die großmütigen und generösen Komponenten der menschlichen Natur, die seiner Ansicht nach von vielen Denkern bislang nicht genügend gewürdigt wurden. In seinem Buch *Die nehmende Hand und die gebende Seite* schreibt er:

> „Man befindet sich ethisch, anthropologisch, soziologisch und nicht zuletzt ökonomisch auf einem gefährlichen Irrweg, gefährlich, weil selbstwahrmachenden Effekten unterworfen, wenn man den Menschen bloß als ein Bündel von niederen Antrieben und Defiziten beschreibt: ein kümmerliches Wesen, das überwiegend von Angst bewegt würde, wie bei Hobbes, von Haß auf den Mitmenschen, wie bei Pascal, von Aneignungsgier, wie bei Proudhon und Marx, von Neid und Eifersucht, wie bei Girard, von Mängelmitgiften überhaupt, wie bei Gehlen."[2]

Auch wenn er dem Menschen eine begehrende, vom Haben-Wollen geprägte Seite zugesteht, so dürfen seiner Ansicht nach dessen komplementäre, vom Geben-Wollen regierten Affekte des Großmutes nicht außer Acht gelassen werden.

In *Zorn und Zeit* entwickelt Sloterdijk eine Theorie des Menschen als Doppelwesen, dessen Psyche „permanent in einem Parallelogramm aus gierhaften und stolzhaften Regungen – griechisch gesprochen im Kraftfeld von *eros* und *thymós*"[3] agiert.

Während der Eros das Spektrum der begehrenden Affekte umfasst und neben den Regungen der Liebe auch die Gefahren der klassischen Kardinalsünden „*avaritia* (Habsucht), *luxuria* (Wollust) und *gula* (Gefräßigkeit, Maßlosigkeit)"[4] in sich birgt, richtet sich der Pol des Thymos auf das Erhabene und somit auf das, was Menschen „haben, können, sind und sein wollen".[5] Zu den Forderungen des *thymós* gehören nicht nur Ehre, Würde, hohes Selbstgefühl, Ambition, Verlangen nach Anerkennung, Kampfbereitschaft oder Selbstbehauptungswille, sondern auch die klassischen Laster „*superbia* (Hochmut, Stolz), *ira* (Zorn) und *invidia* (Neid, Eifersucht)".[6] Eng mit dem Neid verbunden, stellt auch das Ressentiment eine der thymotischen Regungen des menschlichen Seelenhaushaltes dar.

Nach Sloterdijk haben Christentum und Psychoanalyse stets Wert darauf gelegt, das stolzhafte thymotische Feld „durch den Vorwurf der *superbia*"[7] abzuriegeln. In der Tradition der christlichen Demutslehre stehend, werden in psychoanalytischen Diskursen die Ausdrucksformen des Thymos meist als „Neurosen" schlechtgeredet. Während Zornphänomene schnell als „Störungen der Impulskontrolle" gelten, werden Stolz und Eigenwertbewusstsein meist umgehend mit dem Etikett „Narzissmus" versehen.

Beide „Bigotteriesysteme"[8] verstehen sich darauf, die menschliche Kondition „durch den konstitutiven Mangel, vormals besser bekannt als Sünde, aufrechtzuerhalten".[9] Da alle Mängelfiktionen nach Sloterdijk von einer „Ethik der Würdelosigkeit"[10] zeugen, werden in therapeutischen Kontexten die Menschen „zu Patienten – das heißt zu Personen ohne Stolz"[11] degradiert. Der Aufbruch in die Morbidität „erbringt für Zahllose den Lohn des Problematisch-Seins"[12] und ermöglicht den Zugang zu den zweifelhaften Verwöhnungen des Gesundheitssystems.

Die Eigendynamik des sich selbst erfüllenden, würdelosen Menschenbildes kann man in den stark erotisierten kapitalistischen Nachkriegsgesellschaften beobachten. Die dort sichtbar werdende Vorherrschaft des Eros ist durch das von der Wirtschaft rücksichtslos geschürte Begehren nach immer neuen Konsumgütern zu erklären. Mit den grenzenlosen und nie versiegenden Aneignungswünschen notwendig verknüpft ist ein ausgeprägtes Mangeldenken. Da den Bewohnern der westlichen Welt immer wieder vermittelt wird, es fehle ihnen etwas zum persönlichen Glück, sind die Wohlstandszonen gemäß Sloterdijks Zeitdiagnose von einer moralischen Klimakatastrophe betroffen, die für jeden fremden Besucher gleich bei seiner Ankunft erkennbar wird: „Den Ankommenden ist unbegreiflich, warum die materiell reichste Gesellschaft der Geschichte, die heutige und hiesige, zugleich die mürrischste, die unzufriedenste und mißtrauischste ist, die es in Friedenszeiten jemals gab."[13]

Die Erklärung liegt nach Sloterdijk auf der Hand, denn in dem Maße, wie sich das Begehren verstärkt und in Gier, Habsucht und Wollust umschlägt, gerät auch das Eros-Thymos-Parallelogramm aus der Balance und bringt die lasterhaften thymotischen Schattenseiten in Gestalt des Neides und des Ressentiments zum Vorschein.

Um diesen Vorgang zu illustrieren, hat Sloterdijk im dritten Band seiner *Sphären*-Trilogie ausführlich das „Komforttreibhaus"[14] der konsumistischen Welt beschrieben, in dem durch Neid, Eifersucht und die Empfindung vieler Einzelner, „es falle inmitten allgemeiner Fülle (…) ausgerechnet für sie nicht genug ab",[15] eine Kultur des Ressentiments entstanden ist, die „den Aggressionsstoffwechsel durch ballaststoffreiche Kränkungseinbildungen"[16] stetig anregt. Durch protektive Verwöhnung fördert der „Allomutterstaat des 20. Jahrhunderts"[17] menschliche Ansprüchlichkeiten und verstärkt passivierende Tendenzen, die in der Erwartungshaltung zum Ausdruck kommen, „daß die anderen etwas für uns tun".[18] Durch materielle Vergünstigungen werde den Einzelnen so das menschliche „Interesse an Würde"[19] abgekauft.

Allein die Justierung der aus dem Gleichgewicht geratenen Pole von Eros und Thymos kann nach Peter Sloterdijk aus der ressentimentgeprägten Wohlstandsverdrossenheit führen. Die übertriebene Erotisierung der westlichen Zivilisationen muss dabei durch „eine stärkere Betonung der thymotischen, das heißt stolzhaften und gebenden Regungen"[20] des Menschen ausgeglichen werden.

Dazu ist die Entwicklung eines neuen Menschenbildes notwendig. Menschenbilder sind nach Sloterdijk keine Nachbildungen der Wirklichkeit, sondern „Vorbildungen oder Gußformen, in die man reale Materie einfüllt",[21] und die dadurch eine menschenformende Wirkung haben.

So schreibt Sloterdijk: „Wer den Menschen kleindenkt, bekommt früher oder später zu sehen, was er dachte. Das niedere Denken ist ein sich selbst verwirklichendes autogenes Training der Kläglichkeit."[22] Denkt man den Menschen jedoch als gebendes Wesen, so kann diese Annahme dazu führen, dass der Mensch seine Armseligkeitsannahmen über Bord wirft und sich in der Rolle des Gebers wiederfindet.

Beim Entwurf eines neo-thymotischen Menschenbildes bezieht sich Sloterdijk unter anderem auf Denker wie Machiavelli, Smith oder Hegel, die ihren Blick auf „Ruhmbegierde, Eitelkeit, *amour-propre*, Ehrgeiz und Verlangen nach Anerkennung"[23] gerichtet haben. Auf Grundlage dieses Menschenbildes entwirft Sloterdijk in seinem Buch *Die nehmende Hand und die gebende Seite* ein neues Steuermodell, das vom Geist des Gebens und einer „Seinsweise der Großzügigkeit"[24] geprägt ist. Dabei sollen die vom Staat automatisch einbehaltenen Abgaben der Arbeitnehmer in kleinen Schritten durch eine Praxis freiwilliger Bürgerbeiträge ersetzt werden. Seiner Vorstellung nach können auf diese Weise die gebenden Tugenden gestärkt und sowohl der Gebervergessenheit als auch dem „Wirklichkeitsverlust bei der nehmenden Seite"[25] entgegengewirkt werden.

In Anknüpfung an Peter Sloterdijks vor vielen Jahren begonnene „philosophische Umstimmungsarbeit"[26] zur Entwicklung einer „Kultur der Gabe und der Geber-Anerkennung"[27] soll im Folgenden der therapeutische Rahmen als Raum zur Entfaltung gebender Tugenden und Topos wechselseitiger Anerkennung entworfen werden.

Im dritten Teil der *Sphären*-Trilogie, die Sloterdijk als „Universalgeschichte der Großzügigkeit (…) unter der Maske einer Phänomenologie der Raumerweiterungen"[28] konzipiert hat, bringt er seine Überzeugung zum Ausdruck, dass „die Gesten des Raumgebens und Raumnehmens (…) die ersten ethischen Akte"[29] seien. Gelingt es im Verlauf therapeutischer Begegnungen, dem anderen Raum zu geben und sich selbst Raum zu nehmen, so ist eine Sphäre geschaffen, in der sich Großzügigkeitsgeschehen ereignen können. Symbolisch kann diese Geste durch die von Jacques Derrida beschriebene Gabe der „Gastfreundschaft"[30] vollzogen werden und im Bewirten des Gastes Gestalt annehmen. Nicht nur das Anbieten eines Getränks als Vollzug des Gastrechts, sondern auch eine einladende Raumgestaltung kann dem Besucher das Gefühl vermitteln, willkommen zu sein.

Im übertragenen Sinn erfordert das Schaffen von Räumen Offenheit und ist nur möglich, wenn der Therapeut nicht von vornherein alles besser weiß als sein Gesprächspartner. Je mehr Wissen um das Nichtwissen im Raum der Begegnung vorherrscht, umso *geräumiger* wird dieser und umso mehr geistige Bewegungsfreiheit erlangen die Gesprächspartner. Da kein Mensch gern belehrt wird, sollte der Therapeut nicht als Lehrer, sondern als veritabler Geber und Vorbild in Erscheinung treten. Nach Sloterdijk beginnt die

> „von Nietzsche inaugurierte[ ] Generositätskette (…) mit einer vorbehaltlosen Geste der Verschwendung (…). Der Sprung in die Großzügigkeit geschieht durch die Bejahung des Reichtums bei sich selbst und anderen, weil er die notwendige Prämisse der Großzügigkeit ist (…). Es gehört zu Nietzsches Idee der Schenke-Kunst, daß der Geber – wenn er schon nicht verborgen bleiben kann (…) – sich nicht in falscher Perfektion präsentieren darf, weil er sich damit aus der Welt hinauslöge und dem Nehmer etwas

weiter vormachte, was einer Demütigung gleichkäme. Vielmehr soll er sich, wenn er den Nehmer zur Annahme der Gabe ermuntert, auch in seinen Gebrechen und Idiosynkrasien mitteilen, ohne doch die Höhe des Geschenks zu dementieren. Das erst ergibt die ‚Meister-Kunst der Güte‘."[31]

Entgegen der Meinung der meisten therapeutischen Schulen sollte ein generöser Therapeut im Verlauf der Begegnungen somit auch Dinge von sich preisgeben, die er bei einer Haltung des Ressentiments hinter einer professionellen Fassade verborgen hätte. Auf diese Weise bejaht er seinen Reichtum, der in vielen unterschiedlichen Facetten seiner Persönlichkeit besteht. „Das Visier hochklappen" und nicht mit dem anderen um die Macht von Gesundheit und Krankheit kämpfen, heißt nicht, vor jedem Patienten sein gesamtes Privatleben auszubreiten. Schließlich würde der Therapeut auch seinen Kollegen, Freunden oder seiner Familie nicht wahllos von allen persönlichen Lebensbereichen berichten.

Mit dem „Hochklappen des Visiers" ist hingegen gemeint, dass der Therapeut dem Patienten zeigen sollte, dass auch er ein Mensch ist, der immer wieder auf Hindernisse gestoßen ist und auch nicht immer die richtigen Antworten auf die Fragen des Lebens weiß. Dazu gehört von Seiten des Therapeuten Selbstüberwindung und viel Mut, sich entgegen dem klassischen professionellen Rollenverständnis zu öffnen. Schließlich macht er sich durch das Eingeständnis, selber ein *unbegreifbares Unwesen* zu sein und auch nicht immer Rat zu wissen, angreifbar. Allein auf diesem Wege kann er Zarathustras „letzte listige Meister-Kunst der Güte"[32] vollbringen, die aus der Erkenntnis resultiert, dass „es schwerer ist, recht geben als recht nehmen, und dass gut schenken eine *Kunst* ist".[33]

Das traditionelle Verhältnis von zuhörendem Therapeuten und sprechendem Patienten wird dadurch tiefgreifend verändert. Patienten, die vorziehen, nichts vom Therapeuten zu erfahren, sollten das Recht zur einseitigen Themenhoheit natürlich auch weiterhin in Anspruch nehmen dürfen. Zudem kann das Eingeständnis, dass es keine Perfektion gibt und das Leben für jeden Menschen Hindernisse und Lasten bereithält, auch Schmerzen verursachen. Es ist Gift für diejenigen, die es vorziehen, an ideale Verhältnisse, die Möglichkeit eines *Anderswo* und schuldige Täter zu glauben.

Für denjenigen jedoch, der offen für eine persönliche Begegnung mit dem Therapeuten ist, um mit ihm im Sinne Hegels in ein Anerkennungsverhältnis zu treten, kann die Bereitschaft des Therapeuten, sich „*ins Offene*"[34] einzulassen, zu einer Bereicherung werden. Dadurch, dass der Therapeut sich zeigt und sich auf diesem Weg dem anderen gibt, eröffnet er den Raum, in dem der andere sich ebenfalls zeigen und geben kann.

Ein solches „Lassen"[35], das nach Heidegger „zulassen, geben, reichen, schicken, gehören-*lassen*"[36] bedeutet, steht im äußersten Gegensatz zur Haltung des klassischen Psychoanalytikers, dessen Persönlichkeit, wie in Kapitel 6.3.5 beschrieben, völlig im Verborgenen bleibt und der schweigend hinter dem auf der Couch liegenden Patienten sitzt.

In seiner *Phänomenologie des Geistes* beschreibt Hegel, dass die Bewegung der Anerkennung immer auf Gegenseitigkeit angewiesen ist. Sie kann sich nur dadurch ereignen, dass zwei unterschiedliche Bewusstseine aufeinandertreffen und dabei aus ihrem ursprünglichen „Fürsichsein"[37] heraustreten. Dabei gerät jedes der beiden „*außer sich*"[38] und sieht sich durch das Anderssein des anderen zunächst negiert und in Frage gestellt. Diesen Vorgang vergleicht Hegel mit einem Kampf um gegenseitige Anerkennung, in dem sich beide Selbstbewusstseine bewähren müssen. „Sie müssen in diesen Kampf gehen, denn sie müssen die Gewißheit ihrer selbst, *für sich zu sein*, zur Wahrheit an dem andern, und an ihnen selbst erheben".[39] Durch den Blick von außen auf sich selbst bereichert und verändert, müssen sie daraufhin in einer erneuten Negation zu sich zurückkehren, um sich schließlich anzuerkennen „als *gegenseitig sich anerkennend*".[40] Das Selbstbewusstsein ist nach Hegel somit „wesentlich die Rückkehr aus dem *Anderssein*".[41]

Im Konflikt zweier Selbstbewusstseine, den Hegel als „Kampf auf Leben und Tod"[42] bezeichnet, wagt auch der Therapeut im übertragenen Sinn sein Leben. Durch die Auseinandersetzung mit dem anderen bleibt er nicht der Gleiche und muss somit immer die Bereitschaft zur persönlichen Veränderung mitbringen. Wer ein therapeutisches Gespräch ernst meint, muss sein Selbstbewusstsein im gegenseitigen Anerkennungsprozess auf den Prüfstand stellen und darauf verzichten, als ein Experte aufzutreten, der das Gewicht der Gegenmeinung nicht ernsthaft erwägt.

Das Streben nach Anerkennung, das Sloterdijk als „eine Hauptachse interthymotischer Beziehungen"[43] betrachtet, kann auch in einem therapeutischen Rahmen verwirklicht werden. Da Menschen nach Sloterdijk als „moralische[ ] Warmblüter (…) auf die Aufrechterhaltung eines gewissen internen Selbstachtungsniveaus angewiesen"[44] sind, muss der neo-thymotische Therapeut seinen Blick darauf richten, was der andere kann, hat und ist, und wo seine Stärken liegen. Statt ihn als Mängelwesen zu identifizieren, und ihn mit Hilfe psychiatrischer Diagnosen kleinzureden, sollte er seinen Stolz wecken und seine hervorstechenden Eigenschaften herausfinden und benennen. Die Suche nach Perspektiven, die einen Menschen vergrößern, ist in Anlehnung an Nietzsches Verklärungskunst keine schwere Übung. Ein wenig Wohlwollen reicht zumeist aus, um einem anderen aufrichtig mit Anerkennung zu begegnen. Von den „selbstwahrmachenden Effekten"[45] von Menschenbildern war bereits bei Sloterdijk die Rede, und so wird ein Mensch, demgegenüber man sich anerkennend äußert, sein Verhalten auch in Zukunft nach dieser Wertschätzung ausrichten.

Unabhängig von seiner aktuellen Lebenssituation verdient jeder Mensch zudem Anerkennung dafür, dass er sein Leben bis zu diesem Zeitpunkt nach bestimmten, mehr oder weniger brauchbaren Strategien gemeistert hat. In den Worten Sloterdijks hat schließlich jeder Lebende „das Kunststück der Kunststücke zu vollbringen versucht, das Überleben heißt".[46] Auch der Bereitschaft des Hilfesuchenden, seine Ängste zu überwinden und sich einem anderen Menschen zu offenbaren, muss Respekt eingeräumt werden.

In Anlehnung an Sloterdijks Beobachtung, dass das affektive Repertoire des Menschen von „Stolz, Generosität und Gebenwollen mitbestimmt ist",[47] muss immer beachtet werden, in welchen Bereichen der andere bereits Geber ist und wo er es noch werden kann. Da der Therapeut in der glücklichen Lage ist, von jedem seiner Patienten lernen zu dürfen, sollte er sich den Gebern gegenüber auch als Nehmer zu erkennen geben. Auch er kann sich für ein anregendes Gespräch bedanken und dem anderen zeigen, dass ihn der gemeinsame Austausch bereichert hat und der andere ihm als Gesprächspartner wichtig ist. Eigenschaften, die er am anderen schätzt, kann er hervorheben und zum Ausdruck bringen, dass sie ihm vorbildlich erscheinen. Schließlich kann auch der Patient ein Vorbild für den Therapeuten sein.

Aber auch der neo-thymotische Therapeut sollte nach Sloterdijk als „Vorbild"[48] und „Ermutiger"[49] in Erscheinung treten und dabei vor allem Askesen der Selbst-, Welt- und Lebensbejahung exerzieren. Zu diesen zählen nicht nur die bereits geschilderte unbeschönigte Selbstdarstellung und das Augenmerk auf die „schenkenden Tugenden"[50] bei sich und anderen, sondern auch eine sich selbst übersteigende Konzeption der eigenen Person.

Nach Sloterdijk kommen als Trainer und Ermutiger immer nur „die vorbildlichen Menschen"[51] in Frage, die kraft ihrer Person überzeugen. Allein von Vorbildern

lassen sich Menschen den Satz „Du musst dein Leben ändern“ sagen, den Sloterdijk als Titel eines seiner Hauptwerke gewählt hat, in dem er als neo-nietzschea-
nischer Denker „Übungsformen der Welt- und Lebenszugewandtheit“[52] entwickelt.
Um die „Metaphysik des Mangels“[53] durch einen „Geist des Fülledenkens“[54] abzulösen, sind seines Erachtens „Steigerungs- und Kreativitätsaskesen“[55] notwendig, in denen die Einzelnen sich übend höher entwickeln. Dabei folgen sie dem
„Zug vom oberen Pol“[56] ihrer inneren Senkrechte, der sogenannten „Vertikalspannung“.[57] Als Vektoren der *conditio humana* sorgen die Vertikalspannun-
gen für Orientierung in psychischen Systemen und helfen dem Menschen, sich
durch ein Leben in Übungen selbst hervorzubringen. Die „autoplastische Verfaßtheit“[58] des Menschen zwingt ihn sowohl zum Selbstentwurf als auch zur Mit-
wirkung an seiner Formung und so steht Sloterdijks „Hinaufpflanzungslehre“[59]
in direkter Tradition von Nietzsches Imperativ: „Über dich sollst du hinausbauen
(…). Nicht nur fort sollst du dich pflanzen, sondern hinauf!“[60]

Dabei existiert der Gipfel nicht schon vorab, sondern muss als progressive
„Auffaltung“[61] des Unwahrscheinlichen verstanden werden. Diesen Vorgang vergleicht Sloterdijk mit einem „Aufstieg auf *Mount Improbable* (…), der (…) aus
dem Wahrscheinlicheren ins Unwahrscheinlichere emporgehoben wird“.[62]

Durch vor den Augen des Patienten stattfindende Exerzitien zur Überwindung
des Ressentiments sollte der Therapeut versuchen, dem Leben, dem anderen und
sich selbst in zunehmendem Maße gut zu sein. Dies wird zum Beispiel anhand
seiner Reaktionen deutlich, in denen Handlungen nie moralisch verurteilt werden. Statt zu richten, bejaht er die Wirklichkeit, ohne sie mit Wünschbarkeiten zu
vergleichen. So heißt es in Zarathustras Ausführungen über die *schenkenden Tugenden*, auf die sich auch Sloterdijk bezieht:

> „Arzt, hilf dir selber: so hilfst du auch deinem Kranken noch. Das sei seine
> beste Hülfe, dass er Den mit Augen sehe, der sich selber heil macht. Tau-
> send Pfade giebt es, die noch nie gegangen sind; tausend Gesundheiten und
> verborgene Eilande des Lebens. Unerschöpft und unentdeckt ist immer
> noch Mensch und Menschen-Erde.“[63]

Indem der Arzt offenlegt, „daß er an der gleichen Krankheit leidet wie sein Patient“,[64] geht er mit eigenem Beispiel voran und lebt den Weg der Genesung vom
Ressentiment exemplarisch als Selbstüberwindung vor.

Während ein Aspekt der Großzügigkeit darin besteht, sich zu zeigen, damit der Patient seinen Gesprächspartner *mit Augen* sehen kann, ist das gelebte Wissen um die *tausend Pfade*, die *tausend Gesundheiten* und den *unentdeckten Menschen* ebenfalls Teil der Gabe. Es gehört Demut von Seiten des Therapeuten dazu, einzugestehen, dass er den Pfad des jeweiligen Hilfesuchenden nicht kennt, und dass es so viele Pfade wie unterschiedliche Menschen gibt. Seinem klassischen Auftrag als „Bescheidwisser" wird er mit dieser neuen Haltung vordergründig nicht gerecht. Hintergründig jedoch ist das Eingeständnis des wissenden Nichtwissens die beste Hilfe, die er einem anderen Menschen geben kann.

Allein die Ermutigung zur Selbstüberwindung und die „Einübung in ein Selberkönnen, das letztlich auf keine fremde Hilfe mehr angewiesen ist",[65] konstituieren den Heil- und Lernprozess. Dazu gehört die Bereitschaft, seinem Gegenüber etwas zuzutrauen und ihn großzudenken. Statt durch die „Weitergabe von fertigen Informationen bzw. einer Theorie"[66] als Universalmedikation belehrt zu werden und an deren Wirkung zu glauben, soll der Leidende durch seinen Ermutiger dazu angeregt werden, selber zu denken. Um den Forderungen des Thymos nachzukommen, ist er herausgefordert, „auf den äußeren Bühnen des Daseins hervorzutreten und seine Kräfte unter seinesgleichen zur Geltung zu bringen, zum eigenen wie zum gemeinsamen Vorteil".[67] Nur so kann er im Sinne Hegels *sein Leben wagen*, um nach der Rückkehr aus dem Anderssein sein Selbstbewusstsein „als ein Anerkanntes"[68] zu wissen.

Mit Hilfe seiner „Lehre für Individualisten"[69] lädt Nietzsches Zarathustra jeden Menschen zur Autonomie ein. Da „das zu überwindende Selbst immer nur das eigene sein kann",[70] muss jeder als „Einzelgänger"[71] versuchen, den Pfad zu gehen, den nur er allein beschreiten kann. So ermutigt er seine Jünger:

> „Wahrlich, ich rathe euch: geht fort von mir und wehrt euch gegen Zarathustra! Und besser noch: schämt euch seiner! (...) Ihr hattet euch noch nicht gesucht: da fandet ihr mich. So thun alle Gläubigen; darum ist es so wenig mit allem Glauben. Nun heisse ich euch, mich verlieren und euch finden: und erst, wenn ihr mich Alle verleugnet habt, will ich euch wiederkehren."[72]

Im Gegensatz zum asketischen Priester, der die Abhängigkeit seiner Patienten fördert, ermutigt der neo-thymotische Therapeut die Hilfesuchenden somit zur Freiheit.

Die Anregung, den Glauben durch eigenständiges Denken zu ersetzen, kann als raumgebende Geste im Sinne Sloterdijks betrachtet werden und dazu beitragen, Räume im Denken zu erhellen und dadurch *Spielräume* im Leben zu eröffnen.

Besonders die Betrachtung der Welt, des Denkens und des Lebens als Spiel, die von dem tschechischen Medienphilosophen und Kommunikationswissenschaftler Vilém Flusser in seinem Essay *Spiele*[73] vorgeschlagen wird, eignet sich zum Aufbrechen starrer Denkgewohnheiten und festgefahrener Lebenswege. Dazu muss man die beiden Grundvoraussetzungen akzeptieren, die der Philosophie des Spiels zugrunde liegen, und zwar „die Annahme der Bodenlosigkeit, also der Standpunkt, dass wir die Wirklichkeit nicht direkt verstehen oder erklären können, sondern nur durch das Interface einer Simulation oder einer Konstruktion",[74] und die Annahme, „dass wir nur etwas erschließen, erkennen, uns vorstellen können, wenn wir die Regeln eines Spiels angeben und diese befolgen."[75]

Das jedem Spiel inhärente „amoralische Moment"[76] bewirkt, dass im Gesellschaftsspiel Gewinner schnell zu Verlierern werden können und „keine Gerechtigkeit, sondern Gleichgültigkeit und Grausamkeit über den Verlierer und Glücklosen"[77] herrschen. Hat ein Hilfesuchender seine Trümpfe in den „Spielen der Autoritäten und der herrschenden Meinung"[78] verspielt oder schon immer ein schlechtes Blatt besessen, kann die Gabe eines ludischen Denkansatzes in Anlehnung an Flusser einen Weg zu neuen Spielräumen weisen. Statt zu resignieren, kann der Glücklose zu einem Spielverderber werden, der die bisherigen Regeln nicht länger anerkennt und, um der Langeweile zu entgehen, „ein neues Spielfeld mit neuen Regeln"[79] aufbaut:

> „Dorthin will er die anderen Menschen locken, um ein neues Spiel in einer neuen Welt mit anderen Einsätzen und Zielen, mit einer neuen Virtuosität und einem neuen Können zu beginnen. Das ist auch immer ein Abenteuer, denn Spiele haben eines zu eigen: Der Ausgang steht nicht fest, sondern man geht ein Risiko ein und hat es mit dem Zufall und der Wahrscheinlichkeit zu tun. Beide ermöglichen freies Handeln und Entscheiden."[80]

Nach dem Ausscheiden aus althergebrachten Spielen könnten neue Spielfelder erdacht und errichtet bzw. aufgesucht werden. Beispiele für den Aufbau neuer Spielplätze mit neuen Regeln sind das Engagement in einer Partei, die Teilnahme am *Urban Gardening*,[GG] die Übernahme eines Ehrenamtes, das Verfassen eines Buches oder Schaffen eines Kunstwerks, das Gründen einer eigenen Firma, der Eintritt in einen Verein oder das Wagnis, bisher nur als Ideen und Phantasien existierende Pläne Wirklichkeit werden zu lassen. Der Hinweis auf die Buntheit und Vielfalt der Spielmöglichkeiten ist Teil der lebensbejahenden Gabe neo-thymotischer Therapeuten. Den Mut, gemäß Sloterdijks Empfehlung auf den äußeren Bühnen des Daseins hervorzutreten und seine Kräfte mit anderen zu messen, kann der Spieler durch eine Stärkung „des Eigenwertbewußtseins und der Selbstbehauptungskräfte"[81] im Anerkennungsverhältnis mit dem Therapeuten entwickeln.

Bei seinen Denkübungen zur Raumerweiterung hat Sloterdijk wiederholt auf Nietzsche als Aufklärer und *agent provocateur* hingewiesen. In seinem Buch *Über die Verbesserung der guten Nachricht* beschreibt er Zarathustras als Impfstoff und Toxikum wirkende, selbstlobende „Sprache der Selbst- und Weltbejahung",[82] die den Leser mit einer Generositätsaufforderung infiziert und zu einer Immunreaktion führt. Über die notwendigen toxikologischen Kenntnisse lebensbejahender Therapeuten, die im nächsten Kapitel ausführlich untersucht werden sollen, schreibt Sloterdijk:

> „Der Zusammenprall mit Nietzsches Sprüchen und Pfeilen, die der Form nach reine Diktate sind, wird für den provozierbaren Leser zu einer therapeutischen Beleidigung, die eine Immunreaktion hervorruft. Dies entspricht einem Impf-Verfahren auf moralischer Ebene. Wer schon auf andere Weise Sponsor ist, wird vielleicht merken, daß es auch ohne Nietzsche geht. Wer es noch nicht ist, könnte erleben, wie dieser ihn mit der Erinnerung an die Möglichkeit von Generosität infiziert – einer Erinnerung, die der Nehmer nicht auf sich sitzen lassen kann, sofern er willens und fähig ist, in den noblen Resonanzraum einzutreten."[83]

[GG] Das *Urban Gardening* ist eine internationale Bewegung, bei der Bürgern der kostenlose Anbau von Nahrungsmitteln auf brachliegenden Flächen in der Nähe von Siedlungsgebieten ermöglicht wird.

7.6 Der Therapeut als „philosophischer Toxikologe" und lachender Verschwender – Nietzsches *Zarathustra* und Georges Bataille

Zu einem *philosophischen Toxikologen*[HH] wird der Therapeut, indem er den vom Ressentiment Vergifteten ein Gegenmittel anbietet. Seine Gabe ist ein Antidot, mit dem er die toxische Wirkung des Ressentiments zu vermindern sucht.

Zu den Vergifteten gehören nicht nur die Neider, die Nietzsche mit auf einem Markt umherschwirrenden „giftigen Fliegen"[1] vergleicht, sondern auch die racheerfüllten Taranteln, die als „Gift-Spinnen"[2] Moral, Gerechtigkeit und Gleichheit predigen. Auch die Eifersüchtigen, die „zuletzt, gleich dem Scorpione, gegen sich selber den vergifteten Stachel"[3] wenden, haben aus ihrem Herzen eine Mördergrube gemacht und nähren die innere Vergiftung durch ihr Ressentiment. Einige, darunter die Selbstmörder, sind der Toxizität des Giftes bereits erlegen und haben ihrer Lebensverneinung durch den Freitod Ausdruck verliehen.

Diejenigen, die von überirdischen Hoffnungen reden, und dadurch das Leben verleumden, gehören gleichzeitig zur Gruppe der Vergifteten und der ihrer Ärzte, der *asketischen Priester*. Von Zarathustra zugleich als „Giftmischer (…) und selber Vergiftete"[4] bezeichnet, müssen die asketischen Priester als Gegenspieler der *philosophischen Toxikologen* betrachtet werden. Da das priesterliche Hauptanliegen nicht in der Entgiftung, sondern in der zunehmenden Vergiftung der Vergifteten besteht, verfolgen beide unterschiedliche Ziele. Im günstigsten Fall können die intoxikierten Priester zu Klienten der *philosophischen Toxikologen* werden, deren hervorstechende Eigenschaft im *Wissen um das Nichtwissen* besteht.

Priester und Philosophen unterscheiden sich insbesondere hinsichtlich der Natur der Gabe, die sie den Hilfesuchenden jeweils anzubieten haben. Beide Formen des Geschenks hat Nietzsche in seinen Ausführungen über die Gabe in *Also sprach Zarathustra* beschrieben:

[HH] Der Begriff des *philosophischen Toxikologen* ist von dem Terminus „philosophische Toxikologie" (Hitz in: Hetzel/Wiechens 1999, S. 141) abgeleitet, den Thorsten Hitz in seinem Aufsatz *Gift, Gaben, Geschenke* geprägt hat (Ebd., S. 133ff.).

So kann die Gabe des Priesters, die er „Behandlung" nennt, als Versuch betrachtet werden, die Spielräume der Hilfesuchenden zu verkleinern und die Abhängigkeit der Nehmenden vom Geber zu erhöhen. Diesen Vorgang schildert Nietzsche in seinem *Buch für Alle und Keinen* am Beispiel der Prediger des Todes, die „Andre mit ihren Ketten und Geschenken noch fester binden",[5] um die Freiheit der Beschenkten einzuschränken.

Da der Priester verwunden muss, „um Arzt zu sein",[6] infiziert er die Hilfesuchenden mit giftigen Wirklichkeitsdeutungen, die ihn zum Fachmann und Heiland der kranken Herde erheben. Um seine Machtposition den Kranken gegenüber zu konsolidieren, muss er deren Abhängigkeit von seiner Hilfe erhöhen und folglich Autonomiebestrebungen unterminieren. Die pathogene priesterliche Gabe schafft damit eine Asymmetrie, die den Geber erhöht und den Nehmer erniedrigt.

Das geschaffene Ungleichgewicht wird durch die implizite Verpflichtung des Nehmenden zu Gegengaben und Dankbarkeit, die ihn an den Geber bindet, noch verstärkt. Nur durch Reziprozität kann er der mit der Gabe verbundenen Beschämung und Erniedrigung entgegenwirken.

Vordergründig als „gute Gabe" imponierend, lässt die Zuwendung des Priesters erst auf den zweiten Blick erkennen, dass in seiner Gabe ein „toxicum"[7] verborgen liegt. Die *„zu gute Gabe, die* (…) *sich ins Schlechte, ja ins Schlechteste verkehrt"*,[8] hat der französische Philosoph Jacques Derrida in seinem Buch *Falschgeld. Zeit geben* untersucht. Ausgehend von seiner Kritik der Gabentheorie des Soziologen Marcel Mauss und dessen berühmtem *Essay sur le don*, widmet sich Derrida darin vor allem dem „vergifteten Geschenk",[9] das den Nehmer „zum Schuldner macht, so daß geben darauf hinausläuft wehzutun, Böses zu tun".[10] Der giftige Gabenaspekt ist nach Derrida noch in der angelsächsischen Bezeichnung für Präsente, dem *„gift"*,[11] erkennbar, und so spricht er in seinen Analysen vom „großen Gesetz des Gift-gift"[12].[II]

[II]   Während Mauss das Hin und Her des Gabentausches als zirkulären Ring und „ewiges *Give and Take"* (Mauss 1968, S. 81) begrüßt und Gabenpraktiken als notwendige Bedingung für die „Möglichkeit von Sozialität" (Därmann 2010, S. 24) betrachtet, versucht Derrida, die Konzeption einer anökonomischen „reine[n] und gute[n] Gabe" (Derrida 1993, S. 88) zu entwickeln, in der es „keine Reziprozität gibt, keine Rückkehr, keinen Tausch, keine Gegengabe noch Schuld" (Ebd., S. 22 f.). Dabei dürfte weder der Geber noch der Gabenempfänger die „Gabe *als* Gabe" (Ebd., S. 25) auffassen oder sich

Das als Geschenk getarnte priesterliche Gift verstärkt die Vergiftungserscheinungen der *Verstimmten* und macht die Kranken „kränker".[13] Auch der Geber selbst büßt durch diese Art des Schenkens einen Teil seiner Freiheit ein, da er die Dankbarkeitsbekundungen, Schmeicheleien und die dadurch bedingte „Zudringlichkeit"[14] der Nehmenden ertragen muss. Die Gabe des Antidots jedoch, die der philosophische Toxikologe anbietet, soll nach Sloterdijk

> „den Freiheitsradius der nehmenden Seite (…) erweitern, während sie den
> der gebenden ausschöpft. Diese Geste steigert sich zuweilen bis zur festli
> chen Verschwendung, bei der Geber und Nehmer momenthaft durch ein
> gemeinsames Hochgefühl verbunden sind, mit möglicherweise langfristig
> anspornenden Folgen."[15]

Diese Art des Gebens schwebt Zarathustra bei seinem Abstieg aus den Bergen vor, als er dem Heiligen zuruft: „Ich bringe den Menschen ein Geschenk."[16][JJ] Für

---

selbst als Geber oder Empfänger wahrnehmen. Auf der Grundlage von Baudelaires Erzählung *Das falsche Geldstück* (Ebd., S. 112) bezeichnet Derrida die Gabe von Falschgeld, das, für echtes Geld gehalten, „*als solches* niemals Falschgeld ist" (Ebd., S. 117), als Beispiel einer echten Gabe. Zu dieser wird es nicht nur durch die Fiktivität und Trugbildhaftigkeit falscher Münzen, sondern auch durch die ihnen innewohnende Möglichkeit, „Ereignisse zu bewirken" (Ebd., S. 128), die andere Ereignisse in sich tragen. Der Beschenkte braucht dem Schenkenden für die Gabe von Falschgeld nicht dankbar zu sein, und auch der Geber unterliegt keinem Zwang, da er seine „Freigebigkeit" (Ebd.) nicht rechtfertigen muss. Schließlich gibt er, ohne etwas zu geben und zieht „mit der einen Hand" (Ebd., S. 130) zurück, was er mit der anderen gibt.

[JJ] Thorsten Hitz vertritt in seinem Aufsatz *Gift, Gaben, Geschenke* die Ansicht, dass „mit Nietzsches *Also sprach Zarathustra* eine ausgereifte Theorie der Gabe vorliegt" (Hitz in: Hetzel/Wiechens 1999, S. 136). Für Nietzsche seien „Gift und Geschenk die zwei Phänotypen der Gabe" (Ebd., S. 137), von denen die erste „übelwollend" (Ebd.), die zweite „gönnerhaft" (Ebd.) sei. Während beim Gift der bösen Wirkung die gute folge und „den Übermenschen" (Ebd., S. 144) hervorbringe, werde im Geschenk „eine ‚gute' Gabe gegeben, die heimlich ihre giftige und lebensfeindliche Wirkung" (Ebd., S. 140) entfalte.

Auch wenn Thorsten Hitz' Aufsatz originelle Aspekte beinhaltet, erscheint seine Theorie bei einer minutiösen Lektüre des *Zarathustra* nur schwer haltbar. Da Zarathustra

Therapeuten der docta ignorantia ist Zarathustras Form der Gabe maßgeblich. Sie besteht in einem Ansporn zum Schaffen und zur „Selbstüberwindung als dem Über-hinaus des immer wieder zu erbringenden menschlichen Seins- und Selbstvollzugs",[17] der die Freiheit des Schaffenden vergrößert.

Schon das Loslassen gewohnter Sichtweisen und Glaubenssätze kann nach Nietzsche als „Tat" und Komponente des Schaffens betrachtet werden. Statt, wie der asketische Priester, einen neuen Glauben zu verkünden, der Illusionen und falsche Hoffnungen auf ein Anders-wo weckt, macht der von Nietzsche inspirierte philosophische Toxikologe daher „aus dem Mangel an Glauben eine Methode".[18] Den bisherigen Glauben der Hilfesuchenden, wie im Kapitel 7.2.2 gezeigt, so ernsthaft hinterfragend, dass alle Sicherheiten allmählich ins Wanken geraten, versucht er, Zarathustra gleich, seinem Nächsten das Leben zu „verleiden".[19] Indem er als Aufklärer und guter Rationalist „den Schwund der elementaren Grundlage jedes Glaubens, das Vertrauen zum Leben",[20] diagnostiziert, verwirrt er die Verwirrten, deckt Lügen auf, sät Zweifel und stört diejenigen auf, die sich bereits bequem in den vergifteten Unwahrheiten des Ressentiments eingerichtet hatten.

Da nach Nietzsche „[a]lle Schaffenden (...) hart"[21] sein müssen, ist bei schwachen Gemütern ein vorsichtiges Einträufeln des schwer zu metabolisierenden Gegengiftes geboten. Nur durch langsames Einsetzen der „Schneeflocken im Juni"[22] kann eine Abhärtung der durch Illusionen Verzärtelten erfolgen. Die Erfahrung des großen Schmerzes lobend, die mit der Erkenntnis der Relativität aller Perspektiven einhergeht, spricht Zarathustra die Worte „Gelobt sei, was hart macht",[23] und schlägt hart zu mit seinen „Wahrheiten".[24] Auch der Aphorismus aus der Götzen-Dämmerung „Was mich nicht umbringt, macht mich stärker",[25]

---

nach eigener Aussage den Menschen „ein Geschenk" (Nietzsche 1999, KSA 4, S. 13) bringt und den Begriff eindeutig positiv konnotiert, kann damit unmöglich die gönnerhafte Form der Gabe gemeint sein, die Hitz mit dem Terminus verbindet. Desweiteren beruht Nietzsches angebliche Charakterisierung Zarathustras als „Giftwurm" (Hitz in: Hetzel/Wiechens 1999, S. 143) auf einer fehlerhaften Wiedergabe des Originaltextes, in dem der Begriff auf den „rothen Richter" (Nietzsche 1999, KSA 4, S. 45) bezogen ist. Hitz' Interpretation der Gabe der Sonne als „Gift" (Hetzel/Wiechens 1999, S. 144) erscheint aufgrund fehlender Textbelege ebenfalls wenig überzeugend.

ist ein Hinweis darauf, dass der als „böse" in Misskredit geratene Schmerz notwendig ist, um schaffen zu können. Die Gabe des Gegengifts hat zwar einen bitteren Geschmack, aber dafür eine befreiende Wirkung, und so erweist sich das Antitoxin als veritables *donum* mit entgiftender Wirkung.

Im Gegensatz zum asketischen Priester, der fälschlicherweise als „Guter" auftritt, ist Zarathustras Geist „voll einer fröhlichen Bosheit",[26] die jedoch nicht mit der sich aus Ohnmacht, Neid und Ranküne gespeisten „Bosheit der Schwäche"[27] zu verwechseln ist. Seine „Bosheit der Stärke"[28] befähigt ihn dazu, meisterhaft „die wahren Motive von konventionellen Handlungsmustern aufzudecken"[29] und manchen Selbstbetrug zu entlarven, dem seine Jünger bisher aufsaßen.

Um das im Rahmen der alten Moral als „Böse" Bezeichnete als „des Menschen beste Kraft"[30] zu rehabilitieren, versucht er, es vom „Schmutz der alten Metaphysik"[31] zu befreien und einer „Katharsis"[32] zu unterziehen. Zum ehemals „Bösen" zählen auch die „Leidenschaften",[33] die von der alten Moral verteufelt und zugunsten einer Illusion von Sabbat, Betäubung und Harmonie verteufelt wurden. Erst wenn alle alten Werte zerbrochen sind und „aller Dinge Werth"[34] von Kämpfenden und Schaffenden neu gesetzt wird, ist Raum für die Einsicht, dass im schäumenden Würz- und Mischkrug des Lebens „alle Dinge gut gemischt sind".[35] Diese Erkenntnis ist notwendig für die uneingeschränkte Bejahung des Lebens, und so vergleicht sich Zarathustra mit einem „Korn (…) von jenem erlösenden Salze, welches macht, dass alle Dinge im Mischkruge gut sich mischen: - - denn es giebt ein Salz, das Gutes mit Bösem bindet; und auch das Böseste ist zum Würzen würdig und zum letzten Überschäumen".[36] Die Gabe des Antitoxins ist Zarathustras Versuch, die Menschen vom Ressentiment zu erlösen.

Nach Albert Camus besteht Nietzsches Erkenntnis in einer befreienden Abkehr von jeglichem Glauben und der radikalen Zustimmung zu dem, was ist.

> „Die Welt nimmt ihren Lauf aufs Geratewohl, sie kennt keinen Endzweck (…). Des göttlichen Willens beraubt, ist die Welt gleicherweise ihrer Einheit und ihrer Finalität beraubt. Aus diesem Grund kann die Welt nicht gerichtet werden. Jedes über sie abgegebene Werturteil führt letztlich zur Verleumdung des Lebens. Denn man urteilt dann über das, was ist, im Hinblick auf das, was sein sollte, auf das Himmelreich, die ewigen Ideen oder den moralischen Imperativ."[37]

Das „ungeheure Ereigniss"[38] vom Tod Gottes, das Nietzsches *toller Mensch* auf dem Marktplatz verkündet, und die Erkenntnis, dass die menschliche Existenz eines letzten Sinns entbehrt, macht die Notwendigkeit einer Existenz im „Ohne-Sinn[ ]"[39] deutlich. So spricht Zarathustra in seiner Rede *Vor Sonnenaufgang*:

> „Wahrlich, ein Segnen ist es und kein Lästern, wenn ich lehre: ‚über allen Dingen steht der Himmel Zufall, der Himmel Unschuld, der Himmel Ohngefähr, der Himmel Übermuth.'
> ‚Von Ohngefähr' – das ist der älteste Adel der Welt, den gab ich allen Dingen zurück, ich erlöste sie von der Knechtschaft unter dem Zwecke." [40]

Sinn lässt sich nicht vorfinden, sondern „muss *gemacht* werden und kann nur vom einzelnen gemacht werden, der sich selbst macht und sich in diesem dynamischen, aktiven Selbst ein Bewußtsein von sich sowohl als Sinnproduzent wie als produziertem Sinn verschafft".[41]

Die bedingungslose Zustimmung und Liebe zum Leben, wie es ist, vergleicht Nietzsche mit der „Liebe zu einem Weibe, das uns Zweifel macht".[42] Ein Leben ohne eine Garantie auf Sicherheit muss seiner Ansicht nach nicht in Resignation und Lebensunlust münden, sondern erscheint ihm als „neues Glück".[43] Statt auf Schonung und bessere Zeiten zu hoffen, gilt es zu leben, und zwar so weit und offen wie möglich. Schließlich führt der Heroismus des *amor fati* als „totale Zustimmung zu einer totalen Notwendigkeit"[44] zu einer, wenn auch paradox definierten, Form von Freiheit.

Da die Gabe des *philosophischen Toxikologen* durch die Aufweichung verkrusteter Meinungen den Freiheitsradius der Vergifteten zu erweitern versucht, will sie den Nehmer weder in Ketten legen, noch zum Schuldner degradieren. Stattdessen infiziert sie den Beschenkten nach Sloterdijk „mit der Erinnerung an die Möglichkeit von Generosität (…), die der Nehmer nicht auf sich sitzen lassen kann, sofern er willens und fähig ist, in den noblen Resonanzraum einzutreten".[45] Der Empfänger des Antidots, dessen Entgiftung und Genesung begonnen hat, soll somit nicht den Wunsch nach Erstattung sondern nach „Weitergabe"[46] des Geschenks an andere Intoxikierte verspüren.

Als weder verschuldende noch erwiderbare Gabe erscheint Sloterdijk die „Verleihung eines Adelstitels, die dem neuen Träger die Verpflichtung abnimmt, sich auf den Verleiher zu berufen".[47] Der durch „Vornehmheit"[48] und „Großzügigkeit"[49] gekennzeichnete Titel des *Sponsors*, den Nietzsche als erster echter „Sponsor"[50] verleiht, aktiviert den Nehmer „seinerseits in seiner Sponsorkraft, das heißt in dem Vermögen, reichere Zukünfte zu eröffnen".[51] Da man diesen Titel jedoch nicht „führen"[52] kann, ohne ihn immer wieder unter Beweis zu stellen, besteht Nietzsches innovatives Geschenk in einer „Provokation zum Schenken".[53]

Die Geste der Weitergabe, die Nietzsche in der Vorrede von *Also sprach Zarathustra* illustriert, erfolgt, wie von Sloterdijk bereits angedeutet, in Form der Verschwendung. Zarathustra, der im Gebirge zehn Jahre lang jeden Morgen zusammen mit seinen Tieren den Aufgang der Sonne erwartet hat, um ihr den leuchtenden „Überfluss"[54] abzunehmen und sie zu segnen, ist seiner „Weisheit überdrüssig, wie die Biene, die des Honigs zu viel gesammelt hat".[55] Vieler Hände bedürfend, die sich ausstrecken, möchte er die Sonnengabe „verschenken und austheilen, bis die Weisen unter den Menschen wieder einmal ihrer Thorheit und die Armen wieder einmal ihres Reichtums froh geworden sind".[56] Er erlebt sich als überfließender Becher und ist von dem Wunsch beseelt, dass sein Inhalt „golden aus ihm fliesse und überallhin den Abglanz"[57] des überreichen Gestirns trage. Aufgrund seiner Überfülle ist Zarathustra das Geben eine „Nothdurft",[58] die sich in Freiheit vollzieht. Somit unterscheidet sich seine souveräne Art zu geben von der Gabe aus Pflichtgefühl, zu der sich Tugendhaftigkeit anstrebende Menschen oft nur widerwillig zwingen, und die durch zähe Übungen des Verzichts erlernt wird. Die *schenkende Tugend*, die Zarathustra als „höchste Tugend"[59] preist, ist

> „*die* Tugend schlechthin bzw. dasjenige, was an einer Tugend das Tugendhafte ausmacht. Das Schenken ist es, wodurch sich eine Tätigkeit als Tugend auszeichnet, denn im Schenken bringt sich jene souveräne Selbstverfügung zum Ausdruck, die auf eine ihrer selbst mächtige Freiheit verweist."[60]

Zarathustra vergleicht die schenkende Tugend daher mit Gold, das „ungemein ist und unnützlich und leuchtend und mild im Glanze; es schenkt sich immer".[61] Ebenso wie die Strahlkraft der Sonne ihre Energie in Überfülle verschwendet, leuchtet auch Gold im Licht, ohne jemals zu erlöschen. Um selber zu einem Geschenk zu werden, trachtet Zarathustras Seele unablässig nach Schätzen und Reichtümern und ist „unersättlich (...) im Verschenken-Wollen".[62]

Übervoll sich verschenkend fühlt sich Zarathustra nicht verpflichtet, dem Gebergestirn etwas zurückzugeben und ihm ein Opfer zu bringen. Im Kapitel *Das*

Honig-Opfer sagt er stattdessen: „Was opfern! Ich verschwende, was mir geschenkt wird, ich Verschwender mit tausend Händen: wie dürfte ich Das noch – Opfern heissen!"[63]

Der durch Nietzsches „Heliozentrismus"[64] beschworene Geist der Verschwendung des eigenen Überflusses hat auch den französischen Philosophen Georges Bataille inspiriert, der auf die Idee der Verausgabung seine Theorie der „Allgemeinen Ökonomie"[65] begründet. In seinem Buch *Die Aufhebung der Ökonomie* beschreibt er die Sonnenenergie als Ursprung allen Lebens auf der Erde. Nach Bataille spendet die Sonnenstrahlung ihre Energie „ohne Gegenleistung (…), ohne je etwas dafür zu bekommen (…) und (…) verursacht den Überfluß der Energie auf dem Erdball".[66] Denn wenn die Lebewesen die Sonnenenergie maximal für Wachstum und Fortpflanzung ausgenutzt haben, bleibt immer noch ein Überschuss, der ungenutzt und nutzlos der „Verschwendung"[67] anheimfallen muss: Von der kapitalistischen Ökonomie, die sich einem bloßen Nützlichkeitsstreben verschrieben hat, wird der vorhandene Überschuss an Energie verkannt. Aufgrund der Annahme, „daß die Welt arm und die Arbeit notwendig sei"[68] werden alle erwirtschafteten Überschüsse unmittelbar wieder in die Produktion investiert. Die Angst vor dem Mangel ist ein Indikator dafür, dass „der Geängstigte nicht selbst vom Gefühl eines Überschwangs"[69] ergriffen ist.

Selbst die Arbeit kann nach Bataille jedoch schon als Versuch betrachtet werden, die überschüssigen „Energiesummen"[70] der Menschen, die „nichts als explodierende Energie"[71] sind, zu verschwenden. Da dieses Verschwendungsphänomen jedoch häufig von Widerwillen geprägt ist, gehört es zu den „passiv-zwangsläufigen (…) Formen der Verausgabung".[72]

Bei einer „Ökonomie des Festes"[73] hingegen wird der Überschuss freudig und ruhmvoll vergeudet und kann sich so „mit den schönsten Errungenschaften der Kunst, mit der Poesie, mit der vollen Entfaltung des menschlichen Lebens"[74] verbinden. Diese Form der Verausgabung zählt zu den „aktiv-selbstgestalteten"[75] Vergeudungsmöglichkeiten. Da nach Bataille „das Leben (…) wesensmäßig Überströmen ist",[76] manifestiert der nicht von Angst und Ressentiment gehemmte, sondern vor Leben überströmende Mensch seinen inneren Reichtum durch die Überschreitung seiner selbst als „schenkende[s] Subjekt".[77] In der Wiederholung der Sonnengeste wird eine mögliche Bestimmung und Richtung des Menschenlebens erkennbar, und so schreibt Bataille: „Der Sonnenstrahl, *der wir sind*, findet am Ende die Natur und den Sinn der Sonne wieder: er muß sich verschenken, *sich ohne Berechnung verlieren*",[78] und so sind es die „Triebkräfte der Ostentation, der Generosität und des Glänzens (…), die (…) eine Seele (…) offenbaren, die über den Sorgen der Nützlichkeit steht".[79]

Um im Rahmen der Therapie einen Raum zu schaffen, in dem die Gabe sich zuweilen bis zur festlichen Verschwendung steigert und Geber und Nehmer durch ein gemeinsames Hochgefühl verbindet, muss der Sponsor seinen eigenen und auch den fremden „Reichtum"[80] bejahen. In die integrale Selbstbejahung des Therapeuten einfließen sollte nach Sloterdijk die „Dankbarkeit für die Gabe des Gebenkönnens",[81] die der helfende Beruf ermöglicht. Zarathustras Überlegung „[I]st Nehmen nicht seliger als Geben?"[82] könnte als Mahnung an den Geber, sich beim Nehmer für sein Nehmen zu bedanken, betrachtet werden. Noch deutlicher klingt es an anderer Stelle des *Buches für Alle und Keinen*: „hat der Geber nicht zu danken, dass der Nehmende nahm? Ist Schenken nicht eine Nothdurft? Ist Nehmen nicht – Erbarmen?"[83] Die Freude über das Geben und die Dankbarkeit dem Nehmer gegenüber unterscheiden sich radikal von den Klagen der asketischen Priester über die Mühsal ihrer Profession.

Sich reich fühlend und mit Nietzsches Dictum „[I]ch gebe kein Almosen. Dazu bin ich nicht arm genug",[84] übereinstimmend, kann der generöse Therapeut sich als Mensch verschwenden und andere an seinem Leben teilhaben lassen. Er kann sein Gegenüber zur Großzügigkeit ermutigen, die in ehrenamtlichen Tätigkeiten oder der öffentlichen Zurschaustellung der eigenen poetischen oder bildnerischen Gestaltungen zum Ausdruck kommt. Schließlich betätigen sich viele *Verstimmte*, die aus dem Arbeitsprozess ausgeschlossen sind, kreativ, wagen jedoch meistens nicht den Schritt in die Öffentlichkeit. Wagen sie sich jedoch hinaus auf die äußeren Bühnen des Daseins, um andere an ihrem Leben und Werk teilhaben zu lassen, so kann es zu gemeinsamen Hochgefühlen kommen.

Hilfreich für die Weitergabe des eigenen Reichtums ist die Orientierung an Zarathustra, der für das Leben werbend als „boshaftigste[r] aller Menschen-Fischfänger"[85] sein Glück als besten Köder hinaus in alle Weiten wirft, um zu sehen, ob nicht an seinem „Glücke viele Menschen-Fische zerrn und zappeln lernen".[86]

Bei Zarathustras *Glück* handelt es sich weder um Hedonismus, der am Lustprinzip orientiert den Genuss als Ziel allen Strebens betrachtet, noch um das vom angelsächsischen Utilitarismus angestrebte maximale Glück der größten Zahl, auf das Nietzsche in seinem Aphorismus „Der Mensch strebt *nicht* nach Glück, nur der Engländer tut das",[87] ironisch anspielt. Stattdessen handelt es sich um das

„neue[ ] Glück"[88] desjenigen, der die Erfahrung des großen Schmerzes gemacht hat, und aus tiefen Abgründen neugeboren zurückgekehrt ist,

> „gehäutet, kitzlicher, boshafter, mit einem feineren Geschmacke für die Freude, mit einer zarteren Zunge für alle guten Dinge, mit lustigeren Sinnen, mit einer zweiten gefährlicheren Unschuld in der Freude, kindlicher zugleich und hundert Mal raffinirter als man jemals vorher gewesen war",[89]

für den groben Genuss der letzten Menschen „zu erfahren, zu ernst, zu lustig, zu gebrannt, zu tief."[90]

Den Therapeuten, der zum überquellenden Becher werden und sein Glück als goldgleichen Inhalt austeilen und verschenken will, müssen die von Peter Sloterdijk empfohlenen „Übungsformen der Welt- und Lebenszugewandtheit"[91] zu einer immer umfassenderen Bejahung seiner selbst und des Lebens geführt haben. Mit zunehmender Fähigkeit, das Notwendige als das Schöne zu sehen und den *amor fati* zum eigenen Lebensmotto zu machen, kann die „Wende aller Noth"[92] zur Annahme des Daseins mit Lust und Leid führen. Auch wenn die Bejahung in ihrer vollkommenen Form nur dem Übermenschen möglich ist, so ist eine Annäherung an diese regulative Idee Ziel jeder Steigerungsaskese, die eine Überwindung des Ressentiments anstrebt.

Für das Überfließen notwendige und bereits im Gedanken des *amor fati* enthaltene Ingredienzien des Glücks sind neben der Zufriedenheit mit sich selbst und der Welt auch Freude und Liebe.

Wer das Leben liebt, empfindet das Bedürfnis, es ins rechte Licht zu rücken, auch um die persönliche Freude daran teilen und mehren zu können. Der sich freuende Mensch strebt danach, andere Menschen „anzustecken"[93] und vollzieht „eine Gebärde des Sich-Öffnens, des Umfassens und des Sich-Verschenkens".[94] So kennt jeder Mensch den Wunsch, ein freudiges Erlebnis einem anderen mitteilen zu wollen, bei einem gemeinsamen Spaziergang seinem Begleiter schöne Blumen zu zeigen oder seinem Partner Passagen aus seinen Lieblingsbüchern vorzulesen. Das Sich-Verschenken macht den Schenkenden glücklich, und so wusste schon der Volksmund: „Geteilte Freude ist doppelte Freude."[95]

Um in die „strömende[ ] All-Gegenseitigkeit"[96] eintauchen zu können, benötigt jedes Ich im Sinne Martin Bubers immer ein Du.

Jeder lebensbejahende Therapeut, dem es gelingt, eigene Freude auf die Hilfe-suchenden überspringen zu lassen, wird sich selber umso mehr freuen und bedarf keines weiteren Dankes. Bei diesem Geschehen sensibilisiert er die Aufmerksam-keit des anderen für Anlässe, über die es sich zu freuen lohnt. So kann eine Hinwendung zur Welt mit ihrem sinnlich erfahrbaren Reichtum bei einem Spa-ziergang, Gespräch oder gemeinsam eingenommenen Frühstück im Rahmen der Therapie erlebt werden. Der „weltlose, weltvernichtende"[97] Zustand, der unter anderem Kennzeichen von Depressionen ist, kann auf diese Weise weltdurchläs-siger gemacht und mit Welt gefüllt werden. Nach Byung-Chul Han kann der Einzelne nur durch ein Lockern der engen „Klammer des Ich"[98] aus seiner „ego-logische[n] Vereinzelung"[99] heraustreten und wieder durchlässig für die Welt werden. Dabei wird die Rückkehr in eine Gemeinschaft ermöglicht, „die weder der Zugehörigkeit noch der Verwandtschaft bedarf",[100] und in der sich Menschen und Dinge „durch ein freundliches *Und*"[101] verbunden zeigen.

Wer die Menschen mag, weiß, dass das wichtigste Argument für den Einzelnen, sich der Welt zu öffnen, in der ihm entgegengebrachten Zuneigung besteht. Das ausführliche Nietzsche-Zitat aus Kapitel 7.3.1, in dem er sich als „Armenarzt des Geistes"[102] bezeichnet, enthält die Empfehlung, sich dem anderen „[i]mmer in ei-ner Art Liebe und immer in einer Art Selbstsucht und Selbstgeniessens"[103] zu nä-hern. Auch Zarathustra spricht bei seinem Abstieg aus den Bergen die Worte „Ich liebe die Menschen (…). Was sprach ich von Liebe! Ich bringe den Menschen ein Geschenk".[104] Die liebende Hinwendung zu einem Menschen ist mit einem Über-fließen und goldgleichen Leuchten vergleichbar. Allein die schenkende Liebe kann dem Leben, das keinen übergeordneten Zweck verfolgt, und der Erde, über der „bisher noch der Unsinn, der Ohne-Sinn"[105] waltete, „ihren Sinn (…) einen Menschen-Sinn"[106] geben.

Gerade bei Therapeuten ist eine liebende und zugeneigte Grundeinstellung wünschenswert, welche über die zum Beispiel in Carl Rogers *Klientenzentrierter Gesprächsführung* empfohlene „positive[ ] Wertschätzung"[107] und „Empathie"[108] hinausgeht. Therapeuten der Verschwendung sollten sich selbst und die Men-schen gern haben und versuchen, im Sinne Nietzsches mit *einer Art Liebe* auf den anderen blicken zu können. Die Liebe ist der „unnützlich[e]"[109] und dem Leuch-ten des Goldes vergleichbare „Impetus, der uns *alles Seiende* in seinem ‚Eigenwert' erspüren läßt, so daß wir uns ihm ohne Machtwille und ‚Verwendungsintention' nä-hern können".[110] Dazu gehört die Kraft, „die uns das *Individuelle am Mitmenschen* fühlen und schätzen lehrt und auch uns selbst zum Personwerden ermutigt".[111] In den Worten Sloterdijks geht es darum, die „Andersheiten, die sich in ihm zu ihm zusammensetzen wie zu einer Komposition, die ihn durchdringt, entzückt, foltert und überrascht",[112] zu bejahen, denn „[o]hne Überraschung wäre das Leben ein Irrtum. Es muß etwas in der Welt geben, was schneller ist, als Gründe".[113]

Bei allen Menschen sind liebenswerte Seiten zu entdecken, wenn man nur bereit ist, sie wahrzunehmen. Bei den wenigen Ausnahmen, die es den Mitmenschen diesbezüglich schwer machen, sind Steigerungsaskesen zum Abbau des Ressentiments notwendig. Nietzsches „Kunst alles Hässliche *verbergen* oder *umdeuten*"[114] zu wollen, ist hilfreich, um diejenigen, die wir noch nicht zu mögen in der Lage sind, zu verschönern und mögen zu lernen. Das „Umdeuten des Thatsächlichen in's Glückliche"[115] hilft bei der Entwicklung einer Haltung der Güte, die „der Freude am anderen entspringend (…) zu den ,heilsamsten Kräutern' in den menschlichen Beziehungen"[116] gehört.

Die Freude daran, die gebenden Tugenden täglich einüben zu können, und dabei zum Empfänger zu werden, spricht Nietzsche als Selbstsucht „heil und heilig".[117] Sie ist „Macht (…), diese neue Tugend; ein herrschender Gedanke ist sie und um ihn eine kluge Seele: eine goldene Sonne und um sie die Schlange der Erkenntniss".[118] Die heilige Selbstsucht stellt Nietzsche der allzuarmen „Selbstsucht der Kranken"[119] gegenüber, „die immer stehlen will (…). Mit dem Auge des Diebes blickt sie auf alles Glänzende; mit der Gier des Hungers misst sie Den, der reich zu essen hat; und immer schleicht sie um den Tisch der Schenkenden".[120]

Für Vergiftete kann die Selbstsucht des Glücks unter Umständen auch ein Affront und eine weitere Giftgabe sein, da sie die bisherigen negativistischen Selbst- und Weltannahmen in Frage stellen, die eigene Weltarmut bewusst machen und den Neid auf die Freude des anderen wecken kann. So prophezeit Zarathustra: „Deine Nächsten werden immer giftige Fliegen sein; Das, was gross an dir ist, – das selber muss sie giftiger machen und immer fliegenhafter".[121] Dennoch muss der Therapeut gleich Zarathustra, dem *boshaftigsten aller Menschen-Fischfänger* sein Glück als vergifteten Köder auswerfen, bis die Menschen an seine spitzen, verborgenen Haken anbeißen, und hinauf müssen, in seine Höhe der gelebten Lebensbejahung. Als „Zieher, Züchter und Zuchtmeister, der sich nicht umsonst einstmals zusprach: ,Werde, der du bist!'",[122] muss er jedem „Verirrten, Verkletterten"[123] raten, einzustimmen und sich selbst als Aufgabe zu erkennen.

Auch wenn Freude und Glück mitunter Animositäten wecken, kann sich der schenkenden Liebe, wie die Praxis zeigt, keiner auf Dauer entziehen. Wenn die Liebe uns das Einzigartige am anderen erkennen und in seinem Eigenwert schätzen lehrt, ist sie die höchste Form der „Anerkennung"[124], die nach Sloterdijk zu den thymotischen Impulsen gehört.

Im dritten Teil seiner *Philosophie des Geistes* bezeichnet Hegel in § 436 die „Liebe"[125] als eines der Phänomene, die die Substanz des *allgemeine[n] Selbstbewußtseyn[s]*"[126] konstituieren. Als Form der Anerkennung und Ausdruck konkreter Freiheit vereinigt die Liebe „die Menschen auf innerliche Weise; wogegen das Bedürfniss und die Noth dieselben nur äusserlich zusammenbringt".[127] Sie äußert sich in der bedingungslosen Sorge um das Wohl des anderen, spiegelt die „Sorge um sich selbst"[128] wider und schliesst ein, dass man vom anderen „als einer singulären, sterblichen und verletzlichen Person gerührt wird".[129]

Dem Liebenden liegt „intrinsisch etwas an dem (…), was gut und schlecht für die geliebte Person ist",[130] und dennoch ist er bereit „nachzuempfinden, dass den Urteilen der respektierten Person subjektiv empfundene Verbindlichkeit zukommt, die sich weder aus den Urteilen des Respektierenden (oder Anderer) noch aus ihren Klugheitserwägungen oder Kalkülen ableiten lässt".[131] Somit wird die Perspektive des anderen zu einem Teil der eigenen Perspektive, „dezentriert sie"[132] teilweise und macht einen Blick auf die Welt aus zwei Perspektiven möglich. Auch wenn die eigene Perspektive dabei von der anderen unabhängig bleibt, erfährt die Perspektive des anderen uneingeschränkte Achtung und Anerkennung.

Das Respektieren der fremden „Urteile über das Richtige und Falsche"[133] führt zu einer Haltung der Demut, die davon absieht, andere belehren zu wollen. Statt zu kämpfen und sich dabei in Rechthabermanier auf Podeste zu stellen, sollte es dem Therapeuten lediglich darum gehen, sich zu verschwenden und Handlungsspielräume zu eröffnen.

Eine weitere Möglichkeit für die Hilfesuchenden, nach der Impfung mit Generosität ihren Reichtum weiterzugeben und „reichere Zukünfte zu eröffnen",[134] ist der Schuldenerlass. In *Zorn und Zeit* schreibt Sloterdijk:

> „Schuld und Schulden weisen ein entscheidendes verbindendes Merkmal auf: Beide sorgen dafür, daß das Leben des Belasteten an einen in der Vergangenheit geknüpften Knoten gebunden bleibt. Gemeinsam stiften sie

einen rückwärtsgewandten Beziehungszwang, wodurch das Gewesene seine Vorherrschaft über das Kommende aufrechterhält. Abzahlen und Heimzahlen, das sind die Akte, die den Vorrang des Zurück in den Mittelpunkt der Transaktion stellen. Sie sind die sachlichen Operationen, deren Übersetzung ins subjektive Empfinden das Ressentiment ergibt."[135]

Das immense persönliche Leid, das aus der Verkettung mit der Vergangenheit und der Suche nach Schuldigen erwächst, konnte auch im Rahmen der Schilderung der ressentimentgeprägten Einzelschicksale im Kapitel *Angewandte Philosophie* deutlich werden.

Gegen den Geist der Vergeltung hilft nach Sloterdijk das Verlassen der von der „Äquivalenzillusion verhexte[n] Sphäre"[136] der Rache, bei der Gleiches stets mit Gleichem vergolten werden soll. Allein durch die

> „psychologisch unwahrscheinliche, obschon moralisch unverzichtbare Geste des Verzeihens, durch die einem Schuldigen seine Tat vergeben wird (...), wird innerhalb einer Opfer-Täter-Beziehung der Vorrang des Vergangenen aufgelöst (...) und (...) eine Nachtragekette, ein Rückzahlungsgeschäft unterbrochen".[137]

Das Streichen des Gleichheitszeichens zwischen Schuld und Sühne fördert nach Sloterdijk ein „Denken in Ungleichgewichten",[138] das nicht nur dem Täter, sondern auch dem Geschädigten seine Freiheit wiedergibt. Die den Geist der Heimzahlung aufhebende Geste der „Vorwärts-Schenkung"[139] markiert durch ihre „stiftenden, gebenden und überschießenden Gesten"[140] die Wende zu einer neuen Zeitinterpretation: die Rückwärtswendung der „Zeit der Schuldwirtschaft"[141] wird durch die vorwärtsweisende „Zeit der Generosität"[142] abgelöst. Erst die Aufhebung der Zeitumkehrung, die als konstitutives Element der Ressentimententwicklung in Kapitel 5.2 untersucht wurde, ermöglicht einen Ausweg aus dem Ressentiment.

Ein weiterer Bestandteil Zarathustras Köders ist „glitzerndes Spott-Gelächter".[143] Haben die Menschen-Fische einmal angebissen, beginnt „ihr Feind, der Geist der Schwere",[144] aus ihnen zu weichen, und sie lernen, über sich selber zu „lachen, wie man lachen muss".[145] Bereits ihre Fröhlichkeit dünkt Zarathustra als „Zeichen der Genesung",[146] und so hofft er, dass sich die höheren Menschen in „*lachende Löwen*"[147] verwandeln werden.

Das Leben vergleicht Zarathustra mit einem „grossen Spott- und Spieltische",[148] von dem man nicht beiseite schleichen soll, wenn ein Wurf misslingt. Stattdessen soll man erneut die Würfel aufnehmen und lernen, zu „spielen und spotten, wie man spielen und spotten muss".[149] Als „guter fröhlicher Hanswurst, ein Tänzer und Wind und Wildfang, irgend ein alter Narr"[150] ist Zarathustra als Einziger stark genug, sein Gelächter heilig zu sprechen und sich die „Rosenkranz-Krone"[151] des Lachenden aufzusetzen.

Das heilige Lachen Zarathustras ist nach Georges Bataille von der „Leichtig-keit"[152] geprägt, die auch Kennzeichen des *amor fati* ist. In seinem Aufsatz *Nietz-sches Lachen* verweist er darauf, dass das Göttliche dieses Lachens in der „Abwesenheit Gottes",[153] dem Verzicht auf die Garantie eines sicheren Lebens „in einem günstigen Milieu"[154] und die Einsicht in die Sinn- und Zwecklosigkeit des Lebens begründet liegt.

Verbunden mit der „Vorstellung einer furchtbaren Welt"[155] ohne Gott und der Notwendigkeit, sterben und zum eigenen Überleben auch töten zu müssen, ist gemäß Bataille ein schwindelerregender Sturz in den Abgrund, dem der Mensch durch einen *Sprung* zuvorkommen muss:

> „Nietzsches Sprung ist die innere Erfahrung, die Ekstase, in der die ewige Wiederkunft und das Lachen Zarathustras sich offenbarten. Verstehen heißt, die innere Erfahrung des Sprungs machen, heißt springen. Man hat Nietzsche auf verschiedene Arten ausgelegt. Bleibt nach ihm die Erfahrung eines Sprungs zu machen. Bleibt die Bahn freizulegen, von der aus man springt, die widerhallenden Schreie in der Nähe des Abgrunds zur Sprache zu bringen."[156]

Die Leichtigkeit ist für den Springer unentbehrlich. Mitleid mit sich selbst und anderen oder der Wunsch, die Furchtbarkeit von der Erde zu entfernen, würde ihn beschweren und den Sprung letztendlich verhindern.

Der Einsicht in das Furchtbare, das Bataille als das „Unmögliche"[157] bezeichnet, darf sich der Mensch nicht verschließen. Nur durch das Anerkennen des Unmög-lichen erhält das Leben seinen Wert, und so muss der Mensch „ohne Abwarten (…) existieren – in Augenhöhe mit dem Unmöglichen".[158] Wissend, dass der Ge-winn, den er erreichen kann, immer illusorisch und vergänglich ist, muss er den-noch sein Möglichstes versuchen, um sein Leben nicht zu verschenken.

Statt zu resignieren, sollte der Mensch sein Leben „unter den Maßstab des Unmöglichen"[159] stellen, eine Aufgabe, die Bataille „als *spirituelle*"[160] betrachtet. Spirituell ist für ihn alles, was „auf der Ekstase, auf dem religiösen Opfer (dem Heiligen), auf der Tragödie, auf der Poesie, auf dem Lachen – oder auf der Angst – beruht"[161] und dem Bereich des Unmöglichen zugrunde liegt. Indem er über das Unmögliche lacht, erkennt der Mensch dasselbe an, ohne vor ihm auszuweichen oder es bloß zu erleiden.

Da die Welt nach Nietzsche „im Wesentlichen ein Spiel"[162] ist und weder Sinn noch Zweck hat, bleibt dem Menschen nichts anderes übrig, als von dieser Erkenntnis aus zu lachen. Aus Batailles Sicht handelt es sich dabei jedoch nicht um ein gewöhnliches Lachen, das zum Ausdruck bringt, „sich dem, worüber man lacht, überlegen"[163] zu fühlen.

> „Man kann über die Welt nicht wie über eine Realität lachen, der man sich überlegen fühlt, sondern nur wie über eine Realität, der gegenüber man sich ganz klein fühlt, und daher ist das Lachen unter Nietzsches Bedingungen ein tragisches Lachen."[164]

Ähnlich wie Nietzsche geht es Bataille vor allem darum, über sich selbst zu lachen und nicht zu glauben, man könne sich des Unerträglichen dadurch entledigen, dass man über einen anderen lacht. Das „Leichtigkeit"[165] erfordernde Lachen über sich selbst offenbart die „tiefe Komplizenschaft (...), die zwischen dem Lachenden und dem Gegenstand des Lachens besteht".[166] Es ist die beste Art, das Furchtbare in seinem ganzen Ausmaß anzuerkennen, ohne sich „genug beeindrucken zu lassen",[167] um nicht darüber zu lachen. Über sich selbst lachend findet nach Bataille „eine Entfaltung statt, deren Grundlage eigentlich der Zusammenbruch ist".[168]

Glück ist für Bataille „jene Art von Geheimnis, das möchte, dass man dem Unglück gegenüber gleichgültig ist, das heißt, dass man darüber lachen kann".[169] Ihm liegt viel daran, sich als „Materialist"[170] zu bezeichnen, fühlt sich jedoch nicht verpflichtet, „abzuschaffen, was dennoch ein Reichtum ist: diese ekstatischen oder religiösen Empfindungen, die nicht völlig vom Wahnsinn verschieden sind, die jedenfalls niemals völlig von dem verschieden sind, was die Liebe ist."[171]

7.7 Ein Plädoyer für die *Negativität* als Aspekt der Lebensbejahung – Byung-Chul Han

Als Zeitdiagnostiker beobachtet und beschreibt der koreanische Philosoph Byung-Chul Han den aktuellen Zustand der westlichen Gesellschaften. In seinem Buch *Müdigkeitsgesellschaft* verweist er darauf, dass Nietzsches *letzter Mensch*, „der nur noch *arbeitet*",[1] heute en masse Wirklichkeit geworden ist und den modernen, von Ressentiment gegen das Leben geprägten Zeitgeist bestimmt. Hans Gesellschaftsanalyse kann für alle am Ressentiment des Zeitgeistes erkrankten und nach Auswegen suchenden Menschen wegweisend sein.

Für seine Gegenwartsanalyse nimmt Han eine Neudefinition der gegensätzlichen Begriffe *Positivität* und *Negativität* vor und versucht, mit Hilfe dieses Begriffspaares das heutige Zeitalter zu bestimmen.[KK]

So bezeichnet er die moderne Leistungs- und Aktivgesellschaft als „*Positivgesellschaft*",[2] ein Begriff, der nicht als Gütesiegel missverstanden werden soll, sondern als Zeichen einer verhängnisvollen Vorherrschaft und Übermacht des *Gleichen* gilt.

Das die *Positivität* kennzeichnende „*Zuviel am Gleichen*"[3] kommt in allen Superlativen der Moderne zum Ausdruck und äußert sich in Begriffen wie Überproduktion, Überleistung, Überreizung, Überarbeitung, Überinformation, Überkommunikation oder Überkonsum. Die pausenlose Aktivität führt nach Han zu einer zunehmenden Beschleunigung aller gesellschaftlichen Vorgänge in bislang noch nie gekanntem Ausmaß. In der Hölle des Gleichen entstehen auch die Leitkrankheiten der Moderne, wie das sogenannte *Hyperaktivitätssyndrom* oder das durch Überlastung hervorgerufene *Burnoutsyndrom*. Auch die *Depression*, die Han als „narzisstische Erkrankung"[4] bezeichnet, führt er auf ein Zuviel des Gleichen, und zwar einen krankhaft überspannten Selbstbezug zurück.

Gründe für das Entstehen der Positiv- und Leistungsgesellschaften erkennt Han im Untergang der Religionen und der damit verbundenen Vorstellung einer

---

[KK] Dabei bezieht er sich auf die Hegelsche Dialektik, die auf der den Geist lebendig haltenden „Negativität" (Han 2012 b, S. 11) beruht.

radikalen Vergänglichkeit des menschlichen Lebens. Auf die Angst vor dem Tod und das durch den modernen Glaubensverlust entstandene Sinnvakuum reagieren die Menschen nach Han mit Nervositäten und Unruhen, „mit der Hyperaktivität, mit der Hysterie der Arbeit und Produktion".[5] Die endliche Lebenszeit soll so weit wie möglich ausgedehnt und unter keinen Umständen durch Krankheiten bedroht und verkürzt werden. Aus diesem Grunde verabsolutiert der gemäß Nietzsche „am längsten"[6] lebende *letzte Mensch* die Gesundheit, und erhebt diese „zu einer Göttin".[7] Gleichzeitig soll der spätmoderne „Mangel an Sein"[8] durch maximale Beschleunigung aus dem Bewusstsein verbannt werden. Vom „*Horror vacui*"[9] und blinder Arbeitswut getrieben, spornen sich viele Menschen daher selbst zu Höchstleistungen an und sind mit Arbeitssklaven vergleichbar, die keines Aufsehers mehr bedürfen. Durch übersteigerte Arbeitsbereitschaft verwandeln sich viele Menschen der Positivgesellschaften in Leistungsmaschinen, „die störungsfrei zu funktionieren und ihre Leistung zu maximieren"[10] versuchen. Die freiwillige Selbstausbeutung unterwirft die Leistungssubjekte dem menschen- und lebensfeindlichen Imperativ der Effizienz. Diejenigen, die im Wettlauf der Beschleunigung nicht mithalten können, werden als Versager aussortiert und zur Abwanderung in die sozialen Sicherungssysteme verdammt.

Alle Hindernisse und Widerstände, die den Beschleunigungsprozess zu verlangsamen drohen, gehören nach Han zum Bereich der *Negativität*, der als „*Andersheit und Fremdheit*"[11] die Positivität des *Gleichen* bedroht.

So setzt nach Han jede Wendung zum Anderen die „Negativität der Unterbrechung"[12] voraus. Innehalten und Zögern bremsen die Tendenz zur maximalen Beschleunigung und sind die natürlichen Voraussetzungen dafür, aus einem gedankenlosen Aktivismus ausbrechen und seine Handlungen bedenken zu können. Dem Computer hingegen fehlt als „Positivmaschine"[13] par excellence die menschliche Fähigkeit zu zögern, und so bringt er aufgrund der fehlenden Hinwendung zum Anderen gewaltige Rechenleistungen hervor. Auch der „*idiot savant*"[14] kann nur aufgrund seines autistischen Selbstbezugs überragende Leistungen vollbringen, zu denen sonst nur Maschinen in der Lage sind.

Nicht nur die Kapital-, Informations- und Kommunikationsströme, die via Internet in Bruchteilen von Sekunden über den Planeten verteilt werden, sondern auch die Hochgeschwindigkeitszüge und Flugzeuge werden von keinem Hindernis mehr aufgehalten. Auf diese Weise wird die Zeit dem Gesetz von Produktivität und Rentabilität untergeordnet und das Entstehen von Leerlauf, Pausen und

„Zwischen-Zeit[en]"[15] im Alltag vermieden. Die menschliche Fähigkeit, sich zu gedulden und zu warten, geht auf diese Weise zunehmend verloren.

Ein weiteres Beispiel aus dem Bereich der Negativität ist die „Langeweile",[16] die aus der heutigen Spaß- und Unterhaltungsgesellschaft durch ein Überangebot an Fernsehsendungen, Computerspielen und Zerstreuungsmöglichkeiten durch das Internet vertrieben werden soll. Das *Zappen* gehört nach Han zu den Tätigkeiten „ohne Geist",[17] die nicht nur dem Denken, sondern auch der einer „Leere"[18] oder „Lücke"[19] entspringenden Inspiration entgegengesetzt sind. Erst der Zugang zu dem „Langen und Langsamen"[20] ermöglicht das Nachdenken, Bedenken, Lauschen, Staunen, Verweilen, Dösen, die Phantasie und die Kontemplation, die jeder „Machbarkeit und Prozessualität"[21] enthoben sind und dem Leistungsprinzip widersprechen. Das „Verweilen am Negativen"[22] bildet somit den Gegensatz zum *„Rasen im Positiven".*[23]

Die Kraft der Negativität besteht nach Han darin, „dass die Dinge gerade von ihrem Gegenteil belebt werden".[24] Um diesen Vorgang zu illustrieren, bedient er sich eines Beispiels aus der Immunologie. So dringen bei einer Infektion Viren oder Bakterien in einen Organismus ein und rufen dort als Fremdkörper eine Immunreaktion hervor. Während die Krankheitserreger versuchen, die Oberhand zu gewinnen und den Organismus zu negieren, versucht dieser, sich gegen das eindringende Andere zu schützen und das Fremde durch die Entwicklung von Antikörpern zu negieren. „Die immunologische Selbstbehauptung des Eigenen vollzieht sich also als Negation der Negation"[25] und führt zu einem Erstarken des eigenen Organismus.

Wesentlich für die Negativität ist daher die „Lebendigkeit",[26] die sie mit sich bringt. Dem nur Positiven fehlt die belebende Kraft des Anderen, und somit kann die Leblosigkeit als Kennzeichen der Positivität betrachtet werden. Die *letzten Menschen,* die nach Nietzsche nicht nur „gleich"[27] sind, sondern auch „das Gleiche"[28] wollen, ähneln somit *„Untoten",*[29] die zu tot sind, „um zu *leben* und zu lebendig, um zu *sterben".*[30]

Eine Metapher für die Negativität in ihrer äußersten Steigerung ist nach Han die Figur der Medusa aus der griechischen Mythologie. „Sie stellt eine radikale Andersheit dar, die man nicht anblicken kann, ohne daran zugrunde zu gehen".[31] Die „Negativität des Todes",[32] des „Leiden[s]",[33] des „Risiko[s]",[34] des „Schmerz[es]",[35] „der Verletzung, des Überfalls oder des Absturzes"[36] wird in der übersättigten Gesellschaft der Positivität konsequent ausgeblendet. Da die

Positivgesellschaft einem „Optimierungszwang"[37] unterliegt, dürfen die fremden und widerständigen „Negativgefühle",[38] wie Angst, Trauer oder Wut, nicht zugelassen werden. Schließlich haben die *letzten Menschen* „die Gegenden verlassen, wo es hart war, zu leben: denn man braucht Wärme".[39] Als Hedonisten suchen sie das Angenehme, „haben das Glück erfunden"[40] und sorgen für die Befriedigung ihrer „Lüstchen für den Tag und (…) für die Nacht".[41]

Sogar die Liebe ist für den *letzten Menschen* zu einer „Genuss- und Konsumformel"[42] positiviert und soll vor allem „angenehme Gefühle"[43] erzeugen. Er ist kein „Thor, der noch über Steine oder Menschen stolpert",[44] und so soll der Andere ihn fern von jeder Negativität lediglich „in seinem Ego"[45] bestätigen. Im Rahmen seines „hedonistischen Kalküls"[46] wird der Andere zur Ware, deren Ausstellungswert durch einen „Schönheits- und Fitnesszwang"[47] maximiert werden kann.

Die Liebe jedoch setzt nach Han die Negativität des Todes in Form einer „Preisgabe des Selbst"[48] voraus. Sich „in einem anderen Selbst zu vergessen",[49] um daraufhin versöhnt „zu sich aus dem Anderen"[50] zurückzukehren, ist ein Gedanke, den Han aus Hegels Dialektik von Herr und Knecht herleitet. Während der Knecht nicht zu sterben vermag, und sich lieber dem Herrn unterordnet, geht die Liebe durch den Tod. Die Rückkehr zu sich selbst aus dem Anderen, dessen Andersheit nicht in Frage gestellt wird, kann als *Gabe des Anderen*[51] bezeichnet werden. Han erkennt in ihr die Hauptfigur des Hegelschen Denkens, das wie kein anderes „empfänglich für den Anderen"[52] ist.

So zeugen sowohl die „Erosion des *Anderen*"[53] als auch die zunehmende Narzissifizierung des Selbst vom Siegeszug der Positivität. Die Ausklammerung des Negativen kann als Zeichen des Ressentiments betrachtet werden, das einer Verleumdung des Lebens gleichkommt.

Gegen das grauenerregende Antlitz der Medusa helfen nach Peter Sloterdijk von alters her die menschlichen Glaubenssysteme, die in Nietzsches Sprache als *asketische Ideale* bezeichnet werden. In seinem Buch *Du musst dein Leben ändern* ist die Rede von „symbolischen Immunsystemen und rituellen Hüllen",[54] die Sloterdijk mit dem spiegelnden „Schild des Perseus"[55] vergleicht. Dank dieses Hilfsmittels gelang es dem griechischen Helden, sich der Gorgo zu nähern, ohne ihrem todbringenden Blick zu erliegen. Die Augen nicht von ihrem durch den Schild reflektierten Spiegelbild abwendend, konnte Perseus stattdessen „den Schrecken nach außen"[56] kehren und Medusas Haupt abtrennen, eine List, mit der er sich

„im Handgemenge mit dem Realen"[57] sichern konnte. Der „Begriff „Gott" war nach Sloterdijk „eines der stärksten Schutzschilde, hinter die man sich ein Weltalter lang zurückzog, um dem Ungeheuren standzuhalten".[58] Den bedrohlichen, fremden, widerständigen und schmerzhaften Aspekt der Wirklichkeit, der durch die Medusa symbolisiert wird und den Han als *Negativität* bezeichnet, sollte er verharmlosen und domestizieren.

Auch die Positivgesellschaft, die vom digitalen Paradigma beherrscht wird, und die Han durch ihre Tendenz zur Enthüllung, Ausstellung, Kontrolle und Überwachung auch als „Transparenzgesellschaft"[59] bezeichnet, fungiert als Glaubenssystem und Schutzschild gegen die Medusa. So verweist Han in seinem gleichnamigen Buch auf Nietzsche und schreibt:

> „Nietzsche würde sagen, dass wir Gott nicht abgeschafft haben, solange wir noch an die Transparenz glauben. Gegen den aufdringlichen Blick, gegen die allgemeine Sichtbarmachung verteidigt Nietzsche den Schein, die Maske, das Geheimnis, das Rätsel, die List und das Spiel."[60]

So soll die Transparenz alle gesellschaftlichen Prozesse beschleunigen, indem sie „das Andere oder das Fremde eliminiert".[61] Dies geschieht unter anderem durch die schamlose Ausleuchtung aller Rückzugsräume im digitalen Medium. Die „Preisgabe der Privatsphäre"[62] in Zeiten von *Facebook* und die „Totalprotokollierung des Lebens"[63] durch das Internet als Datenspeicher führen zu einem Gefühl der Überwachung in einer Welt, die „aus flachen, glatten und offenen Räumen"[64] zu bestehen scheint. „Das Geheimnis dagegen bevorzugt Räume, die mit ihren Kerben, Verliesen, Verstecken, Vertiefungen und Schwellen die Verbreitung von Informationen erschweren".[65] Durch die Oberflächengesellschaft, in der alle Untiefen geglättet und eingeebnet werden, ist Nietzsches Prophezeiung wahr und die „Erde (…) klein geworden, und auf ihr hüpft der letzte Mensch, der Alles klein macht".[66] Nicht nur Krankwerden, sondern auch „Misstrauen-haben"[67] gilt den *letzten Menschen* „sündhaft",[68] und so scheuen sich viele Menschen nicht vor der „pornographische[n] Ausstellung der Intimität und Privatsphäre"[69] in den sozialen Netzwerken, der Protokollierung ihrer Reiserouten durch Navigationssysteme oder der Registrierung ihres Einkaufsverhaltens durch Kundenkarten. Die Erleichterung der Informationsbeschaffung im digitalen Medium führt jedoch dazu, dass das Vertrauen als soziale

Praxis, das nur „in einem Zustand zwischen Wissen und Nicht-Wissen"[70] möglich ist, im Verschwinden begriffen ist. Das Verlernen der Bereitschaft, „trotz Nicht-Wissen gegenüber dem Anderen eine positive Beziehung zu ihm aufzubauen",[71] macht die Transparenzgesellschaft letztendlich zu einer „Gesellschaft des Misstrauens und des Verdachts, die aufgrund des schwindenden Vertrauens auf Kontrolle setzt".[72]

Der Versuch, das Fremde und Rätselhafte durch den Transparenzzwang zu eliminieren, ist jedoch zum Scheitern verurteilt. Statt alle Fragwürdigkeiten zu beseitigen und die Negativität der Medusa zu besiegen, führt er zu einem *„Sturz in die Leere".*[73] So konstatiert Han: „Die Informationsmasse erzeugt keine *Wahrheit.* Je mehr Information freigesetzt wird, desto unübersichtlicher wird die Welt. Die Hyperinformation und Hyperkommunikation bringen kein *Licht* ins Dunkel".[74] Stattdessen wird die Welt durch ein schamloses Sezieren der Phänomene entzaubert und ihrer Lebendigkeit beraubt.

Vor den Gefahren, die jedem Versuch der Beherrschung des Lebens innewohnen, hat schon Nietzsche in seinen *Unzeitgemäßen Betrachtungen* gewarnt. Den Willen, die Geheimnisse des Lebens aufzudecken, der auch die Wissenschaften antreibt, verurteilt er mit deutlichen Worten. Schließlich könne man an allem Lebendigen studieren, dass ein derartig beherrschtes Leben „viel weniger *Leben*"[75] sei, und dass es aufhöre, „zu leben, wenn es zu Ende secirt ist".[76] Durch die Enthüllung zerstöre man sowohl die „Atmosphäre"[77] als auch den „geheimnissvollen Dunstkreis",[78] dessen alles Lebendige bedürfe.

Um dem Bestreben, alle Phänomene der Sichtbarkeit zu unterwerfen, entgegenzuwirken, entwirft Nietzsche im Rahmen seiner *Philosophie der ewigen Wiederkunft* eine *„neue Aufklärung"*[79] und schreibt:

„Es ist nicht genug, daß du einsiehst, in welcher Unwissenheit Mensch und Thier lebt; du mußt auch noch den Willen zur Unwissenheit haben und hinzulernen. Es ist dir nöthig, zu begreifen, daß ohne diese Art Unwissenheit das Leben selber unmöglich wäre, daß sie eine Bedingung ist, unter welcher das Lebendige allein sich erhält und gedeiht: eine große, feste Glocke von Unwissenheit muß um dich stehn".[80]

Nietzsches in diesem Zusammenhang beschworenem *Willen zur Unwissenheit,* Ungewissheit, Unwahrheit, zum Leiden, zur Vernichtung, zum Hässlichen und zum Rausche schließt sich auch Bjung-Chul Han mit seinem Plädoyer für die Negativität an.

Mit seiner Zeitdiagnose will Han die Positivgesellschaft, die nur auf Konsum, Optimierung und Effizienz ausgerichtet ist, zur Umkehr mahnen. So lädt der koreanische Philosoph seine Leser zur Einübung in die aristotelische „Vita contemplativa"[81] ein, deren Grundstimmung „das *Staunen* über das *So-sein* der Dinge"[82] ist. Dazu gehört eine bewusste Hinwendung zu allen Bereichen der Negativität, wie zum Beispiel der tiefen Langeweile, der Wendung zum Anderen, der „Gemeinschaft",[83] der Unterbrechung, der Lücke, dem Geheimnis, der „Müdigkeit"[84] oder der „Zeit ohne Arbeit".[85]

Die Philosophie bezeichnet er als „Versuch, eine ganz andere Lebensform zu entwerfen"[86] und spricht in Anlehnung an Heidegger vom Flügelschlag des Gottes Eros, der das Denken „ins ‚Unbegangene', ins Unberechenbare",[87] in die Negativität des Anderen tragen kann. Da das Denken ohne Eros zum „bloßen Arbeiten"[88] verkommt, versucht Han, nicht nur „Geist"[89] und „Unruhe",[90] sondern auch „Eros"[91] und „Lebendigkeit"[92] ins Denken zurückzubringen. Seine Philosophie in den Dienst der Negativität stellend, spricht er von ihr als „Liebkosung, die Formen und Sprachmuster dem sprachlos Anderen in die Haut einzeichnet".[93]

Auch den therapeutischen Kontext kann Hans bewusste Hinwendung zur Negativität inspirieren, da sie zur Einübung des Umgangs mit dem Negativen, wie zum Beispiel des Ertragens von Schmerz und Leiden, ermutigt. Als Verstärkung aller Positionen gegen die *Wut des Verstehens*, die bereits in Kapitel 7.2.1 zur Sprache kamen, kann sie den Therapeuten dazu ermutigen, den Anderen *sein zu lassen*.

Da nach Han der Mensch „*nicht einmal sich selbst* transparent"[94] ist, lässt sich unmöglich eine „interpersonale Transparenz"[95] herstellen. Die „Freiheit zum Nicht-Verstehen des anderen"[96] und der Respekt vor dessen „nicht vollständig zu eliminierenden *Andersheit*"[97] stellen ein Gegengewicht zum hybriden Glauben an Diagnostik, Kontrolle und Beherrschbarkeit dar, der vielen naturwissenschaftlich-positivistischen Herangehensweisen eigen ist. Die Andersheit des Anderen nicht als Bedrohung, sondern als notwendige Bedingung für die Lebendigkeit einer Beziehung zu erkennen, kann das Verhältnis zwischen Therapeuten und Patienten beleben und bereichern. Die Fähigkeit, „den Anderen auf seine Andersheit hin zu erfahren",[98] ist für Han ein Zeichen des Anstands, der Anständigkeit und sogar der notwendigen „Abständigkeit",[99] die verhindert, „dass der Andere zu einem Objekt, zu einem ‚Es' verdinglicht wird"[100].[LL]

Gerade das in Positivgesellschaften auf die Spitze getriebene Verlangen nach Perfektion, Idealität und Optimierung lässt das Ressentiment der Menschen gegen alles Lebendige sprunghaft ansteigen. Auch die Kriterien für die Partnerwahl verändern sich „durch imaginäre Medienbilder und Narrationen"[101] und tendieren dazu, den ersehnten „Anderen zu ‚idealisieren'".[102] So ist nach Han die „höhere Erwartung (…) für die zunehmende Enttäuschung in der heutigen Gesellschaft verantwortlich."[103]

Da gerade die moderne Beziehungslosigkeit ein häufiger Grund für psychische Verstimmungen ist, kann Hans Ermutigung, aus der narzisstischen Hölle des Gleichen auszubrechen und den belebenden „Vorrang des Anderen"[104] in seiner Negativität, Rätselhaftigkeit und Unassimilierbarkeit zu suchen, einen Weg aus dem Ressentiment weisen.

Hans Erkenntnis, dass die Negativität auch durch den Glauben an Transparenz nicht eliminiert werden kann, sondern in der Liebe, im Leben und im Denken geradezu aufzusuchen ist, kann als Dreh- und Angelpunkt seiner Philosophie der Lebensbejahung betrachtet werden. Letztere zielt auf eine Stärkung der „Lebendigkeit"[105] durch eine mutige Hinwendung zur Andersheit und Fremdheit ab. Das von Nietzsche geschilderte „ungestüme *Verlangen nach Gewissheit*, welches sich heute in breiten Massen wissenschaftlich-positivistisch entlädt, das Verlangen, durchaus etwas fest haben zu *wollen*"[106] und Halt in „Religionen, Metaphysiken, Ueberzeugungen aller Art"[107] zu suchen, wird durch Hans gedankliche Exerzitien in Frage gestellt und kann als Versuch, „auf leichten Seilen und Möglichkeiten sich halten zu können und selbst an Abgründen noch zu tanzen",[108] betrachtet

---

[LL] Auch Bernhard Waldenfels hat sich immer wieder mit der „Phänomenologie des Fremden" (Waldenfels 1997, S. 3) auseinandergesetzt. Als „Außer-ordentliches" (Ebd., S. 114), das bestehende Ordnungen stört, und sich jedem Vergleich und Ausgleich entzieht, widersteht das Fremde allen Aneignungsbestrebungen und lässt den Einzelnen „im Entzug rückstoßartig Eigenes entdecken" (Ebd.).
Auf Waldenfels' tiefgreifende Überlegungen zum „Kranke[n] als Fremder" (Waldenfels 1998, S. 116) und seinen Entwurf einer „responsiven Therapie, die auf Fremdes eingeht, das sich jeder Normalisierung und Normierung widersetzt" (Ebd., S. 117), sei an dieser Stelle hingewiesen.

werden. Als Apologie des Fragezeichens ermutigt sie zu einer Lebenskunst der Offenheit, des Spiels, der Kontemplation und der Gelassenheit.

8. Zusammenfassung und Schlussfolgerungen

Nietzsches bahnbrechende Entdeckung des Ressentiments wirft ein erhellendes Licht auf das Sprachspiel der Psychiatrie und eröffnet eine neue und ungewohnte Perspektive auf seine Teilnehmer. Nicht nur die Mehrheit der Hilfesuchenden und Schwachen, sondern auch viele ihrer als asketische Priester auftretenden Helfer erscheinen als Menschen des Ressentiments, die sich nach ihrer Geburt „auf furchtbare Meere"[1] einschiffen mussten, und aufgrund ihrer vitalen Schwäche den Stürmen, Fluten und Wechselfällen des Lebens schutzlos ausgeliefert waren. Die meisten von ihnen gehören zu den, von Peter Sloterdijk im Rahmen seiner Philosophie des Zurweltkommens mit viel Verständnis beschriebenen, „passiv geborenen"[2] Durchschnittsmenschen, deren Anstrengungen sich meist in einem „Seitenblick für die Möglichkeiten erträglichen Liegens oder grundlegenden Getragenwerdens"[3] erschöpfen. Zu dem Kraftaufwand, der notwendig ist, um sich in den Selbststand aufzurichten und sein Leben durch die Herrschaft über sich selbst aktiv zu „führen",[4] fühlt sich die Mehrheit von ihnen nicht in der Lage. Stattdessen entwickeln die Hilflosen durch den „Sturz ins Unheimliche"[5] Groll, Hass und Ressentiment gegenüber dem Leben und den vom Leben Begünstigten. Sowohl die Schwachen als auch ihre Priester überleben durch Allianzen, die auf gegenseitige Abhängigkeiten gegründet sind.

Richtet man seinen Blick zunächst auf die Schwachen, so erscheint die erste Hauptthese der Untersuchung auf der Grundlage unterschiedlicher Fallbeispiele aus der psychiatrischen Praxis und aktueller Fachliteratur haltbar: Das Gesamtspektrum der im ICD-10 zusammengefassten „psychischen Störungen" umfasst eine Gruppe von Menschen, die aufgrund faktischer Ohnmacht meist in besonderer Weise Merkmale von Nietzsches *Schlechtweggekommenen* tragen. Dabei kann die *Kardinalsymptomatik* jedes in dem Klassifikationssystem beschriebenen Krankheitsbildes als *Phase der Ressentimententwicklung* betrachtet werden. Als solche ist sie Ausdruck eines der von Amandus Altmann herausgearbeiteten *Strukturmomente der Moral*.

Zu diesen gehören nicht nur Phänomene der *Schwäche*, der *Zeitumkehrung*, der *Müdigkeit* und der *Reaktivität*, sondern auch die Suche nach einem *schuldigen Täter*. Ergänzt werden konnten diese Strukturmomente durch die von Nietzsche in diesem Zusammenhang erwähnten Aspekte der *Furcht* und der *Depression*.

Auf der Grundlage Wittgensteins Sprachspieltheorie werden bei der Gegenüberstellung von Strukturmomenten und psychiatrischen Krankheitsbildern die Diagnosen nicht als Entitäten, sondern als Sprachspiele, Arbeitshypothesen und Perspektiven betrachtet. Um zu vermeiden, die Hilfesuchenden als „psychisch Kranke" zu stigmatisieren, wird die medizinische Terminologie auf Grundlage der Philosophie Peter Sloterdijks durch den Begriff der „Verstimmten" ersetzt. Dieser Terminus versinnbildlicht die in den unterschiedlichen Fallbeispielen dargestellte Schwierigkeit der Betroffenen, mit anderen interpersonale Resonanzräume und Sphären zu bilden, die für die Entwicklung von Selbstbewusstsein notwendig sind. Da der Mensch als mediales Wesen nach Sloterdijk darauf angewiesen ist, gemeinsame Beziehungs- und Beseelungssphären hervorzubringen, kommt die Verstimmung einer Verneinung gleich. Das *Nein*, welches auch die Ressentimententwicklung befördert, erschwert die Öffnung, die für das Sich-einlassen in den Strom des Werdens erforderlich ist. Durch die Schwierigkeit, die eigene Existenz nachträglich gutzuheißen, bezeichnet Sloterdijk die Menschen des Ressentiments in Reminiszenz an Heidegger auch als „Sorgen-Kinder".[6]

Zusammenfassend kann festgestellt werden, dass die nach Nietzsche auf eine „Willens-Erkrankung"[7] zurückgehende *Schwäche* die Grundverfasstheit des passiven Bruchstück-Menschen kennzeichnet. In Abbildung 2 des Kapitels 5.1 graphisch dargestellt, wird diese durch das Fehlen einer zentrierenden Willensinstanz und ein dadurch bedingtes Chaos der Einzeltriebe und -affekte gekennzeichnet. Im Gegensatz zum Starken, dessen Wille zur Macht auf sich selbst gerichtet ist, und der sich zu befehlen und gehorchen weiß, fühlt sich der Schwache oft unfähig zur Selbstbeherrschung und -überwindung. Aus der Unfähigkeit heraus, eigene Kraft gegen Impulse aus der Außenwelt aufzubauen, wird er bei seiner Ausfahrt aufs Meer zum Spielball der Wellen und ringt um Halt.

Besonders deutlich wird das Ausgeliefertsein an Umgebungsreize bei dem sogenannten *ADHS-Syndrom*. Diese, nach Ansicht moderner Neurobiologen aus einer mangelnden Hemmung störender Impulse im Frontalhirn resultierende Konzentrations- und Aufmerksamkeitsschwäche führt zu einem Mangel an Ausdauer und der Tendenz, von einer Tätigkeit zur anderen zu wechseln, ohne etwas zu Ende zu bringen. Das Ausblenden der von *außen* kommenden Reize, die Abgrenzung von anderen und das Verfolgen eigener Ziele sind für viele Betroffene kaum zu bewältigen. Ohnmächtig an ihre Umgebung ausgeliefert, fällt es den Sorgen-Kindern schwer, im Sinne Nietzsches zu *„versprechen"*[8] und ihr Leben aktiv zu führen. Der mit der Schwäche verbundene Hang zur „Prokrastination",[9] der in einem „Aufschieben dringlicher Arbeiten"[10] besteht und einem *Nein* zu anstehenden Aufgaben gleichkommt, kann auch als Zeichen des Ressentiments betrachtet werden. Er kennzeichnet die modernen, von Nietzsches *letzten Menschen* bevölkerten Zivilisationen und gilt auch als Resultat einer „Überforderung"[11] durch eine immer komplexer werdende Umwelt.

Gleichzeitig scheint die von Nietzsche beschriebene Schwäche des Willens auch ein Kernsymptom der sogenannten *Borderline-Persönlichkeitsstörung* zu sein. Durch das Fehlen einer Resultante, die alle Partialtriebe unter ein Joch spannen kann, lässt sich die emotionale Instabilität erklären, die sich durch impulsives Verhalten, Gefühlsausbrüche und Stimmungsschwankungen äußert. Unfähig zur Besonnenheit und Impassibilität des Starken, gelingt es den Betroffenen meist nicht, *nicht* zu reagieren. Aufgrund einer mangelnden Hemmung und Regulation der von *innen* kommenden Impulse und Affekte, sind sie zudem emotional schnell erregt und oft nur schwer wieder zu beruhigen. Schnell kann eine ausgeprägte Empfindlichkeit zu „idiosynkratischen"[12] Überreaktionen führen. Daher befinden sich die Betroffenen nur selten in einer ausgeglichenen Grundstimmung. Auch in der aktuellen psychiatrischen Fachliteratur wird auf den Zusammenhang zwischen der Fähigkeit zur Selbstkontrolle, der Fokussierung der Aufmerksamkeit und der Emotionsregulation hingewiesen.

Da die Notwendigkeit, ständig reagieren zu müssen und die Heftigkeit der Gefühlsreaktionen die Betroffenen erschöpft, entsteht bei ihnen der Wunsch nach einer externalen Zentrierung, die sie davor bewahren könnte, immer dem stärksten Affekt folgen zu müssen.

Angsterkrankungen können als typisches Beispiel für das Fehlen einer zentrierenden Willensresultante betrachtet werden. Unfähig zum Willen zur Macht über sich selbst, werden die Betroffenen dabei meist entgegen besseren Wissens und rationaler Argumente von einem einzelnen Affekt beherrscht. Statt als Partialtrieb zusammen mit anderen Antrieben zu einem übergeordneten Willen gebündelt und dadurch relativiert zu werden, schwingt sich die Angst zur Alleinherrschaft auf und gibt die Richtung des Handelns vor. Dabei wird der *Verstimmte* zum

Sklaven des eigenen Affekts. Die Diktatur der *Furcht* führt zu einer Fokussierung auf das „innerweltlich Seiende in seiner Bedrohlichkeit"[13] und kann zur Vermeidung sozialer Situationen und zu vollständiger Isolation führen. Als Verneinung des Lebens ist der Rückzug vor der Welt Ausdruck des Ressentiments.

Nach Nietzsche hat die ungenügende Fähigkeit zur Hemmung der von innen und außen kommenden Impulse Auswirkungen auf das *Gedächtnis* der Schwachen. Aufgrund der Intensität des Erlebens greifen schmerzhafte Erfahrungen meist zu tief, verletzen und vergiften die Erinnerung. Die kränkenden Erlebnisse rufen eine chronische „Indigestion" hervor und bleiben als Bruchstück, Fremdkörper und Rätsel im Gedächtnis bestehen. Um, den Starken gleich, „verdauen", vergessen und sich schaffend Zukünftigem zuwenden zu können, fehlt der Mehrheit der *Verstimmten* die ausheilende, plastische Kraft, die zur Ausbildung eines ausgeglichenen Gedächtnisses notwendig ist. Stattdessen führt der Überreiz im Gedächtnis zu einem mit Grübeln und Gedankenkreisen verbundenen, ständigen Wiederkäuen der Vergangenheit, und kettet die *Verstimmten* an das „Es war".[14] Durch den aus der *Zeitumkehrung* resultierenden Schmerz entstehen Rachegedanken und Ressentiment.

Besonders deutlich werden die Unfähigkeit zu vergessen und der Mechanismus der Zeitumkehrung bei der sogenannten *Posttraumatischen Belastungsstörung*.

Auch nach aktuellem Stand der Traumaforschung werden die Erinnerungen an die traumatische Situation abgespalten und existieren als nicht assimilierbare und dekontextualisierte Fremdkörper im Gedächtnis der Betroffenen. Diese können unkontrolliert ins Bewusstsein treten und die Traumatisierten durch *Intrusionen* in Form von Albträumen, sich aufdrängenden Bildern oder Nachhallerinnerungen überfluten. Als besondere Form von Nachhallerinnerungen gelten die *Flashbacks*, bei denen traumatische Erlebnisse durch Schlüsselreize oder *Trigger* hervorgerufen und wachtraumartig wiedererlebt werden, ohne jedoch als Erinnerung erkannt zu werden. Während der Überflutung sind die Betroffenen nicht in der Lage, zwischen Vergangenem und Gegenwärtigem zu unterscheiden und fühlen sich an den Zeitpunkt des traumatischen Erlebnisses zurückversetzt. Auch die bei traumatisierten Menschen häufig bestehenden Wiederholungs- und Reinszenierungsbedürfnisse können als ohnmächtige Versuche, die Zeit zurückzudrehen, gedeutet werden.

Zwischen den Hypothesen der modernen Hirnforschung und Nietzsches ingeniösen Ressentimentrecherchen können einige Parallelen gezogen werden. Den zum Ressentiment gehörigen Mechanismus der Zeitumkehrung im Sinne Nietzsches als ohnmächtiges „Zähneknirschen"[15] des in Ketten gelegten Willens und vergebliches Anrennen gegen die Vergangenheit zu interpretieren, kann den Erkenntnisstand der heutigen Psychotraumatologieforschung voranbringen. Heimliches Ziel der Zeitumkehrung ist das von vornherein zum Scheitern verurteilte Bestreben, den Lauf der Dinge rückgängig zu machen oder zu verändern. Der Widerwille gegen die Zeit begründet die fortdauernde Rache, die den Willen zum Wehetäter werden und „allem Vergangenen ein böser Zuschauer"[16] sein lässt. Schließlich ist dem naturgemäß aktiven und nach vorn drängenden Willen zur Macht das „Zuschauen (…) wesensfremd".[17] Das häufig unbewusste und stets vergebliche Anrennen gegen die Zeit kann gleichzeitig als Weigerung gegen die ständige Korrektur des eigenen Weltbildes im Strom des Werdens und *Nein* zur erlebten Wirklichkeit interpretiert werden. In dieser Form des Wieder-erlebens negativer Empfindungen findet das Re-Sentiment buchstäblich seinen Ausdruck.

Das Ausgeliefertsein an Gefühle, Erinnerungen und Umweltreize ermüdet die Schwachen und lässt einen tiefen Wunsch nach Ruhe, Frieden und Sabbat entstehen. Dieser Zustand findet im Sprachspiel der Psychiatrie mit der Diagnose *Erschöpfungssyndrom* seinen Ausdruck. Unfähig zur Aktion zieht sich der *Schlechtweggekommene* dabei kraftlos vor der Außenwelt zurück. Als Prototyp des passiven Durchschnittsmenschen will er gemäß Gilles Deleuze, „dass man ihn liebe, ernähre, tränke, streichle, einlulle. Er, der Ohnmächtige, der Dyspeptiker, der Frigide, der an Schlaflosigkeit Leidende, er, der Sklave"[18] greift mitunter zu psychotropen Substanzen, um die ersehnte Regression herbeizuführen.

Sowohl der Verdruss an sich selbst, als auch der ohnmächtige Zorn über die eigene Verfasstheit verhindern jedoch die erwünschte Erholung. Stattdessen führt der Zornaufschub zu einer stetig anwachsenden seelischen Vergiftung und der Bildung von Hasskonserven.

Ist die Ableitung des gefährlichen Spreng- und Explosivstoffs des Ressentiments ungenügend, so kann es zu einer Ex- oder Implosion der rächerischen Energie kommen.

Bei der Oberströmung explodiert aufgehäuftes Ressentiment und wird beispielsweise in *Amokläufen*, Anschlägen und Attentaten verausgabt.

Bei der Unterströmung finden die destruktiven Energien kein Ventil, und werden in zunehmendem Maße gegen den Einzelnen selbst gewendet. Die Aggressionshemmung nach außen wird dabei durch eine Wendung der aggressiven Impulse nach innen kompensiert. Als rückwärtsgewendeter „Instinkt der Grausamkeit"[19] führt dieser Vorgang zur Ausbildung des schlechten Gewissens und leitet nach Nietzsche eine tiefe Erkrankung ein, bei der sich der Mensch selbst martert und quält. Der unweigerlich in eine *Depression* mündende aggressive Aufstau kann zu einem Verlust der emotionalen Resonanz, leiblicher Erstarrung und einer Einkerkerung in sich selbst führen.

Gelingt es dem *Verstimmten*, dem Leiden einen Sinn zu verleihen, so ist er zur Fortsetzung aller Qualen bereit. Als Sinnstifter tritt meist der asketische Priester auf, und verstärkt durch seine Interventionen die Unterströmung des Ressentiments. Erscheint dem *Verstimmten* sein Leiden hingegen sinnlos, so stellen sich Gefühle von Lebensunlust und Suizidgedanken ein. Die *Selbstauslöschung* des „Nihilisten des großen Umsonst"[20] kann als Implosion der zum Bersten gefüllten Hasskonserven betrachtet werden.

Um eine unkontrollierte Ex- oder Implosion der Hasskonserven und somit Amokläufe und Suizide zu verhindern, entwickeln die *Verstimmten* reaktive Strategien zur Bewältigung ihrer misslichen Lage. Diese überlebensnotwendigen Hilfsmaßnahmen werden im Sprachspiel der Psychiatrie mit diagnostischen Begriffen versehen und als Krankheitsbilder betrachtet.

Um die fehlende Fähigkeit zum Willen zur Macht über sich selbst zu kompensieren, versucht der Schwache, sich entweder als *Knecht* einer externalen Zentrierungsinstanz zu unterwerfen, oder als *Herr* Macht über die Außenwelt zu erlangen. Nie bei sich selbst, sondern immer beim anderen verweilend, folgt er in beiden Fällen dem Gesetz des „Alles oder Nichts". Das knechtische und auch das herrische Klammern an die Macht stellen nach Deleuze „den niedrigsten Vermögensgrad"[21] des Willens zur Macht dar. Sie ermöglichen das Überleben und sind gleichzeitig Erkennungsmerkmal der Schwäche.

Bei der Unterwerfung unter die Herrschaft eines anderen kann der Schwache seine eigenen Affekte durch blinden Gehorsam vollständig unterdrücken. Da er sich nicht zu befehlen weiss, „begehrt er nach Einem, der befiehlt, streng befiehlt, nach einem Gott, Fürsten, Stand, Arzt, Beichtvater, Dogma, Partei-Gewissen",[22] und so wird er passiv, fremdbestimmt und abhängig. Auf diese Weise kann er vermeiden, stets seinem stärksten Antrieb folgen zu müssen. In Anlehnung an Alexandre Kojèves Interpretation der Hegelschen Dialektik von Herrn und Knecht kann dabei auch der Dienende Macht über seinen Herrn erlangen, sobald dieser vom Handeln des Knechts abhängig wird.

Der als *paranoide Psychose* bezeichnete Symptomkomplex könnte als Beispiel einer unbewusst ablaufenden *knechtischen* Überlebensstrategie betrachtet werden. Dabei unterwirft sich der Schwache seinem als externale Resultante und „Herrn" fungierenden „Wahn", ein Vorgang, der graphisch in Abbildung 4 des Kapitels 5.1.2 dagestellt ist.

Nach aktuellem wissenschaftlichem Forschungsstand handelt es sich bei dem sogenannten Wahn vermutlich um einen abgespaltenen psychischen Anteil, der von dem Betroffenen als bedrohlich wahrgenommen wird. Die Wahnidee kann von akustischen Halluzinationen, wie befehlenden und kommentierenden Stimmen, begleitet sein. Durch die Fremdbestimmung wird das Handeln des Knechts reguliert und seinem quälenden Gefühl der inneren Zerrissenheit entgegengewirkt. Der im psychiatrischen Sprachspiel als *Dekompensation* bezeichneten Verfasstheit des Bruchstück-Menschen, dessen Gliedmaßen Zarathustra „zertrümmert"[23] und zerstreut auf einem Schlachtfeld verteilt liegen sieht, wird durch die selbstkonsolidierende und kompensierende Funktion des Wahns entgegengewirkt.

Der Fanatismus, mit dem viele Betroffene um ihren Wahninhalt kämpfen, ist nach Nietzsche die

> „einzige ‚Willensstärke', zu der auch die Schwachen und Unsicheren gebracht werden können, als eine Art Hypnotisirung des ganzen sinnlich-intellektuellen Systems zu Gunsten der überreichlichen Ernährung (Hypertrophie) eines einzelnen Gesichts- und Gefühlspunktes, der nunmehr dominirt – der Christ heisst ihn seinen *Glauben*."[24]

Der Wahn, der häufig von Ärzten und Betroffenen für das eigentliche Problem gehalten wird, erscheint vor diesem Hintergrund als Überlebensstrategie für diejenigen, die beherrscht werden wollen.

Auch bei sogenannten Suchterkrankungen und manchen „Persönlichkeitsstörungen", die im Rahmen dieses Forschungsprojekts nicht ausführlich berücksichtigt werden konnten, wird das von Nietzsche geschilderte Verlangen der Schwachen nach einem „du sollst"[25] deutlich. Exemplarisch können das *Abhängigkeitssyndrom*[26] und die *abhängige Persönlichkeitstörung*[27] genannt werden. Während sich beim Abhängigkeitssyndrom das gesamte Denken und Verhalten nach dem „innere[n] Zwang, Substanzen zu konsumieren",[28] ausrichtet, und der Süchtige zum Knecht seines Suchtmittels wird, unterwirft sich der an einer sogenannten abhängigen Persönlichkeitsstörung Leidende freiwillig den Entscheidungen, Wünschen und Bedürfnissen anderer. Nach Sloterdijk will der Süchtige von seiner Droge überwältigt werden, und so ist die Sucht nichts anderes als „die zwanghafte Zustimmung zum Sog als Genommenwerdenwollen"[29] und Zeichen der Passivität.

Darüber hinaus kann auch eine geeignete Berufswahl den Schwachen in die Lage versetzen, zu gehorchen. Eine *machinale Tätigkeit* ausübend, oder sich als Soldat verdingend, kann der *Schlechtweggekommene* die Befehle seiner Vorgesetzten blind ausführen.

Auch der Wunsch nach Führung und Fremdbestimmung durch einen Therapeuten gehört zu den knechtischen Verhaltensoptionen des Schwachen.

Zum *Herrn* wird der Schwache hingegen, indem er in den Worten Gilles Deleuzes einen „General"[30] in sich aufkommen lässt und seiner Umwelt Befehle erteilt.

So kann der Symptomkomplex der sogenannten *dissozialen Persönlichkeitsstörung* als Versuch betrachtet werden, sich zum Herrn über andere aufzuschwingen und dadurch sein Überleben zu sichern. Als Kernsymptomatik dieses psychiatrischen Krankheitsbildes gilt die ausgeprägte Neigung, andere zu beschuldigen und eigenes Verhalten zu rationalisieren. Gemäß der psychoanalytischen Theorie als Abwehrmechanismus bezeichnet, soll dieses Verhalten Minderwertigkeitsgefühle unterdrücken und die Konstanz und Integrität des Individuums aufrechterhalten.

Die Erniedrigung eines *schuldigen Täters* deutet Nietzsche als Versuch des schwachen Durchschnittsmenschen, den eigenen Schmerz durch den Racheaffekt zu betäuben, und eigentliche Ursache des Ressentiments. Bei dieser beinahe reflexhaft ablaufenden ersten Reaktion auf eine Kränkung wird der andere rächend herabgesetzt, indem die eigenen Werte der Passivität im Rahmen der Sklavenmoral über die Werte der Mächtigen erhoben werden. Dieses Verhalten, das bei der sogenannten dissozialen Persönlichkeitsstörung besonders ausgeprägt zu sein scheint, wird in Äsops Fabel durch die Täuschung und Selbsttäuschung des Fuchses, der den Trauben ihre Süße abspricht, bildlich dargestellt. Im Wunsch, die eigene Perspektive zur Wahrheit zu erheben und andere zu beschuldigen, erkennt Nietzsche den

„Wille[n] der Kranken, *irgend* eine Form der Überlegenheit darzustellen, ihr[en] Instinkt für Schleichwege, die zu einer Tyrannei über die Gesunden führen, –wo fände er sich nicht, dieser Wille gerade der Schwächsten zur Macht!"[31]

Die Rachsucht des Schwachen tritt meist im Namen der Gerechtigkeit auf und will einen Ausgleich herstellen, ohne das Eigeninteresse zum Vorschein kommen zu lassen. Seine fordernde Haltung der Umwelt gegenüber, die durch aggressives oder hilfloses Verhalten zum Ausdruck kommt, stellt der Rachedurstige häufig als legitimen und moralisch gerechtfertigten Anspruch dar.

Nicht nur manche an einer sogenannten *dissozialen Persönlichkeitsstörung* Leidenden, sondern auch andere *Verstimmte* neigen häufig dazu, sich durch ihre Diagnosen als hilflose Kranke darzustellen. Auf diese Weise können Familienangehörige oder Betreuer zu Handlangern gemacht werden, die stellvertretend für sie handeln. Dem aus der Willenserkrankung resultierenden Chaos der Affekte können die Schwachen sich auf diesem Wege hingeben, ohne dabei unterzugehen.

In der Gestalt des *asketischen Priesters* erreicht das herrische Klammern an die Macht seine deutlichste Ausprägung. Als großer „Fiktionsartist[ ]"[32] auftretend, gelingt es dieser Führungsfigur im großen Stil, das Ressentiment der *Verstimmten* durch meist gesellschaftlich verträgliche Bewältigungsstrategien unter Kontrolle zu bekommen.

Unfähig zur Herrschaft über sich selbst, versteht sich der Priester auf die „Herrschaft über Leidende"[33] und ist dazu prädestiniert, denjenigen zu befehlen, die sich nicht selbst gehorchen können. Als notwendiges Pendant zu den *Schlechtweggekommenen* tritt er in Gestalt eines Generals, Hirten, Arztes oder Heilands auf, und übernimmt die externale Zentrierung, nach der die Schwachen inständig begehren. Das Chaos ihrer Antriebe bündelnd, gibt er ihnen Führung und Halt. Graphisch wird dieser Vorgang in Abbildung 3 des Kapitels 5.1.1 dargestellt.

Einen neuen Raubtiertypus verkörpernd, vereint der asketische Priester in sich die zentralen Merkmale des Schwachen und des Starken. Mit den *Schlechtweggekommenen* verbindet ihn das Ressentiment, das aus der eigenen vitalen Schwäche und Krankhaftigkeit resultiert. Unfähig zur freudigen Bejahung des Lebens, ist sein ohnmächtiger Hass jedoch geistiger und giftiger als der der Schwachen.

Im Gegensatz zu den *Schlechtweggekommenen*, die lediglich ihr eigenes Los verbessern wollen, strebt der Priester nach einer anerkannten gesellschaflichen Position. Aufgrund seines unversehrten Willens zur Macht, der ihn mit dem Aristokraten verbindet, und seines herausragenden Intellekts, wird er zum Konkurrenten der Starken und Lebensgeliebten.

Seine große historische Mission besteht in der Entschärfung des seelischen Sprengstoffs des Ressentiments. Um eine unkontrollierte Entladung der

Hasskonserven zu verhindern, tritt er zunächst vor die Schwachen, die nach der Ursache ihres Leidens und einem Ausweg aus ihrer misslichen Lage suchen. Sich als Experte ausgebend, bietet er ihnen im Rahmen des asketischen Ideals eine Erzählung von *Schuld und Sühne* an, die dem Leiden einen Sinn verleiht und den Nihilismus vorerst in die Schranken weisen kann.

Nicht die Willenserkrankung als wahre Ursache des Leidens benennend, sondern den Schwachen vorspiegelnd, sie seien an ihrem Unglück selber schuld, weckt der Priester ungeahnte Hoffnungen. Schließlich verspricht seine Interpretation des Leidens als Schuld neue Handlungsmöglichkeiten zur Beseitigung des Übels, und schafft somit vorerst Erleichterung. Ihrem passiven Naturell entsprechend, müssen die *Verstimmten* dem Priester, der die Wahrheit und auch den Weg zur Erlösung zu kennen vorgibt, lediglich nachfolgen. Gerade die Idee der Erlösung kommt ihrem sehnsüchtigsten Wunsch nach Frieden entgegen, und kann als kluger Schachzug des Priesters betrachtet werden, um die Herde gefügig zu machen.

Durch seine Forderung nach absolutem Glauben und Gehorsam wird er zu der von den Willensschwachen gewünschten Zentrierungsinstanz. Den Blick der Schlechtweggekommenen von einem mutmaßlich schuldigen Täter abwendend und auf jeden Einzelnen selbst lenkend, gelingt ihm eine Richtungsveränderung des Ressentiments. Da die wahre Ursache des Leidens vom Priester jedoch unberührt bleibt, und die seelische Qual durch seine Interventionen anwächst, vergrößert er das Leiden und lässt die Krankhaftigkeit anwachsen.

Gelingt es ihm, in einem zweiten Schritt auch die Starken von der Glaubwürdigkeit des asketischen Ideals zu überzeugen, hat er auf ganzer Linie gesiegt, und ist zum Herrn über Schwache und Starke geworden.

Obwohl die asketischen Priester der Wissenschaft sich für die „natürlichen Antagonisten"[34] der kirchlichen Würdenträger und des christlichen asketischen Ideals halten, sind sie, wie Nietzsche am Ende der *Genealogie der Moral* scharfsinnig beobachtet, „nothwendig Bundesgenossen".[35] Seine These wird durch die vorliegende Untersuchung bestätigt und anhand vieler Beispiele aus der beruflichen Praxis illustriert. Die Parallelen zwischen beiden asketischen Idealen, die einen neuen Blickwinkel auf das Sprachspiel der Psychiatrie eröffnen, sind die folgenden:

Als jüngste Erscheinungsform des asketischen Ideals erhebt auch die Wissenschaft einen Anspruch auf die *Wahrheit* und wird so zur unmittelbaren Nachfolgerin des Christentums.

Während der christliche Priester *Gott* zur Wahrheit ausrief und seine Lehre durch eine in der Bibel überlieferte Offenbarung göttlichen Ursprungs legitimierte, begann die Wissenschaft im Zuge der Aufklärung, an den religiösen Lehren zu zweifeln. Vom christlichen Anspruch auf Wahrhaftigkeit getragen, der im Gebot „du sollst nicht lügen" zum Ausdruck kommt, erhoben die ersten modernen Naturwissenschaftler die menschliche Vernunft zur alleinigen Instanz, die über Lüge und Wahrheit entscheiden sollte und begannen, an der experimentell nicht nachweisbaren Existenz Gottes zu zweifeln. Ihr Wissen legitimierten die asketischen Priester der Wissenschaft allein durch Erkenntnisse, die den wissenschaftlichen Gütekriterien der Objektivität, Reliabilität und Validität genügten, und so erhoben sie sogenannte *Fakten* zur allgemeinen Wahrheit. Wie alle asketischen Ideale ging somit auch das Christentum an seinem, im Willen zur Wahrheit begründeten, Selbstwiderspruch zugrunde.

Auch wenn der von den Erkenntnissen Albert Einsteins ausgelöste Paradigmenwechsel in der Physik bereits um 1900 das „Ende der Objektivität"[36] einläutete, und seitdem jeglicher Wahrheitsanspruch durch die moderne Wissenschaftstheorie angezweifelt wird, so glauben viele Teilnehmer des Sprachspiels der Psychiatrie heute immer noch an den „objektiven" Wahrheitsgehalt der wissenschaftlichen Erkenntnisse. Gerade in den Gesundheitswissenschaften stellen asketische Priester weiterhin mit Nachdruck ihre Deutungen der Wirklichkeit als Wahrheit dar, und so berufen sich auch viele Psychiater auf Krankheitsmanuale wie den ICD-10 oder das DSM-IV als sogenannte „Bibel[n] der Psychiatrie".[37]

Ihre berufliche Legitimation erhalten Psychiater und Psychologen durch *akademische Weihen*, welche in der Tradition der *kirchlichen Weihen* ihrer Vorgänger stehen. Viele Psychiatriepatienten wähnen die priesterlichen „Tier-Furchtbarkeit[en]"[38] im Besitz von Geheimwissen, und so fürchten sie deren mutmaßliche „Röntgenaugen",[39] die den Blick in das Innere der anderen zu ermöglichen scheinen. Wer einmal hinter die Fassade des psychiatrischen Sprachspiels geschaut hat, erkennt jedoch schnell, dass diese Angst unbegründet ist, und auch für die heutigen „Experten" die Rätsel des Menschseins unergründbar bleiben. Die neuzeitliche Überschätzung akademischen Wissens wird auch von dem amerikanischen Philosophen Thomas Nagel angezweifelt, der die Möglichkeit, das Erleben anderer Wesen nachvollziehen zu können, für äußerst begrenzt hält.

Da der Nimbus der Allwissenheit den Priestern die ersehnte Macht verleiht, klären sie die Gläubigen jedoch über ihren Irrtum nur ungern auf. Stattdessen tragen sie mit Vorliebe respektgebietende Gewänder und Verkleidungen, die die Reinheit und Allmacht ihrer Träger symbolisieren sollen. So steht das Maskenspiel des weißen *Arztkittels* in der Tradition der priesterlichen *Soutanen*.

Unter den Priestern unterschiedlicher Fachrichtungen tobt ein ständiger Kampf um die Macht. Die lange hart umkämpfte diagnostische Monopolstellung der Ärzte wurde 1999 in Deutschland durch das Inkrafttreten des Psychotherapeutengesetzes (PsychThG) aufgehoben, das auch Psychologische Psychotherapeuten sowie Kinder- und Jugendpsychotherapeuten zur Feststellung psychischer Störungen befähigte. Um eine für die Kostenerstattung notwendige Zulassung durch die Krankenkassen zu erhalten, und die Berufsbezeichnung eines *Therapeuten* tragen zu dürfen, versuchen die unterschiedlichen Anbieter, ihre Verfahren als „wissenschaftlich fundiert" einstufen zu lassen. Die Nachprüfbarkeit der Wirksamkeit ist jedoch gerade im psychiatrischen Bereich fraglich.

Während nur *Therapien* als Heilmittel anerkannt sind, dürfen sich alle diejenigen, die den wissenschaftlichen Nachweis ihrer Methoden nicht erbracht haben, lediglich als *Berater* bezeichnen.

Um den Willen zur Wahrheit als eigentliches Kernstück des asketischen Ideals rankt sich stets eine Erzählung von *Schuld und Sühne*. Der asketische Priester des Christentums interpretiert das menschliche Leiden als Strafe Gottes für den Ungehorsam Adams und Evas im Paradies, und verleiht ihm dadurch einen Sinn. Für seine Gläubigen hält der Hirte Handlungsanleitungen bereit, die diese nur zu befolgen haben. Ist der Sünder bereit, zu beichten und Buße zu tun und führt er im irdischen Jammertal ein asketisches, gehorsames und passives Leben, so ist eine Erlösung möglich. Diese erfolgt posthum durch den Einzug ins Paradies, in dem ein leidloses ewiges Leben in Aussicht gestellt wird. Als Nein zur Sterblichkeit und Verherrlichung der Sklavenwerte ist dieser erträumte Ort nach Nietzsche Ausdruck puren Ressentiments gegen die Wirklichkeit. Im *Anderswo* des Garten Edens kann endlich auch die Rache an den Starken erfolgen, die sich zu Lebzeiten nicht den Priestern und ihren Lehren unterworfen haben. Für ihre Lebensfreude, das Setzen eigener Werte sowie das von Zarathustra geheiligte Wollen und Schaffen werden diejenigen, die im Diesseits die Ersten waren, gemäß der priesterlichen Lehre im Jenseits die Letzten sein und ewige Höllenstrafen erleiden müssen. In Redewendungen wie „wer zuletzt lacht, lacht am besten" wird der finale Triumph der Schwachen über die Starken als Ausdruck reinen Ressentiments erkennbar.

Nach der fast zweitausendjährigen Zähmung des Menschen durch das asketische Ideal des Christentums haben die Priester der Gesundheitswissenschaften ein leichtes Spiel. Im Rahmen ihres asketischen Ideals erfährt die christliche Erzählung von der *Erbsünde* eine Verwandlung, bei der die Richtungsumkehrung des Ressentiments mit Hilfe eines Schuldkonzepts subtil verschleiert wird. Von Nietzsche wird die neuzeitliche Metamorphose des asketischen Ideals als „seine vergeistigtste Ausgeburt, (...) seine verfänglichste, zarteste, unfasslichste Verführungsform"[40] bezeichnet.

So wird die Frage des modernen Schwachen nach der Ursache seines Leidens durch den asketischen Priester der Gesundheitswissenschaften zunächst mit dem Hinweis auf eine vorliegende *Krankheit* beantwortet.

Das *Anderswo*, das als Ziel allen Strebens und Ort der Erlösung auf den Bannern der asketischen Priester konfiguriert, wird nicht länger durch das christliche *Jenseits*, sondern durch einen Zustand umfassender *Gesundheit* charakterisiert. Mit der ins Diesseits verlegten Hinterwelt verbunden ist das Versprechen auf ein, wenn schon nicht ewiges, doch immerhin langes, leidfreies und glückliches Leben. Über dem Eingangstor der neuen Hinterwelt könnte die von der Weltgesundheitsorganisation WHO herausgegebene und seit 1946 geltende Definition von Gesundheit als „Zustand vollständigen *körperlichen, seelischen* und *sozialen* Wohlbefindens und nicht lediglich das Freisein von Krankheit und Schwäche"[41] in großen Lettern eingraviert sein.

Da nach Sloterdijks Zeitdiagnostik jedoch das exzessive Interesse des modernen Menschen an Gesundheit nur „ein Deckphänomen für die Nachfrage nach Hintergrundsicherheiten"[42] ist, und es sich beim Dasein nicht um etwas „Berechenbares, Sinnvolles, Heimisches und Haltgebendes"[43] handelt, muss das neuzeitliche *Anderswo* der Gesundheit als reife Frucht eines immensen priesterlichen Ressentiments betrachtet werden. Schließlich werden in dem ersehnten Himmelreich der Ruhe, des Friedens und des Sabbats die Werte der Passivität idealisiert und ein Refugium für die Ohnmächtigen errichtet, die sich den Anforderungen des Lebens nicht gewachsen fühlen.

Zu erreichen sein soll die Hinterwelt der optimierten Existenz durch prophylaktische und therapeutische Interventionen des Priesters. Die Geschichte von Schuld und Sühne wird also in einem ersten Schritt zu einer Erzählung von *Krankheit und Therapie* umformuliert.

Oberflächlich betrachtet wird die Auskunft „du bist krank" von den meisten Teilnehmern des psychiatrischen Sprachspiels als reine Entlastung empfunden und beurteilt. Der Hinweis auf den in der neuzeitlichen Interpretation des Leidens als Krankheit unangetasteten Schuldaspekt müsste daher bei den meisten Professionellen zu Proteststürmen führen. Grund für die Empörung könnte die Verborgenheit der Schuldattribution sein, die Nietzsche durch seine Definition der modernen Wissenschaft als „die unbewussteste, die unfreiwilligste, die heimlichste und unterirdischste"[44] Bundesgenossin des asketischen Ideals erahnt und vorweggenommen hat.

Zur Sichtbarkeit gelangt die implizite Schuldzuschreibung durch eine aufmerksame Analyse der Theorien zur Genese sogenannter „psychischer Erkrankungen". Obwohl deren Ursachen meist als unbekannt gelten, wird dennoch die Äthiologie fast immer auf eine „genetische Disposition"[45] zurückgeführt, die als *erbliche* Veranlagung an die *Erbschuld* der Nachkommen der ersten Menschen erinnert. Auch die sogenannte „Vulnerabilität" oder die als Ursache von Depressionen betrachteten „Stoffwechselstörungen im Gehirn" gelten als konstitutionell bedingt und Teil der biologischen Ausstattung eines Menschen.

Somit scheint der moderne Psychiatriepatient seinen Genen ebenso hilflos ausgeliefert zu sein, wie der Sünder christlicher Zeitalter dem Fehlverhalten seiner Vorfahren, denn beide sehen sich mit ähnlichen Interpretationen ihres Leidens konfrontiert. Nach Heidegger ist die genetische Herleitung eines Phänomens jedoch nur dann sinnvoll, wenn klar ist, „was dieser Krankheitszustand in sich selbst ist".[46] Da die meisten psychischen Störungen allerdings ungeklärt sind, nützt seiner Ansicht nach alles Erklären durch Genetik wenig.

Neben den genetischen Erklärungsmodellen werden in der aktuellen psychiatrischen Fachliteratur auch schädliche Umwelteinflüsse für die Entstehung „psychischer Erkrankungen" verantwortlich gemacht. Als pathogene Faktoren gelten nicht nur sogenannte *life-events*, sondern auch elterliches Versagen. Die soziokulturellen und familiären Prägungen rechnet Peter Sloterdijk zum Teil des „realen Erbes als Last und Chance".[47] In dem Versuch, mit Hilfe des Umweltmodells anderen Menschen und Faktoren die Verantwortung für die eigene Verfasstheit zuzuschreiben, wird gleichzeitig die Suche nach einem schuldigen Täter und somit ein Strukturmoment der Ressentimententwicklung sichtbar.

In beiden medizinischen Erklärungsmodellen werden die Leidenden jedoch letztendlich als mangelhaft und defiziär definiert. Nach der altdeutschen Bedeutung des Wortes *sculd* als „das, was mangelt und fehlt",[48] kann die aus der mutmaßlichen Mangelhaftigkeit resultierende Beschädigung der Betroffenen somit als Hinweis auf ihre Schuld gedeutet werden.

Gerade im psychiatrischen Fachbereich fließen immer wieder unterschwellige moralische Urteile in die Bewertung der *Verstimmten* ein. So wird den Patienten im inoffiziellen interdisziplinären Gespräch häufig unterstellt, sie würden sich hängen lassen, nicht zusammenreißen und ihrer Bequemlichkeit frönen. Gern wird gelegentlich hinter vorgehaltener Hand über das von ihnen oft verkörperte „Andere der Vernunft"[49] gespottet. Auch Häme über die Patienten und Klagen, die Professionellen würden als „seelische Mülleimer" missbraucht, sind immer wieder zu hören.

Nach dem diagnostischen Freispruch, bei dem die Leidenden als hilflose, von krankmachendem Erbgut oder ungünstigen Prägungen betroffene Menschen dargestellt wurden, wird ihnen somit später doch wieder die Verantwortung für ihre Verfasstheit zugeschoben. Gerade der psychiatrische Fachbereich bietet aufgrund der mangelnden Nachprüfbarkeit der geschilderten Symptome einen idealen Tummelplatz für Richter und Moralisierer.

Somit fungiert die Erzählung von Krankheit und Therapie lediglich als neue „Einkleidung"[50] der alten Geschichte von Schuld und Sühne.

Überdies zirkulieren auch in der somatischen Medizin immer wieder Thesen, die den Kranken explizit die Verantwortung für ihr Leiden zuschieben. Dazu gehört die von Susan Sontag entfaltete Theorie von der sogenannten „Krebspersönlichkeit",[51] bei der die Krankheit angeblich durch ungünstige Charaktereigenschaften hervorgerufen wird. Die moderne Vorliebe, körperliche Krankheiten psychologisch zu erklären, entspringt Sontag gemäß einem Bedürfnis nach Kontrolle des Nicht-Zu-Kontrollierenden und kommt einem „sublimierten Spiritualismus"[52] gleich. Auch in Bestsellern der Lebenshilfe-Literatur werden Schmerzen und Krankheiten meist als „absolut nichts Natürliches",[53] sondern „hausgemacht und vom Träger des Körpers in aller Regel unbewusst erschaffen"[54] dargestellt.

In jeder impliziten Schuldzuschreibung wird das priesterliche Ressentiment deutlich erkennbar. Um die *Verstimmten* ihre mutmaßliche Schuld büßen zu lassen, erfolgen daher in vielen psychiatrischen Krankenhäusern gemäß Michel Foucault subtile und nicht als solche deklarierte *Bestrafungen* in Form von Fixierungen, medikamentös induzierten chemischen Fesseln, Ausgangssperren oder anderen Repressalien.

Die Schuldzuschreibung kann als Dreh- und Angelpunkt des *Ressentiments der Mächtigen* betrachtet werden. Sie stellt den Versuch dar, den anderen rächerisch zu *erniedrigen*, um die eigene Schwäche, Ohnmacht sowie das gefürchtete eigene

Unglück aus dem Bewusstsein zu drängen. Gleichzeitig äußert sich in der bewussten Distanzierung von den Leidenden die von Max Weber beschriebene Selbstgerechtigkeit der Privilegierten, die den Anspruch erheben, ein Anrecht auf Gesundheit und Glück zu haben. Ist das Leiden der anderen selbstverschuldet, so hat man sein eigenes Glück schließlich „verdient". Kennt man darüber hinaus den Weg zur Gesundheit, so wähnt man sich in der Lage, auch in Zukunft Schutz vor dem Unglück zu finden.

Die Erniedrigung kann auch durch die Vergabe einer psychiatrischen Diagnose erfolgen, die vermutlich mit der Rache des Priesters am Leben und Leiden zusammenhängt. Auf diesem Wege werden Phänomene des Menschlichen pathologisiert und die Wirklichkeit schlecht gemacht. Während die Priester vom „Herrenrecht, Namen zu geben"[55] Gebrauch machen, nehmen die Beherrschten „bloß die Namen an, die man ihnen zuweist".[56]

Nach Peter Sloterdijk handelt es sich bei Diagnosen um „Wörter der Abgrenzung, Wörter für die anderen, Wörter auf dem hohen Roß des Normalen",[57] durch die die Grenzen der Normalität festgelegt werden. Die Verdinglichung des Menschen durch diagnostische Vereinfachungen lässt die lebendige Wirklichkeit des anderen in einem Begriff erstarren und die Begegnung mit ihm überflüssig erscheinen. Durch die Reduzierung des Patienten auf ein *Ding* vor dem Hintergrund von Adornos Theorie des *identifizierenden Denkens* wird die durchschnittliche Dauer eines Arztbesuchs von wenigen Minuten verständlich, bei dem mehr Zeit auf das Ausfüllen von Rezepten als auf das sogenannte „Gespräch" verwendet wird.

Die sprachlichen Ausgrenzungsmechanismen erfolgen stets mit freundlichem Mienenspiel und werden als wissenschaftlich geprüfte Wahrheit dargestellt. Da schon der einmalige Besuch bei einem Priester im psychiatrischen Sprachspiel allein aus abrechnungstechnischen Gründen mit der Krankenkasse die Vergabe einer Diagnose nach sich zieht, scheint allein der Kontakt mit ihm krank zu machen. Auf die Inflation psychiatrischer Diagnosen, mit der asketische Priester vor allem aus pekuniären Eigeninteressen ihre Klientel erschaffen, hat auch der amerikanische Psychiater Allen Frances hingewiesen. Wie aus seinen Untersuchungen hervorgeht, wächst die Gruppe der *Verstimmten* stetig an, und so wurde bereits rund der Hälfte der Amerikaner eine lebenslange psychische Störung attestiert. Gelingt es dem Priester auf diesem Wege, auch Gesunde krank zu machen, bedeutet dies seinen Sieg auch über die Starken.

Da die Diagnostik die Behandlung sichert, hat der Priester an einer Heilung der Kranken kein Interesse.

Die eigene ohnmächtige *Erhöhung*, die mit der Herabsetzung anderer verbunden ist, erleichtert dem Priester die auf einer Selbsttäuschung beruhende Vorstellung, den Unsicherheiten der menschlichen Existenz trotzen zu können. Sie wird in allen Gesten der *Allmacht* deutlich und kommt beispielsweise durch das Ergreifen eines prestigeträchtigen Berufes, in dem man anderen befehlen kann, zum Ausdruck. Auch die Zurückführung von Therapiemisserfolgen auf die mutmaßliche Schuld des Patienten kann als Teil einer Omnipotenzillusion entlarvt werden. Eigenes Versagen wird von den meisten Priestern nur selten in Betracht gezogen. Darüber hinaus ist gerade die praktizierte Nächstenliebe in helfenden Berufen ein guter Vorwand für eine Selbstelevation.

Die Selbststilisierung zum guten, gesunden und somit idealen Menschen, die den Priester zum *fleischgewordenen Wunsch nach einem Anders-sein, Anderswo-sein* werden lässt, wird durch die landläufige Meinung, der ideale Therapeut müsse auch der ideale Mensch sein, verstärkt und setzt den Priester im Gegenzug unter Perfektionsdruck. Durch das Informationsgefälle, das zwischen Therapeuten und Patienten herrscht, wird das Aufrechterhalten eines falschen Bildes begünstigt. Dieses Ungleichgewicht wird von klassischen Psychoanalytikern, die als eigenschaftslose Projektionsfläche für ihre Patienten auftreten, auf die Spitze getrieben.

Auch durch lange Arbeitstage und permanente Fortbildung demonstriert der Priester seine vermeintliche Allmacht, die ihn zum *animal laborans* mutieren lässt. Durch rastloses Tätigsein lenkt er sich von der eigenen Unzufriedenheit ab und suggeriert sich und anderen, sein Schicksal machtvoll in der eigenen Hand zu haben. Der „Workaholismus"[58] vieler Priester, den Peter Sloterdijk als „zeitgemäßeste Suchtform unserer Tage"[59] bezeichnet, kann als Zeichen ihrer lebensverneinenden Denkweise betrachtet werden. Nach Max Scheler resultiert die Arbeitswut aus der Lebensarmut und Genussunfähigkeit der Ressentimentmenschen. Geprägt vom mönchischen und später auch protestantischen Imperativ *ora et labora* konnten seiner Ansicht nach in den bürgerlichen Gesellschaften der Neuzeit die Werte der Sklavenmoral an die Macht gelangen. Statt dem antiken Menschen gleich, zu arbeiten, um zu leben, und den Wert des Angenehmen weit über den des Nützlichen zu stellen, lebt der moderne Bürger, um zu arbeiten. Sein Neid auf den Genießer und das reiche Leben veranlassen ihn, den Genuss abzuwerten und den Wert der bloßen Arbeit zu valorisieren.

Aus diesem Grunde neiden asketische Priester des Gesundheitswesens ihren oft arbeitslosen oder erwerbsunfähigen Patienten häufig ihre freie Zeit und bezichtigen sie insgeheim der Arbeitsscheu und Faulheit. Auch wenn die *Verstimmten* mit ihrer freien Zeit meist nichts anfangen können und selber genussunfähig sind, ziehen sie das Ressentiment der Priester auf sich.

Die priesterliche Interpretation des Leidens als Krankheit führt zu einer Lähmung des *Verstimmten*, dem es geht, wie „der Henne, um die ein Strich gezogen ist. Er kommt aus diesem Kreis von Strichen nicht wieder heraus: aus dem Kranken ist ‚der Sünder' gemacht".[60] Die Lähmung der Henne durch den Bannkreis des Striches kann man auch als Schriftzug der Diagnose oder *Krank-Schreibung* im wörtlichen Sinn verstehen. Durch die Schuldzuschreibung ist sie Teil des Vorgangs, bei dem die Richtung des Ressentiments verändert wird.

Im Gegensatz zu Kulturen, die den Menschen lehren, den Schmerz als anthropologische Konstante zu betrachten und Selbstbehandlungsstrategien gegen das Leiden zu entwickeln, benötigt der Wille zur Macht des asketischen Priesters Unterlegene. Aus diesem Grunde versucht er, die Menschen zu paralysieren und zur Passivität zu verleiten. Nichts wäre für ihn schrecklicher, als neiderfüllt mitansehen zu müssen, wie die Leidenden ihr Leben aktiv gestalten lernten und ihn dabei überflügelten.

Vor allem durch die wissenschaftliche Interpretation des Schmerzes als Funktionsstörung, die nur von einem Fachmann behoben werden kann, gelingt dem Priester die Lähmung der Leidenden. Seine Deutung untergräbt die ohnehin nur schwach ausgeprägten Autonomiebestrebungen der *Verstimmten* und führt zu der allmählichen Entmündigung, die Kant in seiner berühmten Schrift *Was ist Aufklärung?* beklagte. Die wachsende Abhängigkeit entspricht dem tiefen Bedürfnis der meisten Kranken nach Bequemlichkeit, Führung und Fremdbestimmung, die Nietzsches *letzten Menschen* kennzeichnet. Sich als Unwissende und Opfer erlebend, werden die Leidenden schnell zu von ihrem Willensvermögen getrennten Hörigen der Experten. Da der Schmerz im Rahmen der priesterlichen Deutung als vermeidbares Übel dargestellt wird, empfinden die Leidenden ihn zunehmend als Zumutung. Diese Beurteilung führt zu einer stetigen Schwächung der Herde.

Zeigt der Leidende bei der Krankschreibung die Bereitschaft, das diagnostische Begriffsinventar des asketischen Priesters zu übernehmen, so stellt er seine *Krankheitseinsicht* unter Beweis, die mit der *Reue* des Sünders christlicher Zeitalter vergleichbar ist. Beide Haltungen sind mit der mutmaßlichen Erkenntnis der eigenen Schuld- und Mangelhaftigkeit verbunden, und stellen die notwendigen Voraussetzungen für die Behandlung durch den asketischen Priester dar. Diese erfolgt im Rahmen des christlichen asketischen Ideals in Form der *Buße*, im Sprachspiel der Psychiatrie als *Therapie*.

Dem *Beichtgeheimnis* oder der ärztlichen *Schweigepflicht* unterworfen, bieten die Priester beider asketischer Ideale den Leidenden ihre Dienste an. Als Formen der Selbstoffenbarung gehören die Sündenbekenntnisse zur Arznei der asketischen Priester, die sich aus unschuldigen und schuldigen Mitteln zusammensetzt. Die Bereitschaft zur Einnahme der Medikation, die als Indikator für den Glauben an die priesterliche Kompetenz gilt, wird je nach Sprachspiel als *Bußbereitschaft* oder *Compliance* bezeichnet.

Krankheitseinsicht und Compliance gelten als Voraussetzungen für den Einzug ins psychiatrische Sprachspiel, der sich mühelos mit dem von Peter Sloterdijk im zweiten Band seiner *Sphären*-Trilogie geschilderten Abstieg in Dantes Purgatorium vergleichen lässt. Am Eingang des Purgatoriums steht, so Sloterdijk, ein Wächterengel und „zeichnet auf Dantes Stirn siebenmal den Buchstaben P für die sieben Hauptsünden oder *peccata* ein".[61] Als Ort der Läuterung, an dem durch „kathartische Prozesse"[62] ein Weg ins Freie ermöglicht werden kann, erweist sich das Fegefeuer als „eine phänomenale Hölle, die ontologisch schon das Paradies bedeutet, auf das sie vorbereitet".[63] Durch das in ihm enthaltene Hoffnungsprinzip, das Erlösung mit Hilfe einer „büßende[n] Kur"[64] verspricht, gewinnen auch die ärgsten Leiden eine Aussicht auf Befreiung. Nach ihrer Einfahrt ins Fegefeuer der Therapie wird den Sündern die Medikation des Priesters verabreicht, die sich aus schuldigen und unschuldigen Mitteln zusammensetzt.

Zu den unschuldigen Mitteln gehört eine sedierende Medikation, die dem Wunsch des Schwachen nach Leidlosigkeit nachkommt, und sein Wollen und Wünschen auf den niedrigsten Punkt herabsetzt. Während der asketische Priester des Christentums zu diesem Zweck *Askese* predigte, verfügt sein im psychiatrischen Bereich tätiger ärztlicher Kollege über chemische Hilfsmittel.

Um die Leidenden in eine Art „*Winterschlaf*"[65] zu versetzen, sorgen *Tranquilizer* für Beruhigung, Dämpfung und Angstlösung. Während die Verordnung von *Analgetika* aufgrund ihrer schmerzstillenden Wirkung indiziert wird, verhelfen *Hypnotika*, *Barbiturate* und *Schlafmittel* den „für das Träumen zu müd gewordnen Lebensmüden"[66] zu einem traumlosen Schlaf. Bei Depressionen erfolgt die

Präskription stimmungsaufhellender *Anti-Depressiva*, bei Psychosen sollen *Neuroleptika* den *Verstimmten* die Wahngedanken nehmen. Die mögliche Bedeutung der unterschiedlichen Symptome als Indizien für den Versuch einer kurzschlüssigen Selbstverwirklichung der *Verstimmten* verkennen die meisten Psychiater.

Auch wenn sich der Leidensdruck durch die Einnahme der Medikamente tatsächlich verringern kann, und viele Betroffene nicht darauf verzichten möchten, so treten doch meist wenig lebensförderliche Nebenwirkungen auf. Die Herabsetzung des Antriebs, der Motivation und der Libido als Nebenwirkung vieler Psychopharmaka, führen zu einem Leben der Passivität und der medikamenteninduzierten Askese. Viele Psychiatriepatienten verbringen ihre Freizeit aufgrund der Schwächung ihres Willensvermögens nahezu in völliger Lähmung und verspüren kein Bedürfnis mehr nach schaffender Selbstüberwindung. Um die Wachzeiten auf ein Minimum zu verkürzen, nehmen manche *Verstimmte* ihre Schlafmittel nicht nur nachts, sondern auch tagsüber ein. Auch wenn die medikamentöse Sedierung die Sehnsucht der Kranken nach Sabbat temporär erfüllt, stellt sich das erhoffte Glücksgefühl nicht ein. Zu stark ist die Ahnung, das eigene Dasein könne durch den „pharmazeutischen Eskapismus"[67] zu einem verschenkten Leben werden. Die Tatsache, dass trotz der Einnahme von Psychopharmaka die Wartezimmer der Psychiater stets gefüllt sind, und die Zahl der „Erkrankungen" sogar kontinuierlich ansteigt, ist ein Indiz für die fehlende Heilkraft der Substanzen. Im Gegenteil führt das Suchtpotential von Benzodiazepinen, Narkotika und Tranquilizern zur Notwendigkeit von Dosissteigerungen und einer ausgeprägten Abhängigkeit, die den asketischen Priestern ihren Kundenstamm sichert.

Da die ärztlichen Sedativa bewirken, dass die Leidenden nicht wollen, nicht wünschen, „nicht lieben; nicht hassen; (…) nicht arbeiten; betteln; womöglich kein Weib, oder so wenig Weib als möglich"[68] begehren, sind die meisten *Verstimmten* der priesterlichen Verordnung von *Arbeit* gegenüber wenig aufgeschlossen. Ebenso wie alle anderen nichtmedikamentösen Präskriptionen kann die Verschreibung der *machinalen Thätigkeit* auch von nichtärztlichen Heilberufen durchgeführt werden.

Von christlichen und wissenschaftlichen Priestern als Remedur empfohlen, handelt es sich bei der Arbeit um ein unschuldiges Mittel, das auch zur Selbstmedikation der Experten gehört. Bei dieser Verordnung handelt es sich jedoch nicht um eine Aktivität im eigentlichen Sinn, sondern eher um eine „Passivität", die der geistlosen Zerstreuung und der Ablenkung von der eigenen Unzufriedenheit dienen soll. In diesem Sinn schreibt Nietzsche in *Menschliches, Allzumenschliches*: „Den Thätigen fehlt gewöhnlich die höhere Thätigkeit: ich meine die individuelle (...); in dieser Hinsicht sind sie faul".[69]

Die Bedeutung der Arbeit und ihren Bezug zum Ressentiment hat vor allem Max Scheler hervorgehoben, und den im Rahmen der Sklavenmoral gepriesenen *Wert des Selbsterarbeiteten und -erworbenen* als Herabsetzungsversuch der Genießer und Lebensgeliebten gedeutet. Im modernen Glauben, man müsse sein Recht zum Dasein erst im Schweiße seines Angesichts verdienen, und der Gesellschaft nützlich sein, erkennt Scheler die Denkweise des Ressentiments. Der im Naturrecht der alten Moral als höchster Wert geltende und an keine Bedingungen geknüpfte *vitale* oder *Lebenswert* wurde dadurch dem Nützlichkeitswert untergeordnet.

Da Kraft und Motivation der meisten Anästhesierten nicht zum Arbeiten ausreichen, verschreibt der Priester ihnen Arbeits- und Beschäftigungstherapie, berufliche Rehabilitationsmaßnahmen in Berufsförderwerken oder Arbeitserprobung in Werkstätten für angepasste Arbeit und formuliert als höchstes Therapieziel die Wiedereingliederung in den Arbeitsmarkt. Verweigern die Sedierten die Teilnahme an diesen Maßnahmen, oder erscheinen sie unregelmäßig, wird ihnen von den Priestern meist unterschwellig Arbeitsscheu vorgeworfen. Dieser Vorwurf ist Ausdruck des *Ressentiments der Mächtigen* und veranschaulicht die priesterliche Empörung darüber, dass die Klienten ihre Remedur verweigern und sich stattdessen lieber „ein schönes Leben" auf Kosten der Steuerzahler, zu denen auch die Priester gehören, bereiten.

Ein weiteres unschuldiges Trostmittel aus der priesterlichen Apotheke stellt die Verordnung von *Nächstenliebe* dar, eine schon in der Bibel gepriesene Tugend, die beide Priestertypen auch sich selbst verordnen. Als Stimulierung des Willens zur Macht „in der vorsichtigsten Dosirung",[70] lässt diese Remedur beim Helfer ein Gefühl der Überlegenheit entstehen und lenkt ihn von seinem persönlichen Missmut ab. Aus diesem Grund raten auch die asketischen Priester des Gesundheitswesens den von den Anforderungen der Arbeitswelt Überforderten häufig zur Übernahme eines Ehrenamtes.

Die zusätzlich empfohlene *Herdenbildung* führte im Christentum zur Organisation der Gläubigen in Kirchen, Gemeinden und Vereinen, im Sprachspiel des Gesundheitswesens hingegen zur Gründung von Einrichtungen der „allgemeinen Menschenliebe",[71] für die psychiatrische Krankenhäuser nur ein Beispiel sind.

Das Verlangen nach Tröstungen der Gruppe, in der man Gleichgesinnten und Gleichunzulänglichen begegnet, ist ein Hinweis darauf, dass sich Schwache im Verbund mit anderen Schwachen wohler und auch mächtiger fühlen. Auch den asketischen Priestern kommt die Tatsache entgegen, dass die Schwachen naturnotwendig „zueinander"[72] streben, da sie als Herde besser zu kontrollieren sind.

Während sich die echte Liebe nach Max Scheler immer als „persönliche Liebestat von Mensch zu Mensch"[73] manifestiert und auf dessen positive Entfaltungsmöglichkeiten gerichtet ist, orientiert sich die moderne allgemeine Menschenliebe vorrangig an den menschlichen Fehlbarkeiten und Schwächen. Die demonstrative Nachsicht und Milde wurzeln nach Scheler im „geheimen, glimmenden Haß gegen die positiven höheren Werte"[74] und sind somit Ausdrucksformen des Ressentiments. Voll Hass und Erbitterung gegen die Welt, greifen die Vertreter der modernen Menschenliebe den Schmerz, das Übel und das Leid mit geheimer Lust bereitwillig auf, um sie als Einwand gegen das Dasein geltend zu machen. Da durch die Zunahme von Einrichtungen der modernen Wohlfahrt „die Welt ein großes Hospital und einer des andern humaner Krankenwärter"[75] geworden war, erfuhr auch die Scheinliebe eine weite Verbreitung. Die in ihr deutlich werdende Verquickung von menschlicher Zuwendung und wirtschaftlichen Interessen, die schon Scheler problematisch erschien, klingt in manchem Vorwurf der Patienten an ihre Therapeuten mit. Den im Laufe des letzten Jahrhunderts erfolgten staatlichen Umbau zu einer Wohlfahrts- und Betreuungsagentur hat Peter Sloterdijk als Einrichtung eines mutterprothetische Funktionen übernehmenden „Wohlstandstreibhaus[es]"[76] interpretiert. In seiner Sphären-Trilogie verweist er darauf, dass es im Jahr 2004 allein in Deutschland 4,2 Millionen Beschäftigte des Gesundheitssystems gab, in welchem sich „weiträumige Regelkreise von Selbstschädigungsluxus, Therapieluxus, Vorsorgeluxus, Versicherungsluxus und Unzufriedenheitsluxus"[77] ineinander verschränkten und der Zerstreuung aller Beteiligten dienten.

Da der Priester seinen Schützlingen jedoch nicht nur mit dem Heilmittel der Arbeit, sondern auch mit dem der Nächstenliebe seine eigene Strategie gegen den Schmerz des Ressentiments anbietet, betont Nietzsche deren Verordnung „mit gutem Gewissen"[78] und „im tiefsten Glauben an ihre Nützlichkeit, ja Unentbehrlichkeit".[79]

Auch die von Nietzsche als schuldige Mittel im Kampf mit der Unlust bezeichneten Remeduren werden vom Priester häufig mit bestem Wissen und Gewissen verordnet. Als schuldig bezeichnet Nietzsche sie wegen ihrer krankmachenden

Wirkung, die Depressionen in „Dauer-Depressionen"[80] verwandelt und zu einer Zerrüttung des Nervensystems führt. Die *schuldigen* Mittel beruhen auf einer Gefühlsausschweifung und machen sich die Begeisterung zunutze, die in allen großen menschlichen Affekten liegt. Der Priester versteht sich darauf, diese „Meute wilder Hunde im Menschen"[81] loszulassen und sie entweder nach außen oder nach innen zu hetzen. Nachdem er durch die Schuldzuschreibung die Rückwärtswendung des Ressentiments bewirkt hat, löst er nun eine kontrollierte Entladung der Hasskonserven aus, und lenkt die Ex- oder Implosion des Ressentiments. Durch diese „Kraftauslösung"[82] stellt sich zunächst ein Gefühl der Erleichterung ein, auch wenn die Remedur des Priesters sich in ihren Nachwirkungen als „hundert Mal gefährlicher"[83] erweisen soll, als die Krankheit, von der sie zu erlösen vorgibt.

Während im Christentum die Wendung nach außen durch *Hexenjagden* und *Kreuzzüge* organisiert wurde, erfolgte die Wendung nach innen durch die priesterliche Verordnung von *Selbstgeißelungen*. Im Zeitalter der Gesundheitswissenschaften finden die nach außen und innen gerichteten Gefühlsausschweifungen im Rahmen von *Psychotherapien* statt.

Die Wendung nach *innen* erfolgt auf der Grundlage der These, psychische Verstimmungen entständen vor allem durch schädliche Umwelteinflüsse, wie in der Vergangenheit begründete Fehlentwicklungen, verstörende oder traumatische Erlebnisse oder konflikthafte Eltern-Kind-Beziehungen.

Mit diesem Erklärungsmodell häufig verbunden ist die Annahme, die „Bewusstmachung"[84] unbewusster Erfahrungen und die sogenannte *Aufarbeitung der Vergangenheit* führe zur Genesung. Auf dieser Grundlage wird in den meisten Psychotherapien der Nabelschau und Selbstbeobachtung eine wichtige Rolle zugewiesen. Nach Ansicht Nietzsches wird durch den hypnotischen Blick des Sünders auf sich selbst ohne Unterlass „die Vergangenheit zurückgekäut, die That verdreht",[85] in quälerischem Verdacht geschwelgt und das Leiden dabei gründlich missverstanden. Das Aufreißen alter Wunden und die nombrilistische Fokussierung auf die eigene Vergangenheit stehen im Dienste der von Nietzsche beschriebenen Selbstüberwachung der Herde. Indem der asketische Priester die Verstörten dazu anhält, ihre Aufmerksamkeit ausschließlich auf sich und die eigene Mangelhaftigkeit zu richten, gelingt ihm die nach innen gerichtete Entladung und Entschärfung des Ressentiments.

Da das Leben durch die Selbstquälereien, Anklagen und Selbstanklagen wieder interessant wird, beschweren sich die Leidenden nicht mehr über den Schmerz, sondern lechzen nach ihm. Zudem glauben sie an das priesterliche Versprechen, die Selbstkasteiungen wären der richtige Weg, um das Leiden schließlich aufheben und ein glückliches Leben führen zu können.

Aufgrund der Unumkehrbarkeit des Vergangenen muss das reumütige Bußtraining nach Nietzsche jedoch zwangsläufig in eine Sackgasse führen. Generell spricht er sich dagegen aus, der Reue Raum zu geben, da diese von dem Wunsch getragen ist, die Zeit zurückzudrehen und den Ablauf der Ereignisse zu verändern. Von Nietzsche und Heidegger inspiriert, kritisiert auch der Daseinsanalytiker Medard Boss jedes Denken, das das Neue aus der Historie herzuleiten versucht und sich streng an Ursache-Wirkungskategorien hält, und plädiert für die gebotene Ehrfurcht vor einer jeden menschlichen Erscheinung.

Die nach *außen* gerichtete Gefühlsausschweifung wird vor allem durch die Deutung psychischer Verstimmung als Folge schlechter Behandlung durch andere Menschen ausgelöst. Sie erfolgt meist unter priesterlicher Anleitung und ist an die Vorstellung gekoppelt, man müsse seine Gefühle „herauslassen", um sich von ihnen zu befreien. In abgelegenen Waldstücken seinen Zorn auf die Eltern herausbrüllen zu können, oder in Therapiepraxen auf Boxsäcke zu schlagen, soll helfen, aufgestauten Aggressionen zum Ausdruck zu verhelfen. Auch hypnotische Verfahren sollen eine emotionale Katharsis ermöglichen.

Viele wissenschaftlich nicht anerkannte Therapieverfahren, wie die „Urschreitherapie", die Transaktionsanalyse oder das Psychodrama verknüpfen die Ausschweifungen des Gefühls mit Heilsversprechen. Bei Therapieformen, wie der Bioenergetik, die mit aufsteigenden Bildern aus der Vergangenheit arbeitet, wird von manchen Kritikern angezweifelt, ob es sich dabei tatsächlich um Erinnerungen oder Einbildungen handelt. Wenn die Patienten ihre Emotionen externalisieren, aber ihr Leben nicht ändern, kann gemäß dem Psychologen Hilarion Petzold manche neurotische Karriere verlängert werden.

Nach Nietzsche machen die schuldigen Mittel aus der Apotheke des asketischen Priesters die Kranken in jedem Fall kränker. Mit dieser Einschätzung lässt sich sowohl der in der Einleitung erwähnte Zulauf auf psychiatrische Institutionen als auch der weltweite Anstieg depressiver Verstimmungen erklären. Hinter dem rousseauistisch geprägten Bild des modernen Menschen als Opfer seines genetischen oder sozio-kulturellen Erbes verbirgt sich gemäß Nietzsche ein riesenhaftes Ressentiment, das zu der „Entmannung" und „Verzärtelung" des *letzten Menschen* geführt hat.[86] Statt den Willen zum Leben zu stärken, scheinen auf einem

Menschenbild des Mangels gründende und an Vergangenem ausgerichtete Therapieverfahren vor allem das Ressentiment zu vertiefen.

Die Ausrichtung an Zukünftigem, die Nietzsches Philosophie kennzeichnet, wird von manchen Therapieansätzen, wie der Verhaltenstherapie oder der Systemischen Therapie verfolgt. Einige Systemtherapeuten verzichten zudem bereits auf Diagnosen und pathologisierende Betrachtungsweisen menschlicher Phänomene. Auch wenn es in verschiedenen Psychotherapiekonzepten positive und lebensbejahende Ansätze gibt, so werden der Mechanismus des Ressentiments und der Versuch, die seelische Vergiftung zu überwinden, in keinem von ihnen thematisiert und zum Ziel der Behandlung erklärt. Selbst eine im Rahmen eines Forschungsprogramms zur „Weisheitstherapie"[87] veröffentlichte Untersuchung der Psychologen Kai Baumann und Michael Linden richtet den Fokus auf den diagnostischen Beriff der „Posttraumatischen Verbitterungsstörung",[88] ohne dabei auf Nietzsches Lehre vom Ressentiment zu rekurrieren. Die vorliegende Studie stellt somit eine neue Betrachtungsweise des psychiatrischen Fachbereichs dar.

Da die Arznei des asketischen Ideals nur auf Symptombehandlung und nicht auf Heilung ausgelegt ist, hat sie stets „nur eine begrenzte Haltbarkeit. Irgendwann lässt die Wirkung nach, verfliegt am Ende gar, und die Krankheit bricht wieder aus, wenn nicht ein neues Gegenmittel appliziert wird".[89] Gerade die Tatsache, dass das neuzeitliche *Anderswo* vom Leben nach dem Tod auf das Diesseits verlegt werden musste, stellt die Wirksamkeit der priesterlichen Medikation schneller auf den Prüfstand, als zuvor. Auch wenn viele asketische Priester Therapiemisserfolge gern als Schuld der Patienten umdeuten, lässt sich die wachsende Unzufriedenheit der Betroffenen mit der psychiatrischen Versorgung nicht dauerhaft verhehlen. Während frühere Generationen noch ehrfurchtsvoll den ärztlichen Anweisungen folgten, nehmen heute im Sprachspiel der Psychiatrie „50% der Patienten (…) ihre Medikamente nicht oder nicht wie verordnet"[90] ein. Diese Beobachtung könnte als Indiz für das Bedürfnis nach einer neuen Remedur gegen den Nihilismus gewertet werden. Eine Alternative bietet Nietzsches Philosophie, die im Gegensatz zu den priesterlichen Doktrinen die „Herrschaft des asketischen Ideals zu brechen"[91] versucht, und ein „Gegenmittel"[92] für den Nihilismus darstellt.

Soll das Ressentiment nicht durch eine Richtungs-Umkehrung entschärft, sondern so weit wie möglich überwunden werden, bedarf es eines in Fragen des Ressentiments erfahrenen Beraters, der sich an Nietzsches regulativer Idee des

Philosophen der Zukunft auszurichten versucht. Im lebenslangen Selbstexperiment sollte dieser um den Abbau der eigenen Ressentiments bemüht sein, um denen, die ihn um Rat fragen, glaubwürdig und sachkundig entgegentreten zu können. Als Gegenspieler des asketischen Priesters müsste er den Menschen vor dem Nihilismus, der ihn „in seinem Wesen"[93] bedroht, retten, ein Vorgang, den Heidegger auch mit den Worten „lösen, freimachen, freien, schonen, bergen, in die Hut nehmen, wahren"[94] umschreibt.

Bei dieser Bergung müsste der gefährdete Mensch sich von seinen durch asketische Ideale geprägten Sichtweisen freimachen und lernen, die ihm begegnenden Phänomene der Welt wie Anker zu „lichten".[95] Statt diese zu be- und verurteilen, könnte er versuchen, sie zu befreien, um sie in ihrer ganzen Bedeutungsfülle aufgehen zu lassen. Solches Lassen, das „nicht auf den Gebrauch und die Beherrschung dessen, was ihm begegnet",[96] abzielt, bedeutet nach Heidegger „freigeben *ins Offene*",[97] eine Freigabe, die durch Hölderlins Ermutigung „Komm! ins Offene, Freund!"[98] noch bestärkt wird. Loslassen und Gelassenheit sind notwendig, um Freundschaft mit dem Wirklichen zu schließen und sein Ressentiment gegen das Leben zu überwinden.

Um einen Beitrag zur Rettung des Menschen vor dem Nihilismus und zu Ansätzen einer Überwindung des Ressentiments zu leisten, könnte sich ein angehender *Philosoph der Zukunft* von einigen Denkern inspirieren lassen, die ihre Philosophie in den Dienst des Lebens gestellt haben und deren Gedanken im sechsten Kapitel dargestellt wurden.

In Anlehnung an den französischen Philosophen Blaise Pascal könnte er beginnen, den Menschen als „unbegreifbares Unwesen"[99] zu betrachten, welches sein Leben an einem vagen und unbestimmten Ort „zwischen den beiden Abgründen des Unendlichen und des Nichts"[100] verbringt.

Der Unkenntnis eingedenk, die auch in den modernen Wissenschaften über Konstrukte wie *Seele*, *Psyche* oder *Geist* herrschen, würde ihm die im Sprachspiel der Psychiatrie gängige Reduzierung des Menschen „auf eine weltlose Körpermaschine"[101] immer fragwürdiger erscheinen. Als Gegenentwurf zum reduktionistischen Menschenbild, das nach Heidegger Zeichen des europäischen Nihilismus ist, könnte Pascals Vorstellung vom Menschen als „denkendes Schilfrohr"[102] das Menschsein in all seiner Rätselhaftigkeit aufscheinen lassen, und zu einem respektvolleren Umgang miteinander führen.

Die Fragwürdigkeit des Menschen, dem die innerweltlichen und kosmischen Zusammenhänge seiner Existenz verborgen bleiben, bringt Pascal zur Einsicht in die „wissende Unwissenheit".[103] Diese bereits vor ihm von Sokrates und Nikolaus von Kues formulierte Erkenntnis kommt einem Verzicht auf den Willen zur Wahrheit gleich, und kann als Grundlage eines ressentimentfreien Umgangs der Menschen miteinander betrachtet werden.

Die Einsicht in die *docta ignorantia* führt zu einer Haltung der Bescheidenheit, die menschliche Begegnungen verändert und das Ressentiment in therapeutischen *Gesprächen* herabzusetzen vermag. Sich eingestehend, letztgültige Antworten in Fragen des Menschseins nicht anbieten zu können, wird der Therapeut der „wissenden Unwissenheit" somit demütiger auftreten als der sich für einen Experten haltende asketische Priester des Gesundheitswesens, der seine Macht gerade aus dem angeblichen Wissensvorsprung gewinnt und gewinnen will.

Da der angehende *Philosoph der Zukunft* nicht weiß, welcher Lebensweg für den anderen der richtige wäre, wird er dessen bisherige Versuche, sein Leben zu meistern, vorbehaltlos anerkennen. Im Sinne Walter Benjamins wird er bestrebt sein, dem anderen beim Ermitteln der eigenen Meinung zu helfen, und das gemeinsame Gespräch zu einem Raum werden lassen, in dem insgeheim bereits gefasste Entschlüsse zur Sichtbarkeit gelangen können. Seine Aufgabe darin sehend, diese, wenn auch manchmal skeptisch, zu „bekräftigen",[104] verzichtet der *Therapeut der docta ignorantia* auf Belehrung und respektiert den anderen als Täter seines eigenen Lebens.

Der neuzeitlichen *Wut des Verstehens* bewusst widerstehend, wird er auch ungewöhnliche Entscheidungen des anderen respektieren und ihm als *unbegreifbares Unwesen* aufrichtiges Interesse und gespannte Aufmerksamkeit entgegenbringen.

Statt den anderen wegen seiner Eigenheiten diagnostisch zu etikettieren und ihn aufgrund von mutmaßlicher Krankheit, Schuld oder Mangelhaftigkeit rächerisch herabzusetzen, wird er sich um *époché*, eine „Haltung der betrachtungsfördernden Abstinenz"[105] bemühen. Dabei kann er sich auch von der Philosophie Peter Sloterdijks inspirieren lassen, in der nie von „Defizit[en]"[106] oder „Störung[en]"[107] die Rede ist. Sich selbst wird der in Fragen des Ressentiments erfahrene Berater bei der Begegnung nicht erhöhen wollen, und daher von Größen- und Allmachtsdemonstrationen, der Vorspiegelung falscher Vollkommenheit und einer Zurschaustellung von Insignien der Macht Abstand nehmen. In Anlehnung an Sloterdijk, nach dem die gemeinsame Lage der Menschen darin besteht, bei ihrem „Besuch im Unheimlichen"[108] gefährlich zu leben, könnte der Therapeut der „wissenden Unwissenheit" dem Ratsuchenden stattdessen mit einer

Haltung der Solidarität und des Mitgefühls auf Augenhöhe begegnen und ihn so in seine Hut nehmen. Vor den ansteckenden Versuchungen des Ressentiments und seinen Herabsetzungsmechanismen könnte er sich und seinen Gesprächspartner auf diese Weise schützen.

Auch Hans-Georg Gadamers Mahnung, in einem Gespräch immer zu bedenken, dass auch „der andere recht haben kann",[109] kann einen *Philosophen der Zukunft* leiten, und ihn stets an die Fragwürdigkeit allen Denkens, Meinens und Handelns erinnern. Jemand, der glaubt, alles besser zu wissen, ist nach Gadamer nicht in der Lage zu fragen, und somit kann Offenheit nur vor dem Hintergrund der Frage entstehen.

Die *Kunst des Fragens*, die Gadamer im Rahmen seiner hermeneutischen Herangehensweise entwickelt, ist letztendlich die Kunst, ein *wirkliches* Gespräch zu führen. Dabei müssen in Anlehnung an die Husserl'sche Phänomenologie die feststehenden Vormeinungen der Sprechenden gelockert, und die Sache selbst in die Schwebe gebracht werden. Gadamers Fragekunst kann beide Gesprächspartner ins Freie führen und somit Hölderlins eingangs zitierter Aufforderung, ihm ins *Offene* zu folgen, nachkommen.

Die Unsicherheit mit sich bringende, fragende Philosophie ist die Gegenspielerin des asketischen Ideals, das auf die Fragen der Gläubigen stets allgemein geltende und offiziell akkreditierte Antworten bereithält. Im ersten Moment ein Affront für alle diejenigen, die nur gehorchen wollen, bahnt sie den Weg ins lebendige Denken und vollzieht eine behutsame Öffnung. Die lösende und befreiende Wirkung stellt eine Alternative zu den zwar bequemen, aber im besten Fall lindernden, wenn nicht gar krankmachenden priesterlichen Handlungsanleitungen dar. Statt eine Erlösung vom Leid auf fingierten Inseln der Glückseligkeit in tosender Brandung vorzutäuschen, lädt die Philosophie somit dazu ein, die Segel zu setzen und sich dem Spiel der Wellen anzuvertrauen.

Die von Heidegger beschriebene *Schonung* der Phänomene ist auch ein Grundanliegen Nietzsches, das besonders deutlich in dessen *Lebensbejahungsphilosophie* zum Ausdruck kommt. Um eine Abkehr vom Nihilismus zu erreichen, der viele Aspekte des Wirklichen verurteilt, entwickelt Nietzsche die *Kunst der Transfiguration*, die er als Antidot gegen die Unzufriedenheit des Menschen mit sich und der Welt betrachtet. Diese in der *Fröhlichen Wissenschaft* entwickelte philosophische „Kunst, sich vom Ressentiment schadlos zu halten",[110] ist von Wohlwollen der Welt gegenüber geprägt und Pflichtlektüre für alle diejenigen, die ihre Herabsetzungsbedürfnisse überwinden und zu *Philosophen der Zukunft* werden wollen.

Bei dieser vom *Wissen um das Nichtwissen* durchdrungenen Kunst geht es darum, die eigenen Meinungen und Interpretationen aus einer Meta-Perspektive betrachten zu lernen, und sich aus der Versklavung durch persönliche Sichtweisen, „Pseudovorstellungen, Schemen, Fiktionen, Falschheiten, steckengebliebene Meinungsmonstren und logische Mondkälber"[111] zu befreien. Das schmerzhafte Aufbrechen des Gehäuses alter Überzeugungen und Denkgewohnheiten ist notwendig, um sich dem Ziel, ein „freie[r] Geist"[112] zu werden, nähern zu können. Durch die Fähigkeit zur souveränen Perspektivenwahl, die als Zeichen für die Genesung des Willens betrachtet werden kann, wird der Abschied von rächerischen Sichtweisen der Moral zugunsten lebensbejahender Standpunkte möglich. Statt das erdachte *Anderswo* der priesterlichen Doktrinen anzustreben, in dem Ruhe, Sicherheit und Entspannung verheißen werden, orientiert sich der von Nietzsche inspirierte Mensch am realen Leben in all seiner Härte, Rätselhaftigkeit und Veränderlichkeit und macht durch seine Zustimmung zum Lauf der Wirklichkeit „die Dinge schön".[113] Bejahung und Zufriedenheit stehen in einem unmittelbaren Kausalzusammenhang.

Nietzsches Kunst der Transfiguration, die täglicher Einübung bedarf, gipfelt in seiner Idee des *amor fati* als Heilmittel gegen den Nihilismus. Bei dem Versuch, „das Nothwendige an den Dingen als das Schöne"[114] zu sehen, gelingt Nietzsche der einzig mögliche Zugriff auf die Bereiche, denen der Mensch sonst ohnmächtig gegenübersteht, und gegen die er Ressentiment entwickelt. Indem er seine Konstitution, seine Herkunft, das ihm Zugefallene und Zufällige, seine Vergangenheit und die *conditio humana* liebend bejaht, und in ein „So wollte ich es!"[115] umwandelt, vollbringt er einen schöpferischen Akt und wird zum Schaffenden. Dabei sollte er seine Existenz in all ihren Facetten als etwas Selbstgewolltes betrachten, ohne unangenehme Teilaspekte zu selektieren und auszuklammern. Schließlich bewirkt gemäß Nietzsche die Entfernung eines einziges Teils aus dem Mosaik unseres Selbst „die Zersplitterung des gesamten Bildes",[116] und so schreibt er: „Dies ist die Wahl, vor die ich mich gestellt habe: was *ich nicht vorher gewollt habe, das* muß *ich nachher* wollen (gut-machen, einfügen – eindämmen – aber zusehen, *ob* ich's kann!"[117]

Gerade für den therapeutischen Kontext ist Nietzsches Idee des *amor fati* von großem Interesse, ermöglicht sie doch die Überwindung der qualvollen Fixierung an die Vergangenheit, unter der viele *Verstimmte* leiden. Statt die Rückwärtsrichtung durch asketische Ideale noch zu verstärken, lehrt Nietzsche die Einwilligung in alles Gewesene, um ein Höchstmaß an Kraft für die Gestaltung des Zukünftigen freizusetzen. Sein Gedankenexperiment der *Ewigen Wiederkunft* legt das „*grösste Schwergewicht*"[118] auf die Gestaltung jedes einzelnen Augenblicks und kann als lebensbekräftigende Aufforderung zum Schaffen betrachtet werden. Durch „positive[s] Eigenwollen[ ]"[119] und das Setzen eigener Werte kann der Selbststand erprobt werden.

Das heilige Ja-sagen zu allem, was ist, beinhaltet den notwendigen Verzicht auf Schulddiskurse, die das wichtigste Machtmittel des asketischen Priesters bei der Entschärfung des Ressentiments darstellen. Gelingt es einem Menschen, die „Nachtragekette"[120] durch Schuldenerlass zu unterbrechen, erhalten Opfer und Täter gemäß der Philosophie Peter Sloterdijks ihre Freiheit zurück.

In eine ähnliche Richtung führen René Girards Thesen, die dazu einladen, von der Suche nach Sündenböcken zur Entladung möglicher Racheaffekte abzusehen. Den Verzicht auf Vergeltung und Rache verbindet auch Girard mit der Entwicklung einer liebenden Haltung sich und anderen gegenüber. Statt auf Grundlage eines Mangeldenkens zu begehren, was andere haben, weil man diese mutmaßlich im Besitz des Glücks wähnt, rät Girard, sich auf das Eigene, Individuelle und Besondere zu besinnen, und die persönliche Fähigkeit zur Erlebensfülle weiterzuentwickeln.

Für den Fuchs aus Äsops Fabel könnte dies bedeuten, zunächst reiflich zu überlegen, ob die Trauben ihm tatsächlich begehrenswert erscheinen. Ist dies der Fall, so sollte er aktiv werden, und sein Möglichstes versuchen, um in deren Genuss zu kommen. Wenn seine Bestrebungen dennoch scheitern, so ist es ratsam, die Härte des Faktischen nicht als Kränkung, sondern als Notwendigkeit zu betrachten. Um eine wertvolle Einsicht und somit etwas Schönes bereichert, könnte er seine Aufmerksamkeit von den Trauben abwenden und nach Früchten suchen, die innerhalb seines Aktionsradius wachsen. Schließlich ist nicht ausgeschlossen, dass Letztere sich als ebenso schmackhaft erweisen, wie Trauben.

Statt mit Vergangenem zu hadern und die Wirklichkeit rächerisch zu verleugnen, hätte er somit Kräfte für die Gestaltung des Zukünftigen freigesetzt. Auf diese Weise könnte er den stärkeren Tieren den Genuss der Früchte gönnen, ohne auf die hässliche Perspektive der Schuld zurückzugreifen.

Eine mögliche praktische Anwendung dieser Einsichten auf den Alltag vieler Psychiatriepatienten könnte folgendermaßen aussehen: Ähnlich wie der Fuchs sollten auch die Verlierer der kapitalistischen Kernländer die begehrten Trauben mit Hilfe ihrer neo-thymotischen Berater zunächst näher untersuchen. Viele der Ausgeschlossenen sehnen sich nach Anerkennung und Geld, und somit nach Werten, die in vom „manischen[ ] Schauen auf Arbeit"[121] beherrschten Lebensformen vor allem im Räderwerk der Leistungsgesellschaft zu erlangen sind.

Da eine Vollbeschäftigung in der rationalisierten Arbeitswelt nach Ansicht vieler Wirtschaftswissenschaftler ohnehin „nicht mehr gewährleistet werden kann",[122] und vielen Schwächeren zudem die Kraft und vielleicht auch der Wille fehlt, den Belastungen des Arbeitsmarkts standzuhalten, ziehen sich die meisten *Verstimmten* mehr oder weniger schamerfüllt zurück und entwickeln Ressentiment gegen die Wirklichkeit. Von den meist racheerfüllten Steuerzahlern werden sie hinter vorgehaltener Hand häufig als „Faule", „Asoziale" oder „Sozialschmarotzer" beschimpft.

Misslingt einem Mitglied der „unmöglichen Internationale"[123] der Eintritt in den Arbeitsmarkt, oder lehnt es ab, eine ihm sinnlos erscheinende, an freudlosen Sklavenwerten ausgerichtete Beschäftigung anzunehmen, so sollte es sich von den ursprünglich begehrten Trauben abwenden. Ist der *Verstimmte* bereit, sich mit den staatlichen Transferleistungen zufriedenzugeben, könnte er versuchen, sein Privilegium der freien Zeit zur Entfaltung persönlicher Potentiale zu nutzen. Die Arbeitslosigkeit erschiene in diesem Fall nicht als Problem, sondern als Chance.

Bereits heute existieren im ökonomischen und fiskalischen Bereich Modelle, die einen ressentimentfreieren Umgang der Menschen miteinander befördern könnten. So versucht Götz Werner mit seinem Konzept des „bedingungslosen Grundeinkommens"[124] einen Paradigmenwechsel einzuläuten, der die Bürger von der puritanischen Pflicht zur Arbeit befreien und dadurch den Hass und Neid auf die Erwerbslosen drastisch reduzieren könnte. Finanziert durch eine Erhöhung der Konsumsteuer, könnte das Bürgergeld seinen Berechnungen zufolge jedem Menschen ein bescheidenes Leben in Würde ermöglichen, in dem Freiräume für eine Suche nach sinnvollen Tätigkeiten eröffnet würden. Von einem positiven Menschenbild ausgehend, ist Werner davon überzeugt, dass Menschen ihre Potentiale und Talente entfalten wollen, und, enthoben von der Pflicht zur Arbeit, freiwillig im kulturellen, sozialen oder gemeinnützigen Sektor tätig werden würden.

Auch Peter Sloterdijk wendet sich immer wieder gegen anthropologische Spekulationen über die „überwiegend niederträchtige[ ] Motiviertheit menschlichen

Verhaltens"[125] und wird nicht müde, an die großzügigen Komponenten im menschlichen Seelenhaushalt zu erinnern. Seine von einem Denken der Fülle inspirierte Steuerreform, die durch eine Ethik des Gebens den ressentimentgeprägten Berechnungen des niederen Denkens entgegenzusteuern versucht, wurde bereits im Kapitel 7.5 dargestellt.

Auf die sedierende Medikation der asketischen Priester verzichtend, hätten viele der, durch die Transfiguration des Notwendigen in das Schöne möglicherweise schon weniger *Verstimmten*, vielleicht den Antrieb zur Ausübung von Tätigkeiten, die ihnen sinnvoll erscheinen. Sie könnten künstlerisch, kulturell oder literarisch tätig werden, sich politisch engagieren, im Umweltschutz aktiv werden, als Gasthörer zu universitären Vorlesungen gehen, und vieles mehr. Im günstigsten Fall könnten sie im Rahmen ihres Aktionsradius die ersehnte Anerkennung erhalten und zufriedener werden. Durch den Abbau ihres Ressentiments und den Verzicht auf die rächerische Herabsetzung ihrer Aggressoren würden sie die Gesellschaft bereichern und das Leben leichter machen. Gerade in der Rebellion gegen die Sklavenmoral könnte somit der Hauptaspekt des von Michael Hardt und Antonio Negri beschworenen „Befreiungskampfs der Verwahrten"[126] bestehen.

Gelingt es dem Therapeuten, zum *Versucher* zu werden, und seinen Gesprächspartner mit der Kunst der Transfiguration vertraut zu machen, ist eine neue und ungewöhnliche Denk- und Übungsmöglichkeit eröffnet. Nach dem vorsichtigen Einträufeln des bitteren und schwer zu metabolisierenden Gegengifts der Philosophie kann es zu einer allmählichen Desillusionierung der durch asketische Ideale Verzärtelten und einer befreienden Abkehr von Glaubenssätzen jeder Art kommen. Bei der Verabreichung des Antidots gegen das Ressentiment erweist sich der *Versucher* somit auch als *philosophischer Toxikologe*.

Als lebensbejahendes Exerzitium, das auch für Schwache erlernbar ist, könnte das Transfigurieren dazu beitragen, aus dem vergifteten Teufelskreis des Ressentiments auszubrechen und seinem „Willen[ ] zum Neuanfang"[127] Ausdruck zu verleihen. Schließlich ist jede souveräne Perspektivenwahl ein Willensakt, welcher den Willen zur Macht über sich selbst stärkt, und die Willenserkrankung einzudämmen vermag. Die von Nietzsche verordnete Arznei des „Wollen-Lernen[s]"[128] kann nur durch ein solches werteschaffendes „positive[s] Wollen"[129] vollzogen werden. Vielleicht kann sie einige der Schwachen soweit stärken, dass sie der externalen Zentrierung immer weniger bedürfen. Auf diese Weise könnte eine behutsame Abkehr von den herrischen und knechtischen

Abhängigkeitsverhältnissen erfolgen, die bis zu diesem Zeitpunkt überlebensnotwendig erschienen.

Statt den Menschen in der Tradition asketischer Ideale durch Mangel- oder Sündhaftigkeit zu definieren, entwickelt Peter Sloterdijk ein Bild des Menschen als reiches, großzügiges und gebendes Wesen. Da nur Grosszügigkeitsgeschehen dem Ressentiment Einhalt gebieten können, sollten *neo-thymotische Philosophen* ihr Augenmerk auf die Bereiche richten, in denen der Ratsuchende bereits Geber ist. Den anderen zu stärken und großzudenken, bedeutet, mit ihm in gegenseitigen Anerkennungsverhältnissen neue Spielfelder des Könnens und Gebens zu eröffnen. Diese können abseits des offiziell anerkannten und im Grunde alleingültigen Spielfelds des Arbeitsmarkts liegen, für den Einzelnen, der bereit zur Ablösung von althergebrachten Perspektiven ist, jedoch Sinnhaftigkeit und Erfüllung mit sich bringen. Vor dem Hintergrund des ludischen Denkansatzes Vilém Flussers können so Verlierer zu Spielverderbern und Erfindern neuer Spielmöglichkeiten werden. Auf diesem Wege könnten die von der Leistungsgesellschaft „nicht mehr Gebrauchten, Ausgemusterten und Abgespeisten"[130] ihre von Ressentimentmechanismen hervorgerufene Müdigkeit und Unlust überwinden, sich in die Welt wagen und den eigenen Wert geltend machen.

Da auch der therapeutische Raum eine Sphäre des Gebens und Nehmens ist, sollte der Therapeut der „wissenden Unwissenheit" dankbar „für die Gabe des Gebenkönnens"[131] sein. Im Anschluss an Zarathustras Frage, ob „Nehmen nicht seliger als geben"[132] sei, könnte er seine Dankbarkeit dem Nehmer gegenüber zum Ausdruck bringen. Da der Therapeut in der glücklichen Lage ist, von jedem seiner Gesprächspartner lernen zu dürfen, sollte er sich diesen gegenüber auch als Nehmer zu erkennen geben. Sein Dank an den anderen für die persönliche Bereicherung stellt einen Gegenentwurf zu den Klagen der asketischen Priester über die Mühsal ihrer Profession dar.

Teil der Gabe ist auch der Mut des Therapeuten, „das Visier hochzuklappen", und sich als Mensch mit Fehlern und Schwächen zu offenbaren. Das Eingeständnis, sich selbst als *unbegreifbares Unwesen* manchmal ein Rätsel zu sein, kommt einer Bejahung des Lebens gleich. Durch vor den Augen des anderen stattfindende Exerzitien zur Überwindung des Ressentiments, wie den Verzicht auf moralische Richtersprüche und Wertungen, kann der Therapeut in Anlehnung an Peter Sloterdijks Philosophie zu einem Vorbild werden. Da er weiß, dass es „[t]ausend Pfade"[133] und „tausend Gesundheiten"[134] gibt, und jeder seinen Weg allein finden und gehen muss, regt er seinen Gesprächspartner zum Selberdenken an. Im Gegensatz zum asketischen Priester, der die Abhängigkeit seiner Gläubigen fördert, ermutigt der *neo-thymotische Therapeut* die Hilfesuchenden somit zur *Freiheit*. Die Anregung, den Glauben durch eigenständiges Denken zu ersetzen, kann als raumgebende Geste im Sinne Sloterdijks betrachtet werden.

Zarathustras Gabe kommt einer Generositätsaufforderung gleich, die den Empfänger nicht zur Erstattung, sondern zu einer Weitergabe anspornen soll. Sie erfolgt in Form der souveränen Verschwendung und wird von Nietzsche mit dem Überfließen eines Bechers verglichen. Von diesem Bild inspiriert, bezeichnet Georges Bataille in seiner Theorie der *Allgemeinen Ökonomie* das Geben als mögliche Bestimmung des Menschenlebens. Ebenso wie die Sonnenstrahlen sich ohne Berechnung verschenken, so kann auch die wachsende Zufriedenheit und Lebensfreude des *Versuchers* auf seine Gesprächspartner übergehen. Sein Augenmerk auf deren liebenswerte Seiten richtend, und Nietzsches „Kunst, alles Hässliche *verbergen* oder *umdeuten*"[135] zu wollen, einübend, kann er „in einer Art Liebe"[136] auf diese blicken. Dem Wohlwollen und der schenkenden Liebe kann sich, wie die Praxis zeigt, auf Dauer keiner entziehen. Als höchste Form der Anerkennung gibt die Liebe dem anderen einen Vertrauensvorsprung und begehrt „mit klopfendem Herzen danach (…), dass er sein Ziel erreiche".[137] Dadurch gelingt ihr die Überwindung des Geistes der Rache, dessen Kennzeichen Missgunst, Häme, Neid, Schadenfreude und Bosheit sind.

Als Zeichen für die Genesung vom Ressentiment gilt Zarathustra die Fröhlichkeit. Lernen die Menschen, über sich selber zu „lachen, wie man lachen muss",[138] so weicht der „Geist der Schwere",[139] der sich mit dem Ressentiment auf sie gelegt hat. Statt zu verzweifeln, wenn ein Wurf am großen Spieltisch des Lebens misslang, lacht Zarathustra sein heiliges Lachen, das von der Leichtigkeit des *amor fati* geprägt ist. Dadurch wird er zum Gegenspieler des asketischen Priesters, der als „*Repräsentant [ ] des Ernstes*"[140] auftritt und in dessen Sakristei oder Behandlungszimmer stets getragene Stille und Seriosität regieren. Gelingt es Therapeuten und Ratsuchenden, über den Verzicht auf letzte Sicherheiten und das Fehlen eines übergeordneten Sinnes zu lachen, erkennen diese nach Einschätzung Batailles den tragischen Aspekt der *conditio humana* an, ohne vor ihm auszuweichen.

Von Byung-Chul Han kann der Therapeut der „wissenden Unwissenheit" lernen, die Ausklammerung des Negativen als Zeichen des Ressentiments zu betrachten. Han plädiert daher für eine bewusste Hinwendung zur Negativität, die in ihrer äußersten Steigerung durch die Metapher der Medusa aus der griechischen Mythologie dargestellt werden kann. Den Schrecken, das Fremde, das Andere, die Angst, das Leiden und den Tod symbolisierend, verweist die Figur der Gorgo auf Bereiche, die in der Gesellschaft des *letzten Menschen* ausgeklammert werden, da sie das Angenehme und den Genuss überschatten. Durch Kontrolle und Überwachung versuchen die modernen Transparenzgesellschaften, das Andere und Fremde zu beherrschen und zu eliminieren. Das dadurch auf die Spitze getriebene Verlangen nach Perfektion, Idealität und Optimierung lässt das Ressentiment der Menschen gegen alles Lebendige und Unbeherrschbare sprunghaft ansteigen, da überzogene Erwartungen regelmäßig zu Kränkungen und Enttäuschungen führen.

Eine erneute Einübung des Umgangs mit dem Unumgänglichen kann im therapeutischen Kontext erfolgen. Nicht nur die Auseinandersetzung mit Schmerz und Leid, sondern auch die Rehabilitierung der Negativität durch ein Bemühen um Langsamkeit, *Zwischen-Zeiten*, Pausen, Lücken, Langeweile, Phantasie, Dösen, Staunen oder lebendiges Denken kann zu einer Lebenskunst der Entschleunigung und Stärkung der Lebendigkeit führen. So hat auch Nietzsche in seinen *Unzeitgemäßen Betrachtungen* darauf hingewiesen, dass ein beherrschtes Leben „viel weniger *Leben*"[141] sei, und dass es aufhöre, „zu leben, wenn es zu Ende secirt"[142] sei.

Den *philosophischen Toxikologen* kann Hans Plädoyer für das Fremde dazu ermutigen, sich des anderen nicht zu bemächtigen und ihn sein zu lassen. Die „Freiheit zum Nicht-Verstehen des anderen"[143] und der Respekt vor dessen „nicht vollständig zu eliminierenden *Andersheit*"[144] stellen ein Gegengewicht zum hybriden Glauben an Diagnostik, Kontrolle und Beherrschbarkeit dar, der vielen wissenschaftlichen Herangehensweisen zu eigen ist. Die Andersheit des anderen nicht als Bedrohung, sondern als notwendige Bedingung für die Lebendigkeit einer Beziehung zu erkennen, kann das Verhältnis zwischen Therapeuten und Patienten beleben und bereichern.

Statt mit Hilfe asketischer Ideale nach Gewissheit zu streben, ist die Philosophie ein Versuch, mit Nietzsche „auf leichten Seilen und Möglichkeiten sich halten zu können und selbst an Abgründen noch zu tanzen".[145] Als Apologie des Fragezeichens ermuntert sie zu einer Lebenskunst der Offenheit, des Spiels, der Kontemplation und der Gelassenheit.

In Anlehnung an Peter Sloterdijk, der in seiner negativen Anthropologie das Bild vom „*Halbmondmensch[en]*"[146] entworfen hat, ist die Nachtseite des

Menschen „die vergessene Hälfte der Wahrheit".[147] Diese Seite, die durch die „Absenz"[148] definiert wird, und von der Welt abgewandt ist, könnten die weniger erfolgreichen Existierer auf Grundlage der vorliegenden Arbeit zukünftig selbstbewusster repräsentieren. Häufig mit viel Phantasie und Idealismus begabt, bereichert das Heer der Sensiblen, Gescheiterten und Träumer die graue Normalität der Realitätstüchtigen durch seine Buntheit. Als Vertreter des *Anderen der Vernunft* schmücken sie wie farbige und vielgestaltige Feldblumen die großflächig angebauten Monokulturen von Nutzpflanzen, die in gleichgeschalteten, normalisierten und einem utilitaristischen Paradigma unterworfenen Leistungsgesellschaften in großem Stil angebaut werden. Ohne direkten ökonomischen Nutzen erhalten gerade sie das Leben lebendig und erlauben „dem Einzelnen und Unvergleichlichen (…), sein Haupt zu erheben".[149] Ihre Eigenheit vertretend, könnten sie dazu beitragen, den von Max Scheler hoch geschätzten Wert des Lebens wieder über den Nützlichkeitswert zu erheben.

Statt die Botschafter der Absenz nach Sloterdijk also genau an die „Fronten des Wirklichen"[150] zurückzuschicken, „wo sie aller Erfahrung nach nur versagen können",[151] sollte der *Philosoph der Zukunft* sie in Versuchung bringen, ihrem Charakter selbstbewusst „Stil"[152] zu geben. So könnten sie sich an Nietzsches vom Gedanken der ewigen Wiederkunft inspirierten Lehre orientieren, die lautet:

> „*so* leben, daß du *wünschen* mußt, wieder zu leben ist die Aufgabe – (…). Wem das Streben das höchste Gefühl giebt, der strebe: wem Ruhe das höchste Gefühl giebt, der ruhe; wem Einordnung Folgen Gehorsam das höchste Gefühl giebt, der gehorche. Nur **möge** *er bewusst darüber werden*, **was** ihm das höchste Gefühl giebt und *kein Mittel* scheuen! Es gilt *die Ewigkeit*!"[153]

Sich nicht mehr als Verlierer begreifend und sich in ihren Stärken und Schwächen bejahend, könnten sich die „Deserteur[e], d[ie] sich unerlaubt von der Realitätstruppe entfernt"[154] haben, des Wertes bewusst werden, den sie dem Leben hinzufügen. Ihre Ressentiments in Assentiment verwandelnd und zunehmend „durch den Glanz der Welt"[155] inspiriert, könnten sie im Sinne Heideggers zum Hüter der Lichtung werden, indem sie vorbehaltlos ins Offene heraustehen und der Nachtseite des Menschen zur Sichtbarkeit und Darstellung verhelfen.

Auf diese Weise könnten sie sich vom Leben brauchen lassen, um zu veranschaulichen, dass es keine für alle verbindliche Gesundheit gibt, sondern unzählige Gesundheiten.

Erst wenn es gelingt, „die eigenthümliche Tugend eines Jeden in deren Gesundheit zu setzen: welche freilich bei dem Einen so aussehen könnte wie der Gegensatz der Gesundheit bei einem Anderen",[156] kann Nietzsches Frage neu gestellt werden, „ob wir der Erkrankung *entbehren* könnten, (…) kurz, ob nicht der alleinige Wille zur Gesundheit ein Vorurtheil, eine Feigheit und vielleicht ein Stück feinster Barbarei und Rückständigkeit sei".[157]

Obwohl der in Nietzsches Philosophie geforderte Verzicht auf Glaubenssätze aller Art zunächst für Desorientierung sorgt, und sein Diktum „Nichts ist wahr, Alles ist erlaubt"[158] den von Paul Feyerabend formulierten Slogan der Postmoderne „Anything goes"[159] vorwegzunehmen scheint, führt sein Ruf ins Offene nicht in die befürchtete Orientierungslosigkeit. Seine Einladung, zum „*Luft-Schifffahrer des Geistes*"[160] und einem dieser kühnen Vögel zu werden, die „in's Weite, Weiteste hinausfliegen, – (…) wo Alles noch Meer, Meer, Meer ist",[161] lässt zwar alle Gewissheiten hinter sich, öffnet aber dadurch die Möglichkeit einer individuellen Wertsetzung. Sie ermutigt den Einzelnen dazu, seinem Leben einen eigenen Sinn ohne absoluten Anspruch zu setzen und sich von diesem tragen zu lassen, bis Winde und Stürme ihn möglicherweise zur Setzung neuer Ziele veranlassen. In der Tradition des fragenden Denkens stehend und zum Selbststand anleitend, befreit Nietzsches Philosophie den Menschen aus Fremdbestimmung und Abhängigkeit.

Als Kompass leiten kann den Einzelnen Nietzsches Aufforderung, seine Seele vom Gift des Ressentiments zu befreien. Versucht der Mensch bei seinem Leben auf hoher See die ihm begegnenden Lebensphänomene zu bejahen und ersetzt er das Richten durch das Lieben, trägt er maßgeblich zur Verschönerung der Welt bei. Da Bejahung und Zufriedenheit sich gegenseitig bedingen, setzt er den Maßstab für eine gute, den Nihilismus zurückweisende Lebensführung, die auf die Zukunft ausgerichtet ist. Der Versuch, seinen Mitmenschen mit einer Haltung der „Weltfreundschaft"[162] zu begegnen und weder Priester noch Schwache schuldig zu sprechen, ist Teil einer lebenslangen Aufgabe, die Halt in der „Haltlosigkeit"[163] zu geben vermag.

Nietzsches „antinihilistisches kulturphilosophisches Programm"[164] kann durch angehende *Philosophen der Zukunft* in unterschiedlichen Bereichen verwirklicht

werden. Als *freie Geister* und „Mensch[en] der umfänglichsten Verantwortlichkeit, d[ie] das Gewissen für die Gesammt-Entwicklung des Menschen"[165] haben,
können diese unter verschiedenen Berufsbezeichnungen auftreten und auf den
ersten Blick für asketische Priester gehalten werden. Im Gegensatz zu diesen, wollen sie jedoch „Sinnhorizonte *im* Leben"[166] und nicht *gegen* das Leben eröffnen,
und innerhalb des herrschenden Diskurses behutsam neue Sprachspiele entwickeln. Zu erkennen sind sie an ihrem Bemühen, Abhängigkeiten zu lösen und den
Freiheitsradius der *Verstimmten* zu erweitern.

Um die Menschen zu erreichen, mag zu Beginn eine doppelte Buchführung
notwendig sein, bei der offizielle Sprachspiele zwar formell anerkannt, aber inhaltlich nicht mit philosophischen Sprachspielen verwechselt werden. So wird der
angehende *Philosoph der Zukunft* im Sprachspiel der Psychiatrie zunächst *pro
forma* die Diagnosen zur Kenntnis nehmen müssen, mit denen die *Verstimmten*
zu ihm kommen. Verwechselt er diese jedoch nicht mit Entitäten, sondern behandelt er jeden Menschen als „Höhepunkt einer Erfolgsgeschichte des Etwas-tun-
Könnens, einer Ausdehnungsgeschichte von Kompetenzen und Kräften und Aus-
griffen",[167] so kann es ihm gelingen, die „Vorzeichen von Minus auf Plus"[168] umzustellen.

Nicht nur im Sprachspiel der Psychiatrie, sondern in allen pädagogischen, politischen und gesellschaftlichen Institutionen kann Nietzsches Lebensbejahungsphilosophie „zum Stein des Anstoßes einer kulturellen Bewegung"[169] werden. So
ist es möglich, alle Denkversuche jenseits des Ressentiments als Teil Nietzsches
„pädagogischen Programms"[170] zur Überwindung des Nihilismus zu betrachten
und zu würdigen. Im Sinne Peter Sloterdijks können sie die „altehrwürdig-fatale
Allianz von Intelligenz und Ressentiment"[171] delegitimieren, „um zukunftsfähigen Paradigmen entgifteter Lebensweisheit Raum zu verschaffen".[172]

Paradoxerweise müsste bei dem Versuch der Lebensbejahung ohne Zweifel
auch das Ressentiment gegen das Ressentiment überwunden werden, ein Vorgang, den Nietzsche im Rahmen seiner „fröhliche[n] Weisheit"[173] folgendermaßen beschrieben hat:

> „Ob man schon schnell genug mit der üblichen Kurzsichtigkeit auf fünf
> Schritt hin seine Nächsten säuberlich in nützliche und schädliche, gute und
> böse Menschen auseinander zu thun pflegt, bei einer Abrechnung im
> Grossen, bei einem längeren Nachdenken über das Ganze wird man gegen

dieses Säubern und Auseinanderthun misstrauisch und lässt es endlich sein. Auch der schädlichste Mensch ist vielleicht immer noch der allernützlichste, in Hinsicht auf die Erhaltung der Art; denn er unterhält bei sich oder, durch seine Wirkung, bei Anderen Triebe, ohne welche die Menschheit längst erschlafft oder verfault wäre. Der Hass, die Schadenfreude, die Raub- und Herrschsucht und was Alles sonst böse genannt wird: es gehört zu der erstaunlichen Oekonomie der Arterhaltung, freilich zu einer kostspieligen, verschwenderischen und im Ganzen höchst thörichten Oekonomie: – welche aber *bewiesener Maasen* unser Geschlecht bisher erhalten hat. Ich weiss nicht mehr, ob du, mein lieber Mitmensch und Nächster, überhaupt zu Ungunsten der Art, also ‚unvernunftig' und ‚schlecht' leben *kannst*".[174]

Erst im letzten Akt des Kampfes gegen das Ressentiment, den jeder Mensch als „Einzelkämpfer"[175] mit sich selbst zu führen hat, kann der *amor fati* schließlich Wirklichkeit werden.

In Anlehnung an Wittgensteins im *Tractatus logico-philosophicus* niedergeschriebenen Einsichten, müsste der angehende *Philosoph der Zukunft* somit „die Leiter wegwerfen, nachdem er auf ihr hinaufgestiegen ist",[176] und seine Hilfsmittel als unsinnig erkennen, „wenn er durch sie – auf ihnen – über sie hinausgestiegen ist".[177] Aus diesem Grunde soll auch diese wortreiche Untersuchung mit den Worten Wittgensteins enden: „Wovon man nicht sprechen kann, darüber muß man schweigen."[178]

9. Literaturverzeichnis

Achenbach (2000)	Achenbach, Gerd: Das kleine Buch der inneren Ruhe. Verlag Herder, Freiburg im Breisgau, 2000
Achenbach (2010)	Achenbach, Gerd: Zur Einführung der Philosophischen Praxis. Verlag Jürgen Dinter, Köln, 2010
Adorno (1997)	Adorno, Theodor W.: Negative Dialektik. 9. Auflage, Suhrkamp Verlag, Frankfurt am Main, 1997
Albrecht (2009)	Albrecht von, Michael: Geschichte der römischen Literatur. Band 2, 4. Auflage, Deutscher Taschenbuch Verlag GmbH & Co. KG, München, 2009
Altmann (1977)	Altmann, Amandus: Friedrich Nietzsche: Das Ressentiment und seine Überwindung – verdeutlicht am Beispiel christlicher Moral. 1. Auflage, Bouvier Verlag, Bonn, 1977
Bataille (1987)	Bataille, Georges: Das Unmögliche. Carl Hanser Verlag, München, 1987
Bataille (2001)	Bataille, Georges: Die Aufhebung der Ökonomie. Matthes & Seitz Verlag GmbH, München, 2001
Bataille (2005)	Bataille, Georges: Nietzsche und der Wille zur Chance. Matthes & Seitz Verlagsgesellschaft mbH, Berlin, 2005
Bataille (2012)	Bataille, Georges: Die Aufgaben des Geistes. 1. Auflage, Matthes & Seitz Berlin Verlagsgesellschaft mbH, Berlin, 2012

Baumann/Linden (2008)	Baumann, Kai / Linden, Michael: Weisheitskompetenzen und Weisheitstherapie. Pabst Science Publishers, Lengerich, 2008
Becker (2011)	Becker, Klaus: Das expandierende Universum. 1. Auflage, Pro Business Verlag, Berlin, 2011
Benjamin (1977)	Benjamin, Walter: Illuminationen. 1. Auflage, Suhrkamp Verlag, Frankfurt am Main, 1977
Bernhard (2003)	Bernhard, Thomas: Werke. 1. Auflage, Suhrkamp, Frankfurt am Main, 2003 Zitationsweise: Angabe des Bandes in Ziffern
Betz (2011)	Betz, Robert: Willst du normal sein oder glücklich? Originalausgabe, Wilhelm Heyne Verlag, München, 2011
Bibel (1985)	Die Bibel. Nach der Übersetzung Martin Luthers. Bibeltext in der revidierten Fassung von 1984, Deutsche Bibelgesellschaft Stuttgart, 1985
Birbaumer (2002)	Birbaumer, Niels-Peter: Furcht und Furchtlosigkeit: Zur Neurobiologie des Bösen. Akademie der Wissenschaften und der Literatur, Mainz, 2002
Bock (2012)	Bock, Thomas: Eigensinn und Psychose. 5. Auflage, Paranus Verlag der Brücke, Neumünster GmbH, 2012
Böhme/Böhme (1996)	Böhme, Hartmut / Böhme, Gernot: Das Andere der Vernunft. 3. Auflage, Suhrkamp Verlag, Frankfurt am Main, 1996
Boss (1962)	Boss, Medard: Lebensangst, Schuldgefühle und psychotherapeutische Befreiung. Verlag Hans Huber, Bern, 1962
Bovenschen (2000)	Bovenschen, Silvia: Über-Empfindlichkeit. Spielformen der Idiosynkrasie. Suhrkamp Verlag, Frankfurt am Main, 2000

Brock (2015)   Brock, Eike: Nietzsche und der Nihilismus. Walter
                        de Gruyter GmbH, Berlin, München, Boston, 2015

Brockhaus (2012)   Der Brockhaus: Gesundheit. 8., aktualisierte und über-
                        arbeitete Auflage, FA Brockhaus in der wissenmedia
                        GmbH, Gütersloh/München, 2012

Buber (1983)   Buber, Martin: Ich und Du. 11., durchgesehene
                        Auflage, Wissenschaftliche Buchgesellschaft,
                        Darmstadt, 1983

Cioran (1973)   Cioran, Emile: De l'inconvénient d'être né. Gallimard,
                        Paris, 1973

Condrau (1989)   Condrau, Gian: Einführung in die Psychotherapie.
                        Ungekürzte Ausgabe. Fischer Verlag GmbH, Frankfurt
                        am Main, 1989

Därmann (2010)   Därmann, Iris: Theorien der Gabe zur Einführung,
                        Junius Verlag GmbH, Hamburg, 2010

De Crescenzo   De Crescenzo, Luciano: Lob des Zweifels. 2. Auflage,
(1996)   Goldmann Verlag, München, 1996

Deleuze (1991)   Deleuze, Gilles: Nietzsche und die Philosophie. EVA /
                        Europäische Verlagsanstalt, Hamburg, 1991

Deleuze (1993)   Deleuze, Gilles: Spinoza und das Problem des
                        Ausdrucks in der Philosophie. Wilhelm Fink Verlag,
                        München, 1993

Deleuze/Guattari   Deleuze, Gilles / Guattari, Félix: Tausend Plateaus.
(1992)   Merve Verlag, Berlin, 1992

Deleuze (2000)   Deleuze, Gilles: Kritik und Klinik. 1. Auflage,
                        Suhrkamp Verlag, Frankfurt am Main, 2000

Demling (2004)   Demling, Joachim Heinrich: Therapieresistente
                        Depressionen. 1. Auflage, UNI-MED Verlag AG,
                        Bremen 2004

Derrida (1993)	Derrida, Jacques: Falschgeld: Zeit geben I. Wilhelm Fink Verlag, München, 1993
Derrida (2007)	Derrida, Jacques: Von der Gastfreundschaft. Passagen Verlag, Wien, 2007
Dietrich (1968)	Dietrich, Heinz: Manie – Monomanie – Soziopathie und Verbrechen. Ferdinand Enke Verlag, Stuttgart, 1968
Dilling/Reimer (1995)	Dilling, Horst / Reimer, Christian: Psychiatrie und Psychotherapie. 2. Auflage, Springer-Verlag, Berlin, Heidelberg, New York, 1995
Dilling et al. (2010)	Dilling, Horst / Mombour, W. / Schmidt, M.H. (Hrsg.): Internationale Klassifikation psychischer Störungen. ICD-10 Kapitel V (F). 7., überarbeitete Auflage, Hans Huber Verlag, Bern, 2010
Dirschner (1977)	Dirschner, Gisela: Es wagen, ein Einzelner zu sein. Philo Verlagsgesellschaft mbH, Bodenheim, 1997
Dittrich (2012)	Dittrich, Christoph: Weder Herr noch Knecht. Verlag Turia + Kant, Berlin, 2012
Döpfner et al. (2002)	Döpfner, Manfred / Schürmann, Stefanie / Frölich, Jan: Therapieprogramm für Kinder mit hyperkinetischem und oppositionellem Problemverhalten THOP. 3. Vollständig überarbeitete Auflage, Verlagsgruppe Beltz, Weinheim, 2002
Dörner/Plog (1992)	Dörner, Klaus / Plog, Ursula: Irren ist menschlich. 7. Auflage, Psychiatrie-Verlag, Bonn, 1992
Dostojewskij (1983)	Dostojewskij, Fjodor M.: Erniedrigte und Beleidigte. Deutscher Taschenbuch Verlag GmbH & Co. KG, München, 1983

Dostojewskij (2013) Dostojewskij, Fjodor M.: Schuld und Sühne.
27. Auflage, Deutscher Taschenbuch Verlag GmbH &
Co. KG, München, 2013

Drewermann   Drewermann, Eugen: Kleriker. Walter Verlag,
(1990)   Düsseldorf, 1990

Efran et al. (1992) Efran, Jay S. / Lukens, Michael D. / Lukens, Robert J.:
Sprache, Struktur und Wandel. verlag modernes
lernen, Borgmann KG, Dortmund, 1992

Ehrenberg (2004)   Ehrenberg, Alain: Das erschöpfte Selbst. Campus Verlag
GmbH, Frankfurt am Main, 2004

Einstein (1991)   Einstein, Albert: Mein Weltbild. Hrsg. Carl Seelig.
Unveränderte Ausg. (des Ullstein-Buches 35024)
24. Aufl., Ullstein Verlag, Frankfurt am Main, Berlin,
1991

Ellenberger (2005)   Ellenberger, Henri F.: Die Entdeckung des
Unbewußten. 2., unveränderte Auflage, Diogenes
Verlag, Zürich, 2005

Epiktet (2008)   Epiktet: Handbüchlein der Moral. Philipp Reclam jun.
GmbH & Co., Stuttgart, 2008

Esser (1963)   Esser, Albert: Das Phänomen Reue. Jakob Hegner
Verlag, Köln, 1963

Etzersdorfer/Ley   Etzersdorfer, Irene / Ley, Michael (Hg.):
(1999)   Menschenangst Die Angst vor dem Fremden. Philo
Verlagsgesellschaft mbH, Berlin und Bodenheim b.
Mainz, 1999

Faller/Lang (2011)   Faller, Hermann / Lang, Hermann (Hrsg.):
Depression. Verlag Königshausen & Neumann GmbH,
Würzburg 2011

Feuerlein (1989) Feuerlein, Wilhelm: Alkoholismus – Missbrauch und Abhängigkeit. 4., überarbeitete Auflage, Thieme, Stuttgart, New York, 1989

Feyerabend (1986) Feyerabend, Paul: Wider den Methodenzwang. 1. Auflage, Suhrkamp Verlag, Frankfurt am Main, 1986

Fiedler (2001) Fiedler, Peter: Persönlichkeitsstörungen. 5., völlig neu bearbeitete Auflage, Psychologie Verlags Union, Verlagsgruppe Beltz, Weinheim, 2001

Finzen (1995) Finzen, Asmus: Schizophrenie. 3. korrigierte Auflage, Psychiatrie-Verlag, Bonn, 1995

Fischer (1987) Fischer, Hans Rudi: Sprache und Lebensform. Athenäum Verlag, Frankfurt am Main, 1987

Fischer / Riedesser (2009) Fischer, Gottfried / Riedesser, Peter: Lehrbuch der Psychotraumatologie. 4. Auflage, Ernst Reinhardt, GmbH und Co KG, Verlag, München, 2009

Földényi (2004) Földényi, László F.: Melancholie. Zweite, erweiterte Auflage, Matthes & Seitz Berlin Verlagsgesellschaft mbH, Berlin, 2004

Foucault (1996) Foucault, Michel: Wahnsinn und Gesellschaft. Suhrkamp, Frankfurt am Main, 1996

Frances (2013) Frances, Allen: Normal. Gegen die Inflation Psychiatrischer Diagnosen. 1. Auflage, DuMont Buchverlag, Köln, 2013

Freud (1953) Freud, Sigmund: Abriß der Psychoanalyse. Das Unbehagen in der Kultur. Fischer Bücherei, Frankfurt am Main, Hamburg, 1953

Freud (1967) Freud, Sigmund: Gesammelte Werke: Chronologisch geordnet. Dreizehnter Band. Jenseits des Lustprinzips / Massenpsychologie und Ich-Analyse / Das Ich und das Es. Hrsg.: Freud, Anna u.a. S. Fischer Verlag, Frankfurt am Main, 1967

Freud (1986)   Freud, Sigmund: Gesammelte Werke: Chronologisch
                      geordnet. Elfter Band. Vorlesungen zur Einführung in
                      die Psychoanalyse. Hrsg.: Freud, Anna u.a. S. Fischer
                      Verlag, Frankfurt am Main, 1986

Fromm (1982)   Fromm, Erich: Haben oder Sein. 11. Auflage,
                      Deutscher Taschenbuch Verlag GmbH & Co. KG,
                      München, 1982

Gabriel (2013)   Gabriel, Markus: Warum es die Welt nicht gibt.
                      6. Auflage, Ullstein Buchverlage GmbH, Berlin, 2013

Gadamer (1993)   Gadamer, Hans-Georg: Über die Verborgenheit der
                      Gesundheit. 1. Auflage, Suhrkamp Verlag, Frankfurt
                      am Main, 1993

Gadamer (1999)   Gadamer, Hans-Georg: Gesammelte Werke in zehn
                      Bänden, 6. Auflage, Verlag J.B.C. Mohr, Tübingen,
                      1999 Zitationsweise: Angabe des Bandes in Ziffern

Gastpar (2002)   Gastpar, Markus (Hrsg.): Depressionen:
                      Versorgungsstrukturen und Behandlungsperspektiven.
                      Springer Verlag, Berlin, 2002

Giesz (1950)   Giesz, Ludwig: Nietzsche - Existenzialismus und Wille
                      zur Macht. 1. Auflage, Deutsche Verlags-Anstalt,
                      Stuttgart, 1950

Giesz (1990)   Giesz, Ludwig: Philosophische Spaziergänge. J.B.
                      Metzlersche Verlagsbuchhandlung, Stuttgart, 1990

Girard (1998)   Girard, René: Der Sündenbock. Benziger Verlag,
                      Zürich/Düsseldorf, 1998

Girard (2006)   Girard, René: Das Heilige und die Gewalt. Patmos
                      Verlag GmbH & Co. KG, Düsseldorf, 2006

Girard (2008)   Girard, René: Ich sah den Satan vom Himmel fallen
                      wie einen Blitz. 1. Auflage, Verlag der Weltreligionen
                      im Insel Verlag, Frankfurt am Main und Leipzig, 2008

Girard (2009)	Girard, René: Das Ende der Gewalt. Ungekürzte Neuausgabe, Verlag Herder GmbH, Freiburg im Breisgau, 2009
Glock (2000)	Glock, Hans-Johann: Wittgenstein Lexikon. Wissenschaftliche Buchgesellschaft, Darmstadt, 2000
Grondin (2000)	Grondin, Jean: Einführung zu Gadamer. Mohr Siebeck Verlag, Tübingen, 2000
Gronemeyer (1988)	Gronemeyer, Marianne: Die Macht der Bedürfnisse. Originalausgabe. Rowohlt Taschenbuch Verlag GmbH, Reinbek bei Hamburg, 1988
Gronemeyer (1993)	Gronemeyer, Marianne: Das Leben als letzte Gelegenheit. Wissenschaftliche Buchgesellschaft, Darmstadt, 1993
Haley (2002)	Haley, Jay: Die Jesus-Strategie. 1. Auflage, Carl-Auer- Systeme-Verlag, Heidelberg, 2002
Han (2010)	Han, Byung-Chul: Müdigkeitsgesellschaft. 4. Auflage, Matthes & Seitz Berlin Verlagsgesellschaft mbH, Berlin, 2010
Han (2012 a)	Han, Byung-Chul: Agonie des Eros. 1. Auflage, Matthes & Seitz Berlin Verlagsgesellschaft mbH, Berlin, 2012
Han (2012 b)	Han, Byung-Chul: Transparenzgesellschaft. 1. Auflage, Matthes & Seitz Berlin Verlagsgesellschaft mbH, Berlin, 2012
Han (2013 a)	Han, Byung-Chul: Duft der Zeit. 6., unveränderte Auflage, transcript Verlag, Bielefeld, 2013
Han (2013 b)	Han, Byung-Chul: Im Schwarm. 1. Auflage, Matthes & Seitz Berlin Verlagsgesellschaft mbH, Berlin, 2013
Hardt/Negri (2003)	Hardt, Michael / Negri, Antonio: Empire. Campus Verlag GmbH, Frankfurt am Main, 2003

Hardt/Negri (2013)   Hardt, Michael / Negri, Antonio: Demokratie! Wofür wir kämpfen. Campus Verlag GmbH, Frankfurt am Main, 2013

Hare (1978)   Hare, Robert D.: Psychopathie und Soziopathie. Fachbuchhandlung für Psychologie, Verlagsabteilung, Frankfurt am Main, 1978

Hautzinger (1998)   Hautzinger, Martin: Depression. Hogrefe-Verlag, Göttingen, Bern, Toronto, Seattle, 1998

Hegel (1973)   Hegel, Georg Wilhelm Friedrich: Phänomenologie des Geistes. Verlag Ullstein GmbH, Frankfurt/M., Berlin, Wien, 1973

Hegel (1999)   Hegel, Georg Wilhelm Friedrich: Hauptwerke in sechs Bänden. Wissenschaftliche Buchgesellschaft, Darmstadt, 1999

Heidegger (1962)   Heidegger, Martin: Die Technik und die Kehre. Verlag Günther Neske, Pfullingen, 1962

Heidegger (1969)   Heidegger, Martin: Zur Sache des Denkens. Max Niemeyer Verlag, Tübingen, 1969

Heidegger (1976)   Heidegger, Martin: Wegmarken. Gesamtausgabe, Band 9, Klostermann, Frankfurt am Main, 1976

Heidegger (1986)   Heidegger, Martin: Sein und Zeit. 16. Auflage, Max Niemeyer Verlag, Tübingen, 1986

Heidegger (1988)   Heidegger, Martin: Gelassenheit. 9. Auflage, Verlag Günther Neske, Pfullingen, 1988

Heidegger (1994)   Heidegger, Martin: Zollikoner Seminare. Hrsg. Von Medard Boss, 2. Auflage, Vittorio Klostermann GmbH, Frankfurt am Main, 1994

Heidegger (1998)   Heidegger, Martin: Nietzsche. 2 Bände. 6. erg. Auflage, Verlag Günther Neske, Stuttgart, 1998 Zitationsweise: Angabe des Bandes in Ziffern

Heinrichs (2011)   Heinrichs, Hans-Jürgen: Peter Sloterdijk – Die Kunst des Philosophierens. Carl Hanser Verlag, München, 2011

Heinrichs et al. (2010)   Heinrichs, Nina / Stangier, Ulrich / Gerlach, Alexander L./ Willutzki, Ulrike / Fydrich, Thomas: Evidenzbasierte Leitlinie zur Psychotherapie der Sozialen Angststörung. Hogrefe-Verlag GmbH & Co. KG; Göttingen, Bern, Wien, Paris, Oxford, Prag, Toronto, Cambridge, MA; Amsterdam, Kopenhagen, Stockholm, 2010

Heinz (2014)   Heinz, Andreas: Der Begriff der psychischen Krankheit. 1. Auflage, Suhrkamp Verlag, Berlin, 2014

Hetzel/Wiechens (1999)   Hetzel, Andreas / Wiechens, Peter (Hrsg.): Georges Bataille. Vorreden zur Überschreitung. Verlag Königshausen & Neumann GmbH, Würzburg, 1999

Hölderlin (1999)   Hölderlin, Friedrich: Sämtliche Gedichte. 1. Auflage, Insel Verlag, Frankfurt am Main und Leipzig, 1999

Hörisch (1998)   Hörisch, Jochen: Die Wut des Verstehens. Erweiterte Nachauflage, Suhrkamp Verlag, Frankfurt am Main, 1998

Hügli/Lübcke (1992)   Hügli, Anton / Lübcke, Poul (Hrsg.): Philosophie im 20. Jahrhundert. Band 1. Originalausgabe, Rowohlt Verlag GmbH, Reinbek bei Hamburg, 1992

Ikäheimo (2014)   Ikäheimo, Heikki: Anerkennung. Walter de Gruyter GmbH & Co. KG, Berlin, Boston, 2014

Illich (1995)   Illich, Ivan: Die Nemesis der Medizin. 4. überarbeitete Auflage, Verlag C.H. Beck, München, 1995

Jaeger (1973)   Jaeger, Werner: Paideia. Die Formung des griechischen Menschen. Verlag Walter de Gruyter, Berlin, New York, 1973

Jaeggi (2001)　　　　　Jaeggi, Eva: Und wer therapiert die Therapeuten?
　　　　　　　　　　　J.G. Cotta'sche Buchhandlung Nachfolger GmbH,
　　　　　　　　　　　gegr. 1659, Stuttgart 2001

Janke (1982)　　　　　Janke, Wolfgang: Existenzphilosophie. Walter de
　　　　　　　　　　　Gruyter, Berlin, New York, 1982

Jaspers (1965)　　　　　Jaspers, Karl: Allgemeine Psychopathologie. 8.,
　　　　　　　　　　　unveränderte Auflage, Springer-Verlag, Berlin,
　　　　　　　　　　　Heidelberg, New-York, 1965

Jongen et al. (2009)　　Jongen, Marc / Van Tuinen, Sjoerd / Hemelsoet,
　　　　　　　　　　　Konraad (Hrsg.): Die Vermessung des Ungeheuren.
　　　　　　　　　　　Wilhelm Fink Verlag, München, 2009

Kant (1998)　　　　　　Kant, Immanuel: Werke in sechs Bänden. Hrsg.:
　　　　　　　　　　　Wilhelm Weischedel, 5., erneut überprüfter
　　　　　　　　　　　reprographischer Nachdruck 1983 der Ausgabe
　　　　　　　　　　　Darmstadt 1964, Sonderausgabe, Wissenschaftliche
　　　　　　　　　　　Buchgesellschaft, Darmstadt, 1998 Zitationsweise:
　　　　　　　　　　　Angabe des Bandes in Ziffern

Kaufmann (1988)　　　Kaufmann, Walter: Nietzsche. Philosoph – Psychologe –
　　　　　　　　　　　Antichrist. 2. durchgesehene Auflage der deutschen
　　　　　　　　　　　Ausgabe, Wissenschaftliche Buchgesellschaft,
　　　　　　　　　　　Darmstadt, 1988

Kierkegaard (1991)　　Kierkegaard, Sören: Der Begriff Angst. Europäische
　　　　　　　　　　　Verlagsanstalt, Hamburg, 1991

Kinnebrock (1999)　　Kinnebrock, Werner: Bedeutende Theorien des 20.
　　　　　　　　　　　Jahrhunderts. R. Oldenbourg Verlag, München, 1999

Kisker et al. (1991)　　Kisker, K.P. / Freyberger, H. / Rose, H.K. / Wulff, E.:
　　　　　　　　　　　Psychiatrie, Psychosomatik, Psychotherapie.
　　　　　　　　　　　5. überarbeitete Auflage, Georg Thieme Verlag,
　　　　　　　　　　　Stuttgart, New York, 1991

Klages (1926)　　　　　Klages, Ludwig: Die psychologischen Errungenschaften
　　　　　　　　　　　Nietzsches. Johann Ambrosius Barth, Leipzig, 1926

Klein (2011)   Klein, Melanie: Das Seelenleben des Kleinkindes und
                      andere Beiträge zur Psychoanalyse. 9. Auflage,
                      Klett-Cotta, (keine Stadtangabe), 2011

Köthke et al. (1999) Köthke, Werner / Rückert, Hans-Werner / Sinram,
                      Jens: Psychotherapie? Hogrefe-Verlag, Göttingen,
                      Bern, Toronto, Seattle, 1999

Kojève (1975)   Kojève, Alexandre: Hegel. Eine Vergegenwärtigung
                      seines Denkens. Hrsg.: Fetscher, Iring. 1. Auflage,
                      Suhrkamp Verlag, Frankfurt am Main, 1975

Kubny-Lüke (2003)   Kubny-Lüke, Beate (Hrsg.): Ergotherapie im Arbeitsfeld
                      Psychiatrie. Georg Thieme Verlag, Stuttgart, New York,
                      2003

Kühn/Petzold   Kühn, Rolf / Petzold, Hilarion (Hrsg.): Psychotherapie
(1992)   und Philosophie. Philosophie als Psychotherapie?
                      Jungfermann Verlag, Paderborn, 1992

Küng (1994)   Küng, Hans: Das Christentum. Wesen und Geschichte.
                      3. Auflage, 18.-21.Tausend 1995, R. Piper GmbH & Co.
                      KG, München, 1994

Kytzler/Redemund   Kytzler, Bernhard / Redemund, Lutz: Unser tägliches
(2007)   Latein. Lexikon des lateinischen Spracherbes.
                      7. Auflage, Verlag Philipp von Zabern, Mainz am
                      Rhein, 2007

Langenscheid   Langenscheidt-Redaktion (Hrsg.): Langenscheidt –
(2009)   Großes Schulwörterbuch Lateinisch-Deutsch.
                      Langenscheidt Verlag, Berlin und München, 2009

Laplanche/Pontalis   Laplanche, Jean / Pontalis, Jean-Bertrand: Das
(1989)   Vokabular der Psychoanalyse. 9. Auflage, Suhrkamp
                      Verlag, Frankfurt am Main, 1989

Laux (1992)   Laux, Gerd: Pharmakopsychiatrie. Gustav Fischer
                      Verlag, Stuttgart, Jena, New York, 1992

Lazarus-Mainka/ Siebeneick (2000)	Lazarus-Mainka, Gerda / Siebeneick, Stefanie: Angst und Ängstlichkeit. Hogrefe-Verlag, Göttingen, Bern, Toronto, Seattle, 2000
Lesmeister/Metzner (2010)	Lesmeister, Roman / Metzner, Elke: Nietzsche und die Tiefenpsychologie, Verlag Karl Alber, Freiburg im Breisgau, 2010
Linehan (2008)	Linehan, Marsha: Dialektisch-Behaviorale Therapie der Borderline-Persönlichkeitsstörung. Korrigierte Auflage 2008, CIP-Medien, München, 2008
Löwith (1978)	Löwith, Karl: Nietzsches Philosophie der ewigen Wiederkehr des Gleichen. Dritte, durchgesehene Auflage, Felix Meiner Verlag, Hamburg, 1978
Lukács (1976)	Lukács, Georg: Die Theorie des Romans. 3. Auflage, Hermann Luchterhand Verlag, Darmstadt und Neuwied, 1976
Macho (1996)	Macho, Thomas H. (Hrsg.): Ludwig Wittgenstein. Diederichs Verlag, München, 1996
Mauss (1968)	Mauss, Marcel: Die Gabe. Suhrkamp Verlag, Frankfurt am Main, 1968
Mentzos (1994)	Mentzos, Stavros: Neurotische Konfliktverarbeitung. Fischer Verlag GmbH, Frankfurt am Main, 1984
Mentzos (1995)	Mentzos, Stavros: Depression und Manie. Psychodynamik und Therapie affektiver Störungen. Vandenhoeck & Ruprecht, Göttingen, Zürich, 1995
Miller (1983)	Miller, Alice: Das Drama des begabten Kindes 1. Auflage, Suhrkamp Verlag, Frankfurt am Main, 1983
Mühlhölzer (2011)	Mühlhölzer, Felix: Wissenschaft. Philipp Reclam jun. GmbH & Co. KG, Stuttgart, 2011

Müller-Timmermann (2003, 2004)	Müller-Timmermann, Eckhart: Ausgebrannt – Wege aus der Burnout-Krise. 2. Auflage der 11. vollständig neu bearbeiteten Ausgabe, Verlag Herder, Freiburg im Breisgau, 2003, 2004
Münker/Roesler (2000)	Münker, Stefan / Roesler Alexander: Poststrukturalismus.Verlag J.B. Metzler, Stuttgart, Weimar, 2000
Nagel (1992)	Nagel, Thomas: Der Blick von nirgendwo. 1. Auflage, Suhrkamp Verlag, Frankfurt am Main, 1992
Narholz (2012)	Narholz, Christoph: Die Politik des Schönen. Originalausgabe, Suhrkamp Verlag, Berlin 2012
Neill (1971)	Neill, Alexander Sutherland: Das Prinzip Summerhill: Fragen und Antworten. Rowohlt Taschenbuch Verlag, Reinbek bei Hamburg, 1971
Niemeyer (2009)	Niemeyer, Christian (Hrsg.): Nietzsche-Lexikon. Wissenschaftliche Buchgesellschaft, Darmstadt, 2009
Nietzsche (1997)	Nietzsche, Friedrich: Werke. 3 Bände, Hrsg. von Karl Schlechta, Wissenschaftliche Buchgesellschaft, Darmstadt, 1997
Nietzsche (1999)	Nietzsche, Friedrich: Kritische Studienausgabe in 15 Bänden. Deutscher Taschenbuch Verlag GmbH & Co. KG, München, 1999 Zitationsweise: Angabe des Bandes der KSA in Ziffern
Nissen (1995)	Nissen, Gerhardt (Hrsg.): Angsterkrankungen: Prävention und Therapie. 1. Auflage, Verlag Hans Huber, Bern, Göttingen, Toronto, Seattle, 1995
Onfray (2011)	Onfray, Michel: Anti Freud. 1. Auflage, Albrecht Knaus Verlag, München, 2011
Ottmann (2000)	Ottmann, Henning (Hrsg.): Nietzsche-Handbuch. Verlag J.B. Metzler, Stuttgart, Weimar, 2000

Pascal (1984)	Pascal, Blaise: Gedanken. Philipp Reclam Junior Verlag, Stuttgart, 1984
Pascal (1987)	Pascal, Blaise: Über die Religion. 1. Auflage, Insel Verlag, Frankfurt am Main, 1987
Passig/Lobo (2011)	Passig, Kathrin / Lobo, Sascha: Dinge geregelt bekommen. 2. Auflage, Rowohlt Verlag, Reinbek bei Hamburg, 2011
Pieper (2010)	Pieper, Annemarie: Ein Seil, geknüpft zwischen Thier und Übermensch. Schwabe Verlag, Basel, 2010
Pindar (1967)	Pindar: Siegesgesänge und Fragmente. Herausgegeben und übersetzt von Oskar Werner. Ernst Heimeran Verlag, München, 1967
Platon (2011)	Platon: Sämtliche Werke in sieben Bänden. 32. Auflage, Rowohlt Verlag, Reinbek bei Hamburg, 2011
Raffnsoe (2007)	Raffnsoe, Sverre: Nietzsches Genealogie der Moral. Wilhelm Fink GmbH & Co. Verlags-KG, Paderborn, 2007
Raffnsoe et al. (2011)	Raffnsoe, Sverre / Gudmand-Hoyer, Marius / Thaning, Morten S.: Foucault: Studienhandbuch. Wilhelm Fink Verlag, München, 2011
Rattner (2012)	Rattner, Josef: Menschenkenntnis durch Charakterkunde. Nikol Verlagsgesellschaft mbH & Co. KG, Hamburg, 2012
Rehfus (1986)	Rehfus, Wulff D.: Der Philosophieunterricht. Friedrich Frommann Verlag, Günther Holzboog GmbH & Co, Stuttgart-Bad Cannstatt, 1986
Reimer et al. (1996)	Reimer, Christian / Eckert, Jochen / Hautzinger, Martin / Wilke, Eberhard: Psychotherapie. Springer Verlag, Berlin, Heidelberg, 1996

Rieländer/Brücher-Albers (1999)	Rieländer, Maximilian (Hrsg.) / Brücher-Albers, Carola (Hrsg.): Gesundheit für alle im 21. Jahrhundert. Deutscher Psychologen Verlag, Bonn, 1999
Rilke (1987)	Rilke, Rainer Maria: Die Gedichte. Dritte Auflage, Insel Verlag, Frankfurt am Main, 1987
Rilke (2013)	Rilke, Rainer Maria: Du musst dein Leben ändern. 2. Auflage, Insel Verlag, Berlin, 2013
Ritter et al. (1971-2007)	Ritter, Joachim / Gründer, Karlfried / Gabriel, Gottfried (Hrsg.): Historisches Wörterbuch der Philosophie. Wissenschaftliche Buchgesellschaft Darmstadt, Basel, 2007 Zitationsweise: Angabe des Bandes in Ziffern
Rötzer (2013)	Rötzer, Florian: Ist das Leben ein Spiel? – Aspekte einer Philosophie des Spiels und eines Denkens ohne Fundamente. Verlag der Buchhandlung Walter König, Köln, 2013
Rohde-Dachser (2004)	Rohde-Dachser, Christa: Das Borderline-Syndrom. 7. vollständig überarbeitete und erweiterte Auflage, Verlag Hans Huber, Bern, Göttingen, Toronto, Seattle, 2004
Rorty (1967)	Rorty, Richard: The linguistic turn. The University of Chicago Press, Chicago & London, 1967
Rotgers/Maniacci (2007)	Rotgers, Frederick / Maniacci, Michael: Die antisoziale Persönlichkeitsstörung. Therapien im Vergleich: Ein Praxisführer. 1. Auflage, Verlag Hans Huber, Hogrefe AG, Bern, 2007
Roth/Opolka (2003)	Roth, Gerhard / Opolka, Uwe (Hrsg.): Angst, Furcht und ihre Bewältigung. Band 2. Bibliotheks- und Informationssystem der Universität Oldenburg, (BIS)-Verlag, Oldenburg, 2003

Ruschmann (1999)	Ruschmann, Eckart: Philosophische Beratung. W. Kohlhammer GmbH, Stuttgart, Berlin, Köln, 1999
Russell (1950)	Russell, Bertrand: Probleme der Philosophie. Humboldt-Verlag, Wien, Stuttgart, 1950
Rüther (1975)	Rüther, Werner: Abweichendes Verhalten und labeling approach. Carl Heymanns Verlag KG, Köln, Berlin, Bonn, München, 1975
Safranski (2000)	Safranski, Rüdiger: Nietzsche. Biographie seines Denkens. Carl Hanser Verlag, München, Wien, 2000
Salaquarda (1996)	Salaquarda, Jörg: Nietzsche. 2., um ein Nachwort und Nachträge zur Bibliographie erweiterte Ausgabe, Wissenschaftliche Buchgesellschaft, Darmstadt, 1996
Sartre (1985)	Sartre, Jean-Paul: Das Sein und das Nichts. Rowohlt Verlag GmbH, Reinbek bei Hamburg, 1985
Schaap (2002)	Schaap, Sybe: Die Unfähigkeit zu vergessen. Königshausen & Neumann Verlag, Würzburg, 2002
Scheler (2004)	Scheler, Max: Das Ressentiment im Aufbau der Moralen. 2. Auflage, Vittorio Klostermann GmbH, Frankfurt am Main, 2004
Schmidbauer (1992)	Schmidbauer, Wolfgang: Hilflose Helfer. Vollständig überarbeitete und erweiterte Neuausgabe, Rowohlt Taschenbuch Verlag GmbH, Reinbek bei Hamburg, 1992
Schmidt-Biggemann (1999)	Schmidt-Biggemann, Wilhelm: Blaise Pascal. Originalausgabe, Verlag C.H.Beck, Bremen, 1999
Schmidt-Grépály (2013)	Schmidt-Grépály, Rüdiger (Hrsg.): Zur Rückkehr des Autors. Gespräche über das Werk Friedrich Nietzsches. 1. Auflage, Lagerfeld, Steidl, Druckerei Verlag, Göttingen, 2013

Schopenhauer (1988)	Schopenhauer, Arthur: Arthur Schopenhauers Werke in fünf Bänden. Nach den Ausgaben letzter Hand, hrsg. von Ludger Lütkehaus, Haffmans Verlag, Zürich, 1988 Zitationsweise: Angabe des Bandes in Ziffern
Schwarz/Maier (2001)	Schwarz, Frank / Maier, Christian (Hrsg.): Psychotherapie der Psychosen. Georg Thieme Verlag, Stuttgart, 2001
Schweitzer et al. (1992)	Schweitzer, Jochen / Retzer, Arnold / Fischer, Hans Rudi: Systemische Praxis und Postmoderne. 1. Auflage, Suhrkamp, Frankfurt am Main, 1992
Seligman (1995)	Seligman, Martin E. P.: Erlernte Hilflosigkeit. 5., korrigierte Auflage, Psychologie Verlags Union, Weinheim, 1995
Shorter (2003)	Shorter, Edward: Geschichte der Psychiatrie. Rowohlt Taschenbuch Verlag, Reinbek bei Hamburg, 2003
Siebenthal (1956)	Siebenthal von, W.: Schuldgefühl und Schuld bei psychiatrischen Erkrankungen. Rascher Verlag, Zürich, 1956
Sloterdijk (1983)	Sloterdijk, Peter: Kritik der zynischen Vernunft. 2 Bände 1. Auflage, Suhrkamp Verlag, Frankfurt am Main, 1993 Zitationsweise: Angabe des Bandes in Ziffern
Sloterdijk (1987)	Sloterdijk, Peter: Kopernikanische Mobilmachung und ptolemäische Abrüstung. 1. Auflage, Suhrkamp Verlag, Frankfurt am Main, 1987
Sloterdijk (1988)	Sloterdijk, Peter: Zur Welt kommen – Zur Sprache kommen. 1. Auflage, Suhrkamp Verlag, Frankfurt am Main, 1988
Sloterdijk (1989)	Sloterdijk, Peter: Eurotaoismus. 1. Auflage. Suhrkamp Verlag, Frankfurt am Main, 1989

Sloterdijk (1993)   Sloterdijk, Peter: Weltfremdheit. 1. Auflage, Suhrkamp Verlag, Frankfurt am Main, 1993

Sloterdijk (1998-2004)   Sloterdijk, Peter: Sphären. 3 Bände, 1. Auflage, Suhrkamp Verlag, Frankfurt am Main, 1998-2004 Zitationsweise: Angabe des Bandes in Ziffern

Sloterdijk (2001)   Sloterdijk, Peter: Über die Verbesserung der guten Nachricht. Nietzsches fünftes „Evangelium". 1. Auflage Suhrkamp Verlag, Frankfurt am Main, 2001

Sloterdijk (2006)   Sloterdijk, Peter: Zorn und Zeit. 1. Auflage, Suhrkamp Verlag, Frankfurt am Main, 2006

Sloterdijk (2009)   Sloterdijk, Peter: Du musst dein Leben ändern. 1. Auflage, Suhrkamp Verlag, Frankfurt am Main, 2009

Sloterdijk (2010a)   Sloterdijk, Peter: Scheintod im Denken. 1. Auflage, Suhrkamp Verlag, Berlin, 2010

Sloterdijk (2010b)   Sloterdijk, Peter: Die nehmende Hand und die gebende Seite. Originalausgabe, Suhrkamp Verlag, Berlin, 2010

Sloterdijk (2013)   Sloterdijk, Peter: Ausgewählte Übertreibungen. 1. Auflage, Suhrkamp Verlag, Berlin, 2013

Sloterdijk (2014)   Sloterdijk, Peter: Die schrecklichen Kinder der Neuzeit. 1. Auflage, Suhrkamp Verlag, Berlin, 2014

Sontag (1996)   Sontag, Susan: Krankheit als Metapher. Fischer Verlag GmbH, Frankfurt am Main, 1996

Spitzer (2008)   Spitzer, Manfred: Selbstbestimmen. Spektrum Akademischer Verlag, Heidelberg, 2004, 2008

Spitzer (2011)   Spitzer, Manfred: Selbstkontrolle: Warum tun wir oft nicht, was wir wollen? Original-Vortrag, Auditorium-Netzwerk, Mühlheim/Baden, 2011

Stangier/Fydrich (2002)	Stangier, Ulrich / Fydrich, Thomas (Hrsg.): Soziale Phobie und Soziale Angststörung. Hogrefe-Verlag, Göttingen, Bern, Toronto, Seattle, 2002
Stegmaier (1994)	Stegmaier, Werner: Nietzsches „Genealogie der Moral". Wissenschaftliche Buchgesellschaft, Darmstadt, 1994
Stegmaier (2012)	Stegmaier, Werner: Nietzsches Befreiung der Philosophie. Walter de Gruyter GmbH & Co. KG, Berlin, Boston, 2012
Straube (1992)	Straube, Eckart. Zersplitterte Seele oder Schizophrenie? Originalausgabe, Fischer Taschenbuch Verlag, Frankfurt am Main, 1992
Suhr (1989)	Suhr, Martin: Sartre zur Einführung. 2. Auflage, Junius Verlag, Hamburg, 1989
Tertullian (1984)	Tertullianus, Quintus Septimius Florens: Apologeticum: lat. u. dt. = Verteidigung des Christentums / Tertullian. (Hrsg., übers. u. erl. von Carl Becker). 3. Auflage, Kösel-Verlag, München, 1984
Teuber (2011)	Teuber, Nadine: Das Geschlecht der Depression. Transcript Verlag, Bielefeld, 2011
Thomann (2004)	Thomann, Erik: Die Entmündigung des Menschen durch die Sprache. Passagen Verlag GmbH, Wien, 2004
Uhlhaas (2011)	Uhlhaas, Peter: http://www.3sat.de/SCRIPTS/print. php? url=/scobel/157722/index.html Zugriff am 29.10.2011
Uhlig/Thiele (2002)	Uhlig, Stefan / Thiele Monika (Hrsg.): Rausch-Sucht-Lust. Psychosozial-Verlag, Gießen, 2002
Van Tuinen (2006)	Van Tuinen, S.: Peter Sloterdijk: Ein Profil. Wilhelm Fink Verlag, Paderborn, 2006

Voltaire (1989)	Voltaire: Ein Lesebuch für unsere Zeit. 1. Auflage. Aufbau-Verlag, Berlin und Weimar, 1989
Von Hentig (1985)	Von Hentig, Hartmut: Die Menschen stärken, die Sachen klären. Verlag Philipp Reclam jun., Stuttgart, 1985
Von Kues (2002)	Von Kues, Nikolaus: Philosophisch-theologische Werke in vier Bänden, Felix Meiner Verlag, Hamburg, 2002 Zitationsweise: Angabe des Bandes in Ziffern
Von Schlippe/ Schweitzer (1997)	Von Schlippe, Arist / Schweitzer, Jochen: Lehrbuch der systemischen Therapie und Beratung. Vandenhoeck & Ruprecht, Göttingen, 1997
Waldenfels (1997)	Waldenfels, Bernhard: Topographie des Fremden. 1. Auflage, Suhrkamp Verlag, Frankfurt am Main, 1997
Waldenfels (1998)	Waldenfels, Bernhard: Grenzen der Normalisierung. 1. Auflage, Suhrkamp Verlag, Frankfurt am Main, 1998
Watzlawick (1988)	Watzlawick, Paul / Weakland, John H. / Fisch, Richard: Lösungen. 4. Auflage, Verlag Hans Huber, Bern, Stuttgart, Toronto, 1988
Weber (1972)	Weber, Max: Gesammelte Aufsätze zur Religionssoziologie. 6., photomechanisch gedruckte Auflage, J.C.B. Mohr (Paul Siebeck), Tübingen, 1972
Weber (1991)	Weber, Max: Die Wirtschaftsethik der Weltreligionen. Konfuzianismus und Taoismus. J.C.B. Mohr (Paul Siebeck), Tübingen, 1991
Wellmann (1982)	Wellmann, Burkhard: Arbeit. Verlag J.P. Bachem, Köln 1982

Werner (2007) Werner, Götz W.: Ein Grund für die Zukunft: das Grundeinkommen. 5. Auflage, Verlag Freies Geistesleben, Stuttgart, 2007

Wick (1971) Wick, Erika: Zur Psychologie der Reue. Verlag Paul Haupt, Bern, Stuttgart, 1971

Wittgenstein (1984) Wittgenstein, Ludwig: Tractatus logico-philosophicus. 1. Auflage, Suhrkamp, Frankfurt am Main, 1984

Wittgenstein (1994) Wittgenstein, Ludwig: Wiener Ausgabe. Hrsg. Von Nedo, Michael, Springer Verlag, Wien, New York, 1994

Wolfersdorf (1994) Wolfersdorf, Manfred: Depression. Springer Verlag Berlin, Heidelberg, 1994

Wuketits (1995) Wuketits, Franz M.: Evolutionstheorien. Band 7, Wissenschaftliche Buchgesellschaft, Darmstadt, 1995

Wuketits (2013) Wuketits, Franz M.: Animal irrationale. Eine kurze (Natur-)Geschichte der Unvernunft. 1. Auflage, Suhrkamp Verlag, Berlin, 2013

Yalom (2004) Yalom, Irvin D.: Liebe, Hoffnung, Psychotherapie. Auflage, Verlagsgruppe Random House GmbH, München, 2004

Zeiß (2011) Zeiß, Torsten: Priester und Opfer. Tectum Verlag, Marburg, 2011

Zizek (1991) Zizek, Slavoj: Liebe Dein Symptom wie Dich selbst. Merve Verlag GmbH, Berlin, 1991

Zwierlein (2013) Zwierlein, Eduard: Magna Quaestio. 1. Auflage, Matthes & Seitz Berlin Verlagsgesellschaft mbH, Berlin, 2013

10. Endnoten

1. Einleitung

[1] Nietzsche 1999, KSA 3, S. 346
[2] Heidegger 1976, S. 388
[3] Waldenfels 1998, S. 117
[4] Gadamer 1993, S. 202
[5] Shorter 2003, S. 359
[6] Raffnsoe et al. 2011, S. 98
[7] Teuber 2011, S. 9
[8] Sloterdijk 1989, S. 165
[9] Ebd.
[10] Ebd., S. 166
[11] Nietzsche 1999, KSA 3, S. 574
[12] Ebd., KSA 4, S. 197
[13] Ebd., KSA 3, S. 372
[14] Sloterdijk 2009, S. 234
[15] Brock 2015, S. 195
[16] Nietzsche 1999, KSA 5, S. 281
[17] Ebd., S. 272
[18] Brock 2015, S. 226
[19] Altmann 1977, S. 41
[20] Nietzsche 1999, KSA 5, S. 384
[21] Ebd., S. 398
[22] Ebd., S. 403
[23] Ebd.
[24] Zittel in: Ottmann 2000, S. 356
[25] Nietzsche 1999, KSA 4, S. 197
[26] Ebd., KSA 3, S. 574
[27] Ebd., S. 348
[28] Ebd., S. 351
[29] Ebd., S. 349
[30] Ebd., S. 351
[31] Sloterdijk 2001, S. 60
[32] Brock 2015, S. 379
[33] Ebd., S. 230
[34] Sloterdijk 2001, S. 28
[35] Ebd., S. 29
[36] Sloterdijk 1998-2004, Bd. 3, S. 884
[37] Sloterdijk 2001, S. 50
[38] Nietzsche 1999, KSA 5, S. 59
[39] Ebd., KSA 4, S. 97
[40] Sloterdijk 1993, S. 267

2. Genese und Phänomenologie des Ressentiments

2.1 Französische Wortgeschichte

[1] Ritter et al. 2007, Bd. 8, S. 921
[2] Ebd.
[3] Ebd.
[4] Ebd.
[5] Ebd.
[6] Scheler 2004, S. 2
[7] Ebd.
[8] Deleuze 1991, S. 122

2.2 Das Ressentiment nach Friedrich Nietzsche

[1] Scheler 2004, S. 2
[2] Ritter 2007, Bd. 8, S. 922
[3] Nietzsche 1999, KSA 5, S. 272
[4] Ebd., KSA 12, S. 215
[5] Ebd., KSA 5, S. 269
[6] Ebd., S. 272
[7] Ebd., S. 274
[8] Ebd., S. 272

⁹ Ebd.
¹⁰ Ebd., S. 294
¹¹ Ebd., S. 273
¹² Ebd., S. 270
¹³ Ebd., S. 272
¹⁴ Ebd., S. 368
¹⁵ Ebd., S. 270
¹⁶ Ebd.
¹⁷ Ebd., S. 271
¹⁸ Brock 2015, S. 187
¹⁹ Nietzsche 1999, KSA 5, S. 374
²⁰ Ebd., S. 272
²¹ Ebd., S. 281
²² Klages 1926, S. 45
²³ Ebd.
²⁴ Nietzsche 1999, KSA 5, S. 270
²⁵ Brock 2015, S. 225
²⁶ Nietzsche 1999, KSA 5, S. 274
²⁷ Ebd.
²⁸ Ebd.
²⁹ Altmann 1977, S. 55
³⁰ Nietzsche 1999, KSA 5, S. 270
³¹ Ebd., S. 271
³² Ebd., S. 374
³³ Scheler 2004, S. 30
³⁴ Brock 2015, S. 198
³⁵ Ebd., S. 200
³⁶ Ebd.
³⁷ Ritter et al., 2007, Bd. 8, S. 922
³⁸ Brock 2015, S. 225
³⁹ Ebd.
⁴⁰ Nietzsche 1999, KSA 5, S. 282
⁴¹ Ebd.
⁴² Ebd.
⁴³ Ebd., S. 369
⁴⁴ Klages 1926, S. 128
⁴⁵ Nietzsche 1999, KSA 5, S. 366
⁴⁶ Ebd.
⁴⁷ Brock 2015, S. 209
⁴⁸ Nietzsche 1999, KSA 5, S. 373
⁴⁹ Ebd., S. 366
⁵⁰ Ebd., S. 375
⁵¹ Raffnsoe 2007, S. 51
⁵² Nietzsche 1999, KSA 5, S. 366
⁵³ Ebd., KSA 4, S. 19
⁵⁴ Ebd., KSA 5, S. 278
⁵⁵ Ebd.
⁵⁶ Ebd., KSA 12, S. 366
⁵⁷ Brock 2015, S. 376
⁵⁸ Nietzsche 1999, KSA 5, S. 369
⁵⁹ Ebd.

2.3 Das Ressentiment nach Max Scheler

¹ Scheler 2004, S. 4
² Ebd.
³ Ebd.
⁴ Ebd., S. 7
⁵ Ebd., S. 6
⁶ Ebd., S. 10
⁷ Ebd., S. 7
⁸ Ebd., S. 31
⁹ Ebd., S. 7
¹⁰ Ebd., S. 36
¹¹ Ebd., S. 49
¹² Ebd., S. 23
¹³ Ebd., S. 41
¹⁴ Ebd., S. 9
¹⁵ Philosophie Magazin 1/2015, S. 48
¹⁶ Scheler 2004, S. 95
¹⁷ Ebd.
¹⁸ Ebd., S. 81
¹⁹ Ebd., S. 83
²⁰ Ebd., S. 97
²¹ Ebd., S. 92
²² Ebd., S. 62

[23] Ebd., S. 70
[24] Ebd., S. 69
[25] Ebd., S. 70
[26] Nietzsche 1999, KSA 5,
S. 367
[27] Scheler 2004, S. 69

2.4 Das Ressentiment nach Peter Sloterdijk

[1] Sloterdijk 2006, S. 3
[2] Ebd., S. 28
[3] Ebd., S. 31
[4] Ebd., S. 81
[5] Ebd., S. 48
[6] Vgl. Dostojewskij 1983
[7] Sloterdijk 2006, S. 49
[8] Ebd., S. 17
[9] Ebd., S. 96
[10] Ebd., S. 92
[11] Ebd., S. 95
[12] Ebd., S. 99
[13] Ebd., S. 96
[14] Ebd., S. 99
[15] Ebd., S. 100
[16] Nietzsche 1999, KSA 5,
S. 297
[17] Sloterdijk 2006, S. 352
[18] Ebd., S. 161
[19] Ebd., S. 49
[20] Ebd., S. 154
[21] Ebd., S. 162
[22] Ebd., S. 168
[23] Ebd.
[24] Ebd., S. 168
[25] Ebd., S. 73
[26] Ebd., S. 96
[27] Ebd., S. 222
[28] Ebd., S. 99
[29] Ebd., S. 102
[30] Ebd.
[31] Ebd., S. 183
[32] Ebd., S. 100
[33] Ebd., S. 58
[34] Ebd., S. 173
[35] Ebd., S. 248
[36] Ebd., S. 173
[37] Ebd., S. 172
[38] Ebd., S. 270
[39] Ebd. S. 255
[40] Ebd., S. 45
[41] Ebd.
[42] Ebd., S. 286
[43] Ebd., S. 68
[44] Ebd.
[45] Ebd., S. 293
[46] Ebd., S. 354
[47] Ebd., S. 282
[48] Ebd., S. 289
[49] Ebd., S. 337
[50] Ebd.
[51] Ebd., S. 327
[52] Ebd., S. 329
[53] Ebd.
[54] Ebd., S. 330
[55] Ebd.
[56] Ebd.
[57] Ebd., S. 331
[58] Ebd., S. 330
[59] Ebd., S. 329
[60] Ebd.
[61] Ebd., S. 331
[62] Ebd., S. 354
[63] Hardt/Negri 2003,
S. 73
[64] Ebd., S. 179
[65] Ebd., S. 180

3. Das Sprachspiel der Psychiatrie

3.1 „Psychische Krankheit" – Versuch einer Begriffsklärung

[1] Dilling et al. 2010, S. 245
[2] Ebd., S. 20
[3] Jaspers 1965, S. 656
[4] Raffnsoe et al. 2011, S. 105
[5] Ebd.
[6] Shorter 2003, S. 9
[7] Ebd., S. 436
[8] Ebd.
[9] Ebd., S. 431
[10] Heinz 2014, S. 349
[11] Ebd., S. 22
[12] Watzlawick in: Schweitzer et al. 1992, S. 88
[13] Ebd.
[14] Sloterdijk in: Macho 1996, S. 8
[15] Ebd., S. 9

3.2 Exkurs: Die Sprachspieltheorie Ludwig Wittgensteins

[1] Wittgenstein 1994, S. 173
[2] Glock 2000, S. 121
[3] Wittgenstein 1984, S. 400
[4] Ebd., S. 416
[5] Glock 2000, S. 121
[6] Ebd.
[7] Wittgenstein 1984, S. 299
[8] Ebd., S. 19
[9] Ebd., S. 262
[10] Ebd., S. 250
[11] Fischer 1987, S. 13
[12] Wittgenstein 1984, S. 241

[13] Glock 2000, S. 326
[14] Fischer 1987, S. 160
[15] Glock 2000, S. 325 f.
[16] Ebd., S. 326
[17] Ebd., S. 325
[18] Ebd., S. 326
[19] Wittgenstein 1984, S. 398
[20] Glock 2000, S. 157
[21] Ebd., S. 61
[22] Ebd.
[23] Ebd., S. 60
[24] Ebd.
[25] Fischer 1987, S. 7
[26] Ebd.
[27] Ebd., S. 8
[28] Ebd.
[29] Vgl. Ebd., S. 16
[30] Ebd., S. 17
[31] Fischer 1987, S. 15

3.3 „Psychische Krankheit" vor dem Hintergrund der Sprachspieltheorie

[1] Wittgenstein 1984, S. 277
[2] Ebd., S. 251

3.3.1 Sprachspiele zum Begriff „psychische Krankheit"

[1] Shorter 2003, S. 21
[2] Vgl. Foucault 1996, S. 26
[3] Raffnsoe et al. 2011, S. 95 f.
[4] Ebd., S. 96
[5] Ebd., S. 101
[6] Vgl. Shorter 2003, S. 23 ff.
[7] Heinz 2014, S. 332
[8] Sloterdijk 1993, S. 156
[9] Feuerlein 1989, S. 11
[10] Sloterdijk 1993, S. 129

[11] Ebd., S. 143
[12] Ebd., S. 157
[13] Ebd., S. 155
[14] Ebd., S. 158
[15] Ebd., S. 159
[16] Ebd., S. 155
[17] Kamper in: Uhlig/Thiele 2002, S. 177
[18] Ebd., S. 179
[19] Ebd., S. 178
[20] Vgl. Ebd., S. 177
[21] Ebd., S. 178
[22] Ebd., S. 179
[23] Ebd.
[24] Ebd., S. 182
[25] Ebd., S. 181

3.3.2 Der Abschied von Sprachspielen der „psychischen Krankheit"

[1] Wittgenstein 1984, § 546, S. 445
[2] Sloterdijk 2009, S. 223
[3] Ebd., S. 229
[4] Ebd.
[5] Ebd., S. 218
[6] Ebd., S. 234
[7] Ebd.
[8] Nietzsche 1999, KSA 5, S. 391
[9] Ebd.
[10] Ebd., S. 339
[11] Heidegger 1986, S. 134
[12] Ebd., S. 136
[13] Ebd.
[14] Ebd.
[15] Sloterdijk 1993, S. 63
[16] Ebd.
[17] Schaap 2002, S. 30

4. Die „Verstimmten" vor dem Hintergrund der Philosophie Peter Sloterdijks

[1] Sloterdijk 1993, S. 317
[2] Ebd.
[3] Ebd., S. 324
[4] Sloterdijk 1998-2004, Bd. 1, S. 261
[5] Ebd., S. 45
[6] Ebd., S. 46
[7] Ebd., S. 214
[8] Sloterdijk 1993, S. 288
[9] Ebd., S. 292
[10] Ebd.
[11] Sloterdijk 1998-2004, Bd. 2, S. 209
[12] Ebd., Bd. 1, S. 53
[13] Ebd., S. 42
[14] Ebd., Bd. 2, S. 207
[15] Ebd.
[16] Safranski in: Jongen et al. 2009, S. 78
[17] Sloterdijk 1998-2004, Bd. 1, S. 643
[18] Sloterdijk 1993, S. 292
[19] Ebd., S. 293
[20] Ebd., S. 292
[21] Ebd.
[22] Ebd., S.
[23] Sloterdijk 1998-2004, Bd. 2, S. 614
[24] Ebd., S. 618
[25] Ebd.
[26] Ebd., S. 616
[27] Ebd., S. 608
[28] Ebd., Bd. 1, S. 305
[29] Sloterdijk 1993, S. 282
[30] Heinz 2014, S. 329

5. Angewandte Philosophie: Die „Verstimmten" und das Ressentiment

[1] Sloterdijk 1993, S. 282
[2] Altmann 1977, S. 41
[3] Ebd.
[4] Ebd.
[5] Sloterdijk 1993, S. 282

5.1 Die Schwäche des Bruchstück-Menschen – das ADHD, die Borderline-Persönlichkeitsstörung und die Paranoide Psychose

[1] Nietzsche 1999, KSA 3, S. 582
[2] Müller-Lauter in: Salaquarda 1996, S. 235
[3] Ebd.
[4] Ottmann 2000, S. 351
[5] Nietzsche 1999, KSA 4, S. 147
[6] Ebd., KSA 6, S. 172
[7] Schaap 2002, S. 197
[8] Nietzsche 1999, KSA 3, S. 607
[9] Ebd.
[10] Ebd.
[11] Ebd., KSA 11, S. 280
[12] Safranski 2000, S. 300
[13] Nietzsche 1999, KSA 13, S. 36 f.
[14] Ebd., KSA 11, S. 610 f.
[15] Altmann 1977, S. 27
[16] Ebd.
[17] Ebd., S. 29
[18] Nietzsche 1999, KSA 5, S. 410
[19] Safranski 2000, S. 292
[20] Nietzsche 1999, KSA 11, S. 280
[21] Altmann 1977, S. 25
[22] Nietzsche 1999, KSA 11, S. 606
[23] Altmann 1977, S. 25
[24] Ebd., S. 26
[25] Nietzsche 1997, Bd. 3, S. 705
[26] Altmann 1977, S. 26
[27] Nietzsche 1999, KSA 6, S. 180
[28] Ebd.
[29] Ebd.
[30] Ebd., KSA 11, S. 606
[31] Ebd.
[32] Ebd.
[33] Ebd.
[34] Ebd., KSA 5, S. 33
[35] Ebd.
[36] Ebd.
[37] Altmann 1977, S. 25
[38] Ebd., S. 26
[39] Nietzsche 1999, KSA 13, S. 36
[40] Ebd., KSA 4, S. 130
[41] Altmann 1977, S. 13
[42] Nietzsche 1999, KSA 11, S. 273
[43] Altmann 1977, S. 13
[44] Ebd.
[45] Safranski 2000, S. 291
[46] Altmann 1977, S. 80
[47] Vgl. Ebd., S. 30
[48] Ebd.
[49] Ebd.
[50] Ebd.
[51] Nietzsche 1999, KSA 4, S. 110
[52] Ebd., KSA 10, S. 135
[53] Altmann 1977, S. 80
[54] Nietzsche 1999, KSA 4, S. 148
[55] Ebd., KSA 11, S. 222
[56] Ebd., KSA 13, S. 38
[57] Ebd., S. 360
[58] Ebd., S. 38
[59] Ebd., S. 37
[60] Ebd., S. 37 f.
[61] Ebd., KSA 11, S. 222

62 Ebd., KSA 12, S. 524
63 Altmann 1977, S. 86
64 Nietzsche 1999, KSA 12, S. 524
65 Altmann 1977, S. 29
66 Ritter et al. 1971-2007, Bd. 12, S. 798
67 Nietzsche 1999, KSA 3, S. 476
68 Giesz 1950, S. 3
69 Ebd.
70 Schaap 2002, S. 263
71 Ebd.
72 Ebd., S. 265 f.
73 Ebd., S. 264
74 Nietzsche 1999, KSA 10, S. 282 f.
75 Vgl. Schaap 2002, S. 216
76 Nietzsche 1999, KSA 5, S. 121
77 Ebd., KSA 13, S. 394
78 Ebd., KSA 5, S. 121
79 Ebd., S. 210
80 Ebd., S. 149
81 Ebd., S. 146
82 Ebd., KSA 13, S. 394
83 Vgl. Ebd., KSA 3, S. 582
84 Altmann 1977, S. 27
85 Nietzsche 1999, KSA 5, S. 146
86 Ebd.
87 Ebd., S. 293
88 Ebd., KSA 13, S. 279
89 Han 2010, S. 44
90 Nietzsche 1999, KSA 13, S. 279
91 Ebd., KSA 4, S. 59
92 Ebd., KSA 6, S. 243
93 Ebd., S. 151
94 Ebd., KSA 13, S. 279
95 Schaap 2002, S. 206
96 Nietzsche 1999, KSA 5, S. 205
97 Ebd.
98 Ebd., KSA 6, S. 139
99 Ebd., KSA 11, S. 222
100 Ebd., KSA 6, S. 152
101 Ebd., KSA 5, S. 147
102 Ebd., KSA 1, S. 251
103 Ebd.
104 Ebd., KSA 5, S. 273
105 Altmann 1977, S. 75
106 Nietzsche 1999, KSA 11, S. 607
107 Altmann 1977, S. 27
108 Ebd.
109 Nietzsche 1999, KSA 5, S. 220
110 Ebd., S. 233
111 Altmann 1977, S. 28
112 Nietzsche 1999, KSA 5, S. 231
113 Ebd., KSA 6, S. 243
114 Ebd., KSA 5, S. 209
115 Ebd., KSA 6, S. 243
116 Ebd.
117 Ebd., S. 170
118 Ebd.
119 Ebd., KSA 3, S. 530 f.
120 Ebd., KSA 13, S. 361
121 Altmann 1977, S. 31
122 Nietzsche 1999, KSA 5, S. 120
123 Ebd., KSA 13, S. 394
124 Vgl. Ebd., KSA 10, S. 283
125 Ebd., KSA 5, S. 36
126 Altmann 1977, S. 41
127 Nietzsche 1999, KSA 13, S. 394
128 Ebd.
129 Altmann 1977, S. 41
130 Ebd., S. 29
131 Ebd., S. 41
132 Nietzsche 1999, KSA 5, S. 271
133 Altmann 1977, S. 41
134 Ebd., S. 105
135 Nietzsche 1999, KSA 6, S. 243
136 Altmann 1977, S. 41
137 Ebd.
138 Schaap 2002, S. 204

139 Ebd.
140 Nietzsche 1999, KSA 13, S. 279
141 Ebd.
142 Ebd.
143 Ebd., S. 394
144 Altmann 1977, S. 41
145 Ebd.
146 Nietzsche 1999, KSA 4, S. 178
147 Ebd.
148 Altmann 1977, S. 67
149 Ebd.
150 Ebd., S. 41
151 Ebd., S. 42
152 Brock 2015, S. 376
153 Deleuze nach: Dittrich 2012, S. 18
154 Deleuze 2000, S. 82
155 Nietzsche 1999, KSA 12, S. 366
156 Altmann 1977, S. 42
157 Ebd.
158 Ebd.
159 Nietzsche 1999, KSA 1, S. 251
160 Altmann 1977, S. 42
161 Nietzsche 1999, KSA 5, S. 374
162 Ebd., S. 272
163 Ebd.
164 Ebd.
165 Ebd., S. 121
166 Deleuze nach: Dittrich 2012, S. 17
167 Deleuze/Guattari 1992, S. 41
168 Dittrich 2012, S. 15
169 Ebd.
170 Ebd.
171 Ebd., S. 14
172 Nietzsche 1999, KSA 5, S. 271
173 Ebd., KSA 3, S. 582
174 Altmann 1977, S. 42
175 Nietzsche 1999, KSA 4, S. 30
176 Altmann 1977, S. 42
177 Nietzsche 1999, KSA 13, S. 279
178 Ebd.
179 Ebd.
180 Dittrich 2012, S. 22
181 Nietzsche 1999, KSA 4, S. 148
182 Kojève 1975, S. 70
183 Ebd., S. 64
184 Ebd.
185 Deleuze/Guattari 1992, S. 41
186 Dittrich 2012, S. 22
187 Deleuze 2000, S. 164
188 Nietzsche 1999, KSA 13, S. 279
189 Dittrich 2012, S. 22
190 Nietzsche 1999, KSA 4, S. 148
191 Deleuze nach: Dittrich 2012, S. 17
192 Nietzsche 1999, KSA 12, S. 215
193 Ebd., KSA 5, S. 363
194 Ebd., S. 374
195 Ebd., S. 373
196 Ebd., S. 259
197 Ebd.
198 Ebd., KSA 6, S. 121
199 Ebd.
200 Altmann 1977, S. 48
201 Nietzsche 1999, KSA 12, S. 26
202 Ebd., KSA 5, S. 374
203 Ebd.
204 Ebd., S. 374
205 Ebd., S. 373 f.
206 Ebd., S. 374
207 Ebd.
208 Ebd., S. 274
209 Ebd.
210 Brock 2015, S. 198
211 Ebd., S. 199
212 Nietzsche 1999, KSA 5, S. 211
213 Ebd.
214 Ebd., KSA 12, S. 300
215 Brock 2015, S. 203

[216] Nietzsche 1999, KSA 4, S. 36
[217] Altmann 1977, S. 42
[218] Ebd.
[219] Nietzsche 1999, KSA 5, S. 374
[220] Altmann 1977, S. 43
[221] Ebd.
[222] Nietzsche 1999, KSA 5, S. 362 f.
[223] Ebd., KSA 10, S. 283
[224] Ebd.
[225] Ebd.

5.1.1 Herr R.

[1] Vgl. Dilling et al. 2010, S. 317
[2] Vgl. Ebd., S. 250
[3] Ebd., S. 317
[4] Ebd.
[5] Ebd., S. 249
[6] Ebd., S. 250
[7] Ebd.
[8] Döpfner et al. 2002, S. 3
[9] Kytzler/Redemund 2007, S. 378
[10] Ebd.
[11] Ebd.
[12] Nietzsche 1999, KSA 3, S. 607
[13] Ebd., KSA 13, S. 394
[14] Ebd.
[15] Ebd.
[16] Ebd.
[17] Ebd., S. 279
[18] Ebd.
[19] Han 2010, S. 60
[20] Ebd., S. 44
[21] Brock 2015, S. 232
[22] Nietzsche 1999, KSA 4, S. 147
[23] Vgl. Spitzer 2011
[24] Ebd.
[25] Ebd.
[26] Ebd.
[27] Ebd.
[28] Linehan 2008, S. 32
[29] Ebd., S. 36
[30] Ebd.
[31] Ebd., S. 16
[32] Ebd., S. 36
[33] Ebd.
[34] Ebd., S. 32
[35] Ebd., S. 7
[36] Ebd., S. 33
[37] Ebd.
[38] Ebd.
[39] Ebd., S. 34
[40] Ebd.
[41] Ebd., S. 64
[42] Vgl. Ebd.
[43] Spitzer 2011
[44] Linehan 2008, S. 53
[45] Brock 2015, S. 228
[46] Rohde-Dachser 2004, S. 132
[47] Linehan 2008, S. 46
[48] Ebd.
[49] Ebd.
[50] Nietzsche 1999, KSA 13, S. 23
[51] Ebd.
[52] Ebd.
[53] Ebd., S. 279
[54] Ebd.
[55] Ebd.
[56] Linehan 2008, S. 45
[57] Ebd., S. 7
[58] Ebd., S. 46
[59] Ebd.
[60] Ebd.
[61] Kytzler/Redemund 2007, S. 240
[62] Altmann 1977, S. 67
[63] Ebd., S. 41
[64] Ebd.

[65] Ebd., S. 67
[66] Ebd.
[67] Sloterdijk 1993, S. 323
[68] Sloterdijk 1998-2004, Bd. 1, S. 271
[69] Vgl. Linehan 2008, S. 47
[70] Altmann 1977, S. 42
[71] Ebd.
[72] Linehan 2008, S. 28
[73] Vgl. Ebd., S. 33
[74] Ebd., S. 34
[75] Scheler 2004, S. 9
[76] Ebd., S. 8
[77] Nietzsche 1999, KSA 5, S. 272
[78] Ebd.
[79] Ebd.
[80] Ebd., S. 374
[81] Ebd., S. 274
[82] Ebd., S. 271
[83] Ebd.
[84] Ebd., S. 273
[85] Laplanche und Pontalis 1989, S. 418
[86] Nietzsche 1999, KSA 5, S. 366
[87] Altmann 1977, S. 42
[88] Ebd.
[89] Linehan 2008, S. 58
[90] Ebd.
[91] Brock 2015, S. 230
[92] Rohde-Dachser 2004, S. 42
[93] Vgl. Ebd., S. 113
[94] Vgl. Ebd., S. 43
[95] Ebd., S. 113

5.1.2 Herr E.

[1] Vgl. Dilling et al., S. 124
[2] Vgl. Ebd.
[3] Finzen 1995, S. 22
[4] Dilling et al. 2010, S. 124
[5] Ebd.
[6] Pascal 1987, S. 59 f.
[7] Ebd., S. 60
[8] Ebd., S. 54
[9] Vgl. Finzen 1995, S. 62
[10] Ciompi in: Dörner/Plog 1992, S. 152
[11] Uhlhaas 2011
[12] Ebd.
[13] Ebd.
[14] Nietzsche 1999, KSA 12, S. 104
[15] Vgl. Lempa in: Schwarz/Maier 2001, S. 113
[16] Dörner/Plog 1992, S. 150
[17] Bleuler in: Finzen 1995, S. 27
[18] Ebd., S. 36
[19] Langenscheidt 2009, S. 580
[20] Ebd.
[21] Vgl. Mentzos in: Schwarz/Maier 2001, S. 20
[22] Sloterdijk 1987, S. 99
[23] Vgl. Ebd.
[24] Heinrichs 2011, S. 193
[25] Loch in: Finzen 1995, S. 152
[26] Dörner/Plog 1992, S. 177
[27] Ebd., S. 176
[28] Nietzsche 1999, KSA 4, S. 178
[29] Mentzos in: Schwarz/Maier 2001, S. 23
[30] Ebd., S. 22
[31] Lempa in: Schwarz/Maier 2001, S. 110 f.
[32] Finzen 1995, S. 62
[33] Mentzos in: Schwarz/Maier 2001, S. 25
[34] Finzen 1995, S. 63
[35] Nietzsche 1999, KSA 7, S. 63
[36] Ebd.
[37] Dörner/Plog 1992, S. 150
[38] Nietzsche 1999, KSA 12, S. 104
[39] Ebd.
[40] Ebd.

[41] Dörner/Plog 1992, S. 150
[42] Ebd., S. 176
[43] Finzen 1995, S. 152
[44] Nietzsche 1999, KSA 13, S. 23
[45] Ebd., KSA 3, S. 583
[46] Dörner/Plog 1992, S. 154
[47] Mentzos in: Schwarz/Maier 2001, S. 23
[48] Ebd.
[49] Nietzsche 1999, KSA 3., S. 583
[50] Straube 1992, S. 27
[51] Nietzsche 1999, KSA 3, S. 583
[52] Mentzos in: Schwarz/Maier 2001, S. 25
[53] Dörner/Plog 1992, S. 154
[54] Nietzsche 1999, KSA 5, S. 271
[55] Ebd., S. 272
[56] Ebd.
[57] Altmann 1977, S. 42
[58] Ebd.
[59] Ebd., S. 53
[60] Sloterdijk 1987, S. 99
[61] Ebd.
[62] Altmann 1977, S. 42
[63] Ebd.
[64] Ebd.
[65] Mentzos in: Schwarz/Maier 2001, S. 20
[66] Watzlawick et al. 1988, S. 79
[67] Mentzos in: Schwarz/Maier 2001, S. 25
[68] Ebd.
[69] Pascal 1987, S. 77
[70] Ebd.

5.2 Die Umkehrung der Zeit im „Es war" – die Posttraumatische Belastungsstörung

[1] Schaap 2002, S. 261
[2] Ebd., S. 272
[3] Ebd.
[4] Vgl. Ebd., S. 261
[5] Nietzsche 1999, KSA 11, S. 190
[6] Ebd., S. 119
[7] Ebd., S. 190
[8] Ebd., S. 175
[9] Ebd.
[10] Ebd.
[11] Ebd.
[12] Ebd., KSA 12, S. 26
[13] Ebd.
[14] Schaap 2002, S. 223
[15] Nietzsche 1999, KSA 11, S. 175
[16] Ebd.
[17] Ebd.
[18] Schaap 2002, S. 223
[19] Nietzsche 1999, KSA 11, S. 175
[20] Ebd., S. 190
[21] Schaap 2002, S. 223
[22] Nietzsche 1999, KSA 5, S. 292
[23] Ebd., S. 291
[24] Ebd.
[25] Ebd.
[26] Ebd.
[27] Ebd., KSA 11, S. 175
[28] Ebd., KSA 5, S. 291
[29] Ebd., S. 292
[30] Ebd.
[31] Ebd., KSA 1, S. 251
[32] Ebd., S. 250
[33] Schaap 2002, S. 219
[34] Nietzsche 1999, KSA 6, S. 272
[35] Ebd., KSA 1, S. 251
[36] Ebd.
[37] Ebd., S. 251
[38] Ebd.
[39] Schaap 2002, S. 224
[40] Nietzsche 1999, KSA 5, S. 292
[41] Ebd., KSA 4, S. 181
[42] Ebd.

[43] Schaap 2002, S. 224
[44] Nietzsche 1999, KSA 1, S. 250
[45] Ebd.
[46] Ebd., KSA 5, S. 292
[47] Ebd., KSA 4, S. 179
[48] Ebd., KSA 1, S. 251
[49] Ebd., S. 250
[50] Schaap 2002, S. 223
[51] Ebd.
[52] Ebd.
[53] Ebd.
[54] Nietzsche 1999, KSA 6, S. 272
[55] Ebd.
[56] Ebd.
[57] Ebd., S. 273
[58] Ebd.
[59] Schaap 2002, S. 232
[60] Nietzsche 1999, KSA 1, S. 248
[61] Ebd.
[62] Ebd., S. 249

5.2.1 Frau S.

[1] Vgl. Dilling et al. 2010, S. 183
[2] Ebd.
[3] Ebd.
[4] Ebd.
[5] Ebd.
[6] Ebd.
[7] Ebd. S. 183 f.
[8] Fischer und Riedesser 2009, S. 96
[9] Ebd., S. 173
[10] Ebd., S. 86
[11] Ebd., S. 386
[12] Ebd., S. 86
[13] Ebd. S. 37
[14] Ebd., S. 86
[15] Ebd.
[16] Ebd.
[17] Ebd., S. 97
[18] Vgl. Ebd.
[19] Nietzsche 1999, KSA 5, S. 377
[20] Altmann 1977, S. 26
[21] Ebd.
[22] Nietzsche 1999, KSA 1, S. 251
[23] Ebd., KSA 4, S. 39
[24] Ebd., KSA 5, S. 295
[25] Ebd.
[26] Fischer und Riedesser 2009, S. 338 f.
[27] Ebd., S. 339
[28] Ebd.
[29] Ebd.
[30] Schaap 2002, S. 223
[31] Fischer und Riedesser 2009, S. 94
[32] Vgl. Ebd. S. 37
[33] Ebd., S. 302
[34] Ebd., S. 295
[35] Ebd., S. 95
[36] Ebd. S. 94
[37] Ebd.
[38] Altmann 1977, S. 49
[39] Ebd.
[40] Ebd.
[41] Ebd.
[42] Ebd.
[43] Ebd., S. 50
[44] Nietzsche 1999, KSA 4, S. 180
[45] Sloterdijk 2006, S. 77
[46] Ebd.
[47] Fischer und Riedesser 2009, S. 339
[48] Ebd., S. 273
[49] Ebd., S. 399
[50] Altmann 1977, S. 50
[51] Ebd.
[52] Ebd.
[53] Nietzsche 1999, KSA 1, S. 251
[54] Altmann 977, S. 50

[31] Ebd., KSA 5, S. 282
[32] Ebd., S. 281
[33] Ebd.
[34] Ebd., S. 282
[35] Ebd., S. 123
[36] Ebd.
[37] Ebd.
[38] Ebd.
[39] Ebd.
[40] Ebd.
[41] Nietzsche 1997, Bd. 3, S. 458
[42] Nietzsche 1999, KSA 4, S. 59
[43] Pieper 2010, S. 213
[44] Ebd.
[45] Nietzsche 1999, KSA 3, S. 307
[46] Ebd.
[47] Ebd., KSA 5, S. 368
[48] Ebd., S. 278

5.4.1 Frau T.

[1] Vgl. Dilling et al., S. 171
[2] Dilling et al. 2010, S. 171
[3] Ebd.
[4] Ebd.
[5] Ebd.
[6] Ebd.
[7] Ebd.
[8] Ebd.
[9] Ebd.
[10] Ebd.
[11] Kierkegaard 1991, S. 40
[12] Ebd.
[13] Ebd.
[14] Ebd.
[15] Janke 1982, S. 21
[16] Kierkegaard 1991, S. 40
[17] Janke 1982, S. 24
[18] Ebd.
[19] Ebd.
[20] Heidegger 1986, S. 182
[21] Ebd., S. 141
[22] Ebd.
[23] Ebd., S. 134
[24] Ebd., S. 141
[25] Ebd., S. 186
[26] Janke 1982, S. 189
[27] Ebd., S. 192
[28] Roth/Opolka 2003, S. 337
[29] Ebd.
[30] Nietzsche 1999, KSA 5, S. 122
[31] Heinrichs et al. 2010, S. 12
[32] Ebd.
[33] Stangier/Fydrich 2002, S. 236
[34] Ebd.
[35] Nietzsche 1999, KSA 3, S. 134
[36] Ebd., S. 135
[37] Schäfer/Atzwanger in: Etzersdorfer/ Ley 1999, S. 38
[38] Ebd.
[39] Sartre 1985, S. 343
[40] Ebd.
[41] Ebd., S. 356
[42] Ebd., S. 357
[43] Ebd., S. 349
[44] Ebd., S. 356
[45] Ebd., S. 349
[46] Ebd., S. 353
[47] Ebd., S. 348
[48] Ebd.
[49] Ebd.
[50] Janke 1982, S. 120
[51] Sartre 1985, S. 348
[52] Ebd.
[53] Ebd.
[54] Sartre 1985, S. 353
[55] Ebd.

[56] Ebd.
[57] Ebd.
[58] Ebd., S. 356
[59] Sloterdijk 1993, S. 26
[60] Stangier/Fydrich 2002, S. 17
[61] Ebd.
[62] Hoffmann in: Stangier/Fydrich 2002, S. 210
[63] Ebd., S. 19
[64] Sartre 1985, S. 348
[65] Suhr 1989, S. 71
[66] Hoffmann in: Stangier/Fydrich 2002, S. 210
[67] Ebd.
[68] Heinrichs et al. 2010, S. 39
[69] Dilling et al., 2010, S. 165
[70] Lazarus-Mainka/Siebeneick 2000, S. 427
[71] Heinrichs et al. 2010, S. 21
[72] Ebd.
[73] Ebd.
[74] Ebd.
[75] Stangier/Fydrich 2002, S. 16
[76] Ebd.
[77] Ebd.
[78] Heinrichs et al. 2010, S. 12
[79] Ebd.
[80] Heinrichs et al. 2010, S. 12
[81] Stangier/Fydrich 2002, S. 234
[82] Heidegger 1986, S. 141
[83] Ebd.
[84] Lazarus-Mainka/Siebeneick 2000, S. 445
[85] Schaap 2002, S. 219
[86] Vgl. Heinrichs et al. 2010, S. 13
[87] Vgl. ebd.
[88] Schaap 2002, S. 204
[89] Nietzsche 1997, Bd. 3, S. 644
[90] Lazarus-Mainka/Siebeneick 2000, S. 289
[91] Nietzsche 1999, KSA 5, S. 36
[92] Heinrichs et al. 2010, S. 35
[93] Ebd., S. 34
[94] Stangier/Fydrich 2002, S. 236
[95] Ebd., S. 233
[96] Nietzsche 1999, KSA 5, S. 165
[97] Ebd., KSA 4, S. 377
[98] Ebd.
[99] Ebd., KSA 5, S. 165
[100] Ebd.
[101] Ebd., S. 166
[102] Ebd.
[103] Schaap 2002, S. 272
[104] Heinrichs et al. 2010, S. 15
[105] Sloterdijk 1993, S. 25
[106] Heinrichs et al. 2010, S. 14
[107] Lazarus-Mainka/Siebeneick 2000, S. 408
[108] Ebd., S. 382
[109] Ebd.
[110] Dilling et al. 2010, S. 180
[111] Lazarus-Mainka/Siebeneick 2000, S. 380
[112] Dilling et al. 2010, S. 180
[113] Lazarus-Mainka/Siebeneick 2000, S. 407
[114] Ebd., S. 380
[115] Ebd.
[116] Ebd., S. 381
[117] Ebd.
[118] Nissen 1995, S. 15
[119] Ebd.
[120] Kierkegaard 1984, S. 40
[121] Ebd.
[122] Ebd., S. 41
[123] Ebd.
[124] Ebd.

[125] Hoffmann in: Stangier/Fydrich 2002, S. 210
[126] Ebd.
[127] Brock 2015, S. 200
[128] Ebd., S. 202
[129] Schaap 2002, S. 272
[130] Ebd.
[131] Nietzsche 1999, KSA 3, S. 242
[132] Ebd., KSA 10, S. 508
[133] Ebd., S. 509
[134] Schaap 2002, S. 211
[135] Nietzsche 1999, KSA 5, S. 280
[136] Ebd., KSA 10, S. 510
[137] Ebd.
[138] Ebd., KSA 3, S. 531
[139] Schaap 2002, S. 215
[140] Nietzsche 1999, KSA 5, S. 123
[141] Ebd., KSA 12, S. 214
[142] Ebd., KSA 2, S. 77
[143] Ebd.
[144] Ebd., KSA 3, S. 606
[145] Ebd.
[146] Ebd., KSA 10, S. 509
[147] Ebd., S. 510
[148] Ebd.
[149] Ebd., KSA 12, S. 215
[150] Ebd., KSA 3, S. 605
[151] Ebd., KSA 12, S. 215
[152] Schaap 2002, S. 211
[153] Ebd.
[154] Nietzsche 1999, KSA 5, S. 123
[155] Ebd., KSA 10, S. 509
[156] Ebd., KSA 2, S. 77
[157] Ebd.
[158] Heidegger 1986, S. 136
[159] Janke 1982, S. 187
[160] Ebd.

5.5 Der schuldige Täter – die Dissoziale Persönlichkeitsstörung

[1] Nietzsche 1999, KSA 6, S. 425
[2] Ebd., KSA 5, S. 374
[3] Klages 1926, S. 134
[4] Nietzsche 1999, KSA 5, S. 374
[5] Altmann 1977, S. 45
[6] Nietzsche 1999, KSA 5, S. 374
[7] Ebd.
[8] Ebd.
[9] Ebd.
[10] Ebd., S. 374 f.
[11] Ebd., KSA 6, S. 425
[12] Ebd.
[13] Klages 1926, S. 120
[14] Nietzsche 1999, KSA 5, S. 271
[15] Ebd., S. 271
[16] Ebd., S. 270
[17] Klages 1926, S. 128
[18] Ebd.
[19] Brock 2015, S. 198
[20] Nietzsche 1999, KSA 5, S. 271
[21] Ebd., S. 261
[22] Ebd., S. 271
[23] Ebd., S. 272
[24] Ebd.
[25] Ebd., S. 274
[26] Ebd.
[27] Ebd.
[28] Ebd.
[29] Ebd., S. 279
[30] Ebd.
[31] Ebd., S. 274
[32] Ebd.
[33] Ebd.
[34] Ebd., S. 281
[35] Ebd., S. 280
[36] Ebd., S. 281
[37] Ebd.

[38] Ebd.
[39] Altmann 1977, S. 55
[40] Ebd.
[41] Ebd.
[42] Nietzsche 1999, KSA 5, S. 282
[43] Ebd., S. 280
[44] Ebd., S. 281
[45] Ebd., S. 282
[46] Ebd., S. 271
[47] Brock 2015, S. 198
[48] Nietzsche 1999, KSA 5, S. 270
[49] Brock 2015, S. 191
[50] Ebd., S. 192
[51] Altmann 1977, S. 56
[52] Ebd.
[53] Ebd.
[54] Ebd.
[55] Ebd.
[56] Ebd.
[57] Ebd.
[58] Nietzsche 1999, KSA 4, S. 129
[59] Ebd., S. 130
[60] Ebd., S. 128
[61] Ebd., KSA 5, S. 282
[62] Ebd.
[63] Ebd., S. 369
[64] Ebd.
[65] Ebd., KSA 3, S. 606
[66] Ebd., KSA 4, S. 128
[67] Ebd.
[68] Ebd., S. 128 f.
[69] Ebd., KSA 5, S. 283
[70] Ebd.
[71] Altmann 1977, S. 56
[72] Nietzsche 1999, KSA 4, S. 129
[73] Ebd.
[74] Ebd., KSA 5, S. 156
[75] Ebd. S. 82
[76] Ebd.
[77] Ebd., KSA 10, S. 509
[78] Ebd.
[79] Ebd.
[80] Ebd., KSA 12, S. 215
[81] Ebd., S. 214
[82] Ebd., KSA 5, S. 363
[83] Ebd., KSA 4, S. 130
[84] Ebd., KSA 6, S. 150

5.5.1 Herr B.

[1] Vgl. Dilling et al., S. 248
[2] Dilling et al. 2010, S. 248
[3] Ebd.
[4] Ebd.
[5] Ebd.
[6] Ebd., S. 249
[7] Ebd.
[8] Ebd.
[9] Ebd.
[10] Ebd.
[11] Ebd.
[12] Hare 1987, S. 122
[13] Ebd.
[14] Fiedler 2001, S. 156
[15] Ebd.
[16] Rotgers/Maniacci 2007, S. 44
[17] Vgl. Fiedler 2001, S. 108
[18] Ebd.
[19] Ebd., S. 108 f.
[20] Rotgers/Maniacci 2007, S. 57
[21] Ebd.
[22] Fiedler 2001, S. 158
[23] Hare 1978, S. 5
[24] Ebd.
[25] Fiedler 2001, S. 158
[26] Ebd.
[27] Sloterdijk 2006, S. 68

28 Ebd.
29 Nietzsche 1999, KSA 5, S. 368
30 Rotgers/Maniacci 2007, S. 255
31 Altmann 1977, S. 29
32 Dietrich 1968, S. 11
33 Ebd.
34 Ebd.
35 Han 2013 b, S. 47
36 Ebd.
37 Ebd.
38 Ebd., S. 50
39 Nietzsche 1999, KSA 5, S. 36
40 Ebd.
41 Ebd., S. 374
42 Ebd., S. 36
43 Ebd., S. 374
44 Ebd.
45 Rotgers/Maniacci 2007, S. 256
46 Dilling et al. 2010, S. 249
47 Altmann 1977, S. 46
48 Laplanche und Pontalis 1989, S. 24
49 Ebd.
50 Altmann 1977, S. 46
51 Ebd.
52 Ebd.
53 Ebd., S. 48
54 Ebd.
55 Ebd.
56 Ebd.
57 Nietzsche 1999, KSA 5, S. 374
58 Ebd., S. 375
59 Rotgers/Maniacci 2007, S. 34
60 Nietzsche 1999, KSA 5, S. 369
61 Ebd., S. 274
62 Klages 1926, S. 139
63 Ebd.
64 Sloterdijk 2006, S. 68
65 Ebd.

66 Ebd., S. 221
67 Ebd., S. 96
68 Ebd.
69 Ebd.
70 Klages 1926, S. 128
71 Nietzsche 1999, KSA 5, S. 263
72 Klages 1926, S. 119
73 Ebd., S. 120
74 Sloterdijk 2009, S. 206
75 Fiedler 2001, S. 100
76 Ebd., S. 101
77 Fromm 1982, S. 31
78 Ebd.
79 Nietzsche 1999, KSA 5, S. 280
80 Ebd., S. 273
81 Ebd., S. 272
82 Ebd., S. 259
83 Ebd., S. 280
84 Klages 1926, S. 128
85 Nietzsche 1999, KSA 5, S. 280
86 Ebd., S. 281
87 Ebd., S. 211
88 Ebd., S. 281
89 Ebd., S. 280
90 Ebd., S. 281
91 Ebd.
92 Ebd., KSA 12, S. 253
93 Ebd., KSA 13, S. 337
94 Altmann 1999, S. 56
95 Nietzsche 1999, KSA 13, S. 337
96 Ebd., S. 360
97 Ebd., KSA 5, S. 272
98 Ebd.
99 Laplanche und Pontalis 1989, S. 582
100 Rotgers/Maniacci 2007, S. 23
101 Ebd.
102 Fiedler 2001, S. 81
103 Rotgers/Maniacci 2007, S. 35
104 Ebd., S. 77

[105] Ebd.
[106] Ebd., S. 38
[107] Fiedler 2001, S. 158
[108] Klages 1926, S. 123
[109] Rotgers/Maniacci 2007, S. 76
[110] Dietrich 1968, S. 9
[111] Ebd.
[112] Rotgers/Maniacci 2007, S. 76
[113] Ebd., S. 77
[114] Ebd.
[115] Ebd.
[116] Rotgers/Maniacci 2007, S. 255
[117] Ebd., S. 49
[118] Ebd., S. 255
[119] Vgl. Hare 1987, S. 19
[120] Vgl. Ebd.
[121] Ebd.
[122] Ebd.
[123] Rotgers/Maniacci 2007, S. 23
[124] Ebd.
[125] Ebd. S. 255
[126] Nietzsche 1999, KSA 5, S. 209
[127] Rotgers/Maniacci 2007, S. 255
[128] Ebd., S. 56
[129] Ebd., S. 23
[130] Ebd., S. 255
[131] Ebd.
[132] Birbaumer 2002, S. 12
[133] Rotgers/Maniacci 2007, S. 45
[134] Fiedler 2001, S. 212
[135] Ebd.
[136] Ebd., S. 158
[137] Ebd.
[138] Ebd.
[139] Ebd.
[140] Altmann 1977, S. 56
[141] Ebd.
[142] Ebd.
[143] Nietzsche 1999, KSA 5, S. 287
[144] Ebd., S. 283
[145] Ebd., S. 370
[146] Altmann 1977, S. 56
[147] Nietzsche 1999, KSA 3, S. 606
[148] Ebd.
[149] Ebd., KSA 5, S. 369
[150] Ebd.
[151] Ebd., S. 311
[152] Ebd.
[153] Ebd., S. 310
[154] Ebd.
[155] Ebd.
[156] Ebd.
[157] Ebd.
[158] Ebd.
[159] Sloterdijk 2006, S. 79
[160] Ebd.
[161] Ebd., S. 93
[162] Ebd.
[163] Ebd.
[164] Rotgers/Maniacci 2007, S. 256
[165] Fiedler 2001, S. 80
[166] Rotgers/Maniacci 2007, S. 254
[167] Hare 1978, S. 17
[168] Rotgers/Maniacci 2007, S. 49
[169] Nietzsche 1999, KSA 5, S. 260
[170] Ebd.
[171] Altmann 1977, S. 56
[172] Hare 1978, S. 13
[173] Ebd., S. 14
[174] Nietzsche 1999, KSA 5, S. 282 f.
[175] Ebd., S. 283
[176] Ebd.
[177] Ebd., KSA 10, S. 509
[178] Ebd.
[179] Ebd.
[180] Sloterdijk 2006, S. 95
[181] Ebd.

[182] Ebd.

[183] Ebd.

[184] Ebd., S. 90

[185] Ebd.

[186] Ebd.

[187] Ebd., S. 91

[188] Ebd., S. 90

[189] Fiedler 2001, S. 148

[190] Klages 1926, S. 138

[191] Ebd.

[192] Sloterdijk 2006, S. 97

[193] Ebd., S. 98

[194] Ebd.

[195] Ebd.

[196] Ebd., S. 97

[197] Ebd., S. 98

[198] Ebd.

[199] Rotgers/Maniacci 2007, S. 261

[200] Vgl. Ebd.

[201] Nietzsche 1999, KSA 4, S. 63

[202] Sloterdijk 2006, S. 173

[203] Ebd., S. 148

[204] Rotgers/Maniacci 2007, S. 23

[205] Nietzsche 1999, KSA 4, S. 129

[206] Ebd.

[207] Ebd.

[208] Rotgers/Maniacci 2007, S. 188

[209] Hare 1978, S. 13

[210] Ebd., S. 18

[211] Ebd., S. 13

[212] Rotgers/Maniacci 2007, S. 188

[213] Hare 1978, S. 140

[214] Ebd.

[215] Ebd.

[216] Nietzsche 1999, KSA 5, S. 318

[217] Ebd.

[218] Dilling et al. 2010, S. 111

[219] Ebd., S. 112

[220] Rotgers/Maniacci 2007, S. 93

[221] Ebd., S. 116

5.6 Die Wendung nach innen und der Wille zum Nichts – die Depression

[1] Nietzsche 1999, KSA 5, S. 273

[2] Ebd., S. 270

[3] Scheler 2004, S. 5

[4] Ebd.

[5] Klages 1926, S. 128

[6] Sloterdijk 2006, S. 43

[7] Nietzsche 1999, KSA 5, S. 322

[8] Ebd., S. 373

[9] Sloterdijk 2006, S. 85

[10] Ebd., S. 18

[11] Ebd., S. 92

[12] Ebd.

[13] Ebd.

[14] Schaap 2002, S. 274

[15] Nietzsche 1999, KSA 12, S. 217

[16] Ebd.

[17] Ebd., KSA 5, S. 373

[18] Schaap 2002, S. 274

[19] Sloterdijk 2006, S. 255

[20] Schaap 2002, S. 274

[21] Ebd.

[22] Ebd.

[23] Scheler 2004, S. 28

[24] Ebd.

[25] Ebd.

[26] Nietzsche 1999, KSA 5, S. 332

[27] Ebd., S. 377

[28] Ebd., S. 373

[29] Ebd., S. 322

[30] Ebd.

[31] Ebd.

[32] Ebd.

33 Ebd.
34 Ebd., KSA 6, S. 352
35 Ebd.
36 Ebd., KSA 5, S. 323
37 Schaap 2002, S. 231
38 Nietzsche 1999, KSA 5, S. 323
39 Ebd.
40 Ebd.
41 Ebd., S. 332
42 Ebd., S. 293
43 Ebd.
44 Ebd.
45 Ebd., S. 318
46 Ebd.
47 Ebd.
48 Ebd.
49 Ebd., KSA 2, S. 576
50 Ebd., KSA 5, S. 323
51 Ebd.
52 Ebd., S. 326
53 Ebd., S. 293
54 Ebd., S. 209
55 Ebd.
56 Ebd., KSA 4, S. 30
57 Ebd.
58 Ebd., KSA 5, S. 294
59 Ebd.
60 Ebd., S. 293
61 Gödde in: Lesmeister/Metzner 2010, S. 63
62 Schaap 2002, S. 231
63 Safranski 2000, S. 291
64 Nietzsche 1999, KSA 5, S. 323
65 Ebd., S. 389
66 Ebd., S. 323
67 Ebd., S. 331
68 Ebd., S. 377
69 Ebd., S. 388
70 Ebd.
71 Ebd., S. 377
72 Ebd., S. 366
73 Ebd., S. 377
74 Ebd., KSA 12, S. 215
75 Ebd., KSA 5, S. 411
76 Ebd.
77 Ebd.
78 Ebd., KSA 12, S. 215
79 Ebd., KSA 5, S. 331
80 Ebd.
81 Brock 2015, S. 416
82 Nietzsche 1999, KSA 5, S. 331
83 Ebd., S. 366
84 Ebd., S. 411
85 Brock 2015, S. 416
86 Klages 1926, S. 138
87 Ebd.
88 Ebd.

5.6.1 Frau U.

1 Vgl.Dilling et al. 2010, S. 153
2 Ebd., S. 149
3 Ebd.
4 Ebd.
5 Ebd.
6 Ebd.
7 Ebd., S. 153
8 Ebd.
9 Ebd.
10 Ebd., S. 149
11 Ebd.
12 Ebd.
13 Ebd., S. 149
14 Ebd.
15 Ebd.
16 Ebd., S. 153
17 Ebd.

[18] Ritter et al. 1971-2007, Bd. 2, S. 115
[19] Földényi 2004, S. 283
[20] Ebd.
[21] Ebd.
[22] Ebd.
[23] Nietzsche 1999, KSA 5, S. 377
[24] Ebd., S. 323
[25] Kraus in: Faller/Lang 2011, S. 151
[26] Wolfersdorf 1994, S. 126
[27] Ebd., S. 127
[28] Földényi 2004, S. 339
[29] Ebd., S. 343
[30] Ebd., S. 339
[31] Ebd., S. 344
[32] Ebd., S. 343
[33] Ebd., S. 332
[34] Ebd.
[35] Gastpar 2002, S. 9
[36] Nietzsche 1999, KSA 11, S. 490
[37] Ebd.
[38] Ebd., KSA 3, S. 581 f.
[39] Ebd., S. 582
[40] Brock 2015, S. 202
[41] Ebd., S. 201
[42] Földényi 2004, S. 339
[43] Ebd., S. 345
[44] Ebd., S. 210
[45] Nietzsche 1999, KSA 5, S. 323
[46] Ebd., S. 332
[47] Ebd., S. 276
[48] Ebd., S. 325
[49] Ebd., S. 276
[50] Mentzos 1995, S. 62
[51] Ebd.
[52] Ebd., S. 63
[53] Nietzsche 1999, KSA 5, S. 368
[54] Vgl. Wolfersdorf 1994, S. 40
[55] Seligman 1995, S. 210

[56] Vgl. Mentzos 1995, S. 63
[57] Mentzos in: Faller/Lang 2011, S. 165
[58] Mentzos in: Faller/Lang 2011, S. 166
[59] Ebd.
[60] Mentzos in: Faller/Lang 2011, S. 167
[61] Mentzos in: Faller/Lang 2011, S. 168
[62] Teuber 2011, S. 112
[63] Ebd., S. 119
[64] Mentzos 1995, S. 55
[65] Ebd.
[66] Mentzos in: Faller/Lang 2011, S. 167
[67] Mentzos 1995, S. 43
[68] Klein 2011, S. 99
[69] Mentzos 1995, S. 26
[70] Ebd.
[71] Klein 2011, S. 207
[72] Mentzos 1995, S. 27
[73] Ebd.
[74] Földényi 2004, S. 342
[75] Nietzsche 1999, KSA 5, S. 323
[76] Vgl. Mentzos 1995, S. 56
[77] Mentzos 1995, S. 56
[78] Nietzsche 1999, KSA 5, S. 280
[79] Ebd., S. 282
[80] Mentzos 1995, S. 75
[81] Ebd.
[82] Ebd.
[83] Ebd., S. 65
[84] Mentzos 1995, S. 75
[85] Nietzsche 1999, KSA 5, S. 300
[86] Ebd., S. 298
[87] Ebd., S. 306
[88] Ebd., S. 297
[89] Ebd., S. 299
[90] Ebd.
[91] Ebd., S. 300
[92] Ebd., S. 298
[93] Ebd., S. 389
[94] Ebd.

[95] Ebd., S. 308
[96] Ebd., S. 317
[97] Ebd.
[98] Ebd.
[99] Sloterdijk 2006, S. 51
[100] Ebd.
[101] Ebd., S. 52
[102] Ebd.
[103] Wurmser nach: Mentzos 1995, S. 77
[104] Mentzos 1995, S. 77
[105] Ebd.
[106] Ebd., S. 81
[107] Ebd.
[108] Sloterdijk 2006, S. 78
[109] Ebd.
[110] Ebd.
[111] Vgl. Hautzinger 1998, S. 28
[112] Földényi 2004, S. 348
[113] Kraus in: Faller/Lang 2011, S. 151
[114] Dirschner 1997
[115] Nietzsche 1999, KSA 3, S. 577
[116] Ebd.
[117] Ebd.
[118] Mentzos 1995, S. 52
[119] Ebd.
[120] Wolfersdorf 1994, S. 87
[121] Nietzsche 1999, KSA 5, S. 378
[122] Ebd., S. 379
[123] Földényi 2004, S. 344
[124] Ebd.
[125] Nietzsche 1999, KSA 12, S. 126
[126] Ebd.
[127] Földényi 2004, S. 335
[128] Ebd.
[129] Ebd.
[130] Wolfersdorf 1994, S. 28
[131] Ebd.
[132] Nietzsche 1999, KSA 5, S. 411

[133] Földényi 2004, S. 351
[134] Ebd., S. 352
[135] Teuber 2011, S. 9
[136] Földényi 2004, S. 334
[137] Ebd.
[138] Fuchs in: Faller/Lang 2011, S. 40
[139] Ebd., S. 41
[140] Ebd., S. 40
[141] Ebd.
[142] Ebd., S. 43
[143] Ebd., S. 41
[144] Ebd.
[145] Sloterdijk 1998-2004, Bd. 2, S. 612
[146] Ebd., S. 608
[147] Ebd.
[148] Ebd., S. 610
[149] Ebd.
[150] Ebd.
[151] Ebd., S. 613
[152] Ebd., S. 609
[153] Ebd., S. 616
[154] Sloterdijk 1993, S. 293
[155] Ebd.
[156] Ebd., S. 292
[157] Sloterdijk 1998-2004, Bd. 2, S. 611
[158] Ebd., S. 622
[159] Ebd., S. 611
[160] Ebd., S. 619
[161] Sloterdijk 1987, S. 99
[162] Fuchs in: Faller/Lang 2011, S. 43
[163] Nietzsche 1999, KSA 12, S. 366
[164] Ebd., S. 215
[165] Ebd., S. 214 f.
[166] Sloterdijk 2006, S. 93
[167] Ebd.
[168] Nietzsche 1999, KSA 3, S. 582
[169] Ebd.
[170] Ebd.
[171] Ebd., KSA 5, S. 369

172 Ebd.
173 Ebd., S. 370
174 Ebd., S. 370 f.
175 Mentzos 1995, S. 77
176 Ebd.
177 Vgl. Ebd., S. 69
178 Mentzos 1995, S. 69

6. Das Ressentiment der Therapeuten als asketische Priester

6.1 Nietzsches Figur des asketischen Priesters

1 Nietzsche 1999, KSA 5, S. 372
2 Ebd.
3 Deleuze 1991, S. 137
4 Nietzsche 1999, KSA 5, S. 389
5 Niemeyer 2009, S. 284
6 Nietzsche 1999, KSA 5, S. 362
7 Ebd.
8 Niemeyer 2009, S. 284
9 Nietzsche 1999, KSA 5, S. 396
10 Ebd., S. 361
11 Ebd., S. 373
12 Brock 2015, S. 221
13 Nietzsche 1999, KSA 5, S. 391
14 Ebd.
15 Deleuze 1991, S. 158
16 Nietzsche 1999, KSA 5, S. 366
17 Ebd.
18 Vgl. Havemann in: Niemeyer 2009, S. 284
19 Ebd.
20 Albrecht 2009, S. 1211
21 Tertullianus 1984, S. 15

22 Nietzsche 1999, KSA 5, S. 363
23 Deleuze 1991, S. 158
24 Ebd., S. 137
25 Frances 2013, S. 70
26 Ebd., S. 71
27 Ebd., S. 75
28 Nietzsche 1999, KSA 5, S. 396
29 Ebd., S. 398
30 Ebd., S. 399
31 Ebd., S. 400
32 Ebd., S. 399
33 Ebd., S. 396 f.
34 Ebd., S. 399

6.1.1 Der asketische Priester am Beispiel des Klerikers

1 Weber 1991, S. 3 f.
2 Ebd., S. 4
3 Scheler 2004, S. 44
4 Ebd.
5 Ebd., S. 41
6 Ebd., S. 48
7 Ebd., S. 49
8 Ebd.
9 Nietzsche 1999, KSA 5, S. 373
10 Ebd.
11 Brock 2015, S. 209
12 Nietzsche 1999, KSA 5, S. 363
13 Ebd., S. 372
14 Ebd., S. 265
15 Ebd., S. 264
16 Ebd., KSA 4, S. 118
17 Ebd.
18 Ebd., KSA 5, S. 363
19 Brock 2015, S. 209
20 Nietzsche 1999, KSA 5, S. 266
21 Ebd.
22 Ebd., S. 266 f.

[23] Ebd., S. 363
[24] Brock 2015, S. 209
[25] Ebd.
[26] Nietzsche 1999, KSA 5, S. 363

6.2 Das asketische Ideal als Machtmittel des asketischen Priesters

6.2.1 Das asketische Ideal am Beispiel des Christentums

[1] Nietzsche 1999, KSA 5, S. 339
[2] Brock 2015, S. 224
[3] Nietzsche 1999, KSA 5, S. 352
[4] Brock 2015, S. 211
[5] Nietzsche 1999, KSA 5, S. 361
[6] Ebd., S. 372
[7] Ebd., S. 373
[8] Ebd., KSA 6, S. 241
[9] Ebd., KSA 5, S. 393
[10] Ebd., KSA 6, S. 241
[11] Ebd., KSA 5, S. 373
[12] Ebd.
[13] Ebd., S. 375
[14] Ebd., S. 373
[15] Ebd., S. 376
[16] Ebd.
[17] Ebd.
[18] Brock 2015, S. 221
[19] Ebd., S. 220
[20] Nietzsche 1999, KSA 5, S. 389
[21] Ebd.
[22] Ebd., S. 376
[23] Ebd., S. 384
[24] Ebd., S. 375
[25] Ebd.
[26] Ebd., S. 390
[27] Ebd., S. 376
[28] Ebd., S. 391
[29] Brock 2015, S. 219
[30] Nietzsche 1999, KSA 6, S. 253
[31] Ebd., KSA 5, S. 267
[32] Ebd., S. 267
[33] Ebd., S. 377
[34] Ebd., S. 283
[35] Ebd., S. 283
[36] Ebd., S. 412
[37] Ebd., KSA 6, S. 253
[38] Ebd., KSA 5, S. 267
[39] Skirl in: Ottmann 2000, S. 313
[40] Ebd., S. 312
[41] Nietzsche 1999, KSA 5, S. 283
[42] Ebd.
[43] Ebd., KSA 6, S. 253
[44] Salaquarda in: Ottmann 2000, S. 211
[45] Nietzsche 1999, KSA 5, S. 389
[46] Ebd., S. 267
[47] Ebd., S. 266
[48] Ebd., S. 366
[49] Ebd., S. 332
[50] Ebd., S. 399
[51] Ebd., S. 361
[52] Ebd., S. 363
[53] Ebd., S. 362
[54] Ebd.
[55] Ebd.
[56] Ebd., S. 361
[57] Ebd., S. 372
[58] Ebd., S. 399
[59] Ebd., S. 373
[60] Ebd.
[61] Ebd.
[62] Ebd., KSA 4, S. 117
[63] Ebd.
[64] Ebd., S. 118
[65] Brock 2015, S. 211

66 Nietzsche 1999, KSA 5, S. 377
67 Ebd.
68 Ebd., S. 375 f.
69 Ebd., S. 377
70 Ebd., S. 379
71 Ebd., S. 382
72 Ebd.
73 Ebd., S. 380
74 Ebd., S. 382
75 Ebd., S. 381
76 Ebd., S. 379
77 Ebd., S. 380
78 Ebd.
79 Ebd.
80 Ebd., S. 382
81 Ebd.
82 Ebd.
83 Ebd.
84 Ebd., S. 383
85 Ebd.
86 Ebd.
87 Ebd.
88 Ebd.
89 Ebd., S. 384
90 Ebd., S. 383
91 Ebd., S. 384
92 Ebd., S. 383
93 Ebd., S. 385
94 Ebd., S. 388
95 Ebd.
96 Ebd., S. 392
97 Ebd., S. 390
98 Ebd., S. 391
99 Ebd., KSA 6, S. 252
100 Ebd., KSA 5, S. 390
101 Ebd., S. 389
102 Ebd.
103 Ebd.

104 Ebd., S. 388
105 Ebd.
106 Ebd., S. 391
107 Ebd., S. 388
108 Ebd.
109 Ebd.
110 Ebd., S. 365
111 Ebd., S. 363
112 Ebd., S. 367
113 Ebd.
114 Ebd., S. 366
115 Ebd., S. 411 f.
116 Brock 2015, S. 213
117 Nietzsche 1999, KSA 5,
S. 411
118 Ebd., S. 412
119 Ebd., KSA 6, S. 60 f.
120 KSA 5, S. 412
121 Brock 2015, S. 215
122 Nietzsche 1999, KSA 1, S. 876
123 Ebd., KSA 5, S. 410

6.2.2 Der Wille zur Wahrheit und seine historische Entwicklung vom Christentum bis zum Zeitalter der Wissenschaften

1 Nietzsche 1999, KSA 5,
S. 409
2 Die Bibel 1985, S. 80
3 Nietzsche 1999, KSA 3,
S. 576
4 Kant 1998, Bd. 6, S. 53
5 Wuketits 1995, S. 1
6 Nietzsche 1999, KSA 5, S. 409
7 Küng 1994, S. 776
8 Ebd., S. 846
9 Nietzsche 1999, KSA 5,
S. 396 f.

[10] Ebd., S. 400 f.
[11] Ebd., S. 409 f.
[12] Ebd., KSA 12, S. 315
[13] Heidegger 1998, Bd. 1, S. 509
[14] Ebd., S. 509 f.
[15] Nietzsche 1999, KSA 5, S. 400
[16] Ebd., KSA 3, S. 625 f.
[17] Ebd., KSA 5, S. 18
[18] Ebd., KSA 3, S. 576
[19] Ebd., S. 577
[20] Ebd., KSA 5, S. 18
[21] Heidegger 1998, Bd. 1, S. 479
[22] Ebd., S. 571
[23] Sloterdijk 2010 a, S. 139
[24] Nietzsche 1999, KSA 5, S. 404
[25] Rehfus 1986, S. 41
[26] Lukács 1976, S. 32
[27] Kant 1998, Bd. 2, S. 13
[28] Rehfus 1986, S. 41
[29] Ebd.
[30] Feyerabend 1986, S. 21
[31] Kinnebrock 1999, S. 73
[32] Mühlhölzer 2011, S. 58
[33] Ebd.
[34] Fischer 1987, S. 125

6.2.3 Die Gesundheit als Göttin des asketischen Ideals der Wissenschaft

[1] Han 2013 a, S. 9
[2] Ebd., S. 7
[3] Shorter 2003, S. 24
[4] Sloterdijk 2013, S. 76
[5] Heidegger 1986, S. 135
[6] Gronemeyer 1993
[7] Ebd., S. 123
[8] Sloterdijk 2013, S. 33

6.3 Ressentiment und Wille zur Macht des asketischen Priesters im Gesundheitswesen

6.3.1 Die Persönlichkeit des asketischen Priesters: Stärke und Schwäche

[1] Nietzsche 1999, KSA 5, S. 372
[2] Sloterdijk 2009, S. 63
[3] Schmidbauer 1992, S. 12
[4] Ebd., S. 25
[5] Schmidbauer 1992, S. 52
[6] Miller 1983, S. 63
[7] Vgl. Jaeggi 2001, S. 58
[8] Ebd., S. 59
[9] Nietzsche 1999, KSA 5, S. 372
[10] Jaeggi 2001, S. 28
[11] Vgl. Ebd., S. 194
[12] Ebd., S. 195
[13] Nietzsche 1999, KSA 10, S. 266
[14] Ebd., S. 485

6.3.2 Der Hass auf die Schwachen: das „Ressentiment der Mächtigen"

[1] Nietzsche 1999, KSA 5, S. 363
[2] Sloterdijk 2009, S. 63
[3] Jaeggi 2001, S. 127
[4] Nietzsche 1999, KSA 4, S. 280
[5] Vgl. Jaeggi 2001, S. 128
[6] Weber 1991, S. 4
[7] Ebd.
[8] Ebd.
[9] Weber 1972, S. 30
[10] Vgl. Ebd., S. 34
[11] Weber 1991, S. 6
[12] Ebd., S. 4
[13] Ebd.
[14] Weber 1991, S. 4

[15] Narholz 2012, S. 20
[16] Ebd., S. 263
[17] Ebd., S. 272
[18] Ebd., S. 20 f.
[19] Schmidbauer 1992, S. 46
[20] Sloterdijk 1983, Bd. 2, S. 544
[21] Ebd.
[22] Freud 1967, Bd. 13, S. 29
[23] Ebd., S. 5
[24] Schmidbauer 1992, S. 56
[25] Sloterdijk 2001, S. 51
[26] Han 2010, S. 21
[27] Ebd., S. 35
[28] Ebd., S. 12
[29] Müller-Timmermann 2003, 2004, S. 37
[30] Nietzsche 1999, KSA 5, S. 273
[31] Ebd.

6.3.3 Die Rache des Priesters: diagnostische Macht und Expertentum

[1] Ebd., S. 376
[2] Köthke et al 2013, S. 181
[3] Nietzsche 1999, KSA 5, S. 373
[4] Jaeggi 2001, S. 29
[5] Nagel 1992, S. 35
[6] Ebd., S. 37
[7] Frances 2013, S. 110
[8] Vgl. Rorty 1967
[9] Münker/Roesler 2000, S. VIII
[10] Einstein 1991, S. 36
[11] Adorno 1997, S. 164
[12] Ebd., S. 157
[13] Thomann 2004, S. 91

[14] Ebd.
[15] Rilke 1987, S. 188 f.
[16] Bock 2012, S. 23
[17] Sloterdijk 2013, S. 29
[18] Ebd., S. 36
[19] Szasz in: Efran et al. 1992, S. 151
[20] Gronemeyer 1988, S. 37
[21] Szasz nach: Efran et al. 1992, S. 151 f.
[22] Nietzsche 1999, KSA 5, S. 260
[23] Sloterdijk 2013, S. 76

6.3.4 Der Hass auf die Gesunden: therapeutische Versorgung als Machtausübung

[1] Gronemeyer 1988, S. 36
[2] Brockhaus 2012, S. 363
[3] Ebd.
[4] Jaeggi 2001, S. 31
[5] Vgl. Ebd., S. 29 ff.
[6] Sloterdijk 2009, S. 63
[7] Sloterdijk 2001, S. 29
[8] Frances 2013, S. 127
[9] Ebd., S. 161
[10] Ebd., S. 142
[11] Ebd., S. 146
[12] Nietzsche 1999, KSA 5, S. 362
[13] Frances 2013, S. 140
[14] Ebd.
[15] Ebd., S. 139
[16] Nietzsche 1999, KSA 4, S. 19 f.
[17] Brock 2015, S. 226
[18] Ebd., S. 228
[19] Ebd.
[20] Nietzsche 1999, KSA 5, S. 373
[21] Sloterdijk 1983, Bd. 2, S. 545

6.3.5 Ohnmacht und Allmacht: der asketische Priester als fleischgewordener Wunsch nach dem „Anders-sein"

[1] Jaeggi 2001, S. 209
[2] Drewermann 2001, S. 69
[3] Ebd., S. 59
[4] Vgl. Freud 1953, S. 9
[5] Nietzsche 1999, KSA 5, S. 366
[6] Drewermann 2001, S. 169
[7] Pascal 1987, S. 57
[8] Sloterdijk 2001, S. 51
[9] Condrau 1989, S. 131
[10] Jaeggi 2001, S. 65
[11] Ebd., S. 147
[12] Ebd., S. 221
[13] Schmidbauer 1992, S. 56
[14] Jaeggi 2001, S. 123
[15] Ebd., S. 172
[16] Schmidbauer 1992, S. 56

6.3.6 Der Priester als „animal laborans" und Opfer seiner eigenen Lehre

[1] Drewermann 2001, S. 206
[2] Han 2010, S. 31
[3] Scheler 2004, S. 95
[4] Luther nach: Wellmann 1982, S. 31
[5] Scheler 2004, S. 95
[6] Ebd., S. 103
[7] Ebd., S. 111
[8] Han 2010, S. 54 f.
[9] Ebd., S. 18
[10] Ebd., S. 22
[11] Schmidbauer 1992, S. 43
[12] Nietzsche 1999, KSA 4, S. 117

6.3 Die Richtungs-Umkehrung des Ressentiments in den modernen Gesundheitswissenschaften

[1] Ebd., KSA 5, S. 389
[2] Sloterdijk 1993, S. 220
[3] Ebd.

6.4.1 Die Interpretation des Leidens als Krankheit

[1] Illich 1995, S. 94
[2] Sloterdijk 2009, S. 22
[3] Illich 1995, S. 207
[4] Ebd., S. 95
[5] Ebd., S. 101
[6] Nietzsche 1999, KSA 5, S. 389
[7] Illich 1995, S. 107
[8] Ebd., S. 94
[9] Ebd., S. 108
[10] Ebd., S. 109
[11] Ebd., S. 114
[12] Ebd.
[13] Ebd., S. 115
[14] Ebd., S. 104
[15] Ebd., S. 93
[16] Ebd., S. 94
[17] Sloterdijk 1989, S. 178
[18] Ebd., S. 195
[19] Ebd.
[20] Heidegger 1994, S. 223
[21] Boss 1962, S. 50
[22] Rilke 2013, S. 33
[23] Ebd.
[24] Kant 1998, Bd. 6, S. 53
[25] Mentzos 1994, S. 86 f.
[26] Ebd., S. 87
[27] Nietzsche 1999, KSA 5, S. 375
[28] Ebd.

6.4.2 Der Schuldaspekt in den Krankheitskonzepten der asketischen Priester

[1] Ellenberger 2005, S. 52
[2] Ebd.
[3] Illich 1995, S. 121 f.
[4] Ebd., S. 122
[5] Boss 1962, S. 37
[6] Sontag 1996, S. 61
[7] Ebd.
[8] Ebd., S. 62
[9] Ebd., S. 56
[10] Ebd., S. 66
[11] Betz 2011, S. 106
[12] Ebd.
[13] Foucault 1996, S. 527
[14] Ebd., S. 511
[15] Ebd., S. 518
[16] Ebd., S. 527
[17] Ebd., S. 525
[18] Haley 2002, S. 79
[19] Ebd., S. 87
[20] Ebd., S. 92
[21] Frances 2013, S. 340
[22] Schmidbauer 1992, S. 156
[23] Ebd., S. 157
[24] Kisker et al. 1991, S. 36
[25] Dilling/Reimer 1995, S. 104
[26] Rhode-Dachser 2004, S. 132
[27] Sloterdijk 2014, S. 24
[28] Heidegger 1994, S. 266
[29] Shorter 2003, S. 363
[30] Dilling/Reimer 1995, S. 105
[31] Ebd.
[32] Sloterdijk 2014, S. 24
[33] Ebd., S. 22
[34] Esser 1963, S. 31
[35] Wick 1971, S. 193
[36] Ellenberger 2005, S. 81
[37] Ebd., S. 52
[38] Wick 1971, S. 194
[39] Ebd., S. 195
[40] Jung nach: Condrau 1989, S. 321
[41] Ebd., S. 322
[42] Ebd.
[43] Foucault 1996, S. 527
[44] Vgl. Ebd., S. 526
[45] Esser 1963, S. 31
[46] Bock 2012, S. 41
[47] Nietzsche 1999, KSA 5, S. 391
[48] Ebd., S. 375 f.

6.5 Die Medikation des Priesters

6.5.1 Die unschuldigen Mittel

6.5.1.1 Die hypnotistische Gesamtdämpfung der Sensibilität und Schmerzfähigkeit

[1] Nietzsche 1999, KSA 5, S. 377
[2] Ebd.
[3] Ebd., S. 379
[4] Illich 1995, S. 95
[5] Ebd., S. 96
[6] Laux 1992, S. 130 f.
[7] Ebd., S. 139
[8] Foucault nach: Raffnsoe et al. 2011, S. 104
[9] Nietzsche 1999, KSA 5, S. 379
[10] Laux 1992, S. 139
[11] Ebd., S. 142 f.
[12] Nietzsche 1999, KSA 5, S. 379
[13] Ebd., S. 380
[14] Laux 1992, S. 142
[15] Reimer et al. 1996, S. 277
[16] Ebd.

[17] Köthke et al. 1999, S. 145
[18] Reimer et al. 1996, S. 281
[19] Nietzsche 1999, KSA 5, S. 379
[20] Laux 1992, S. 178
[21] Nietzsche 1999, KSA 5, S. 381
[22] Laux 1992, S. 186
[23] Ebd.
[24] Ebd., S. 194
[25] Nietzsche 1999, KSA 5, S. 377
[26] Ebd.
[27] Laux 1992, S. 246
[28] Ebd., S. 253
[29] Siebenthal 1956, S. 288
[30] Ebd., S. 291
[31] Ebd., S. 289
[32] Zizek 1991, S. 20
[33] Ebd., S. 22
[34] Ebd., S. 20
[35] Frances 2013, S. 337

6.5.1.2 Die Verordnung von Arbeit

[1] Nietzsche 1999, KSA 5, S. 382
[2] Ebd.
[3] Pascal 1987, S. 75
[4] Ebd., S. 77
[5] Scheler 2004, S. 81
[6] Ebd., S. 83
[7] Ebd., S. 85
[8] Ebd., S. 86
[9] Ebd., S. 68
[10] Ebd., S. 72
[11] Ebd., S. 92
[12] Ebd., S. 100
[13] Vgl. Ebd., S. 101
[14] Vgl. Kubny-Lüke 2003, S. 14 f.
[15] Scheler 2004, S. 87
[16] Ebd., S. 83

6.5.1.3 Die Verordnung von Nächstenliebe und die Herdenbildung

[1] Nietzsche 1999, KSA 5, S. 383
[2] Ebd.
[3] Ebd.
[4] Ebd., S. 383 f.
[5] Scheler 2004, S. 68
[6] Ebd., S. 62
[7] Ebd., S. 67
[8] Hügli/Lübcke 1992, Band I., S. 129
[9] Rilke 1987, S. 598
[10] Scheler 2004, S. 65
[11] Ebd., S. 73
[12] Sloterdijk 1998-2004, Bd. 3, S. 803
[13] Ebd., S. 801
[14] Ebd., S. 803
[15] Scheler 2004, S. 78
[16] Ebd., S. 69
[17] Ebd., S. 70
[18] Ebd., S. 69
[19] Ebd.
[20] Ebd.
[21] Nietzsche 1999, KSA 4, S. 55
[22] Ebd.
[23] Ebd., S. 56
[24] Scheler 2004, S. 72
[25] Ebd., S. 69
[26] Goethe nach: Scheler 2004, S. 68
[27] Scheler 2004, S. 67
[28] Ebd.
[29] Ebd., S. 64
[30] Ebd.
[31] Ebd., S. 72
[32] Nietzsche 1999, KSA 5, S. 388
[33] Ebd.
[34] Sloterdijk 1998-2004, Bd. 3, S. 840
[35] Illich 1995, S. 96
[36] Ebd., S. 95
[37] Yalom 2004, S. 43

[38] Nietzsche 1999, KSA 5, S. 384
[39] Yalom 2004, S. 22
[40] Ebd.
[41] Ebd., S. 42
[42] Nietzsche 1999, KSA 5, S. 384

6.5.2 Die schuldigen Mittel

6.5.2.1 Die Gefühlsausschweifung

[1] Ebd., S. 391
[2] Ebd.
[3] Ebd., S. 388
[4] Ebd.
[5] Ebd., S. 391 f.
[6] Ebd., S. 391
[7] Condrau 1989, S. 232
[8] Rhode-Dachser in: Kisker et al. 1991, S. 134
[9] Ebd.
[10] Ebd., S. 133 f.
[11] Nietzsche 1999, KSA 5, S. 389 f.
[12] Ebd., S. 374 f.
[13] Ebd., S. 390
[14] Esser 1963, S. 111
[15] Nietzsche 1999, KSA 4, S. 180
[16] Ebd., KSA 2, S. 695
[17] Nietzsche nach: Esser 1963, S. 41
[18] Nietzsche 1997, Bd. 3, S. 597
[19] Nietzsche 1999, KSA 1, S. 245
[20] Ebd., S. 250
[21] Boss 1962, S. 26
[22] Ebd., S. 26 f.
[23] Yalom 2004, S. 153
[24] Köthke et al., 1999, S. 85
[25] Condrau 1989, S. 129
[26] Yalom 2004, S. 38
[27] Köthke et al. 1999, S. 85
[28] Ebd.
[29] Vgl. Ebd., S. 85
[30] Petzold nach: Köthke et al. 1999, S. 105
[31] Nietzsche 1999, KSA 5, S. 391
[32] Ebd.
[33] Nietzsche 1997, Bd. 3, S. 880
[34] Achenbach 2000, S. 26
[35] Scheler 2004, S. 68
[36] Achenbach 2000, S. 32
[37] Nietzsche 1999, KSA 1, S. 249

7. Ansätze zu einer Überwindung des Ressentiments

7.1 Die Philosophie als Antidot gegen das Gift des Ressentiments

[1] Ebd., KSA 12, S. 215
[2] Sloterdijk 1983, Bd. 2, S. 489
[3] Heinrichs 2011, S. 73
[4] Sloterdijk 1983, Bd. 2, S. 528
[5] Sloterdijk 1993, S. 292 f.
[6] Sloterdijk 1993, S. 286
[7] Nietzsche 1999, KSA 3, S. 530
[8] Ebd., KSA 5, S. 113
[9] Ebd., KSA 3, S. 540
[10] Ebd., KSA 4, S. 25

7.2 Der Abschied von Gesten der Erhöhung und Erniedrigung: der Mensch als „unbegreifbares Unwesen" zwischen dem Unendlichen und dem Nichts – Blaise Pascal

[1] Nietzsche 1999, KSA 12, S. 531
[2] Ebd., KSA 6, S. 285
[3] Pascal 1987, S. 42

[4] Ebd., S. 43
[5] Ebd., S. 167
[6] Ebd., S. 170
[7] Ebd., S. 187
[8] Ebd., S. 187
[9] Giesz 1990, S. 109
[10] Ebd.
[11] Nietzsche 1999, KSA 6, S. 392
[12] Pascal 1987, S. 87
[13] Ebd., S. 86
[14] Zwierlein 2013, S. 52
[15] Wittgenstein 1984, S. 84
[16] Pascal 1987, S. 49
[17] Ebd., S. 50
[18] Vgl. Ebd., S. 50 ff.
[19] Der Spiegel 9/2014, S. 122
[20] Ebd., S. 123
[21] Ebd.
[22] Ebd., S. 124
[23] Ebd.
[24] Ebd.
[25] Pascal 1987, S. 48
[26] Ebd., S. 229
[27] Kinnebrock 1999, S. 111
[28] Ebd., S. 117
[29] Pascal 1987, S. 46 f.
[30] Ebd., S. 102
[31] Ebd., S. 161
[32] Ebd.
[33] Ritter et al. 2007, Bd. 6, S. 836
[34] Platon 2011, Bd. 1, S. 18
[35] Kues 2002, Bd. 1, S. 3
[36] Ebd., S. 13 ff.
[37] Schmidt-Biggemann 1999, S. 83
[38] Nietzsche 1999, KSA 1, S. 875
[39] Sartre 1985, S. 614
[40] Ebd.
[41] Sloterdijk 1989, S. 175

7.2.1 Die Haltung der „wissenden Unwissenheit", die von sich weiß

[1] Ebd., S. 169
[2] Vgl. Giesz 1990, S. 109
[3] Pascal 1987, Frg. 72, S. 47
[4] Zwierlein 2013, S. 47
[5] Pascal 1987, S. 135
[6] Zwierlein 2013, S. 47
[7] Ebd., S. 23
[8] Ebd.
[9] Giesz 1990, S. 127
[10] Zwierlein 2013, S. 51
[11] Sloterdijk 1989, S. 173
[12] Ebd., S. 170
[13] Ebd., S. 179 f.
[14] Ebd., S. 178
[15] Macho nach Reusch in: Der blaue Reiter 34, S. 4
[16] Hörisch 1998, S. 61
[17] Efran et al. 1992, S. 127
[18] Ebd., S. 14
[19] Ebd.
[20] Von Schlippe et al. 1997, S. 151
[21] Fischer 1986, S. 2
[22] Sloterdijk 1989, S. 166
[23] Pascal 1987, S. 93
[24] Ebd., S. 92
[25] Ebd., S. 75
[26] Ebd., S. 87
[27] Ebd., S. 225
[28] Ebd., S. 65
[29] Ebd., S. 66
[30] Ebd., S. 68
[31] Ebd., S. 65
[32] Ebd.
[33] Nietzsche 1999, KSA 6, S. 59
[34] Pascal 1987, S. 170
[35] Der blaue Reiter 34, S. 4
[36] Achenbach 2010, S. 81

[37] Ebd., S. 87 f.
[38] Pascal 1987, Frg. 72, S. 45
[39] Sloterdijk 2001, S. 29
[40] Hartmut von Hentig 1985, S. 122
[41] Han 2012 a, S. 7
[42] Ebd.
[43] Han 2010, S. 57
[44] Ebd.
[45] Ebd., S. 56
[46] Sloterdijk 1983, Bd. 2, S. 545

7.2.2 Die Vermutung, auch der andere könnte recht haben – Hans-Georg Gadamer

[1] Grondin 2000, S. 187
[2] Gadamer 1999, Bd. 1, S. 367
[3] Ebd., S. 368
[4] Ebd., S. 369
[5] Ebd.
[6] Ebd., S. 371
[7] Ebd., S. 373
[8] Russell 1950, S. 158
[9] Ebd., S. 157
[10] Achenbach 2010, S. 129
[11] Ebd.
[12] Ebd., S. 96
[13] Ebd.
[14] De Crescenzo 1996, S. 80
[15] Ebd.
[16] Achenbach 2010, S. 119
[17] Ritter 2007, Bd. 2, S. 594
[18] Ebd., S. 595
[19] Ebd.
[20] Gadamer 1999, Bd. 1, S. 373
[21] Ebd.
[22] Ebd.
[23] Ebd.

[24] Ebd.
[25] Ebd.
[26] Ebd., S. 373 f.
[27] Grondin 2000, S. 58
[28] Ebd.
[29] Gadamer 1990, Bd. 1, S. 387

7.2.3 Nicht abraten – Walter Benjamin

[1] Benjamin 1977, S. 318
[2] Efran et al. 1992, S. 192
[3] Ebd., S. 193
[4] Sloterdijk 2009, S. 189
[5] Ebd.
[6] Ebd.
[7] Ebd., S. 190 f.
[8] Ruschmann 1999, S. 65
[9] Ebd.
[10] Achenbach 2010, S. 122
[11] Ebd.

7.3 Nietzsches Kunst der Transfiguration und der Perspektivismus

7.3.1 Der Therapeut der „docta ignorantia" als Armenarzt des Geistes

[1] Nietzsche 1999, KSA 3, S. 271
[2] Ebd., S. 272
[3] Sloterdijk 2009, S. 63
[4] Vgl. Nietzsche 1999, KSA 6, S. 259

7.3.2 Nietzsches Kunst der Transfiguration

[1] Nietzsche 1999, KSA 3, S. 349
[2] Brock 2015, S. 379
[3] Ebd., S. 384
[4] Nietzsche 1999, KSA 3, S. 349 f.

⁵ Ebd., S. 531
⁶ Ebd.
⁷ Ebd., KSA 12, S. 366
⁸ Ebd., KSA 6, S. 266
⁹ Ebd., S. 265
¹⁰ Ebd., S. 266
¹¹ Ebd.
¹² Ebd.

7.3.2.1 Der Perspektivismus

¹ Ebd., KSA 3, S. 593
² Ebd., KSA 13, S. 271
³ Ebd., KSA 3, S. 627
⁴ Ebd.
⁵ Ebd., KSA 5, S. 365
⁶ Ebd., KSA 2, S. 20
⁷ Ebd.
⁸ Ebd.
⁹ Ebd., KSA 11, S. 506
¹⁰ Zittel in: Ottmann 2000, S. 300
¹¹ Nietzsche 1999, KSA 5, S. 26
¹² Ebd., S. 364 f.
¹³ Ebd., S. 365
¹⁴ Ebd.

7.3.2.2 Das Erkennen der eigenen Perspektiven

¹ Achenbach 2010, S. 347
² Gadamer 1999, Bd. 1, S. 373
³ Achenbach 2010, S. 349
⁴ Ebd.
⁵ Ebd., S. 349 f.
⁶ Ebd., S. 350
⁷ Epiktet 2008, S. 11
⁸ Ehrenberg in: Hohe Luft, 5/2014, S. 80
⁹ Nietzsche 1999, KSA 5, S. 59
¹⁰ Pascal 1987, S. 24
¹¹ Achenbach 2010, S. 235

¹² Ebd., S. 311
¹³ Ebd., S. 311
¹⁴ Ebd., S. 355
¹⁵ Ebd., S. 311
¹⁶ Sloterdijk 2009, S. 174
¹⁷ Ebd., S. 13
¹⁸ Ebd., S. 174 f.
¹⁹ Ebd., S. 198
²⁰ Ebd.
²¹ Ebd., S. 193
²² Ebd., S. 191

7.3.2.3 Die Bejahung des Schmerzes

¹ Schopenhauer 1988, Bd. 5, S. 62
² Nietzsche 1999, KSA 5, S. 167
³ Ebd.
⁴ Ebd., S. 167 f.
⁵ Ebd., S. 167
⁶ Ebd., KSA 4, S. 134
⁷ Altmann 1977, S. 85
⁸ Nietzsche 1999, KSA 6, S. 159
⁹ Ebd.
¹⁰ Ebd.
¹¹ Ebd., KSA 12, S. 251
¹² Ebd., KSA 5, S. 170
¹³ Ebd., KSA 2, S. 65
¹⁴ Ebd., KSA 3, S. 92
¹⁵ Ebd., S. 105
¹⁶ Ebd., S. 350
¹⁷ Ebd.
¹⁸ Ebd.
¹⁹ Ebd., S. 351
²⁰ Ebd.
²¹ Ebd.
²² Ebd., S. 352
²³ Nietzsche 1997, Bd. 3, S. 854
²⁴ Ebd.
²⁵ Ebd.
²⁶ Nietzsche 1999, KSA 12, S. 212

²⁷ Achenbach 2010, S. 355 f.
²⁸ Altmann 1977, S. 74
²⁹ Ebd.
³⁰ Nietzsche 1997, Bd. 3, S. 625

7.3.2.4 Perspektiven der Lebensbejahung und des Ressentiments – Wirklichkeit und Wünschbarkeit

¹ Dellinger in: Niemeyer 2009, S. 267
² Nietzsche 1999, KSA 6, S. 239
³ Ebd., KSA 11, S. 506
⁴ Wittgenstein 1984, S. 11
⁵ Nietzsche 1999, KSA 6, S. 248
⁶ Ebd., S. 368
⁷ Ebd., KSA 13, S. 193
⁸ Ebd., KSA 6, S. 311
⁹ Ebd., S. 259
¹⁰ Schaap 2002, S. 18
¹¹ Nietzsche 1999, KSA 6, S. 359
¹² Nietzsche 1997, Bd. 3, S. 857
¹³ Nietzsche 1999, KSA 12, S. 300
¹⁴ Ebd.
¹⁵ Ebd., KSA 6, S. 368
¹⁶ Nietzsche 1997, Bd. 3, S. 560
¹⁷ Ebd., S. 858
¹⁸ Nietzsche 1999, KSA 3, S. 42
¹⁹ Ebd., KSA 6, S. 258
²⁰ Ebd., KSA 13, S. 193
²¹ Ebd., KSA 6, S. 258

7.3.2.5 Das multiperspektivische Sehen: Jedes Ding ins beste Licht

¹ Ebd., KSA 2, S. 16
² Ebd., S. 21
³ Ebd., S. 15
⁴ Ebd., S. 17
⁵ Ebd., KSA 5, S. 364
⁶ Ebd., KSA 2, S. 20

⁷ Ebd.
⁸ Ebd., KSA 5, S. 365
⁹ Ebd., KSA 2, S. 20
¹⁰ Ebd., S. 17
¹¹ Ebd.
¹² Ebd., S. 20
¹³ Ebd., S. 361
¹⁴ Ebd.
¹⁵ Ebd.
¹⁶ Brock 2015, S. 383
¹⁷ Ebd.
¹⁸ Nietzsche 1999, KSA 3, S. 521
¹⁹ Brock 2015, S. 383
²⁰ Nietzsche 1999, KSA 2, S. 180
²¹ Ebd., S. 174
²² Schaap 2002, S. 54
²³ Ebd.
²⁴ Nietzsche 1999, KSA 4, S. 99
²⁵ Ebd., KSA 3, S. 350
²⁶ Brock 2015, S. 383
²⁷ Ebd.
²⁸ Ebd., KSA 5, S. 231
²⁹ Ebd., KSA 12, S. 366
³⁰ Ebd., KSA 3, S. 530

7.3.2.6 Der „amor fati" und die ewige Wiederkunft

¹ Brock 2015, S. 384
² Nietzsche 1999, KSA 3, S. 521
³ Groff in: Niemeyer 2009, S. 23
⁴ Ebd.
⁵ Nietzsche 1999, KSA 4, S. 268
⁶ Ebd.
⁷ Groff in: Niemeyer 2009, S. 23
⁸ Ebd.
⁹ Nietzsche 1999, KSA 5, S. 170
¹⁰ Ebd.
¹¹ Ebd.
¹² Schaap 2002, S. 201

[13] Nietzsche 1999, KSA 4, S. 180

[14] Brock 2015, S. 378

[15] Nietzsche 1999, KSA 2, S. 396

[16] Brock 2015, S. 384

[17] Schaap 2002, S. 234

[18] Ebd.

[19] Nietzsche 1999, KSA 13, S. 492

[20] Ebd., KSA 6, S. 297

[21] KSA 4, S. 179

[22] Nietzsche nach: Schaap 2002, S. 197

[23] Nietzsche 1999, KSA 4, S. 111

[24] Ebd., S. 181

[25] Ebd., KSA 2, S. 462

[26] Ebd., KSA 5, S. 303

[27] Ebd., KSA 4, S. 31

[28] Ebd.

[29] Brock 2015, S. 385

[30] Kaufmann 1988, S. 359

[31] Ebd., S. 378

[32] Ebd.

[33] Ebd.

[34] Nietzsche 1999, KSA 3, S. 570

[35] Kaufmann 1988, S. 380

[36] Schaap 2002, S. 47

[37] Ebd., S. 48

[38] Nietzsche 1999, KSA 4, S. 100

[39] Ebd., KSA 3, S. 570

[40] Ebd.

[41] Schaap 2002, S. 49

[42] Nietzsche 1999, KSA 4, S. 408

[43] Sloterdijk 2001, S. 70

[44] Nietzsche 1999, KSA 4, S. 343

[45] Safranski 2000, S. 230

[46] Ebd.

[47] Nietzsche 1999, KSA 3, S. 274

[48] Ebd., KSA 6, S. 263

[49] Sloterdijk in: Schmidt-Grépály 2013, S. 54

7.3.2.7 Nur der Täter lernt: Zarathustras Lehre des Schaffens

[1] Nietzsche 1999, KSA 10, S. 135

[2] Ebd., KSA 6, S. 159

[3] Brock 2015, S. 230

[4] Ebd.

[5] Nietzsche 1999, KSA 4, S. 148

[6] Ebd., KSA 6, S. 159

[7] Ebd., KSA 1, S. 340

[8] Ebd.

[9] Ebd.

[10] Ebd., S. 341

[11] Ebd.

[12] Ebd.

[13] Ebd., S. 351

[14] Ebd., S. 343

[15] Ottmann 2000, S. 323

[16] Ebd.

[17] Ebd.

[18] Altmann 1977, S. 99

[19] Nietzsche 1999, KSA 3, S. 530

[20] Ebd., KSA 6, S. 160

[21] Ebd., KSA 3, S. 530

[22] Ebd.

[23] Ebd., KSA 12, S. 462

[24] Stegmaier 2012, S. 585

[25] Nietzsche 1999, KSA 4, S. 16

[26] Ebd., S. 19

[27] Ebd., S. 157

[28] Pieper 2010, S. 97

[29] Ebd., S. 96

[30] Nietzsche 1999, KSA 4, S. 331

[31] Ebd., S. 14

[32] Ebd., S. 75

[33] Pieper 2010, S. 77

[34] Ebd.

[35] Kierkegaard in: Dirschner 1997, S. 12

[36] Ebd.

[37] Dirschner 1997, S. 11

[38] Altmann 1977, S. 110
[39] Nietzsche 1999, KSA 9, S. 643
[40] Ebd., KSA 6, S. 370
[41] Nietzsche 1997, Bd. 3, S. 912
[42] Nietzsche 1999, KSA 4, S. 181
[43] Altmann 1977, S. 69
[44] Ebd.
[45] Ebd., S. 75
[46] Nietzsche 1999, KSA 4, S. 181
[47] Christians in: Ottmann 2000, S. 324
[48] Nietzsche 1999, KSA 13, S. 337 f.
[49] Ebd., S. 234
[50] Ebd., KSA 4, S. 30
[51] Ebd., S. 31
[52] Ebd.
[53] Pieper 2010, S. 126
[54] Nietzsche 1999, KSA 1, S. 830 f.
[55] Altmann 1977, S. 71
[56] Ebd.
[57] Rank nach Brock 2015, S. 230
[58] Sloterdijk 2001, S. 28
[59] Ebd., S. 29

7.4 Der Verzicht auf mimetisches Begehren und Rache – René Girard

[1] Girard 2009, S. 337
[2] Ebd., S. 21
[3] Girard 2006, S. 215
[4] Klages 1926, S. 120
[5] Girard 2009, S. 14
[6] Sloterdijk in: Girard 2008, S. 248
[7] Ebd., S. 250
[8] Ebd.
[9] Ebd.
[10] Girard 2006, S. 217
[11] Ebd., S. 216
[12] Vgl. Ebd., S 215 ff.
[13] Girard 2009, S. 338
[14] Girard 2006, S. 215
[15] Zeiß 2011, S. 19
[16] Girard 2009, S. 344
[17] Ebd., S. 354
[18] Girard 2006, S. 28
[19] Ebd.
[20] Girard 2009, S. 37
[21] Sloterdijk in: Girard 2008, S. 244
[22] Ebd., S. 248
[23] Girard 2008, S. 21
[24] Klages 1926, S. 123
[25] Ebd.
[26] Sloterdijk in: Girard 2008, S. 246
[27] Ebd., S. 241 ff.
[28] Ebd., S. 247
[29] Ebd., S. 248
[30] Girard 2008, S. 194
[31] Ebd., S. 228
[32] Ebd., S. 197
[33] Ebd.
[34] Ebd., S. 162
[35] Sloterdijk in: Girard 2008, S. 241 ff.
[36] Ebd., S. 243
[37] Ebd.
[38] Girard 2009, S. 330
[39] Miggelbrink in: Girard 2009, S. 18
[40] Girard 2009, S. 382
[41] Ebd., S. 356
[42] Ebd., S. 492
[43] Miggelbrink in: Girard 2009, S. 13
[44] Klages 1926, S. 120
[45] Ebd.
[46] Miggelbrink in: Girard 2009, S. 16
[47] Girard 2009, S. 340
[48] Ebd., S. 269
[49] Ebd., S. 254
[50] Ebd., S. 252

[51] Ebd., S. 266
[52] Girard 2008, S. 59
[53] Girard 2009, S. 261
[54] Miggelbrink in: Girard 2009, S. 22
[55] Sloterdijk in: Girard 2008, S. 249
[56] Ebd., S. 251
[57] Ebd., S. 250

7.5 Die Wendung zu einer Ethik der Großzügigkeit – Peter Sloterdijk

[1] Sloterdijk 2001, S. 50
[2] Sloterdijk 2010 b, S. 47
[3] Ebd., S. 48
[4] Sloterdijk 2006, S. 33
[5] Ebd., S. 30
[6] Ebd., S. 33
[7] Ebd., S. 31
[8] Ebd., S. 35
[9] Ebd.
[10] Ebd.
[11] Ebd., S. 29
[12] Sloterdijk 1998-2004, Bd. 3, S. 840
[13] Sloterdijk 2010 b, S. 42
[14] Sloterdijk 1998-2004, Bd. 3, S. 801
[15] Ebd., S. 804
[16] Ebd., S. 846
[17] Ebd., S. 802
[18] Sloterdijk 2010 b, S. 42
[19] Sloterdijk 2006, S. 32
[20] Sloterdijk 2010 b, S. 8
[21] Ebd., S. 149
[22] Ebd., S. 43
[23] Sloterdijk 2006, S. 33
[24] Sloterdijk 2010 b, S. 94
[25] Ebd., S. 36
[26] Ebd., S. 151
[27] Ebd., S. 41 f.
[28] Sloterdijk 1998-2004, Bd. 3, S. 885
[29] Ebd., S. 884
[30] Derrida 2007, S. 59
[31] Sloterdijk 2001, S. 50 f.
[32] Nietzsche 1999, KSA 4, S. 335
[33] Ebd.
[34] Heidegger 1969, S. 40
[35] Ebd.
[36] Ebd.
[37] Hegel 1973, S. 115
[38] Ebd., S. 114
[39] Ebd., S. 116
[40] Ebd., S. 115
[41] Ebd., S. 108
[42] Ebd., S. 116
[43] Sloterdijk 2006, S. 40
[44] Ebd., S. 38
[45] Sloterdijk 2010 b, S. 47
[46] Sloterdijk 2009, S. 185
[47] Sloterdijk 2010 b, S. 47
[48] Ebd., S. 94
[49] Ebd.
[50] Ebd.
[51] Ebd.
[52] Ebd., S. 93
[53] Ebd.
[54] Ebd.
[55] Ebd.
[56] Sloterdijk 2009, S. 99
[57] Ebd.
[58] Ebd., S. 174
[59] Ebd., S. 176
[60] Nietzsche 1999, KSA 4, S. 90
[61] Sloterdijk 2009, S. 186
[62] Ebd., S. 186 f.
[63] Niezsche 1999, KSA 4, S. 100
[64] Pieper 2010, S. 357 f.
[65] Ebd., S. 358

[66] Ebd., S. 357
[67] Sloterdijk 2006, S. 31
[68] Hegel 1973, S. 113
[69] Pieper 2010, S. 358
[70] Ebd., S. 341
[71] Ebd.
[72] Nietzsche 1999, KSA 4, S. 101
[73] Rötzer 2013, S. 4 ff.
[74] Ebd., S. 14
[75] Ebd., S. 15
[76] Ebd., S. 28
[77] Ebd., S. 26 f.
[78] Ebd., S. 34
[79] Ebd.
[80] Ebd.
[81] Sloterdijk 2006, S. 34
[82] Sloterdijk 2001, S. 52
[83] Ebd.

7.6 Der Therapeut als „philosophischer Toxikologe" und lachender Verschwender Nietzsches Zarathustra und Georges Bataille

[1] Nietzsche 1999, KSA 4, S. 66
[2] Ebd., S. 130
[3] Ebd., S. 43
[4] Ebd., S. 15
[5] Ebd., S. 56
[6] Nietzsche 1999, KSA 5, S. 373
[7] Hitz in: Hetzel/Wiechens 1999, S. 141
[8] Derrida 1993, S. 88
[9] Därmann 2010, S. 119
[10] Derrida 1993, S. 23
[11] Ebd.
[12] Ebd., S. 76
[13] Nietzsche 1999, KSA 5, S. 367
[14] Ebd., KSA 4, S. 67
[15] Sloterdijk 2006, S. 53
[16] Ebd., KSA 4, S. 13
[17] Pieper 2010, S. 340
[18] Camus in: Salaquarda 1996, S. 63
[19] Nietzsche 1999, KSA 4, S. 56
[20] Camus in: Salaquarda 1996, S. 63
[21] Nietzsche 1999, KSA 4, S. 116
[22] Ebd., S. 126
[23] Ebd., S. 194
[24] Ebd., S. 317
[25] Ebd., KSA 6, S. 60
[26] Ebd., KSA 4, S. 48
[27] Pieper 2010, S. 214
[28] Ebd.
[29] Ebd., S. 279
[30] Nietzsche 1999, KSA 4, S. 359
[31] Pieper 2010, S. 356
[32] Ebd.
[33] Hitz in: Hetzel/Wiechens, S. 143
[34] Nietzsche 1999, KSA 4, S. 100
[35] Ebd., S. 289
[36] Ebd.
[37] Camus in: Salaquarda 1996, S. 64
[38] Nietzsche 1999, KSA 3, S. 481
[39] Ebd., KSA 5, S. 412
[40] Ebd., KSA 4, S. 209
[41] Pieper 2010, S. 364
[42] Nietzsche 1999, KSA 3, S. 350
[43] Ebd., S. 351
[44] Camus in: Salaquarda 1996, S. 69
[45] Sloterdijk 2001, S. 52
[46] Hitz in: Hetzel/Wiechens 1999, S. 155
[47] Sloterdijk 2001, S. 48
[48] Ebd., S. 49
[49] Ebd., S. 50
[50] Ebd., S. 48
[51] Ebd., S. 50

52 Ebd., S. 49
53 Ebd., S. 50
54 Nietzsche 1999, KSA 4, S. 11
55 Ebd.
56 Ebd.
57 Ebd., S. 12
58 Ebd., S. 279
59 Ebd., S. 97
60 Pieper 2010, S. 344
61 Nietzsche 1999, KSA 4, S. 97
62 Ebd., S. 98
63 Ebd., S. 296
64 Hitz in: Hetzel/Wiechens 1999, S. 147
65 Bataille 2001, S. 42
66 Ebd., S. 53 f.
67 Ebd., S. 54
68 Ebd., S. 297
69 Ebd., S. 66
70 Ebd., S. 297
71 Ebd., S. 298
72 Därmann 2010, S. 65
73 Bataille 2001, S. 299
74 Ebd.
75 Därmann 2010, S. 65
76 Bataille 2001, S. 66
77 Ebd., S. 100
78 Ebd., S. 291
79 Ebd., S. 312
80 Vgl. Sloterdijk 2001, S. 51
81 Ebd., S. 52
82 Nietzsche 1999, KSA 4, S. 232
83 Ebd., S. 279
84 Ebd., S. 13
85 Ebd., S. 297
86 Ebd.
87 Ebd., KSA 6, S. 61
88 Ebd., KSA 3, S. 351
89 Ebd., S. 351
90 Ebd., S. 352
91 Sloterdijk 2010 b, S. 93
92 Nietzsche 1999, KSA 4, S. 99
93 Vgl. Ohm in: Rattner 2012, S. 340
94 Lersch nach Rattner 2012, S. 347
95 Ohm in: Rattner 2012, S. 348
96 Buber 1983, S. 23
97 Han 2010, S. 56
98 Ebd.
99 Ebd., S. 61
100 Ebd., S. 59
101 Ebd.
102 Nietzsche 1999, KSA 3, S. 272
103 Ebd.
104 Ebd., KSA 4, S. 13
105 Ebd., S. 100
106 Ebd.
107 Kubny-Lüke 2003, S. 87
108 Ebd.
109 Nietzsche 1999, KSA 4, S. 97
110 Rattner 2012, S. 384 f.
111 Ebd., S. 384
112 Sloterdijk 2001, S. 68
113 Ebd.
114 Nietzsche 1999, KSA 2, S. 454
115 Ebd., KSA 11, S. 35
116 Ohm in: Rattner 2012, S. 350
117 Nietzsche 1999, KSA 4, S. 98
118 Ebd., S. 99
119 Ebd., S. 98
120 Ebd.
121 Ebd., S. 68
122 Ebd., S. 297
123 Ebd., S. 359
124 Sloterdijk 2006, S. 50
125 Hegel 1999, Bd. 6, S. 433
126 Ebd., S. 432
127 Hegel nach: Ikäheimo 2014, S. 86
128 Ikäheimo 2014, S. 88

[129] Ebd., S. 128
[130] Ebd., S. 88
[131] Ebd., S. 89
[132] Ebd.
[133] Ebd., S. 88
[134] Sloterdijk 2001, S. 50
[135] Sloterdijk 2006, S. 51
[136] Ebd., S. 52
[137] Ebd., S. 53
[138] Ebd., S. 52
[139] Sloterdijk 2001, S. 50
[140] Sloterdijk 2006, S. 53
[141] Sloterdijk 2001, S. 50
[142] Ebd.
[143] Nietzsche 1999, KSA 4, S. 298
[144] Ebd., S. 387
[145] Ebd., S. 364
[146] Ebd., S. 386
[147] Ebd., S. 351
[148] Ebd., S. 364
[149] Ebd.
[150] Ebd., S. 347
[151] Ebd., S. 366
[152] Bataille 2005, S. 262
[153] Ebd., S. 263
[154] Ebd., S. 255
[155] Ebd., S. 264
[156] Ebd., S. 266
[157] Bataille 1987
[158] Bataille 2005, S. 265
[159] Ebd., S. 259
[160] Ebd.
[161] Ebd.
[162] Bataille 2012, S. 110
[163] Ebd., S. 112
[164] Ebd., S. 112 f.
[165] Ebd., S. 138
[166] Ebd., S. 132
[167] Ebd., S. 138
[168] Ebd., S. 132
[169] Ebd., S. 139
[170] Ebd.
[171] Ebd.

7.7 Ein Plädoyer für die Negativität als Aspekt der Lebensbejahung – Byung-Chul Han

[1] Han 2010, S. 21
[2] Han 2012 b, S. 5
[3] Han 2010, S. 12
[4] Han 2012 a, S. 7
[5] Han 2010, S. 35
[6] Nietzsche 1999, KSA 4, S. 19
[7] Han 2010, S. 34
[8] Ebd., S. 35
[9] Han 2012, b, S. 25
[10] Han 2010, S. 55
[11] Ebd., S. 7
[12] Ebd., S. 40
[13] Ebd., S. 43
[14] Ebd.
[15] Ebd., S. 60
[16] Ebd., S. 27
[17] Han 2012 b, S. 12
[18] Ebd., S. 11
[19] Ebd.
[20] Han 2010, S. 28
[21] Ebd.
[22] Han 2012 b, S. 12
[23] Ebd.
[24] Han 2012 a, S. 20
[25] Han 2010, S. 10
[26] Han 2012 a, S. 37
[27] KSA 4, S. 20
[28] Ebd.
[29] Han 2012 a, S. 37

30 Ebd.
31 Han 2010, S. 15
32 Han 2012 a, S. 37
33 Ebd., S. 28
34 Ebd.
35 Ebd., S. 22
36 Ebd., S. 20
37 Ebd., S. 5
38 Han 2012 b, S. 12
39 Nietzsche 1999, KSA 4, S. 19
40 Ebd., S. 20
41 Ebd.
42 Han 2012 a, S. 22
43 Ebd., S. 20
44 Nietzsche 1999, KSA 4, S. 20
45 Han 2012 a, S. 7
46 Ebd., S. 28
47 Han 2012 b, S. 23
48 Han 2012 a, S. 33
49 Hegel nach: Han 2012 a, S. 33
50 Han 2012 a, S. 33
51 Ebd.
52 Ebd., S. 31
53 Ebd., S. 5
54 Sloterdijk 2009, S. 13
55 FAZ, 22.3.2009, S. 21
56 Ebd.
57 Ebd.
58 Ebd.
59 Han 2012 b
60 Ebd., S. 32 f.
61 Ebd., S. 7
62 Ebd., S. 8
63 Han 2013 b, S. 91
64 Ebd., S. 74
65 Ebd.
66 Nietzsche 1999, KSA 4, S. 19
67 Ebd., S. 20
68 Ebd.
69 Han 2013, S. 8
70 Han 2012 b, S. 78
71 Han in: Der Blaue Reiter 35, S. 35
72 Han 2012 b, S. 79
73 Ebd., S. 56
74 Ebd., S. 68
75 Nietzsche 1999, KSA 1, S. 298
76 Ebd., S. 297
77 Ebd., S. 298
78 Ebd.
79 Ebd., KSA 11, S. 228
80 Ebd., S. 228
81 Han 2010, S. 27
82 Ebd., S. 28
83 Ebd., S. 61
84 Ebd., S. 56
85 Ebd., S. 60
86 Han in: Philosophie Magazin 5/2012, S. 65
87 Han 2012 a, S. 61
88 Heidegger nach: Han 2012 a, S. 61
89 Han 2012 a, S. 64
90 Ebd.
91 Ebd., S. 65
92 Ebd., S. 64
93 Han in: Philosophie Magazin 5/2012, S. 65
94 Han 2012 b, S. 9
95 Ebd.
96 Ebd., S. 10
97 Ebd., S. 9
98 Han 2012 a, S. 20
99 Ebd.
100 Ebd., S. 19
101 Han 2012 a, S. 49
102 Ebd.
103 Han 2012 a, S. 50
104 Ebd., S. 34

[105] Ebd., S. 32
[106] Nietzsche 1999, KSA 3, S. 581 f.
[107] Ebd., S. 582
[108] Ebd., S. 583

8. Zusammenfassung und Schlussfolgerungen

[1] Nietzsche 1999, KSA 4, S. 197
[2] Sloterdijk 1989, S. 187
[3] Ebd.
[4] Ebd., S. 178
[5] Ebd., S. 175
[6] Sloterdijk 1993, S. 282
[7] Nietzsche 1999, KSA 3, S. 583
[8] Ebd., KSA 5, S. 293
[9] Passig/Lobo 2011, S. 14
[10] Goldt in: Ebd., S. 14
[11] Passig/Lobo 2011, S. 32
[12] Bovenschen 2000, S. 22
[13] Heidegger 1986, S. 141
[14] Nietzsche 1999, KSA 4, S. 179
[15] Ebd.
[16] Ebd., S. 180
[17] Brock 2015, S. 355
[18] Deleuze 1991, S. 129
[19] Nietzsche 1999, KSA 6, S. 352
[20] Brock 2015, S. 416
[21] Dittrich 2012, S. 15
[22] Nietzsche 1999, KSA 3, S. 582
[23] Ebd., KSA 4, S. 178
[24] Ebd., KSA 3, S. 583
[25] Ebd.
[26] Vgl. Dilling et al., S. 99
[27] Vgl. Ebd., S. 252
[28] Ebd., S. 100
[29] Sloterdijk 1993, S. 157
[30] Deleuze/Guattari 1992, S. 41
[31] Nietzsche 1999, KSA 5, S. 370
[32] Deleuze 2013, S. 137
[33] Nietzsche 1999, KSA 5, S. 372
[34] Ebd., S. 402
[35] Ebd.
[36] Kinnebrock 1999, S. 73
[37] Frances 2013, S. 110
[38] Nietzsche 1999, KSA 5, S. 373
[39] Jaeggi 2001, S. 29
[40] Nietzsche 1999, KSA 5, S. 399
[41] Rieländer/Brücher-Albers 1999, S. 134
[42] Sloterdijk 1998-2004, Bd. 3, S. 197
[43] Sloterdijk 1989, S. 179 f.
[44] Nietzsche 1999, KSA 5, S. 403
[45] Dilling/Reimer 1995, S. 104
[46] Heidegger 1994, S. 266
[47] Sloterdijk 2014, S. 22
[48] Boss 1962, S. 37
[49] Böhme/Böhme 1983
[50] Nietzsche 1999, KSA 5, S. 402
[51] Sontag 1996, S. 64
[52] Ebd., S. 66
[53] Betz 2011, S. 105
[54] Ebd.
[55] Nietzsche 1999, KSA 5, S. 260
[56] Brock 2015, S. 194
[57] Sloterdijk 1983, Bd. 2, S. 544
[58] Sloterdijk 1993, S. 155
[59] Ebd.
[60] Nietzsche 1999, KSA 5, S. 389
[61] Sloterdijk 1998-2004, Bd. 2, S. 628
[62] Ebd.
[63] Ebd.
[64] Ebd.
[65] Nietzsche 1999, KSA 5, S. 379
[66] Ebd., S. 381
[67] Sloterdijk 1993, S. 155
[68] Nietzsche 1999, KSA 5, S. 379

69 Ebd., KSA 2, S. 231
70 Ebd., KSA 5, S. 383
71 Scheler 2004, S. 62
72 Nietzsche 1999, KSA 5, S. 384
73 Scheler 2004, S. 67
74 Ebd., S. 70
75 Goethe nach: Scheler 2004, S. 68
76 Vgl. Sloterdijk 1998-2004, Bd. 3, S. 815
77 Sloterdijk 1998-2004, Bd. 3, S. 840
78 Nietzsche 1999, KSA 5, S. 388
79 Ebd.
80 Ebd., S. 391
81 Ebd., S. 388
82 Brock 2015, S. 221
83 Nietzsche 1999, KSA 5, S. 265
84 Rhode-Dachser in: Kisker et al. 1991, S. 134
85 Nietzsche 1999, KSA 5, S. 390
86 Vgl. Ebd., S. 391
87 Baumann/Linden 2008, S. 10
88 Ebd.
89 Brock 2015, S. 217 f.
90 Bock 2012, S. 43
91 Brock 2015, S. 218
92 Ebd.
93 Vetter in: Kühn/Petzold 1992, S. 230
94 Heidegger 1962, S. 41
95 Vetter in: Kühn/Petzold, S. 234,
96 Ebd.
97 Heidegger 1969, S. 40
98 Hölderlin 1999, S. 276
99 Pascal 1987, S. 187
100 Ebd., S. 43
101 Vetter in: Kühn/Petzold 1992, S. 232
102 Vgl. Pascal 1987, S. 167
103 Pascal 1987, S. 161
104 Benjamin 1977, S. 318
105 Sloterdijk 2010 a, S. 66

106 Heinrichs 2011, S. 248
107 Ebd.
108 Sloterdijk 1989, S. 178
109 Grondin 2000, S. 187
110 Brock 2015, S. 379
111 Sloterdijk 1988, S. 80
112 Nietzsche 1999, KSA 2, S. 21
113 Ebd., KSA 3, S. 521
114 Ebd.
115 Ebd., KSA 4, S. 179
116 Brock 2015, S. 357
117 Nietzsche 1999, KSA 10, S. 550 f.
118 Ebd., KSA 3, S. 570
119 Brock 2015, S. 232
120 Sloterdijk 2006, S. 53
121 Werner 2007, S. 37
122 Ebd., S. 7
123 Sloterdijk 2006, S. 331
124 Werner 2007, S. 8
125 Sloterdijk 2010 b, S. 40
126 Hardt/Negri 2013, S. 49
127 Sloterdijk 1988, S. 53
128 Brock 2015, S. 230
129 Ebd.
130 Sloterdijk 2006, S. 337
131 Sloterdijk 2001, S. 52
132 Nietzsche 1999, KSA 4, S. 232
133 Ebd., S. 100
134 Ebd.
135 Ebd., KSA 2, S. 454
136 Ebd., KSA 3, S. 272
137 Ebd., KSA 2, S. 350
138 Ebd., KSA 4, S. 364
139 Ebd., S. 241
140 Ebd., KSA 5, S. 361
141 Ebd., KSA 1, S. 298
142 Ebd., KSA 1, S. 297
143 Han 2012 b, S. 10
144 Ebd., S. 9

[145] Nietzsche 1999, KSA 3, S. 583
[146] Sloterdijk 2013, S. 29
[147] Ebd., S. 36
[148] Ebd., S. 36
[149] Nietzsche 1999, KSA 3, S. 477
[150] Sloterdijk 1993, S. 154
[151] Ebd.
[152] Nietzsche 1999, KSA 3, S. 530
[153] Ebd., KSA 9, S. 505
[154] Sloterdijk 1993, S. 148
[155] Ebd., S. 158
[156] Nietzsche 1999, KSA 3, S. 477
[157] Ebd., S. 477
[158] Ebd., KSA 5, S. 399
[159] Feyerabend 1986, S. 21
[160] Nietzsche 1999, KSA 3, S. 331
[161] Ebd.
[162] Sloterdijk 1993, S. 158
[163] Sloterdijk 1989, S. 179
[164] Brock 2015, S. 339
[165] Nietzsche 1999, KSA 5, S. 79
[166] Stegmaier 1994, S. 109
[167] Sloterdijk 2010 b, S. 92
[168] Ebd., S. 93

[169] Brock 2015, S. 339
[170] Ebd., S. 351
[171] Sloterdijk 2006, S. 354
[172] Ebd.
[173] Nietzsche 1999, KSA 3, S. 372
[174] Ebd., S. 369 f.
[175] Brock 2015, S. 340
[176] Wittgenstein 1984, S. 85
[177] Ebd.
[178] Ebd.

Zeitschriften

- FAZ, 22.3.2009
- Philosophie Magazin 5 / 2012
- Philosophie Magazin 1 / 2015
- Der Spiegel 29 / 1998
- Der Spiegel 29 / 2001
- Der Spiegel 27 / 2013
- Der Spiegel 9 / 2014
- Hohe Luft 5 / 2014
- Der blaue Reiter 34
- Der blaue Reiter 35